中国食物成分表

China Food Composition

（第一册·第2版／Book 1·2nd Edition）

中国疾病预防控制中心营养与食品安全所　编著
National Institute of Nutrition and Food Safety，China CDC

编　委　Edited by

主　编　杨月欣　Yang Yuexin
王光亚　Wang Guangya
潘兴昌　Pan Xingchang

编校人员　周瑞华　石　磊　王　竹　门建华
何　梅　王国栋　沈　湘　杨晶明
边立华　杨晓莉　韩军花　文小青
赵洪静　韩　慧　郭　军　刘　兰

北京大学医学出版社
Peking University Medical Press

图书在版编目（CIP）数据

中国食物成分表（第一册）/杨月欣，王光亚，潘兴昌主编．
—2版．—北京：北京大学医学出版社，2009.11（2019.6重印）
ISBN 978-7-81116-727-6

Ⅰ.①中… Ⅱ.①杨… ②王… ③潘… Ⅲ.①食物营养-营养成分-数据-中国 Ⅳ.①R151.3

中国版本图书馆CIP数据核字（2009）第192798号

中国食物成分表（第一册）（第2版）

主　　编： 杨月欣　王光亚　潘兴昌
出版发行： 北京大学医学出版社
地　　址：（100191）北京市海淀区学院路38号　北京大学医学部院内
电　　话： 发行部 010－82802230；图书邮购 010－82802495
网　　址： http://www.pumpress.com.cn
E - mail： booksale@bjmu.edu.cn
印　　刷： 北京信彩瑞禾印刷厂
经　　销： 新华书店
责任编辑： 赵　莳　**责任校对：** 杜　悦　**责任印制：** 罗德刚
开　　本： 889 mm×1194 mm　1/16　**印张：** 26.25　**字数：** 877千字
版　　次： 2009年12月第2版　2019年6月第12次印刷
书　　号： ISBN 978-7-81116-727-6
定　　价： 148.00元

人人讲营养
全民都健康

于若木

序1

“民以食为天”。食物是人类赖以生存的物质基础，是人类发展的原动力。在当今社会，食物成分数据已成为一个国家必需的公共数据。食物成分数据不仅是国家制定食物发展纲要、实施有关营养政策和开展食品贸易的基础，也是医学界、食品行业进行科学研究必不可少的基础性资料。营养学及流行病学的研究已经证实：膳食构成不仅影响着人体的生长发育、体质强弱、工作效率等，同时与心脑血管病、糖尿病、癌症等各种慢性病的发生、发展以及人群的亚健康状态有着密切的联系。随着我国经济的发展，国民生活水平的不断提高，人们对食物的要求也正逐步由“温饱型”向“营养健康型”转变，“平衡膳食，合理营养”已开始成为一个普遍接受的生活理念。因此，正确认识食物，加强营养指导，科学引导消费，预防营养缺乏或过剩性疾病以及慢性病，提高整个中华民族的身体素质，乃是营养与食品卫生工作者的重要任务。

我国食物成分数据分析工作起步较早。在过去的几十年中，食物成分数据在全国居民营养调查和预防控制疾病方面发挥了重要作用。近年来，随着科学技术的发展，人类对食物成分的认识取得了长足的进步，各种食物成分对机体的作用也逐步明确；同时，随着检验技术的提高与发展，食物成分数据日益丰富，并广泛应用于与人民生活密切相关的诸多领域。《中国食物成分表2002》是对我国食物成分数据的又一次丰富和发展，它的出版将更有利于推动我国居民营养健康和防病治病工作，特别是对预防医学领域的研究和工作开展，将是一个较大的支持和促进。另外，本书在食物分类、命名、编码等方面参考了国际上统一使用的规则，这在加强我国食物成分数据与国际间的交流方面，也迈出了可喜的一步。值此书出版之际，欣然作序，以示祝贺。

王陇德　副部长
中华人民共和国卫生部
2002年11月

序 2

食物营养成分数据是预防医学领域科学研究、流行病学调查、科普宣传等必不可少的参考和工具，亦是农业、食品工业等部门进行食物生产和加工、对外贸易和改进国民食物结构的重要依据。

在一定意义上，食物成分数据工作不仅是营养学研究的基础，也是营养学这一学科发展和进步的具体体现。这种互为依托、互相促进的关系必将有利于其共同发展，并对人类营养和健康起到保障作用。近年来，随着科学的发展，农作物的种植方式和食品的加工方式发生了很大的改变，人类对食物成分的认识进一步深入，对食物成分的研究也由已知的营养成分扩展到功效成分，如大豆异黄酮、植物甾醇等。这些改变必将对营养学的发展产生重大影响。为适应新形势，我们中心的营养学专家们又一次对我国的食物成分表进行了修订，这不仅是对我国食物成分数据的丰富和扩展，也是对我国营养学研究的推动和促进，更是对“2002 年中国居民营养与健康状况调查”项目及时而有力的支持。

我国的食物成分研究工作取得了一定成绩，这与国家科技部、国家自然科学基金委、北京市自然科学基金委等单位的支持是分不开的，在此，我谨向他们表示衷心的感谢；同时也向为编制《中国食物成分表 2002》而付出辛勤劳动的编者们表示崇高的敬意。我国的食物成分数据研究工作还任重而道远，广大的营养工作者将一如继往，努力工作，使我国的食物成分数据更加完善。

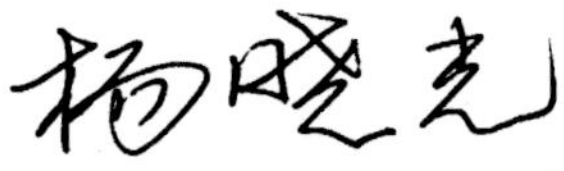

杨晓光
中国疾病预防控制中心
2002 年 11 月

再版前言

ACKNOWLEDGMENTS (2nd edition)

近年来，随着营养科学的发展，一些营养素基本概念和定义发生变化，一些与食物成分数据表达和相关的重要参数也有所改变，因此我们认为有必要改编本书数据和相关描述，并为食物营养成分2004数据第二册的修改、2010年第三册的出版提供基础。因此经过多次与INFOODS组织交流和实验室核对，修订本书。

食物营养成分数据是重要的我国公共卫生数据和营养信息资源，兼具学术、经济、社会等多种价值。2002年本书出版以来，得到读者的广泛认可也使需求量迅速增加。书中所包含2500余个食物项目、近5万个食物成分数据测定是由国家科技部的公益基金、国家“十一五”科技支撑计划、基础资金项目、北京市自然科学基金委等支持完成的。完成单位包括中国疾病预防控制中心营养与食品安全所等多个单位。

本次修订是对《中国食物成分表2002》的完善，是对我国的食物成分数据库的极好补充，更是对营养学和食物科学研究、疾病预防等公共卫生体系建设的重要支持。本版的食物成分数据仍力求在食物分类及编码、营养成分的数据表达等方面与国际组织INFOODS的规范和国内现有标准相一致。除此之外，本版数据与“2002年版”相比有几个特别修订。

首先是食物“能量”数值的变化。食物膳食纤维能量系数原来是“0”，根据最新FAO-INFOODS的建议，膳食纤维的能量系数修改为“2kcal/g”。这样大多数食物的能量数据都有所提高，特别是富含膳食纤维的食物如魔芋、蔬菜类等能量可能改变比较大。

第二是有关“药食两用食物及其它（即原第21类食物）”的内容移出（移入即将出版的《中国食物成分表》第三册中）。本册食物成分表主要是食物的基本原料，第三册食物成分表则侧重于保健食品原料和营养素补充剂，药食两用食物归类于此更加适合。

第三是“表四食物叶酸含量”的内容移出，该表中的数据已经合并到《中国食物成分表2004》中。

第四是一些数据的修整。本书出版7年来，不断有读者和研究者对一些数据提出疑问，我们经过核查，有些数据经过与实验记录、美国和英国数据等的认真核对，进行了修改并完善。

虽然本版没有新分析的食物数据，但这些修改，已经使得第一版食物成分表2002的数据有了很大变化。我们相信这些改进必将更好的提高数据的科学性，有力地支持营养学方面的调查研究，并推进食品工业的发展。

本书是一本以专业人员为主要读者的科学参考书，包括了20大类的近5万个数据。本书的数据整理、核对和编辑花费了大量的人力、物力和时间，但由于其数据较多、涉及专业面广以及我们水平限制，可能仍然存在这样或那样的失误。我们衷心盼望广大读者能函告您的发现，并提出宝贵意见和建议。来函请寄：nutri@163. com；或 北京宣武区南纬路29号，中国疾病预防控制中心营养与食品安全所，邮编：100050。

编　者

2009年秋于北京

前言 FORWARD（第1版）

1991 年出版的《食物成分表》（全国代表值）一书距今已有十年了。十年来，营养学和食品科学及其相关学科都取得了长足的进步，这些进步都已经或将要给食物成分数据的分析和表达等各个方面带来冲击。联合国粮农组织（FAO）食物营养部和 INFOODS 近年来一直积极倡导食物成分准确、标准化的表达和数据共享。在信息和网络时代，食物营养学及其基本数据的应用已受到各个方面的高度重视。为跟进国际同行发展的步伐，保障国家食物营养数据的科学性和准确性，在 2002 年中国居民营养与健康状况调查开始之际，我们对我国的食物成分表进行了修订和再版。

新版食物成分表是一本以专业人员为主要读者的科学参考书。在它的修订过程中融入了营养学、分析化学和食品科学发展与进步的成果，体现了学科发展的新观点和新概念；在食物分类、成分命名、数据表达等方面力求与专业发展同步，并尽量与国际组织 INFOODS 的规范和标准相一致；在编写上努力做到方便读者使用。“食物成分”一词包含着无限的学术潜力，对营养学、医学以及食品工业发展领域都蕴藏着无穷的魅力。在互动的知识增长中，她是人类营养学的基础，是推动农作物更新、营养强化、新资源食品、保健食品以及食品工业不断进步的关键。我们相信新版食物成分表将在营养学研究、膳食调查、膳食与疾病关系的研究、营养教育等相关工作中发挥应有的作用。希望细心的读者从中体会到营养学和食品科学的进步和浩瀚。

中国的“食物成分表”从 1952 年第一次问世，到 2002 年本书的出版，这项工作一直在我们研究所默默地延续和进展着。从周启源教授、沈治平教授、王光亚教授到现在的编者们，从设计、采样、分析到结果的整理、编辑，中国食物成分数据不断更新和增加，凝聚了几代人的心血和努力。但是，我们清楚地知道，食物中仍有许多成分还未被人类所认识或无法测定，很多食物尚没有基本成分的数据资料，也许这正是需要我们伴随生命始终都要学习和努力的原因。希望不久的将来，您会看到《中国食物成分表》第二册、第三册陆续从我们研究所走出。

我们高兴地将此书献给在营养学、流行病学、农学、食品工业等各相关领域工作的每一位科技人员，并希望它能够与您的工作构成良性的互馈，成为您工作的助手和成就的阶石。

本书的数据整理、核对和编辑花费了大量的人力、物力和时间，但由于其数据较多、涉及面广，加之编者水平所限，也必然存在这样或那样的失误或错误。我们衷心地盼望广大读者能函告您的发现，并提出宝贵意见和建议，以便我们及时纠正。来函请寄：nutri@163. com；或中国疾病预防控制中心营养与食品安全所，北京南纬路 29 号，邮编：100050。

支持营养学及其相关学科的发展是我们永远不变的初衷。

杨月欣

中国疾病预防控制中心

营养与食品安全所

2002 年 10 月 · 北京

目录

CONTENTS

CONTENTS

再版使用说明

1 概述

《中国食物成分表》(第一册，第2版）是在1991年出版的《食物成分表》(全国代表值）和《中国食物成分表2002》基础上修订而成的，其内容共分三个部分——再版使用说明、食物成分表和附录。

本书所列食物仍以原料为主，共包括了1506条食物的31项营养成分（含胆固醇）数据、657条食物的18种氨基酸数据、441条食物的32种脂肪酸数据、130条食物的碘数据、114条食物的大豆异黄酮数据。另外附录部分收录了208条食物的血糖生成指数数据。

《中国食物成分表2002》除增加了数据量（包括新的食物和新的食物成分）之外，在编排方式上也做了较大的改进。食物的分类、编码、食物成分的表达等方面均参照国际统一的方式重新进行了设计和调整。特别指出的是，由于过去计算机的发展和应用程度还较有限，在以前出版的“食物成分表”中存在数据丢失、重复、错行等现象，现已纠正。《中国食物成分表》(第一册，第2版）是在《中国食物成分表2002》的基础上，更新了能量等数值，将有关“药食两用食物类”的内容移出（移入即将出版的第三册中)，并对部分有疑问的数据进行了核对、更正和完善。

2 数据来源

《中国食物成分表2002》中所包括的数据主要来自以下几个方面：

(1) 1991出版的《食物成分表》(全国代表值）中的食物成分数据和1992年出版的《食物成分表》(全国分省值）中的少量数据。此项工作由国家自然科学基金资助，项目完成单位如下：(均为课题完成时的单位名称)

中国预防医学科学院营养与食品卫生研究所

北京市卫生防疫站	河北省卫生防疫站
甘肃省卫生防疫站	江苏省卫生防疫站
山东省青岛医学院	哈尔滨市卫生防疫站
福建省卫生防疫站	陕西省卫生防疫站
武汉市卫生防疫站	河南省卫生防疫站
湖北省卫生防疫站	广东省食品卫生监督检验所
上海市卫生防疫站	重庆市卫生防疫站
安徽省卫生防疫站	江西省分析测试研究所
浙江省卫生防疫站	内蒙古自治区卫生防疫站
浙江省医学科学院	青海省卫生防疫站

(2) 新增补的食物成分数据——国家科技部2000年公益基金项目，由中国疾病预防控制中心营养与食品安全所负责完成。

(3) 部分野菜数据——北京市蔬菜研究所提供。

(4) 食物血糖生成指数数据——卫生部1998年基金课题（98-1-063)。由原中国预防医学科学院营养与食品卫生研究所负责完成。

(5) 部分国外的食物成分数据的引用。

对于借鉴和引用的数据，在食物成分表“备注”栏中用下列符号表示其来源：

“BJV”—— 表示借鉴北京市蔬菜研究所的数据；

“UK” —— 表示引用英国食物成分表的数据；

"USA"—— 表示引用美国食物成分表的数据。

3 食物的名称、分类及编码

3.1 食物名称

食物名称由中文学名和别名组成，为便于识别和区分，对一些食物的颜色、形状、质地、部位、加工方法、地区来源等也进行了描述。食物的英文名称和拉丁文名称分别见附录2、附录3 。

3.2 食物分类

采用"食物类和亚类"的双级分类方法。参照 INFOODS 的分类原则，结合我国营养学界以往的食物分类方法和食品行业相关的分类标准，将所有食物分为 21 个食物类；对于一个食物类中的食物，根据其某一属性的不同，又分成不同的亚类，并将那些难以分配到某一具体亚类的食物，一律归入到相应食物类中的名为"其它"的亚类中。食物分类及食物数量见表 1。

表1 食物分类一览表

食物类编码	食物类名称	食物条数	亚类编码	亚类名称	食物条数
01	谷类及制品	87			
			1	小麦	30
			2	稻米	32
			3	玉米	8
			4	大麦	3
			5	小米、黄米	5
			9	其它	9
02	薯类、淀粉及制品	18			
			1	薯类	8
			2	淀粉类	10
03	干豆类及制品	72			
			1	大豆	43
			2	绿豆	3
			3	赤豆	4
			4	芸豆	6
			5	蚕豆	7
			9	其它	9
04	蔬菜类及制品	256			
			1	根菜类	16
			2	鲜豆类	21
			3	茄果、瓜菜类	34
			4	葱蒜类	20
			5	嫩茎、叶、花菜类	65
			6	水生蔬菜类	9
			7	薯芋类	11
			8	野生蔬菜类	80
05	菌藻类	35			
			1	菌类	27
			2	藻类	8
06	水果类及制品	162			
			1	仁果类	56
			2	核果类	34
			3	浆果类	25

续表

食物类编码	食物类名称	食物条数	亚类编码	亚类名称	食物条数
			4	柑橘类	14
			5	热带、亚热带水果	20
			6	瓜果类	13
07	坚果、种子类	44			
			1	树坚果	25
			2	种子	19
08	畜肉类及制品	138			
			1	猪	71
			2	牛	25
			3	羊	29
			4	驴	5
			5	马	3
			9	其它	5
09	禽肉类及制品	59			
			1	鸡	23
			2	鸭	26
			3	鹅	4
			4	火鸡	4
			9	其它	2
10	乳类及制品	38			
			1	液态乳	6
			2	奶粉	5
			3	酸奶	6
			4	奶酪	11
			5	奶油	7
			9	其它	3
11	蛋类及制品	21			
			1	鸡蛋	11
			2	鸭蛋	5
			3	鹅蛋	3
			4	鹌鹑蛋	2
12	鱼虾蟹贝类	137			
			1	鱼	72
			2	虾	18
			3	蟹	5
			4	贝	29
			9	其它	13
13	婴幼儿食品	10			
			1	婴幼儿配方粉	2
			2	婴幼儿断奶期辅助食品	0
			3	婴幼儿补充食品	8
14	小吃、甜饼	83			
			1	小吃	37
			2	蛋糕、甜点	46
15	速食食品	36			
			1	快餐食品	0

续表

食物类编码	食物类名称	食物条数	亚类编码	亚类名称	食物条数
			2	方便食品	32
			3	休闲食品	4
16	饮料类	54			
			1	碳酸饮料	8
			2	果汁及果汁饮料	11
			3	蔬菜汁饮料	1
			4	含乳饮料	2
			5	植物蛋白饮料	2
			6	茶叶及茶饮料	11
			7	固体饮料	10
			8	棒冰、冰激凌类	8
			9	其它	1
17	含酒精饮料	56			
			1	发酵酒	26
			2	蒸馏酒	26
			3	露酒（配制酒）	4
18	糖、蜜饯类	33			
			1	糖	6
			2	糖果	16
			3	蜜饯	11
19	油脂类	26			
			1	动物油脂	7
			2	植物油	19
20	调味品类	95			
			1	酱油	10
			2	醋	8
			3	酱	21
			4	腐乳	5
			5	咸菜类	35
			6	香辛料	10
			7	盐、味精及其它	6
21	其它				

3.3 食物编码

结合食物分类的规则和方法，对食物进行编码。采取6位数字编码的方法，前2位数字是食物的类别编码，第3位数字是食物的亚类编码，最后3位数字是食物在亚类中的排列序号。食物类、食物亚类编码见表1。

关于食物亚类编码的规定：在一个食物类中，其亚类的编码范围为1~9；并规定数字9为“其它”亚类的编码。

例：编码为“04-5-401”的食物（竹笋），即

04 → 第04类食物　5 → 第5亚类　401 → 第401条食物

一条食物成分数据的编码在食物成分表中具有唯一性。在食物一般营养成分表、氨基酸含量表和脂肪酸含量表中相同的食物采用同一编码。这样，不仅增加了前后食物成分表的关联性，也便于对数据的查找和比较。

但是，本书中新增加的食物叶酸、碘等数据，由于样品来源不同、时间差距大，故未列入食物一般营养成分表中，而是以独立表格的形式出现，也未对其所包含的食物设定编码。

4 食物的可食部

很多食物具有不可食部分，分析工作者对于从市场上采集来的样品（称为“市品”），按照居民通常的加工、烹调方法和饮食习惯，去掉其中不可食用的部分后，剩余的即为食物的可食部分，如香蕉要去掉皮，猪排要去掉骨头等。“食部”栏中的系数表示某一食物中可食用部分占市品的百分比，用于计算食物可食部分的重量。计算 1000g 市品中营养成分的含量，可用下面的公式：

$$X = A \times 10 \times (EP/100)$$

其中 X：1000g 市售食物中某营养素的含量；

A：食物成分表中每 100g 可食部中该种营养素的含量；

EP：食物成分表中可食部比例。

食物的可食部比例不是固定不变的，它会因运输、贮藏和加工处理等方面的不同而有所不同。因此，当认为食物实际的可食部比例与表中的数值有较大出入时，可以采用自己实际测定的食物可食部的比例来计算营养素含量。

5 食物成分的标识

INFOODS（International Network of Food Data System）是 FAO 和联合国大学（UNU）于 1983 年成立的国际性组织机构，负责对世界各国的食物成分数据编辑整理工作进行专业培训和技术指导。其目的是在世界范围内提高食物成分分析数据的质量和可比性，促进食物成分数据资源的共享。

5.1 Tagname 和成分表达

Tagname 是 INFOODS 制定的相应食物成分的标记名称，能够简洁直观地表示食物成分数据的分析方法或计算方法，它的使用将有利于促进食物成分数据的国际和地区间的交流与比较。本书未直接引用 Tagname 作为食物成分的表达方式，主要是考虑到 Tagname 目前尚未被我国科学界所熟知，因此我们只在表 2、表 3、表 4 中列出，供使用者参考和熟悉，以求在以后的版本中应用。

表 2 食物一般营养成分名称表达

营养成分		计量单位	INFOODS Tagname	分析或计算方法
能量	Energy	kcal/kJ	ENERC	供能营养素×能量折算系数，并求和
水分	Water	g	WATER	重量法
蛋白质	Protein	g	PROCNT	蛋白质 = 总氮×蛋白质折算系数
脂肪	Fat	g	FAT	索氏提取法、酸水解法、罗高氏法
碳水化合物	Carbohydrate(CHO)	g	CHOCDF	碳水化合物 = 100 −（水分 + 蛋白质 + 脂肪 + 灰分）
膳食纤维	Dietary fiber	g	FIBND	中性洗涤剂方法
胆固醇	Cholesterol	mg	CHOLE	比色法
灰分	Ash	g	ASH	重量法
维生素 A	Vitamin A	μg RE	VITA	维生素 A(μg RE) = 视黄醇(μg) + 胡萝卜素(μg)/6
胡萝卜素	Total carotene	μg	CAROT	纸层析测定法
β-胡萝卜素	β-Carotene	μg	CARTB	
视黄醇	Retinol	μg	RETOL	高效液相色谱法
硫胺素	Thiamin	mg	THIA	荧光测定法
核黄素	Riboflavin	mg	RIBF	荧光测定法、微生物测定法

续表

营养成分		计量单位	INFOODS Tagname	分析或计算方法
尼克酸	Niacin	mg	NIA	微生物测定法
抗坏血酸	Ascorbic acid	mg	VITC	荧光测定法
维生素 E	Vitamin E	mg	VITE	高效液相色谱法测定 α、β + γ 及 δ 型维生素 E 维生素总 E = (α – 维生素 E) + (β + γ – 维生素 E) + (δ – 维生素 E)
叶酸	Folic acid	μg	FOL	微生物测定法
钙	Calcium	mg	CA	原子吸收分光光度法
磷	Phosphorus	mg	P	分光光度计法
钾	Potassium	mg	K	原子吸收分光光度法
钠	Sodium	mg	NA	原子吸收分光光度法
镁	Magnesium	mg	MG	原子吸收分光光度法
铁	Iron	mg	FE	原子吸收分光光度法
锌	Zinc	mg	ZN	原子吸收分光光度法
硒	Selenium	μg	SE	荧光测定法
铜	Copper	mg	CU	原子吸收分光光度法
锰	Manganese	mg	MN	原子吸收分光光度法
碘	Iodine	μg	ID	碱灰化砷铈接触比色法

表 3　食物氨基酸名称标识

氨基酸		计量单位	INFOODS Tagname	分析或计算方法
异亮氨酸	Isoleucine	mg	ILE	氨基酸自动分析仪法
亮氨酸	Leucine	mg	LEU	氨基酸自动分析仪法
赖氨酸	Lysine	mg	LYS	氨基酸自动分析仪法
含硫氨基酸	Sulfur-containing amino acids(SAA)	mg	—	含硫氨基酸 = 蛋氨酸 + 胱氨酸
蛋氨酸	Methionine	mg	MET	氨基酸自动分析仪法
胱氨酸	Cysteine	mg	CYS	过甲酸氧化,氨基酸自动分析仪法
芳香族氨基酸	Aromatic amino acids(AAA)	mg	—	芳香族氨基酸 = 苯丙氨酸 + 酪氨酸
苯丙氨酸	Phenylalanine	mg	PHE	氨基酸自动分析仪法
酪氨酸	Tyrosine	mg	TYR	氨基酸自动分析仪法
苏氨酸	Threonine	mg	THR	氨基酸自动分析仪法
色氨酸	Tryptophan	mg	TRP	荧光分光光度法
缬氨酸	Valine	mg	VAL	氨基酸自动分析仪法
精氨酸	Arginine	mg	ARG	氨基酸自动分析仪法
组氨酸	Histidine	mg	HIS	氨基酸自动分析仪法
丙氨酸	Alanine	mg	ALA	氨基酸自动分析仪法
天冬氨酸	Aspartic acid	mg	ASP	氨基酸自动分析仪法
谷氨酸	Glutamic acid	mg	GLU	氨基酸自动分析仪法
甘氨酸	Glycine	mg	GLY	氨基酸自动分析仪法
脯氨酸	Proline	mg	PRO	氨基酸自动分析仪法
丝氨酸	Serine	mg	SER	氨基酸自动分析仪法

表 4 食物脂肪酸名称标识

脂肪酸		计量单位	INFOODS Tagname	分析或计算方法
单体脂肪酸	Individual fatty acid	% *	▲	气相色谱分析法
饱和脂肪酸	Saturated fatty acid(SFA)	g	FASAT	脂肪×脂肪酸折算系数×全部饱和脂肪酸所占百分比
单不饱和脂肪酸	Monounsaturated fatty acid(MUFA)	g	FAMS	脂肪×脂肪酸折算系数×全部单不饱和脂肪酸所占百分比
多不饱和脂肪酸	Polyunsaturated fatty acid(PUFA)	g	FAPU	脂肪×脂肪酸折算系数×全部多不饱和脂肪酸所占百分比

注：* % 指单体脂肪酸占总脂肪酸的百分比

▲ 单体脂肪酸 INFOODS Tagname 命名基本规则："F" + 脂肪酸中的碳原子数 + "D" + 不饱和键数 + "F"。如脂肪酸 C 8:0 表示为 F8D0F，脂肪酸 C15:1 表示为 F15D1F

5.2 食物成分的表述

食物成分采用中文名称、英文名称或缩写两种方式来表示，各种食物成分数据均为每 100g 可食部食物中的成分含量(各种单体脂肪酸除外)。

6 食物成分的定义

目前，有关食物成分分析、表达、生物利用率等的研究已有了较大的进展。为便于理解，对本书中使用的一些营养成分的计算方法和有关营养学方面的新进展作一介绍。

能量 能量为计算值，采用各供能营养素(蛋白质、脂肪、碳水化合物、酒精)含量乘以相应的能量折算系数，再求和而得。营养学上，习惯于以千卡(kilocalorie, kcal)作为能量的单位，是指 1kg 的水从 15℃升高到 16℃所吸收的能量。1948 年国际上确定 1 卡能量相当于 4.184 焦耳(Joule)，目前焦耳是表达能量的国际单位。多数国家都开始在食物成分数据中用焦耳来表示能量。本书采用千卡(kcal)和千焦耳(kJ)两种单位表示，以方便读者应用。本书采用的各供能营养素的能量折算系数见表 5。

表 5 能量折算系数

食物成分	kcal/g	kJ/g
蛋白质*	4	17
脂肪*	9	37
碳水化合物*	4	17
膳食纤维▲	2	8.5
酒精(乙醇)*	7	29

注：* Royal Society (1972)；▲ FAO(2002)

食物成分表中给出的碳水化合物的数值包括了膳食纤维，为总碳水化合物，但计算能量时，分别用 4 和 2 折算系数(详见后面关于碳水化合物的介绍)。另外，当供能营养素蛋白质、脂肪或碳水化合物没有确定的数值时(用"—"、"…"或"Tr"表示)，由此所计算的能量数值也是不确定的(表中在能量数值的右上角加"*"号表示)。

蛋白质 蛋白质应称为粗蛋白，因为蛋白质的量是用凯氏微量定氮法(Kjeldahl 法)测定食物总氮量，再乘以相应的蛋白质折算系数而得。在多数食物中总氮占蛋白质的 16%，所以，由总氮计算蛋白质含量的折算系数一般为 6.25(100/16)。但还有部分食物其非蛋白质来源的氮含量不同，折算系数也不同。本书采用联合国粮农组织和世界卫生组织(FAO/WHO)1973 年推荐使用的食物蛋白质折算系数(表 6)。

表6 蛋白质折算系数*

食　物	折算系数	食　物	折算系数
小麦		鸡蛋	
全小麦粉	5.83	鸡蛋(整)	6.25
麦糠麸皮	6.31	蛋黄	6.12
麦胚芽	5.80	蛋白	6.32
麦胚粉	5.70	肉类和鱼类	6.25
燕麦	5.83	动物明胶	5.55
大麦、黑麦粉	5.83	乳及乳制品	6.38
小米	6.31	酪蛋白	6.40
玉米	6.25	人乳	6.37
大米及米粉	5.95	豆类	
坚果、种子类		大豆	5.71
巴西果	5.46	其它豆类	6.25
花生	5.46	其它食物	6.25
杏仁	5.18		
其它　如核桃、榛子等	5.30		

注：* FAO/WHO (1973)

氨基酸　通常,食物蛋白质含量应相当于或高于其各种氨基酸含量之和。但是,利用折算系数计算的食物蛋白质含量与实际值可能仍存在一定的偏差;蛋白质和氨基酸检测方法本身也同样会造成一定误差。本书食物蛋白质数值与各种氨基酸总和基本上相差在 ±5% 之内。另外,一些食物个别氨基酸的数据缺无,本书根据相同或相近食物的数据给出了估计值,以供参考(表中在数值的右上角加" * "号表示)。

碳水化合物　本书中使用减差法计算总碳水化合物。计算公式为:

$$碳水化合物 = 100 - (水分 + 蛋白质 + 脂肪 + 灰分)$$

也就是说"碳水化合物"实际为总的碳水化合物，包括了可利用碳水化合物和膳食纤维两类。

值得注意的是，在应用本书中的碳水化合物数据计算能量时，需先从碳水化合物中减去膳食纤维，再乘以相应的折算系数。即：(碳水化合物 - 膳食纤维) ×4；膳食纤维 ×2。

一般利用上述公式计算的食物中碳水化合物的值应大于等于0。由于用减差法计算的碳水化合物的数值包含了水分、蛋白质、脂肪、灰分等指标实际分析测定过程中的误差，因此，此数值也有一定偏差。

自 1998 年起，FAO/WHO 的碳水化合物专家委员会推荐使用加和法计算总碳水化合物（淀粉 + 糖）。目前，除英国外还没有其它国家应用这种方法，其主要原因是增加了更多的工作量。

膳食纤维　一般认为膳食纤维包括可溶的和不可溶的两个部分。可溶的有果胶、部分寡糖等；不可溶的包括纤维素、半纤维素、木质素、角质和二氧化硅等。本书中的数据多为 1991 年食物成分表中的数据，其膳食纤维是指用中性洗涤剂法测定的不可溶的膳食纤维。可直接用系数 2 计算能量。

根据 FAO 的建议，"膳食纤维"仅代表营养学的概念，而不是一种特定的成分。使用"膳食纤维"这一概念来表示一类不被消化的碳水化合物。

脂肪和脂肪酸 本书中食物脂肪的数值代表粗脂肪，因其中除脂肪外，尚有游离脂肪酸、蜡、磷脂、固醇、松脂及色素等脂溶性物质；脂肪酸的含量数值是指单体脂肪酸占总脂肪酸的百分比。天然食物的脂肪是由甘油与脂肪酸结合而成的三酰基甘油，此外，还包括磷脂、固醇或糖体等一些非脂肪酸物质。由于这些成分并不能全部分解为脂肪酸，因此不能简单地将测定的食物中全部脂肪酸数值的总和等同于食物的脂肪含量。如植物油含有100%甘油三酯，其中95.6%可分解为脂肪酸，4.4%是甘油，所以甘油三酯的脂肪酸折算系数是0.956。其它脂肪的脂肪酸折算系数要低一些。

为方便实际工作中的应用，本书引用了英国食物成分表中使用的“脂肪酸折算系数”（表7），计算每100克可食部食物中的总脂肪酸含量。同时，结合饱和脂肪酸、单不饱和脂肪酸、多不饱和脂肪酸占总脂肪酸的百分比，计算出每100克可食部食物中三类脂肪酸的含量。具体计算方法见下例。

例：食物——牛肉（瘦）中脂肪酸含量的计算（TFA = 总脂肪酸）：

牛肉（瘦）的脂肪含量为： 2.3 g/100g 可食部食物
脂肪酸折算系数为： 0.916
牛肉（瘦）中的总脂肪酸含量为： 2.3 × 0.916 = 2.1 g/100g 可食部食物
饱和脂肪酸含量： 51.8% TFA × 2.1 = 1.1 g/100g 可食部食物
单不饱和脂肪酸含量： 43.1% TFA × 2.1 = 0.9 g/100g 可食部食物
多不饱和脂肪酸含量： 5.0% TFA × 2.1 = 0.1 g/100g 可食部食物

表7 脂肪酸折算系数*

食　物	折算系数	食　物	折算系数
小麦、大麦和黑麦		牛肉（瘦）	0.916
全麦	0.720	牛肉（肥）	0.953
面粉	0.670	羊肉（瘦）	0.916
麦麸	0.820	羊肉（肥）	0.953
燕麦	0.940	猪肉（瘦）	0.910
大米	0.850	猪肉（肥）	0.953
豆类		家禽	0.945
▲ 大豆及制品	0.930	脑	0.561
▲ 其它豆类	0.775	心	0.789
蔬菜和水果	0.800	肾	0.747
鳄梨	0.956	肝	0.741
坚果	0.956	乳及乳制品	0.945
▲ 花生	0.951	蛋类	0.830
▲ 莲子	0.930	鱼	
油脂类		鱼肉（含油多）	0.900
油脂类（椰子油除外）	0.956	鱼肉	0.700
椰子油	0.942		

注：* 引自英国食物成分表（1991）
▲ 引自美国食物成分表（No. 8 - 12，1984；No. 8 - 16，1986）

维生素A 维生素A有多种化学形式，每种有不同的生物活性。为了计算总维生素A生物活性，常常需要测定食物中不同形式的维生素A，包括视黄醇、β-胡萝卜素和其它类型的胡萝卜素。维生素A的生物活性通常用视黄醇当量（retinol equivalent，RE）来表示。计算总的维生素A生物活性使用下述公式：

$$维生素A(\mu gRE) = 视黄醇(\mu g) + \beta\text{-}胡萝卜素(\mu g)/6 + 其它类型的胡萝卜素(\mu g)/12$$

在植物性食物中只有胡萝卜素，没有视黄醇。而绝大多数动物体内仅有视黄醇。植物性来源的胡萝卜素测定采用层析法，未能分型，计算中均按β-胡萝卜素计算，即乘以系数1/6。

视黄醇、胡萝卜素的国际单位与视黄醇当量间的转换关系如下：

$$\begin{aligned}1\ \mu g\ RE\quad 维生素A &= 1\mu g\ 视黄醇\\ &= 3.33\ IU\ 维生素A\\ &= 6\mu g\ \beta\text{-}胡萝卜素\\ &= 10\ IU\ \beta\text{-}胡萝卜素\end{aligned}$$

维生素E　维生素E同维生素A一样，在食物中有多种存在形式，如α、β、γ、δ-生育酚，α、β、γ、δ-三烯生育酚等，其中α-生育酚生物活性最高。膳食中的天然维生素E为d-α型生育酚，其活性以α-生育酚当量（α- tocopherol equivalent，α-TE）表示，1mg α-TE相当于1mg的α-生育酚的活性。合成的维生素E为dl-α-生育酚，其活性大大低于食物中天然存在的生育酚。不同形式的维生素E在体内利用率不同，因此当考虑生物利用率时，计算食物中α-生育酚当量使用以下公式：

$$\alpha\text{-}TE(mg) = 1.0\times\alpha\text{-}生育酚(mg) + 0.5\times\beta\text{-}生育酚(mg) + 0.1\times\gamma\text{-}生育酚(mg) + 0.3\times 三烯生育酚(mg)$$

维生素E的生物活性单位还可用国际单位（IU）表达，与α-生育酚当量间的转换关系为：

$$1\ mg\ \alpha\text{-}TE = 1.49\ IU\ 维生素E$$

由于分析方法问题，本书并未采用上述方法，而是使用下面的公式计算食物中总维生素E的含量（用mg表示）。

$$维生素E(mg) = \alpha\text{-}生育酚(mg) + (\beta+\gamma) - 生育酚(mg) + \delta - 生育酚(mg)$$

最近的研究表明，α-生育酚中仅有2个RR以上的结构形式才能被人体有效吸收，所以，现在美国已用α-生育酚（α-tocopherol，α-T）来表示维生素E的活性。

叶酸　叶酸属于B组维生素，是一组与蝶酰谷氨酸功能和化学结构相似的化合物的统称。天然食物中的叶酸含有一个或多个谷氨酸，膳食中的叶酸3/4是以多谷氨酸叶酸的形式存在，叶酸结构中的谷氨酸分子越多则吸收率越低。天然食物中叶酸的表达用μg/100g表示。

天然食物、强化食品以及补充剂中叶酸的吸收利用程度不同，在计算总膳食中的叶酸摄入量时，其表达单位应该用膳食叶酸当量（dietary folate equivalent，DFE）来表示，而不用叶酸的含量（μg）表示。

几种食物的叶酸存在下述换算关系：

1μg DFE ＝1μg天然食物叶酸＝ 0.5 μg叶酸补充剂 ＝ 0.6 μg强化食品叶酸

计算膳食叶酸当量时，使用公式为：

总的膳食叶酸DFE（μg）＝天然食物叶酸（μg）＋ 1.7 ×强化食品叶酸（μg）

碘　自然界中碘在海水中最丰富，在一般食物中含量悬殊。食物中碘存在形式复杂，食盐中的碘常以KI、KIO_3等化合物的形式强化。

本书碘的测定采用碱灰化砷铈接触比色法，目前食物碘的数据仍不多。

食物血糖生成指数　食物血糖生成指数是一个基于人体餐后2个小时血糖反应而提出的食物生理学参数。本书提供的数据是以葡萄糖为参照食物（葡萄糖的血糖生成指数为100），其它食物与之相比较得到的结果。

7　食物成分分析方法

本书测定各种食物成分所使用的方法见表2、表3、表4。关于方法的详细说明和操作规程，参见杨月欣主编的《实用食物营养成分分析手册（第 2 版）》（中国轻工业出版社，2007）一书。

8 食物相关说明

食物成分表中“备注”一栏标注了食物或数据的来源。地区名称是指样品的采集地或产地；BJV、UK、USA 说明引用或借鉴数据的来源；未有任何标识的，说明该食物条的数据是多个地区相同食物数据的综合。

食物条目后（ ），是对食物的补充说明，如玉米面（黄）。食物条目后［ ］，是别名或俗名，如笋瓜［生瓜］。

9 数据符号及缩写说明

本书数据表达中所涉及的一些符号简列如下：

符 号	意 义
—	未测定，理论上该食物应该含有一定量该种成分
…或 Tr	未检出，或低于方法检出限，含量极微
$\bar{X}$	该条数据为几种相同食物数据的均值
*	估计值或计算数值，参考相似食物或原料数据而得
(0)	估计零值，理论上为零值或不存在

10 索引和信息更新

为方便读者，在附录 2 中列出了全部食物的中英文名称和编码，在附录 3 中列出了部分食物的拉丁文名称。

关于本书修改、更新、再版等相关信息查询，请登陆 www. neasiafoods. org 或请登陆：pumpress. bjmu. edu. cn，E-mail：nutri@ 163. com。

Introduction

(2nd Edition)

1 General introduction

China Food Composition (*2nd*) extends and updates a series that began with China Food Composition Tables 1991. The new edition is composed of three parts: introduction, food composition tables and appendices.

In the main tables, food samples were collected in 18 provinces, autonomous regions and municipalities representing most of the populated area of the country. Individual foods are grouped into 21 major food categories. The data for the food constituents available in these tables include 31 nutrients in 1506 different foods, 18 amino acids in 657 food items, 32 fatty acids in 441 food items, iodine, isoflavone and glycemic index have been included for some foods. The nutrient content of foods listed in these tables provides the average (or representative) value of various nutrients.

Compared with the previous edition (1991), the coverage is increased and many values have been revised by Institute of Nutrition and Food Safety, China CDC.

2 Sources of data and sampling procedures

Where the values in the tables were derived by direct analysis of the foods, great care was taken when designing sampling protocols to ensure that the foods analyzed were representative of those used by the Chinese population.

A detailed instruction manual was initially prepared by the Department of Food Chemistry at the Institute of Nutrition and Food Hygiene, Chinese Academy of Preventive Medicine (new name: *Institute of Nutrition and Food Safety*, *China CDC*). The analytical methods used in the different regions in which samples were collected and analyzed were standardized. Food samples were purchased in three different markets randomly selected in an area. Within each market, three samples of the same food were purchased such that each sample was approximately 500 grams in weight, to yield a total sample of 1500 grams. In the case of plant crop foods, the nutrient content is influenced by differences in species, season of planting and harvesting, degree of ripeness, soil, climate, as well as by factors related to transportation and storage. Therefore in recognition of these sources of variation, plant food samples were collected at harvest time and fresh samples were generally obtained. Plant foods in different regions were all collected locally. Similarly, in the case of animal foods, such as domestic pigs, cows, sheep and poultry, the nutrient content is influenced by differences in species, type of feed, the environment in which the animals were reared, and factors such as age and weight of the animal at butchering and storage conditions. Although all these factors could not be controlled for, these factors were given consideration during sample collection.

Each food sample was analyzed in duplicate for each of the three locations (markets) at which the food was collected. The distribution of these values for each food constituent was then examined, and unreasonably high or low values (outliers) were deleted for each set of analyzed data. The numerical values between two standard deviations from the mean for each distribution were combined. The final average value is given as the representative value for the country (or region) as a whole.

Many of the values included in these tables have been derived from a number of analytical laboratories organized by the Institute of Nutrition and Food Hygiene, Chinese Academy of Preventive Medicine (the name of each institution that participated is listed in Chinese).

Where data for foods are not available from our laboratory, references are given in the tables as follows:

"BJV" —— Data from Beijing Institute of Vegetable
"UK" —— Data from *McCance and Widdowson's The Composition of Foods.*
"USA" —— Data from *U. S. A. Composition of Foods.*

3 The name classification and coding system of foods

3.1 The nomenclature of food

Each food is listed by scientific name and popular or local name in Chinese character. In addition, photographs of some foods are provided. The food name in English and Latin is listed for each food item in appendix 2, 3.

3.2 The food group

Foods are divided into 21 groups and further divided into sub-groups in Table 1.

Table 1 Food groups and sub-groups in the food composition tables

Code	Group	N	Sub-code	Sub-group	N
01	Cereals and cereal products	87			
			1	Wheat	30
			2	Rice	32
			3	Corn	8
			4	Barley	3
			5	Millet	5
			9	Others	9
02	Tubers, starches and products	18			
			1	Tubers	8
			2	Starches	10
03	Dried legumes and legume products	72			
			1	Soy bean	43
			2	Mung bean	3
			3	Adzuki bean	4
			4	Kidney bean	6
			5	Broad bean	7
			9	Others	9
04	Vegetables and vegetable products	256			
			1	Root vegetable	16
			2	Leguminous vegetable and sprout	21
			3	Cucurbitaceous and solanaceous vegetable	34
			4	Allium vegetable	20
			5	Stem, leafy and flowering vegetable	65
			6	Aquatic vegetable	9
			7	Tuber	11
			8	Wild vegetable	80
05	Fungi and algae	35			
			1	Fungus	27
			2	Alga	8
06	Fruit and fruit products	162			
			1	Kernel fruit	56
			2	Drupe fruit	34

Code	Group	N	Sub-code	Sub-group	N
			3	Berry	25
			4	Orange fruit	14
			5	Tropic fruit	20
			6	Melons	13
07	Nuts and seeds	44			
			1	Nut	25
			2	Seed	19
08	Meat and meat products	138			
			1	Pig	71
			2	Cattle	25
			3	Sheep and goat	29
			4	Ass	5
			5	Horse	3
			9	Others	5
09	Poultry and poultry products	59			
			1	Chicken	23
			2	Duck	26
			3	Goose	4
			4	Turkey	4
			9	Others	2
10	Milk and milk products	38			
			1	Liquid milk	6
			2	Milk powder	5
			3	Yogurt	6
			4	Cheese	11
			5	Butter	7
			9	Others	3
11	Eggs and egg products	21			
			1	Chicken egg	11
			2	Duck egg	5
			3	Goose egg	3
			4	Partridge egg	2
12	Fish, shellfish and mollusc	137			
			1	Fish	72
			2	Shrimp	18
			3	Crab	5
			4	Shellfish	29
			9	Others	13
13	Infant foods	10			
			1	Infant formula	2
			2	Formulated weaning food	0
			3	Supplementary food	8
14	Ethnic foods and cakes	83			
			1	Ethnic food	37
			2	Cake	46
15	Fast foods	36			
			1	Handy food	0
			2	Convenience food	32
			3	Snack	4

Code	Group	N	Sub-code	Sub-group	N
16	Beverages	54			
			1	Carbonated drink	8
			2	Fruit juice and drink	11
			3	Vegetable juice and drink	1
			4	Milk drink	2
			5	Vegetable protein drink	2
			6	Tea and tea drink	11
			7	Powdered drink	10
			8	Lollipop and ice cream	8
			9	Others	1
17	Liquor and alcoholic beverages	56			
			1	Fermented alcoholic beverage	26
			2	Liquor (distilled spirits)	26
			3	Cordial (integrated alcoholic beverage)	4
18	Sugars and preserves	33			
			1	Sugars	6
			2	Confectionery	16
			3	Preserves	11
19	Fats and oils	26			
			1	Animal fat	7
			2	Vegetalble oil	19
20	Condiments	95			
			1	Sauce	10
			2	Vinegar	8
			3	Catsup	21
			4	Fermented soybean curd	5
			5	Pickles	35
			6	Spice	10
			7	Salt and others	6
21	Others				

3.3 The coding system of food

In this edition, each food has a unique code that aids data exchange, comparison of results and recalculation of surveys based on the tables.

A code number is derived as the group number followed by the subgroup number followed by the unique number for the individual food. For example, the code for bamboo shoot is 04-5-401, derived as:

04 (the fourth food group) -5 (the fifth subgroup) -401 (the unique number)

4 Edible portion (EP)

All the nutrient values listed in the tables apply to the edible portion (EP) of the food and are expressed per 100 grams of EP. Some parts of foods as purchased are inedible, e. g. skin, stones, etc. The EP was estimated for each food on the basis of typical cooking practices and food habits of the local population. The nutrient content per kilogram of market sample (MS) can be estimated using the following formula:

$$X = A \times 10 \times EP/100$$

X is the nutrient content in 1kg food sample

A is the nutrient content in 100 g edible portion of the food sample

EP is the percentage of edible portion to whole food sample

The EP of the MS is not fixed and can vary widely according to differences in transportation, storage and processing of the food item. Therefore, wherever there is a discrepancy between the value for EP shown in the tables and that judged to be reasonable in actual consumption, the value of EP can be varied at the reader's discretion.

5 Naming food components

INFOODS (International network of Food Data System) was organized after a meeting of experts concerned with the unsatisfactory state of food composition data at the international level. It was formed by FAO and The United Nations University (UNU) in 1983. The group recommended the formation of INFOODS to stimulate and coordinate efforts to improve the status of food composition data worldwide.

5.1 Tagname and name description

Tagname was recommended by INFOODS for use with Food Composition Data. Tagname identifies the name of a nutrient and its methods of analysis or calculation.

Tagname is not used throughout this edition, however, but the compilers hope that the *Tagname* system will be recognized by all readers (Table 2).

5.2 Naming nutrients

The names of food compositions are given in Chinese and English or abbreviated names, the values are given as per 100g of EP, except all individual fatty acids.

Table 2 The name description of nutrients

Name of nutrient in Chinese	Name of nutrient in English	Unit	INFOODS Tagname	Analytical method or calculation
能量	Energy	kcal/kJ	ENERC	Calculated from protein, fat, carbohydrate and alcohol (see table 5 for factors)
水分	Water	g	WATER	Gravimetric method
蛋白质	Protein	g	PROCNT	Kjeldahl method, Total N × factor (see table 6 for factors)
脂肪	Fat	g	FAT	Soxhlet extraction
碳水化合物	Carbohydrate (CHO)	g	CHOCDF	Calculated by difference
膳食纤维	Dietary fiber	g	FIBND	Neutral detergent method
胆固醇	Cholesterol	mg	CHOLE	Colorimetry
灰分	Ash	g	ASH	Residue by incineration
维生素 A	Vitamin A	μgRE	VITA	Calculated as μg of retinol + 1/6 μg of total carotene
胡萝卜素	Total carotene	μg	CAROT	Paper chromatography
β-胡萝卜素	β-carotene	μg	CARTB	Paper chromatography
视黄醇	Retinol	μg	RETOL	HPLC
硫胺素	Thiamin	mg	THIA	Fluorometric method
核黄素	Riboflavin	mg	RIBF	Fluorometric method and microbiological
尼克酸	Niacin	mg	NIA	Microbiological method
抗坏血酸	Ascorbic acid	mg	VITC	Fluorometric method
维生素 E	Vitamin E	mg	VITE	HPLC
叶酸	Folic acid	μg	FOL	Microbiological method
钙	Calcium	mg	CA	AAS*
磷	Phosphorus	mg	P	Spectrophotometric method
钾	Potassium	mg	K	AAS
钠	Sodium	mg	NA	AAS
镁	Magnesium	mg	MG	AAS

Name of nutrient in Chinese	Name of nutrient in English	Unit	INFOODS Tagname	Analytical method or calculation
铁	Iron	mg	FE	AAS
锌	Zinc	mg	ZN	AAS
硒	Selenium	μg	SE	Fluorometric method
铜	Copper	mg	CU	AAS
锰	Manganese	mg	MN	AAS
碘	Iodine	μg	ID	Colorimetric method with As-Ce reaction

* Atomic absorption spectrophotometry

Table 3 The name description of amino acids

Name of amino acids in Chinese	Name of amino acids in English	Unit	INFOODS Tagname	Analytical Method or calculation
异亮氨酸	Isoleucine	mg	ILE	Amino acid autoanalyser
亮氨酸	Leucine	mg	LEU	Amino acid autoanalyser
赖氨酸	Lysine	mg	LYS	Amino acid autoanalyser
含硫氨基酸	Sulfur-containing amino acids (SAA)	mg	–	SAA = Methionine + Cysteine
蛋氨酸	Methionine	mg	MET	Amino acid autoanalyser
胱氨酸	Cysteine	mg	CYS	Amino acid autoanalyser, after oxidation of peroxyformic acid
芳香族氨基酸	Aromatic amino acids (AAA)	mg	–	AAA = Phenylalanine + Tyrosine
苯丙氨酸	Phenylalanine	mg	PHE	Amino acid autoanalyser
酪氨酸	Tyrosine	mg	TYR	Amino acid autoanalyser
苏氨酸	Threonine	mg	THR	Amino acid autoanalyser
色氨酸	Tryptophan	mg	TRP	Fluorospectrophotometric method
缬氨酸	Valine	mg	VAL	Amino acid autoanalyser
精氨酸	Arginine	mg	ARG	Amino acid autoanalyser
组氨酸	Histidine	mg	HIS	Amino acid autoanalyser
丙氨酸	Alanine	mg	ALA	Amino acid autoanalyser
天冬氨酸	Aspartic acid	mg	ASP	Amino acid autoanalyser
谷氨酸	Glutamic acid	mg	GLU	Amino acid autoanalyser
甘氨酸	Glycine	mg	GLY	Amino acid autoanalyser
脯氨酸	Proline	mg	PRO	Amino acid autoanalyser
丝氨酸	Serine	mg	SER	Amino acid autoanalyser

Table 4 The name description of fatty acids

Name of fatty acid in Chinese	Name of fatty acid in English	Unit	INFOODS Tagname	Analytical method or calculation
单体脂肪酸	Individual fatty acid	% *	▲	Gas-liquid chromatography
饱和脂肪酸	Saturated fatty acid (SFA)	g	FASAT	Fat × factor × total SFA % (see table 7 for factors)
单不饱和脂肪酸	Monounsaturated fatty acid (MUFA)	g	FAMS	Fat × factor × total MFA% (see table 7 for factors)
多不饱和脂肪酸	Polyunsaturated fatty acid (PUFA)	g	FAPU	Fat × factor × total PFA % (see table 7 for factors)

* Indicating that the value of each fatty acid is given as the percentage of total fatty acids

▲ INFOODS Tagname basal rule: "F" + the number of carbon atom + "D" + the number of unsaturated bond + "F"

6 The definition of nutrients and expression of data

Energy

The energy value of food is shown in the tables as both kilocalories (kcal) and kilojoules (kJ). These energy values are derived directly from the protein, fat, carbohydrate, and alcohol content of the food using the following conversion factors (table 5). The value of energy is marked by an asterisk (*) when it has been estimated; it indicates that one of them from fat, carbohydrate or protein is unconfirmed (represented by " – ", "…" or "Tr ") .

Table 5 Conversion factor for energy

Food composition	kcal/g	kJ/g
Protein *	4	17
Fat *	9	37
Carbohydrate *	4	17
Dietary fiber ▲	2	8. 5
Alcohol *	7	29

* Royal society (1972); ▲ FAO (2002)

Water

Water was measured as the loss of weight after drying the food sample to constant weight either in an oven (at 105℃) or at a lower temperature under reduced pressure (when the value for the water content as shown may include other volatile constituents).

Protein

Protein was estimated from the total amount of nitrogen in the food sample. For most foods the nitrogen content of protein by weight is 16%. Therefore, the total nitrogen content of the food sample was converted to protein by multiplying by 6. 25 (100/16 = 6. 25). This conversion factor, however, varies slightly by food. Adjustments to total nitrogen content were therefore made by food category based on the conversion factors used in the FAO/WHO (1973), which are shown in table 6.

Table 6 Factors for conversion of nitrogen values to protein *

Foodstuff	Factor	Foodstuff	Factor
Wheat		Eggs	
Whole	5. 83	whole	6. 25
Bran	6. 31	vitelline	6. 12
Embryo	5. 80	albumin	6. 32
Endosperm	5. 70	Meat and fish	6. 25
Oats	5. 83	Gelatin	5. 55
Barley, rye	5. 83	Milk and milk products	6. 38
Millet	6. 31	Casein	6. 40
Maize	6. 25	Human milk	6. 37
Rice	5. 95	Legume	
Nuts		soybean	5. 71
Brazil nuts	5. 46	others	6. 25
Peanuts	5. 46	All other foods	6. 25
Almonds	5. 18		
All others	5. 30		

* FAO/WHO (1973)

Amino acids

Amino acids are the structural units of protein. These compounds contain an amino group and a carboxyl or acidic group. The amino acid content of foods is included in the tables for 18 amino acids. Estimated values are marked with an asterisk(*).

Carbohydrate

The carbohydrate content of food in g/100g of EP was estimated as:

$$\text{Carbohydrate} = 100 - (\text{Water} + \text{Protein} + \text{Fat} + \text{Ash})$$

Dietary fibre

The dietary fibre content shown in the tables refers to insoluble fibre, determined using the neutral detergent method. Insoluble fibre includes cellulose, insoluble hemicellulose, and lignin etc.

Fat and fatty acids

The fat in most foods contains non-fatty acid material, such as phospholipids and sterols. Fatty acids are carboxylic acids, which can be obtained from the hydrolysis of esters of mainly glycerol and cholesterol. Fatty acids that occur in natural fats usually contain an even number of carbon atoms (because they are synthesized from two-carbon units) and are straight-chain derivatives. The chain may be saturated (containing no double bond) or unsaturated (containing one or more double bonds). The value of each fatty acid is given as the percentage of total fatty acids.

To allow the calculation of the total fatty acids in a given weight of food, the conversion factors shown in Table 7 were applied.

Table 7 Conversion factors to give total fatty acid in fat*

	Foodstuff	Factor	Foodstuft	Factor
	Wheat, barley, rye		Beef lean	0.916
	whole grain	0.720	Beef fat	0.953
	flour	0.670	Lamb lean	0.916
	bran	0.820	Lamb fat	0.953
	barley	0.720	Pork lean	0.910
	Oats, whole	0.940	Pork fat	0.953
	Rice, milled	0.850	Poultry	0.945
	Legumes		Brain	0.561
▲	soybeans and soybean products	0.930	Heart	0.789
▲	all other legumes	0.775	Kidney	0.747
	Vegetables and fruit	0.800	Liver	0.741
	Avocado pears	0.956	Milk and milk products	0.945
	Nuts	0.956	Eggs	0.830
▲	Peanuts	0.951	Fish	
▲	Lotus seeds	0.930	fatty	0.900
	Fats and oils		white	0.700
	all except coconut oil	0.956		
	coconut oil	0.942		

* Cited from McCance and Widdowson's *The Composition of Foods* (1991)

▲ Cited from *U. S. A. Composition of Foods* (No. 8-12 1984; No. 8-16, 1986)

An example calculating the fatty acid content in lean beef is shown below (TFA = total fatty acid):

Total fat in beef (lean)	= 2.3 g/100gEP
Conversion factor	= 0.916
Total fatty acid in beef	= 2.3 × 0.916 = 2.1g/100gEP
Saturates	51.8% TFA × 2.1 g/100g = 1.1g/100gEP
Monounsaturates	43.1% TFA × 2.1 g/100g = 0.9g/100gEP
Polyunsaturates	5.0% TFA × 2.1 g/100g = 0.1g/100gEP

Vitamin A

Vitamin A refers to a variety of chemical forms with different biological activity, including retinol, β-carotene and other carotenoids. The biological activity of vitamin A is usually expressed as retinal equivalent (RE) calculated by the following formula:

$$\text{Vitamin A } (\mu g \text{ RE}) = \text{Retinol } (\mu g) + 1/6\ \beta\text{-Carotene } (\mu g) + 1/12 \text{ Other Carotenoids } (\mu g)$$

Retinol is present only in animal foods, where as β-carotene and other carotenoids existed in plant foods. Total carotenoids were determined by the chromatographic method without further separating. Therefore, in calculating the RE of carotenoids in vege table food with a coefficient 1/6, the result tends to be higher than it should be.

The international unit (IU) of retinol and β-carotene can be converted into retinol equivalent (RE) as follows:

$$\begin{aligned} 1\ \mu g\ \text{RE Vitamin A} &= 1\ \mu g\ \text{retinol} \\ &= 3.33\ \text{IU Vitamin A} \\ &= 6\ \mu g\ \beta\text{-carotene} \\ &= 10\ \text{IU}\ \beta\text{-carotene} \end{aligned}$$

Vitamin E

Vitamin E of food exists as α-, β-, γ- and δ- tocopherol, as well as α-, β-, γ- and δ- triene tocopherol. Vitamin E in most natural foods is d-α-tocopherol, which has the highest biological activity. The activity of vitamin E is expressed as α-tocopherol equivalent (α-TE). The bioavailability for different forms of vitamin E is different, therefore, the total α -TE of a food is calculated as follows:

$$\alpha\text{-TE (mg)} = \alpha\text{-tocopherol(mg)} + 0.5 \times \beta\text{-tocopherol(mg)} + 0.1 \times \gamma\text{-tocopherol(mg)} + 0.3 \times \text{triene tocopherol(mg)}$$

The biologically active unit of vitamin E can also be expressed as international unit (IU):

$$1\alpha\text{-TE (mg)} = 1.49\ \text{IU vitamin E}$$

The total vitamin E expressed in the tables is the sum of various forms of vitamin E by weight without considering its bioavailability.

Ascorbic acid

The ascorbic acid (vitamin C) content of food shown in the tables is the total ascorbic acid of the food sample, including dehydroascorbic acid.

Folic acid

Folic acid has been analyzed and included as total folate in the data presented. It is shown as μg /100g of EP for each food. The term or folacin comprises a group of compounds related to folic acid. Folic acid does not occur naturally in foods, but it is used for food enrichment procedures. Since folacin-active compounds differ considerably in degree of biological activity, it is desirable to measure them separately, but this ideal is not currently achievable.

Glycemic Index (GI)

The glycemic index concept was developed in 1981 by a team of scientists led by Dr David Jenkins to identify the foods most appropriate for diabetic. The GI concept, ranks foods by the extent to which they raise blood glucose levels. Low GI diets have been shown to improve metabolic profiles in diabetes and have been associated with a reduced risk of developing type 2 diabetes and heart disease. Glucose and white bread are used as reference foods.

7 The analytical methods

The analytical methods used are given in table 2, 3, 4. The details of the methods are available in *Handbook of Analysis on Food Components* by China Light Industry Publishers Ltd, edited by Yang Yuexin and Wang Guangya.

8 Remark of Food

Remark indicates the source of foods and data, Food collection and sources are discrebed as BJV, UK, USA, that Indicated which is borrowed from the lab. or books.

9 Symbols of data used in the Tables

Symbols	
—	Untested. Theoretically, there may exist a certain quantity of such nutrient in the food
…or Tr	Trace amount; the contents is lower than the detection line
$\bar{x}$	Mean of several similar foods
*	Uncertain or estimated value
(0)	Estimated zero value. Theoretically, there is no existed although not tested

10 Index and up-to-date information

All foods with their codes and names in English and Chinese are listed in Appendix 2. Latin names of foods are listed in Appendix 3. Informations of revised or updated can be find from website: www. neasiafoods. org or pumpress. bjmu. edu. cn. E-mail feed back: nutri@ 163. com

表一 食物一般营养成分

Table 1 Nutrient Content of Foods

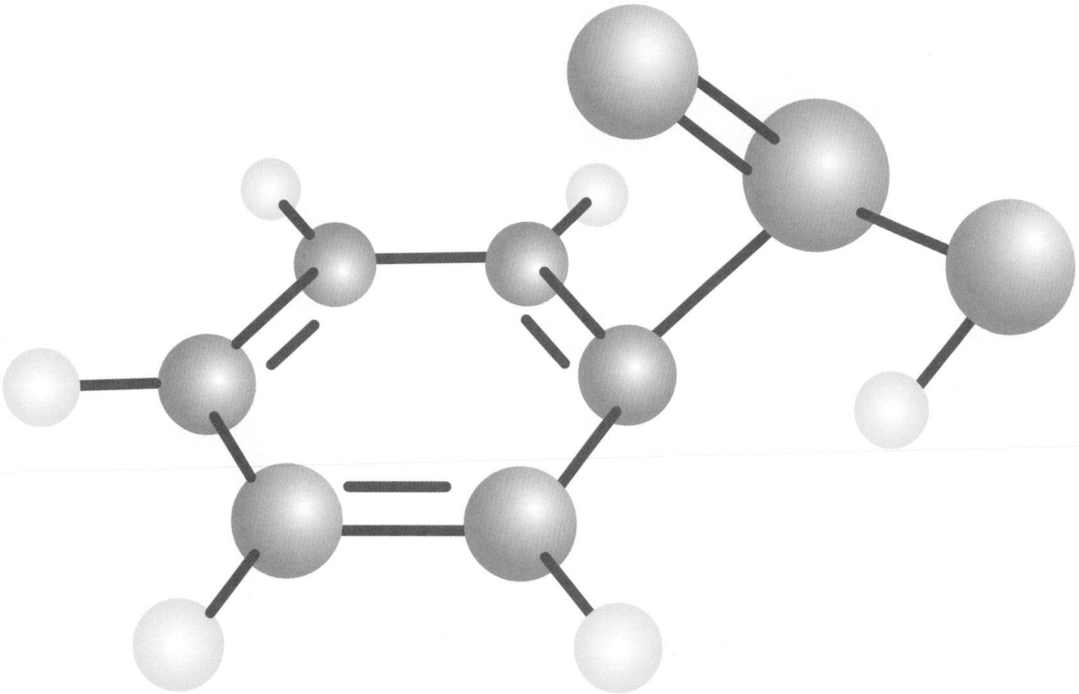

Notes

谷类及制品

Cereals and Cereal Products

谷类是我国的主要粮食作物，品种繁多，据统计多达4万种以上。广义上的谷类应包括：稻米、小麦、玉米、小米、大麦、青稞、高粱、薏米、燕麦、荞麦、莜麦、糜子等。本节包括了以上谷类及以此为原料的家庭主食食品。按照谷类作物品种的不同，分为小麦、稻米、玉米、大麦、小米和黄米、其它等几个亚类。

按常规，小麦面粉的质量标准分为4个等级：特制一等粉、特制二等粉、标准粉和普通面粉。用于制作面条和面包的一般为前三种。面粉的质量取决于小麦的品种和制作方法，质量等级的判断主要根据面粉的灰分、粗细度、面筋质含量等来判定（灰分：特一粉≤0.7%，标准粉≤1.10%；面筋质：特一粉≥26.0%，标准粉≥24.0%）。

稻米按照粒形、粒质分为籼米、粳米和糯米三类。籼型非糯性稻米谷粒呈长椭圆形或细长形，出米率低，米饭膨胀性大，但粘性较小。粳型非糯性稻米谷粒呈卵圆形或椭圆形，出米率高，米饭膨涨性小，但粘性大。以上两种稻谷根据收获季节又分为早稻和晚稻。糯稻谷又分籼型和粳型糯米，其特点是粘性大。稻谷的分类等级标准主要根据出糙率、水分含量、黄粒限度等指标来判断。

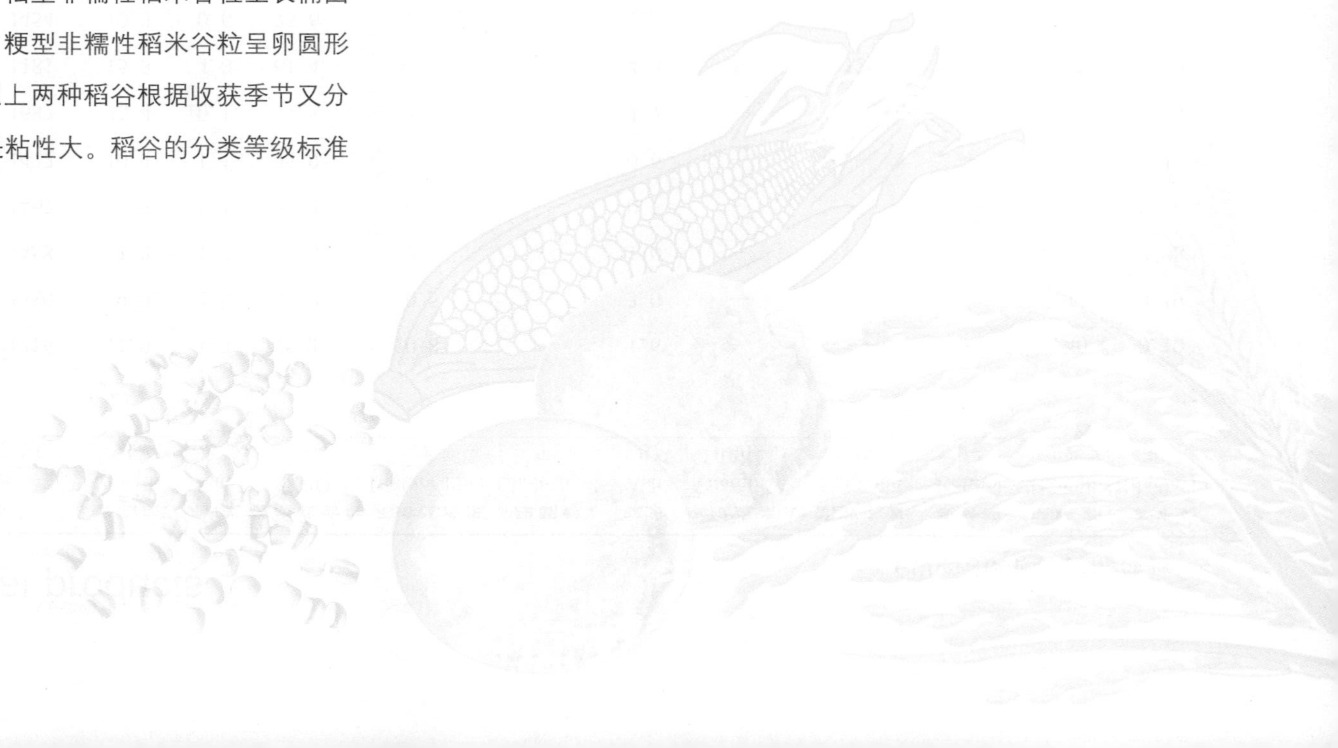

谷类及制品 Cereals and cereal products

（以每100g可食部计）

编码 Code	食物名称 Food name	食部 Edible %	水分 Water g	能量 Energy kcal	能量 Energy kJ	蛋白质 Protein g	脂肪 Fat g	碳水化合物 CHO g	不溶性纤维 Dietary fiber g	胆固醇 Cholesterol mg	灰分 Ash g	总维生素A Vitamin A μgRE	胡萝卜素 Carotene μg	视黄醇 Retinol μg	硫胺素 Thiamin mg	核黄素 Riboflavin mg
小麦																
01-1-101	小麦	100	10. 0	339	1416	11. 9	1. 3	75. 2	10. 8	—	1. 6	—	—	—	0. 40	0. 10
01-1-102	五谷香	100	5. 6	378	1580	9. 9	2. 6	78. 9	0. 5	—	3. 0	—	—	—	0. 11	0. 19
01-1-201	小麦粉(标准粉)	100	12. 7	349	1458	11. 2	1. 5	73. 6	2. 1	—	1. 0	—	—	—	0. 28	0. 08
01-1-202	小麦粉(富强粉,特一粉)	100	12. 7	351	1467	10. 3	1. 1	75. 2	0. 6	—	0. 7	—	—	—	0. 17	0. 06
01-1-203	小麦粉(特二粉)	100	12. 0	352	1472	10. 4	1. 1	75. 9	1. 6	—	0. 6	—	—	—	0. 15	0. 11
01-1-204	小麦胚粉	100	4. 3	403	1687	36. 4	10. 1	44. 5	5. 6	—	4. 7	—	—	—	3. 50	0. 79
01-1-205	麸皮	100	14. 5	282	1181	15. 8	4. 0	61. 4	31. 3	—	4. 3	20	120	—	0. 30	0. 30
01-1-301	挂面(X̄)	100	12. 3	348	1454	10. 3	0. 6	75. 6	0. 7	—	1. 2	—	—	—	0. 19	0. 04
01-1-302	挂面(标准粉)	100	12. 4	348	1454	10. 1	0. 7	76. 0	1. 6	—	0. 8	—	—	—	0. 19	0. 04
01-1-303	挂面(富强粉)	100	12. 7	347	1453	9. 6	0. 6	76. 0	0. 3	—	1. 1	—	—	—	0. 20	0. 04
01-1-304	挂面(精制龙须面)	100	11. 9	348	1455	11. 2	0. 5	74. 7	0. 2	—	1. 7	—	—	—	0. 18	0. 03
01-1-305	面条(X̄)	100	28. 5	286	1195	8. 3	0. 7	61. 9	0. 8	—	0. 6	—	—	—	0. 22	0. 07
01-1-306	面条(标准粉,切面)	100	29. 7	283	1186	8. 5	1. 6	59. 5	1. 5	—	0. 7	—	—	—	0. 35	0. 10
01-1-307	面条(富强粉,切面)	100	29. 2	286	1196	9. 3	1. 1	59. 9	0. 4	—	0. 5	—	—	—	0. 18	0. 04
01-1-308	面条(特粉,切面)	100	27. 5	287	1200	7. 3	0. 1	64. 5	0. 6	—	0. 6	—	—	—	0. 17	0. 09
01-1-309	面条(富强粉,煮)	100	72. 6	110	459	2. 7	0. 2	24. 3	0. 1	—	0. 2	—	—	—	…	0. 01
01-1-310	面条(干切面)	100	10. 5	355	1487	11. 0	0. 1	77. 7	0. 2	—	0. 7	—	—	—	0. 28	0. 05
01-1-311	面条(虾蓉面)	100	6. 1	436	1824	8. 5	15. 1	68. 3	3. 6	—	2. 0	—	—	—	—	0. 01
01-1-312	通心面[通心粉]	100	11. 8	351	1468	11. 9	0. 1	75. 8	0. 4	—	0. 4	—	—	—	0. 12	0. 03
01-1-401	花卷	100	45. 7	214	895	6. 4	1. 0	45. 6	1. 5	—	1. 3	—	—	—	Tr	0. 02
01-1-402	空锅饼	100	29. 4	278	1165	8. 6	0. 2	60. 9	0. 7	—	0. 9	—	—	—	0. 14	Tr
01-1-403	烙饼(标准粉)	100	36. 4	259	1082	7. 5	2. 3	52. 9	1. 9	—	0. 9	—	—	—	0. 02	0. 04

谷类及制品 Cereals and cereal products

（以每100g可食部计）

编码 Code	食物名称 Food name	尼克酸 Niacin mg	维生素C Vitamin C mg	维生素E(Vitamin E) Total mg	α-E mg	(β+γ)-E mg	δ-E mg	钙 Ca mg	磷 P mg	钾 K mg	钠 Na mg	镁 Mg mg	铁 Fe mg	锌 Zn mg	硒 Se μg	铜 Cu mg	锰 Mn mg	备注 Remark
小麦																		
01-1-101	小麦	4.0	—	1.82	1.48	0.24	0.10	34	325	289	6.8	4	5.1	2.33	4.05	0.43	3.10	
01-1-102	五谷香	—	—	2.31	—	—	—	2	13	7	1.0	—	0.5	0.23	1.15	0.08	0.05	河北
01-1-201	小麦粉(标准粉)	2.0	—	1.80	1.59	…	0.21	31	188	190	3.1	50	3.5	1.64	5.36	0.42	1.56	
01-1-202	小麦粉(富强粉,特一粉)	2.0	—	0.73	0.51	0.22	…	27	114	128	2.7	32	2.7	0.97	6.88	0.26	0.77	
01-1-203	小麦粉(特二粉)	2.0	—	1.25	0.70	0.55	…	30	120	124	1.5	48	3.0	0.96	6.01	0.58	0.92	
01-1-204	小麦胚粉	3.7	—	23.20	20.64	2.56	…	85	1168	1523	4.6	198	0.6	23.40	65.20	0.83	17.30	青岛
01-1-205	麸皮	12.5	—	4.47	—	—	—	206	682	862	12.2	382	9.9	5.98	7.12	2.03	10.85	甘肃
01-1-301	挂面(X̄)	2.5	—	1.04	0.42	0.54	0.08	17	134	129	184.5	49	3.0	0.94	11.77	0.39	0.92	
01-1-302	挂面(标准粉)	2.5	—	1.11	0.21	0.90	…	14	153	157	150.0	51	3.5	1.22	9.90	0.44	1.28	
01-1-303	挂面(富强粉)	2.4	—	0.88	0.62	0.18	0.08	21	112	122	110.6	48	3.2	0.74	11.13	0.40	0.68	
01-1-304	挂面(精制龙须面)	2.5	—	—	—	—	—	26	137	109	292.8	48	2.3	0.87	14.28	0.33	0.81	
01-1-305	面条(X̄)	1.4	—	0.59	0.20	0.38	0.01	11	162	135	28.0	39	3.6	1.43	11.74	0.17	0.86	
01-1-306	面条(标准粉,切面)	3.1	—	0.47	…	0.47	…	13	142	161	3.4	61	2.6	1.07	0.40	0.20	1.35	北京
01-1-307	面条(富强粉,切面)	2.2	—	—	—	—	—	24	92	102	1.5	29	2.0	0.83	17.30	0.14	0.56	北京
01-1-308	面条(特粉,切面)	0.3	—	0.47	0.09	0.38	…	3	181	128	9.7	36	4.7	1.68	15.82	0.16	0.74	青海
01-1-309	面条(富强粉,煮)	1.8	—	—	—	—	—	4	25	15	26.9	10	0.5	0.21	0.20	0.04	0.20	北京
01-1-310	面条(干切面)	2.7	—	—	—	—	—	8	142	100	60.9	42	9.6	1.50	7.78	0.22	0.72	广东
01-1-311	面条(虾蓉面)	2.8	—	1.22	1.22	…	…	17	92	101	304.2	24	2.0	…	9.39	0.45	—	
01-1-312	通心面[通心粉]	1.0	—	—	—	—	—	14	97	209	35.0	58	2.6	1.55	5.80	0.16	0.67	福州
01-1-401	花卷	1.1	—	—	—	—	—	19	72	83	95.0	12	0.4	…	6.17	0.09	—	武汉
01-1-402	空锅饼	0	—	0.08	0.08	…	…	2	133	138	243.2	30	5.8	1.73	24.19	0.13	0.78	青海
01-1-403	烙饼(标准粉)	—	—	1.03	0.30	0.73	…	20	146	141	149.3	51	2.4	0.94	7.50	0.15	1.15	北京

谷类及制品 Cereals and cereal products

（以每100g可食部计）

编码 Code	食物名称 Food name	食部 Edible %	水分 Water g	能量 Energy kcal	能量 Energy kJ	蛋白质 Protein g	脂肪 Fat g	碳水化合物 CHO g	不溶性纤维 Dietary fiber g	胆固醇 Cholesterol mg	灰分 Ash g	总维生素A Vitamin A μgRE	胡萝卜素 Carotene μg	视黄醇 Retinol μg	硫胺素 Thiamin mg	核黄素 Riboflavin mg
01-1-404	馒头(X̄)	100	43.9	223	934	7.0	1.1	47.0	1.3	—	1.0	—	—	—	0.04	0.05
01-1-405	馒头(标准粉)	100	40.5	236	989	7.8	1.0	49.8	1.5	—	0.9	—	—	—	0.05	0.07
01-1-406	馒头(富强粉)	100	47.3	210	880	6.2	1.2	44.2	1.0	—	1.1	—	—	—	0.02	0.02
01-1-407	烧饼(加糖)	100	25.9	298	1245	8.0	2.1	62.7	2.1	—	1.3	—	—	—	Tr	0.01
01-1-408	油饼	100	24.8	403	1687	7.9	22.9	42.4	2.0	—	2.0	—	—	—	0.11	0.05
01-1-409	油条	100	21.8	388	1624	6.9	17.6	51.0	0.9	—	2.7	—	—	—	0.01	0.07
01-1-501	水面筋	100	63.5	142	595	23.5	0.1	12.3	0.9	—	0.6	—	—	—	0.10	0.07
01-1-502	油面筋	100	7.1	493	2061	26.9	25.1	40.4	1.3	—	0.5	—	—	—	0.03	0.05
稻米																
01-2-001	稻米(X̄)	100	13.3	347	1452	7.4	0.8	77.9	0.7	—	0.6	—	—	—	0.11	0.05
01-2-101	粳米(标一)	100	13.7	345	1442	7.7	0.6	77.4	0.6	—	0.6	—	—	—	0.16	0.08
01-2-102	粳米(标二)	100	13.2	347	1454	8.0	0.6	77.7	0.4	—	0.5	—	—	—	0.22	0.05
01-2-103	粳米(标三)	100	13.9	346	1446	7.2	0.8	77.6	0.4	—	0.5	—	—	—	0.33	0.03
01-2-104	粳米(标四)	100	13.1	347	1453	7.5	0.7	78.1	0.7	—	0.6	—	—	—	0.14	0.05
01-2-105	粳米(特等)	100	16.2	335	1401	7.3	0.4	75.7	0.4	—	0.4	—	—	—	0.08	0.04
01-2-201	籼米(标一)	100	13.0	348	1454	7.7	0.7	77.9	0.6	—	0.7	—	—	—	0.15	0.06
01-2-202	籼米(标准)[机米]	100	12.6	349	1459	7.9	0.6	78.3	0.8	—	0.6	—	—	—	0.09	0.04
01-2-203	籼米(优标)	100	12.8	350	1466	8.3	1.0	77.3	0.5	—	0.6	—	—	—	0.13	0.02
01-2-204	早籼	64	10.2	361	1512	9.9	2.2	76.2	1.4	—	1.5	—	—	—	0.14	0.05
01-2-205	早籼(标一)	100	12.3	352	1474	8.8	1.0	77.2	0.4	—	0.7	—	—	—	0.16	0.05
01-2-206	早籼(标二)	100	13.7	346	1449	9.5	1.0	75.1	0.5	—	0.7	—	—	—	0.20	0.09
01-2-207	早籼(特等)	100	12.9	347	1453	9.1	0.6	76.7	0.7	—	0.7	—	—	—	0.13	0.03
01-2-208	晚籼(标一)	100	13.5	346	1448	7.9	0.7	77.3	0.5	—	0.6	—	—	—	0.17	0.05

（以每100g可食部计）

编码 Code	食物名称 Food name	尼克酸 Niacin mg	维生素C Vitamin C mg	维生素E(Vitamin E) Total mg	α-E mg	(β+γ)-E mg	δ-E mg	钙 Ca mg	磷 P mg	钾 K mg	钠 Na mg	镁 Mg mg	铁 Fe mg	锌 Zn mg	硒 Se μg	铜 Cu mg	锰 Mn mg	备注 Remark
01-1-404	馒头($\bar{X}$)	—	—	0.65	0.35	0.30	…	38	107	138	165.1	30	1.8	0.71	8.45	0.10	0.78	
01-1-405	馒头(标准粉)	—	—	0.86	0.35	0.51	…	18	136	129	165.2	39	1.9	1.01	9.70	0.14	1.27	北京
01-1-406	馒头(富强粉)	—	—	0.09	…	0.09	…	58	78	146	165.0	20	1.7	0.40	7.20	0.05	0.29	北京
01-1-407	烧饼(加糖)	1.1	—	0.39	0.21	0.18	…	51	105	122	62.5	26	1.6	0.36	12.16	0.15	—	武汉
01-1-408	油饼	—	—	13.72	12.21	1.38	0.13	46	124	106	572.5	13	2.3	0.97	10.60	0.27	0.71	北京
01-1-409	油条	0.7	—	3.19	2.74	0.31	0.14	6	77	227	585.2	19	1.0	0.75	8.60	0.19	0.52	
01-1-501	水面筋	1.1	—	0.65	0.35	0.30	…	76	133	69	15.0	26	4.2	1.76	1.00	0.19	0.86	
01-1-502	油面筋	2.2	—	7.18	5.98	0.80	0.40	29	98	45	29.5	40	2.5	2.29	22.80	0.50	1.28	
稻米																		
01-2-001	稻米($\bar{X}$)	1.9	—	0.46	—	—	—	13	110	103	3.8	34	2.3	1.70	2.23	0.30	1.29	
01-2-101	粳米(标一)	1.3	—	1.01	0.39	0.62	…	11	121	97	2.4	34	1.1	1.45	2.50	0.19	1.36	
01-2-102	粳米(标二)	2.6	—	0.53	0.39	0.14	…	3	99	78	0.9	20	0.4	0.89	6.40	0.28	0.77	北京
01-2-103	粳米(标三)	3.6	—	0.30	0.30	…	…	5	108	78	1.3	—	0.7	0.93	5.40	0.28	0.89	北京
01-2-104	粳米(标四)	5.2	—	0.39	0.28	0.11	…	4	123	106	1.6	20	0.7	0.97	4.87	0.26	1.07	北京
01-2-105	粳米(特等)	1.1	—	0.76	0.33	0.20	0.23	24	80	58	6.2	25	0.9	1.07	2.49	0.26	1.00	
01-2-201	籼米(标一)	2.1	—	0.43	0.43	…	…	7	146	89	2.7	33	1.3	1.46	3.80	0.23	1.00	
01-2-202	籼米(标准)[机米]	1.4	—	0.54	0.43	0.11	…	12	112	109	1.7	28	1.6	1.47	1.99	0.29	1.27	
01-2-203	籼米(优标)	2.6	—	—	—	—	—	8	85	64	1.2	13	0.5	1.60	6.90	0.30	1.02	广东
01-2-204	早籼	5.0	—	0.25	0.04	0.15	0.06	13	257	214	1.6	…	5.1	2.73	1.84	0.25	2.73	
01-2-205	早籼(标一)	2.0	—	—	—	—	—	10	141	124	1.9	57	1.2	1.59	2.05	0.23	1.21	
01-2-206	早籼(标二)	3.0	—	—	—	—	—	6	192	171	0.8	79	1.0	1.89	1.82	0.55	1.84	福州
01-2-207	早籼(特等)	1.6	—	—	—	—	—	6	141	108	1.3	42	0.9	1.54	2.07	0.40	1.30	
01-2-208	晚籼(标一)	1.7	—	0.22	0.06	0.16	…	9	140	112	1.5	53	1.2	1.52	2.83	0.16	1.11	

谷类及制品 Cereals and cereal products

（以每100g可食部计）

编码 Code	食物名称 Food name	食部 Edible %	水分 Water g	能量 Energy kcal	能量 Energy kJ	蛋白质 Protein g	脂肪 Fat g	碳水化合物 CHO g	不溶性纤维 Dietary fiber g	胆固醇 Cholesterol mg	灰分 Ash g	总维生素A Vitamin A μgRE	胡萝卜素 Carotene μg	视黄醇 Retinol μg	硫胺素 Thiamin mg	核黄素 Riboflavin mg
01-2-209	晚籼(标二)	100	14.2	344	1438	8.6	0.8	75.7	0.4	—	0.7	—	—	—	0.18	0.06
01-2-210	晚籼(特等)	100	14.0	342	1432	8.1	0.3	76.9	0.2	—	0.7	—	—	—	0.09	0.10
01-2-211	籼稻谷(红)	64	13.4	348	1454	7.0	2.0	76.4	2.0	—	1.2	—	—	—	0.15	0.03
01-2-212	黑米	100	14.3	341	1427	9.4	2.5	72.2	3.9	—	1.6	—	—	—	0.33	0.13
01-2-213	香大米	100	12.9	347	1453	12.7	0.9	72.4	0.6	—	1.1	—	—	—	—	0.08
01-2-301	糯米[江米](X̄)	100	12.6	350	1464	7.3	1.0	78.3	0.8	—	0.8	—	—	—	0.11	0.04
01-2-302	优糯米	100	14.2	345	1443	9.0	1.0	75.3	0.6	—	0.5	—	—	—	0.10	0.03
01-2-303	旱糯谷	64	11.3	360	1505	7.1	3.2	77.0	2.8	—	1.4	7	40	—	0.19	0.04
01-2-304	紫红糯米[血糯米]	100	13.8	346	1448	8.3	1.7	75.1	1.4	—	1.1	—	—	—	0.31	0.12
01-2-305	粳糯米	100	13.8	344	1440	7.9	0.8	76.7	0.7	—	0.8	—	—	—	0.20	0.05
01-2-306	籼糯米	100	12.3	353	1475	7.9	1.1	78.0	0.5	—	0.7	—	—	—	0.19	0.04
01-2-401	米饭(蒸)(X̄)	100	70.9	116	486	2.6	0.3	25.9	0.3	—	0.3	—	—	—	0.02	0.03
01-2-402	粳米饭(蒸)	100	70.6	118	492	2.6	0.3	26.2	0.2	—	0.3	—	—	—	…	0.03
01-2-403	籼米饭(蒸)	100	71.1	115	481	2.5	0.2	26.0	0.4	—	0.2	—	—	—	0.02	0.03
01-2-404	粳米粥	100	88.6	47	195	1.1	0.3	9.9	0.1	—	0.1	—	—	—	…	0.03
01-2-405	籼米粉[排米粉]	100	10.7	356	1489	7.4	0.1	81.5	0.3	—	0.3	—	—	—	0.02	0.02
01-2-406	籼米粉(干,细)	100	12.3	346	1447	8.0	0.1	78.3	0.1	—	1.3	—	—	—	0.03	—
01-2-407	高蛋白豆米粉(籼米)	100	2.0	414	1732	16.5	7.1	71.0	—	—	3.4	—	—	—	1.10	0.68
玉米																
01-3-101	玉米(鲜)	46	71.3	112	469	4.0	1.2	22.8	2.9	—	0.7	—	—	—	0.16	0.11
01-3-102	玉米(白,干)	100	11.7	352	1474	8.8	3.8	74.7	8.0	—	1.0	—	—	—	0.27	0.07
01-3-103	玉米(黄,干)	100	13.2	348	1457	8.7	3.8	73.0	6.4	—	1.3	17	100	—	0.21	0.13
01-3-104	玉米面(白)	100	13.4	353	1475	8.0	4.5	73.1	6.2	—	1.0	—	—	—	0.34	0.06

谷类及制品 Cereals and cereal products

（以每100g可食部计）

编码 Code	食物名称 Food name	尼克酸 Niacin mg	维生素C Vitamin C mg	维生素E(Vitamin E) Total mg	α-E mg	(β+γ)-E mg	δ-E mg	钙 Ca mg	磷 P mg	钾 K mg	钠 Na mg	镁 Mg mg	铁 Fe mg	锌 Zn mg	硒 Se μg	铜 Cu mg	锰 Mn mg	备注 Remark
01-2-209	晚籼(标二)	2.6	—	—	—	—	—	6	141	146	0.9	60	2.8	1.89	2.26	0.20	1.05	福州
01-2-210	晚籼(特等)	1.5	—	—	—	—	—	6	104	107	0.8	28	0.7	1.50	1.56	0.23	0.89	福州
01-2-211	籼稻谷(红)	5.1	—	0.19	0.19	…	…	—	—	220	22.0	—	5.5	3.29	3.12	0.35	3.20	江西
01-2-212	黑米	7.9	—	0.22	…	0.22	…	12	356	256	7.1	147	1.6	3.80	3.20	0.15	1.72	
01-2-213	香大米	2.6	—	0.70	0.39	0.11	0.20	8	106	49	21.5	12	5.1	0.69	4.60	0.52	1.75	山东
01-2-301	糯米[江米]($\bar{X}$)	2.3	—	1.29	0.87	0.42	…	26	113	137	1.5	49	1.4	1.54	2.71	0.25	1.54	
01-2-302	优糯米	1.9	—	0.93	0.39	0.54	…	8	48	136	1.2	50	0.8	1.20	2.80	0.25	0.86	广东
01-2-303	早糯谷	0.7	—	0.13	—	—	—	19	297	—	4.1	149	3.0	4.92	1.98	0.53	—	江西
01-2-304	紫红糯米[血糯米]	4.2	—	1.36	0.94	0.29	0.13	13	183	219	4.0	16	3.9	2.16	2.88	0.29	2.37	上海
01-2-305	粳糯米	1.7	—	0.08	0.08	…	…	21	94	125	2.8	42	1.9	1.77	3.30	0.24	1.56	
01-2-306	籼糯米	2.3	—	—	—	—	—	14	82	132	1.9	52	1.8	1.52	2.40	0.17	1.31	浙江
01-2-401	米饭(蒸)($\bar{X}$)	1.9	—	—	—	—	—	7	62	30	2.5	15	1.3	0.92	0.40	0.06	0.58	
01-2-402	粳米饭(蒸)	2.0	—	—	—	—	—	7	62	39	3.3	20	2.2	1.36	0.40	0.08	0.85	北京
01-2-403	籼米饭(蒸)	1.7	—	—	—	—	—	6	—	21	1.7	10	0.3	0.47	…	0.04	0.31	北京
01-2-404	粳米粥	0.2	—	—	—	—	—	7	20	13	2.8	7	0.1	0.20	0.20	0.03	0.20	北京
01-2-405	籼米粉[排米粉]	0.6	—	—	—	—	—	6	62	14	16.3	16	3.2	0.80	7.48	0.30	0.60	广东
01-2-406	籼米粉(干,细)	0.2	—	—	—	—	—	—	53	43	5.9	23	1.4	2.27	3.44	0.09	0.63	福建
01-2-407	高蛋白豆米粉(籼米)	—	—	—	—	—	—	—	—	—	—	—	—	—	—	—	—	西安
玉米																		
01-3-101	玉米(鲜)	1.8	16	0.46	…	0.14	0.32	—	117	238	1.1	32	1.1	0.90	1.63	0.09	0.22	
01-3-102	玉米(白,干)	2.3	—	8.23	1.08	6.02	1.13	10	244	262	2.5	95	2.2	1.85	4.14	0.26	0.51	
01-3-103	玉米(黄,干)	2.5	—	3.89	0.77	3.03	0.09	14	218	300	3.3	96	2.4	1.70	3.52	0.25	0.48	
01-3-104	玉米面(白)	3.0	—	6.89	0.94	5.76	0.19	12	187	276	0.5	111	1.3	1.22	1.58	0.23	0.40	北京

谷类及制品 Cereals and cereal products

（以每100g可食部计）

编码 Code	食物名称 Food name	食部 Edible %	水分 Water g	能量 Energy kcal	能量 Energy kJ	蛋白质 Protein g	脂肪 Fat g	碳水化合物 CHO g	不溶性纤维 Dietary fiber g	胆固醇 Cholesterol mg	灰分 Ash g	总维生素A Vitamin A μgRE	胡萝卜素 Carotene μg	视黄醇 Retinol μg	硫胺素 Thiamin mg	核黄素 Riboflavin mg
01-3-105	玉米面(黄)	100	12.1	352	1472	8.1	3.3	75.2	5.6	—	1.3	7	40	—	0.26	0.09
01-3-106	玉米面(强化豆粉)	100	13.6	352	1472	11.8	4.9	68.3	6.4	—	1.4	—	—	—	0.21	0.04
01-3-107	玉米糁(黄)	100	12.8	354	1480	7.9	3.0	75.6	3.6	—	0.7	—	—	—	0.10	0.08
01-3-201	玉米笋(罐头)	100	93.0	16	67	1.1	0.2	4.9	4.9	—	1.3	7	40	—	—	—
大麦																
01-4-101	大麦[元麦]	100	13.1	327	1367	10.2	1.4	73.3	9.9	—	2.0	—	—	—	0.43	0.14
01-4-201	肚里黄	100	11.6	337	1409	8.8	1.2	76.7	8.0	—	1.7	—	—	—	0.37	0.02
01-4-202	青稞	100	12.4	342	1432	8.1	1.5	75.0	1.8	—	3.0	—	—	—	0.34	0.11
小米、黄米																
01-5-101	小米	100	11.6	361	1511	9.0	3.1	75.1	1.6	—	1.2	17	100	—	0.33	0.10
01-5-102	小米面	100	11.8	357	1494	7.2	2.1	77.7	0.7	—	1.2	—	—	—	0.13	0.08
01-5-103	小米粥	100	89.3	46	190	1.4	0.7	8.4	…	—	0.2	—	—	—	0.02	0.07
01-5-201	大黄米[黍子]	100	11.3	356	1490	13.6	2.7	71.1	3.5	—	1.3	—	—	—	0.30	0.09
01-5-202	黄米	100	11.1	351	1469	9.7	1.5	76.9	4.4	—	0.8	—	—	—	0.09	0.13
其它																
01-9-001	高粱米	100	10.3	360	1505	10.4	3.1	74.7	4.3	—	1.5	—	—	—	0.29	0.10
01-9-002	糜子(带皮)	100	9.4	336	1404	10.6	0.6	75.1	6.3	—	4.3	—	—	—	0.45	0.18
01-9-003	糜子米(炒米)	100	7.6	376	1572	8.1	2.6	80.5	1.0	—	1.2	—	—	—	0.29	0.04
01-9-004	苦荞麦粉	100	19.3	316	1320	9.7	2.7	66.0	5.8	—	2.3	—	—	—	0.32	0.21
01-9-005	荞麦	100	13.0	337	1410	9.3	2.3	73.0	6.5	—	2.4	3	20	—	0.28	0.16
01-9-006	荞麦(带皮)	98	13.6	319	1333	9.5	1.7	73.0	13.3	—	2.2	—	—	—	0.24	0.06
01-9-007	莜麦面	100	11.0	376	1572	12.2	7.2	67.8	4.6	—	1.8	3	20	—	0.39	0.04

谷类及制品 Cereals and cereal products

（以每100g可食部计）

编码 Code	食物名称 Food name	尼克酸 Niacin mg	维生素C Vitamin C mg	维生素E(Vitamin E) Total mg	α-E mg	(β+γ)-E mg	δ-E mg	钙 Ca mg	磷 P mg	钾 K mg	钠 Na mg	镁 Mg mg	铁 Fe mg	锌 Zn mg	硒 Se μg	铜 Cu mg	锰 Mn mg	备注 Remark
01-3-105	玉米面(黄)	2.3	—	3.80	0.77	2.81	0.22	22	196	249	2.3	84	3.2	1.42	2.49	0.35	0.47	
01-3-106	玉米面(强化豆粉)	3.1	—	7.13	0.85	5.50	0.78	18	234	370	1.6	106	3.4	1.28	9.15	0.38	0.74	北京
01-3-107	玉米糁(黄)	1.2	—	0.57	…	0.39	0.18	49	143	177	1.7	151	2.4	1.16	4.90	0.16	0.22	
01-3-201	玉米笋(罐头)	—	—	—	—	—	—	6	4	36	170.9	—	0.1	0.33	0.80	0.02	0.12	保定
大麦																		
01-4-101	大麦[元麦]	3.9	—	1.23	1.23	…	…	66	381	49	…	158	6.4	4.36	9.80	0.63	1.23	
01-4-201	肚里黄	1.6	—	1.28	0.76	0.41	0.11	3	436	223	5.2	80	2.4	2.31	…	13.66	1.08	青海
01-4-202	青稞	6.7	—	0.96	0.72	0.24	…	113	405	644	77.0	65	40.7	2.38	4.60	5.13	2.08	青海
小米、黄米																		
01-5-101	小米	1.5	—	3.63	…	…	3.63	41	229	284	4.3	107	5.1	1.87	4.74	0.54	0.89	
01-5-102	小米面	2.5	—	—	—	—	—	40	159	129	6.2	57	6.1	1.18	2.82	0.32	0.55	济南
01-5-103	小米粥	0.9	—	0.26	…	0.26	…	10	32	19	4.1	22	1.0	0.41	0.30	0.07	0.16	北京
01-5-201	大黄米[黍子]	1.4	—	1.79	0.87	0.53	0.39	30	244	201	1.7	116	5.7	3.05	2.31	0.57	1.50	
01-5-202	黄米	1.3	—	4.61	…	3.24	1.37	—	—	—	3.3	—	—	2.07	—	0.90	0.23	
其它																		
01-9-001	高粱米	1.6	—	1.88	1.80	0.08	…	22	329	281	6.3	129	6.3	1.64	2.83	0.53	1.22	
01-9-002	糜子(带皮)	1.2	—	3.50	3.50	…	…	99	205	148	9.6	146	5.0	2.07	12.01	0.61	1.10	甘肃
01-9-003	糜子米(炒米)	0.7	—	—	—	—	—	12	233	252	10.7	112	14.3	1.89	4.53	0.45	0.63	内蒙古
01-9-004	苦荞麦粉	1.5	—	1.73	0.90	0.83	…	39	244	320	2.3	94	4.4	2.02	5.57	0.89	1.31	
01-9-005	荞麦	2.2	—	4.40	0.36	3.99	0.05	47	297	401	4.7	258	6.2	3.62	2.45	0.56	2.04	
01-9-006	荞麦(带皮)	1.3	—	—	—	—	—	154	296	439	4.0	193	10.1	2.90	1.31	14.05	1.31	甘肃
01-9-007	莜麦面	3.9	—	7.96	—	—	—	27	35	319	2.2	146	13.6	2.21	0.50	0.89	3.86	河北

谷类及制品 Cereals and cereal products

（以每100g可食部计）

编码 Code	食物名称 Food name	食部 Edible %	水分 Water g	能量 Energy kcal	能量 Energy kJ	蛋白质 Protein g	脂肪 Fat g	碳水化合物 CHO g	不溶性纤维 Dietary fiber g	胆固醇 Cholesterol mg	灰分 Ash g	总维生素A Vitamin A μgRE	胡萝卜素 Carotene μg	视黄醇 Retinol μg	硫胺素 Thiamin mg	核黄素 Riboflavin mg
01-9-008	薏米[薏仁米，苡米]	100	11.2	361	1512	12.8	3.3	71.1	2.0	—	1.6	—	—	—	0.22	0.15
01-9-009	薏米面	100	10.9	351	1469	11.3	2.4	73.5	4.8	—	1.9	—	—	—	0.07	0.14

（以每100g可食部计）

编码 Code	食物名称 Food name	尼克酸 Niacin mg	维生素C Vitamin C mg	维生素E(Vitamin E) Total mg	α-E mg	(β+γ)-E mg	δ-E mg	钙 Ca mg	磷 P mg	钾 K mg	钠 Na mg	镁 Mg mg	铁 Fe mg	锌 Zn mg	硒 Se μg	铜 Cu mg	锰 Mn mg	备注 Remark
01-9-008	薏米[薏仁米,苡米]	2.0	—	2.08	1.48	0.60	…	42	217	238	3.6	88	3.6	1.68	3.07	0.29	1.37	
01-9-009	薏米面	2.4	—	4.89	1.73	3.16	…	42	134	163	2.3	50	7.4	1.39	3.06	0.26	1.51	山东

Notes

薯类、淀粉及制品

Tubers, Starches and Products

本类食物以提供碳水化合物为主，分为以下两个亚类。

1. 薯类：如马铃薯、甘薯、木薯等。

2. 淀粉类：如各种淀粉、粉丝、粉条、藕粉等。

马铃薯、甘薯、木薯被称为世界三大薯类。马铃薯俗称土豆、洋芋、洋山芋，属茄科一年生块茎类植物。世界上79%的国家种植马铃薯，仅次于小麦、水稻和玉米。甘薯又名山芋、红芋、红薯、白薯等。木薯别称树薯、木番薯等，原产地为非洲南部，为热带和亚热带多年生植物，在温带为一年生灌木。薯类是为居民提供淀粉的主要食物之一。

薯类、淀粉及制品 Tubers,starches and products

（以每100g 可食部计）

编码 Code	食物名称 Food name	食部 Edible %	水分 Water g	能量 Energy kcal	能量 Energy kJ	蛋白质 Protein g	脂肪 Fat g	碳水化合物 CHO g	不溶性纤维 Dietary fiber g	胆固醇 Cholesterol mg	灰分 Ash g	总维生素A Vitamin A μgRE	胡萝卜素 Carotene μg	视黄醇 Retinol μg	硫胺素 Thiamin mg	核黄素 Riboflavin mg
薯类																
02-1-101	马铃薯[土豆,洋芋]	94	79.8	77	323	2.0	0.2	17.2	0.7	—	0.8	5	30	—	0.08	0.04
02-1-102	马铃薯丁(脱水)	100	11.4	344	1437	5.7	0.5	80.7	3.3	—	1.7	—	—	—	0.14	—
02-1-103	马铃薯粉	100	12.0	340	1423	7.2	0.5	77.4	1.4	—	2.9	20	120	—	0.08	0.06
02-1-201	甘薯(白心)[红皮山芋]	86	72.6	106	444	1.4	0.2	25.2	1.0	—	0.6	37	220	—	0.07	0.04
02-1-202	甘薯(红心)[山芋,红薯]	90	73.4	102	426	1.1	0.2	24.7	1.6	—	0.6	125	750	—	0.04	0.04
02-1-203	甘薯片[白薯干]	100	12.1	344	1439	4.7	0.8	80.5	2.0	—	1.9	25	150	—	0.15	0.11
02-1-204	甘薯粉[地瓜粉]	100	14.5	336	1406	2.7	0.2	80.9	0.1	—	1.7	3	20	—	0.03	0.05
02-1-301	木薯	99	69.0	119	498	2.1	0.3	27.8	1.6	—	0.8	—	—	—	0.21	0.09
淀粉类																
02-2-101	蚕豆淀粉	100	14.1	342*	1432*	0.5	Tr	85.3	0.5	—	0.1	—	—	—	0.04	…
02-2-102	豌豆淀粉	100	13.6	342*	1430*	0.6	…	85.0	0.3	—	0.8	—	—	—	0.01	…
02-2-103	玉米淀粉	100	13.5	346	1446	1.2	0.1	85.0	0.1	—	0.2	—	—	—	0.03	0.04
02-2-104	团粉[芡粉]	100	12.6	348*	1454*	1.5	…	85.8	0.8	—	0.1	—	—	—	0.01	…
02-2-105	藕粉	100	6.4	373*	1559*	0.2	…	93.0	0.1	—	0.4	—	—	—	…	0.01
02-2-106	桂花藕粉	100	13.6	344	1438	0.4	0.1	85.3	…	—	0.6	—	—	—	Tr	0.01
02-2-107	魔芋精粉[鬼芋粉,南星粉]	100	12.2	186	777	4.6	0.1	78.8	74.4	—	4.3	—	—	—	Tr	0.10
02-2-201	粉丝	100	15.0	338	1413	0.8	0.2	83.7	1.1	—	0.3	—	—	—	0.03	0.02
02-2-202	豌豆粉丝	100	7.7	368*	1539*	0.4	…	91.7	0.3	—	0.2	—	—	—	0.02	…
02-2-203	粉条	100	14.3	339	1416	0.5	0.1	84.2	0.6	—	0.9	—	—	—	0.01	…

薯类、淀粉及制品 Tubers,starches and products

（以每100g 可食部计）

编码 Code	食物名称 Food name	尼克酸 Niacin mg	维生素C Vitamin C mg	维生素E(Vitamin E) Total mg	α-E mg	(β+γ)-E mg	δ-E mg	钙 Ca mg	磷 P mg	钾 K mg	钠 Na mg	镁 Mg mg	铁 Fe mg	锌 Zn mg	硒 Se μg	铜 Cu mg	锰 Mn mg	备注 Remark
薯类																		
02-1-101	马铃薯[土豆,洋芋]	1.1	27	0.34	0.08	0.10	0.16	8	40	342	2.7	23	0.8	0.37	0.78	0.12	0.14	
02-1-102	马铃薯丁(脱水)	—	20	—	—	—	—	39	87	267	22.6	51	2.4	0.41	2.17	1.31	0.36	兰州
02-1-103	马铃薯粉	5.1	…	0.28	0.28	…	…	171	123	1075	4.7	27	10.7	1.22	1.58	1.06	0.37	北京
02-1-201	甘薯(白心)[红皮山芋]	0.6	24	0.43	0.43	…	…	24	46	174	58.2	17	0.8	0.22	0.63	0.16	0.21	
02-1-202	甘薯(红心)[山芋,红薯]	0.6	26	0.28	0.28	…	…	23	39	130	28.5	12	0.5	0.15	0.48	0.18	0.11	
02-1-203	甘薯片[白薯干]	1.1	9	0.38	0.32	…	0.06	112	115	353	26.4	102	3.7	0.35	2.64	0.50	1.14	
02-1-204	甘薯粉[地瓜粉]	0.2	…	—	—	—	—	33	12	66	26.4	102	10.0	0.29	2.62	0.05	0.33	福建
02-1-301	木薯	1.2	35	—	—	—	—	88	50	764	8.0	66	2.5	—	—	—	—	
淀粉类																		
02-2-101	蚕豆淀粉	—	—	—	—	—	—	36	29	10	18.2	8	2.3	0.05	0.54	0.04	0.07	甘肃
02-2-102	豌豆淀粉	0.1	—	—	—	—	—	4	10	93	3.4	4	1.7	0.22	…	0.03	0.29	青海
02-2-103	玉米淀粉	1.1	—	—	—	—	—	18	25	8	6.3	6	4.0	0.09	0.70	0.07	0.05	
02-2-104	团粉[芡粉]	0.2	—	—	—	—	—	34	25	16	13.3	14	3.6	0.18	0.37	0.06	0.08	
02-2-105	藕粉	0.4	—	—	—	—	—	8	9	35	10.8	2	17.9	0.15	2.10	0.22	0.28	杭州
02-2-106	桂花藕粉	0.2	—	—	—	—	—	36	13	14	6.5	5	20.8	0.23	0.39	0.05	0.34	上海
02-2-107	魔芋精粉[鬼芋粉,南星粉]	0.4	—	—	—	—	—	45	272	299	49.9	66	1.6	2.05	350.15	0.17	0.88	
02-2-201	粉丝	0.4	—	—	—	—	—	31	16	18	9.3	11	6.4	0.27	3.39	0.05	0.15	
02-2-202	豌豆粉丝	…	—	—	—	—	—	10	9	6	5.0	4	3.5	0.32	…	0.05	0.09	青海
02-2-203	粉条	0.1	—	—	—	—	—	35	23	18	9.6	11	5.2	0.83	2.18	0.18	0.16	

Notes

干豆类及制品

Dried Legumes and Legume Products

豆类作物主要有大豆、绿豆、赤豆、芸豆、蚕豆、豌豆等。按照营养成分含量的多少可将豆类分为两大类：一类是大豆，含有较高的蛋白质（35%～40%）和脂肪（15%～20%），而碳水化合物相对较少（20%～30%）；另一类是除大豆外的其它豆类，含有较高的碳水化合物（55%～65%），中等的蛋白质（20%～30%）和少量的脂肪（低于5%）。本节按照其品种的不同分为大豆、绿豆、赤豆、芸豆、蚕豆、其它等几个亚类。

豆类制品主要指大豆制品，即以大豆为原料经过制作或精炼提取的产品。大豆制品的品种众多，按照生产工艺可分为两类：一类是发酵豆制品，包括腐乳、臭豆腐、豆瓣酱、酱油等；另一类是非发酵豆制品，包括水豆腐、干豆腐（百页）、卤制、油炸、熏干制品、冷冻豆制品等。列在本节的大豆制品主要指非发酵豆制品，有关发酵豆制品的食物成分在“调味品类”介绍。

干豆类及制品 Dried legumes and legume products

（以每100g可食部计）

编码 Code	食物名称 Food name	食部 Edible %	水分 Water g	能量 Energy kcal	能量 Energy kJ	蛋白质 Protein g	脂肪 Fat g	碳水化合物 CHO g	不溶性纤维 Dietary fiber g	胆固醇 Cholesterol mg	灰分 Ash g	总维生素A Vitamin A μgRE	胡萝卜素 Carotene μg	视黄醇 Retinol μg	硫胺素 Thiamin mg	核黄素 Riboflavin mg
大豆																
03-1-101	黄豆[大豆]	100	10.2	390	1631	35.0	16.0	34.2	15.5	—	4.6	37	220	—	0.41	0.20
03-1-102	黑豆[黑大豆]	100	9.9	401	1678	36.0	15.9	33.6	10.2	—	4.6	5	30	—	0.20	0.33
03-1-103	青豆[青大豆]	100	9.5	398	1667	34.5	16.0	35.4	12.6	—	4.6	132	790	—	0.41	0.18
03-1-201	黄豆粉	100	6.7	432	1807	32.7	18.3	37.6	7.0	—	4.7	63	380	—	0.31	0.22
03-1-202	豆腐花[豆腐粉]	100	1.6	401	1676	10.0	2.6	84.3	…	—	1.5	42	250	—	0.02	0.03
03-1-203	豆浆粉	100	1.5	426	1783	19.7	9.4	66.8	2.2	—	2.6	—	—	—	0.07	0.05
03-1-204	豆粕	100	11.5	325	1361	42.5	2.1	37.9	7.6	—	6.0	—	—	—	0.49	0.20
03-1-205	豆粕(膨化)[大豆蛋白]	100	9.3	333	1393	36.6	0.7	48.0	5.9	—	5.4	—	—	—	…	0.11
03-1-301	豆腐(X)	100	82.8	82	342	8.1	3.7	4.2	0.4	—	1.2	—	—	—	0.04	0.03
03-1-302	豆腐(北)	100	80.0	99	414	12.2	4.8	2.0	0.5	—	1.0	5	30	—	0.05	0.03
03-1-303	豆腐(南)[南豆腐]	100	87.9	57	240	6.2	2.5	2.6	0.2	—	0.8	—	—	—	0.02	0.04
03-1-304	豆腐(内酯)	100	89.2	50	207	5.0	1.9	3.3	0.4	—	0.6	—	—	—	0.06	0.03
03-1-305	豆腐脑[老豆腐]	100	96.7	15	62	1.9	0.8	0	—	—	0.6	—	—	—	0.04	0.02
03-1-401	豆浆	100	96.4	16	66	1.8	0.7	1.1	1.1	—	0.2	15	90	—	0.02	0.02
03-1-402	豆奶[豆乳]	100	94.0	30	127	2.4	1.5	1.8	…	5	0.3	—	—	—	0.02	0.06
03-1-403	豆汁(生)	100	97.4	10	41	0.9	0.1	1.4	0.1	—	0.2	…	—	…	0.02	0.02
03-1-404	酸豆奶	100	84.5	67	279	2.2	1.2	11.8	…	—	0.3	—	—	—	0.06	…
03-1-501	豆腐丝	100	58.4	203	850	21.5	10.5	6.2	1.1	—	3.4	5	30	—	0.04	0.12
03-1-502	豆腐丝(干)	100	7.4	451	1886	57.7	22.8	3.7	Tr	—	8.4	—	—	—	0.30	0.60
03-1-503	豆腐丝(油)	100	38.2	304	1273	24.2	17.1	14.5	2.2	—	6.0	3	20	—	0.02	0.09
03-1-504	豆腐卷	100	61.6	203	849	17.9	11.6	7.2	1.0	—	1.7	30	180	—	0.02	0.04
03-1-505	豆腐皮	100	16.5	410	1715	44.6	17.4	18.8	0.2	—	2.7	—	—	—	0.31	0.11

干豆类及制品 Dried legumes and legume products

（以每100g可食部计）

编码 Code	食物名称 Food name	尼克酸 Niacin mg	维生素C Vitamin C mg	维生素E(Vitamin E) Total mg	α-E mg	(β+γ)-E mg	δ-E mg	钙 Ca mg	磷 P mg	钾 K mg	钠 Na mg	镁 Mg mg	铁 Fe mg	锌 Zn mg	硒 Se μg	铜 Cu mg	锰 Mn mg	备注 Remark
大豆																		
03-1-101	黄豆[大豆]	2.1	—	18.90	0.90	13.39	4.61	191	465	1503	2.2	199	8.2	3.34	6.16	1.35	2.26	
03-1-102	黑豆[黑大豆]	2.0	—	17.36	0.97	11.78	4.61	224	500	1377	3.0	243	7.0	4.18	6.79	1.56	2.83	
03-1-103	青豆[青大豆]	3.0	—	10.09	0.40	6.89	2.80	200	395	718	1.8	128	8.4	3.18	5.62	1.38	2.25	
03-1-201	黄豆粉	2.5	—	33.69	…	20.44	13.25	207	395	1890	3.6	129	8.1	3.89	2.47	1.39	2.00	
03-1-202	豆腐花[豆腐粉]	0.4	—	5.00	…	2.65	2.35	175	95	339	…	60	3.3	0.75	1.70	0.28	0.52	北京
03-1-203	豆浆粉	0.7	—	17.99	2.06	4.65	11.28	101	253	771	26.4	122	3.7	1.77	3.30	0.69	1.24	浙江
03-1-204	豆粕	2.5	—	5.81	…	4.61	1.20	154	28	1391	76.0	158	14.9	0.50	1.50	1.10	2.49	山东
03-1-205	豆粕(膨化)[大豆蛋白]	5.8	—	1.14	…	0.62	0.52	144	161	950	3.3	60	9.8	3.17	2.78	1.23	1.78	北京
03-1-301	豆腐(X)	0.2	—	2.71	…	1.02	1.69	164	119	125	7.2	27	1.9	1.11	2.30	0.27	0.47	
03-1-302	豆腐(北)	0.3	—	6.70	…	2.78	3.92	138	158	106	7.3	63	2.5	0.63	1.55	0.22	0.69	
03-1-303	豆腐(南)[南豆腐]	1.0	—	3.62	…	1.76	1.86	116	90	154	3.1	36	1.5	0.59	2.62	0.14	0.44	
03-1-304	豆腐(内酯)	0.3	—	3.26	…	1.12	2.14	17	57	95	6.4	24	0.8	0.55	0.81	0.13	0.26	
03-1-305	豆腐脑[老豆腐]	0.4	—	10.46	—	—	—	18	5	107	2.8	28	0.9	0.49	Tr	0.26	0.25	河北
03-1-401	豆浆	0.1	—	0.80	…	0.48	0.32	10	30	48	3.0	9	0.5	0.24	0.14	0.07	0.09	
03-1-402	豆奶[豆乳]	0.3	—	4.50	4.50	…	…	23	35	92	3.2	7	0.6	0.24	0.73	5.57	0.11	
03-1-403	豆汁(生)	0.1	—	0.34	…	0.30	0.04	8	21	47	6.5	6	0.4	0.11	0.25	0.05	—	北京
03-1-404	酸豆奶	0.7	—	1.11	…	0.42	0.69	32	22	70	18.6	16	0.4	0.21	0.20	0.08	0.12	北京
03-1-501	豆腐丝	0.5	—	9.76	…	4.87	4.89	204	220	74	20.6	127	9.1	2.04	1.39	0.29	1.71	
03-1-502	豆腐丝(干)	—	—	7.80	—	—	—	5	74	7	110.0	—	1.3	3.59	2.72	0.26	2.40	河北
03-1-503	豆腐丝(油)	1.8	—	17.80	1.78	10.21	5.81	152	423	208	769.4	93	5.0	2.98	6.10	0.27	1.37	北京
03-1-504	豆腐卷	0.4	—	27.63	1.47	19.14	7.02	156	288	82	81.1	152	6.1	2.76	2.51	0.42	1.66	山东
03-1-505	豆腐皮	1.5	—	20.63	1.12	5.95	13.56	116	318	536	9.4	111	13.9	3.81	2.26	1.86	3.51	

干豆类及制品 Dried legumes and legume products

（以每100g可食部计）

编码 Code	食物名称 Food name	食部 Edible %	水分 Water g	能量 Energy kcal	能量 Energy kJ	蛋白质 Protein g	脂肪 Fat g	碳水化合物 CHO g	不溶性纤维 Dietary fiber g	胆固醇 Cholesterol mg	灰分 Ash g	总维生素A Vitamin A μgRE	胡萝卜素 Carotene μg	视黄醇 Retinol μg	硫胺素 Thiamin mg	核黄素 Riboflavin mg
03-1-506	油豆腐	100	58.8	245	1024	17.0	17.6	4.9	0.6	—	1.7	5	30	—	0.05	0.04
03-1-507	腐竹	100	7.9	461	1928	44.6	21.7	22.3	1.0	—	3.5	—	—	—	0.13	0.07
03-1-508	枝竹	100	6.9	478	1999	44.4	24.7	20.8	2.7	—	3.2	—	—	—	0.11	0.07
03-1-509	千张[百页]	100	52.0	262	1096	24.5	16.0	5.5	1.0	—	2.0	5	30	—	0.04	0.05
03-1-510	豆腐干($\bar{X}$)	100	65.2	142	592	16.2	3.6	11.5	0.8	—	3.5	—	—	—	0.03	0.07
03-1-511	豆腐干(菜干)	100	71.3	137	573	13.4	7.1	5.0	0.3	—	3.2	—	—	—	0.01	0.01
03-1-512	豆腐干(臭干)	100	77.9	99	416	10.2	4.6	4.5	0.4	—	2.8	—	—	—	0.02	0.11
03-1-513	豆腐干(酱油干)	100	70.2	157	656	14.9	9.1	4.0	0.3	—	1.8	—	—	—	0.02	0.03
03-1-514	豆腐干(卤干)	100	32.4	339	1417	14.5	16.7	33.4	1.6	—	3.0	—	—	—	0.03	0.14
03-1-515	豆腐干(蒲包干)	100	72.5	135	566	12.1	5.7	8.9	…	—	0.8	—	—	—	0.02	0.01
03-1-516	豆腐干(香干)	100	69.2	152	637	15.8	7.8	5.1	0.8	—	2.1	7	40	—	0.04	0.03
03-1-517	豆腐干(小香干)	100	61.0	174	729	17.9	9.1	5.4	0.4	—	6.6	—	—	—	0.03	0.07
03-1-518	豆腐干(熏干)	100	67.5	154	643	15.8	6.2	8.8	0.3	—	1.7	2	10	—	0.03	0.01
03-1-519	豆肝尖	100	57.6	203	849	17.2	12.0	9.4	5.7	—	3.8	—	—	—	0.01	0.06
03-1-520	素大肠	100	63.0	155	648	18.1	3.6	13.0	1.0	—	2.3	—	—	—	0.02	0.02
03-1-521	素火腿	100	55.0	213	890	19.1	13.2	4.8	0.9	—	7.9	—	—	—	0.01	0.03
03-1-522	素鸡	100	64.3	194	810	16.5	12.5	4.2	0.9	—	2.5	10	60	—	0.02	0.03
03-1-523	素鸡丝卷	100	63.5	197	826	11.2	13.7	10.1	5.6	—	1.5	5	30	—	0.03	0.04
03-1-524	素什锦	100	65.3	177	741	14.0	10.2	8.3	2.0	—	2.2	—	—	—	0.07	0.04
03-1-525	炸素虾	100	3.4	582	2434	27.6	44.4	19.3	2.7	—	5.3	—	—	—	0.04	0.02
03-1-526	烤麸	100	68.6	121	507	20.4	0.3	9.3	0.2	—	1.4	—	—	—	0.04	0.05
绿豆																
03-2-101	绿豆	100	12.3	329	1376	21.6	0.8	62.0	6.4	—	3.3	22	130	—	0.25	0.11

干豆类及制品 Dried legumes and legume products

（以每100g可食部计）

编码 Code	食物名称 Food name	尼克酸 Niacin mg	维生素C Vitamin C mg	维生素E (Vitamin E) Total mg	α-E mg	(β+γ)-E mg	δ-E mg	钙 Ca mg	磷 P mg	钾 K mg	钠 Na mg	镁 Mg mg	铁 Fe mg	锌 Zn mg	硒 Se μg	铜 Cu mg	锰 Mn mg	备注 Remark
03-1-506	油豆腐	0.3	—	24.70	1.89	14.28	8.53	147	238	158	32.5	72	5.2	2.03	0.63	0.30	1.38	
03-1-507	腐竹	0.8	—	27.84	1.43	19.13	7.28	77	284	553	26.5	71	16.5	3.69	6.65	1.31	2.55	
03-1-508	枝竹	0.9	—	26.78	—	—	—	49	490	837	83.0	162	10.8	3.20	6.14	0.78	2.90	广东
03-1-509	千张[百页]	0.2	—	23.38	0.94	10.42	12.02	313	309	94	20.6	80	6.4	2.52	1.75	0.46	1.96	
03-1-510	豆腐干(X̄)	0.3	—	—	—	—	—	308	273	140	76.5	64	4.9	1.76	0.02	0.77	1.31	
03-1-511	豆腐干(菜干)	0.3	—	0.62	…	…	0.62	179	79	70	633.6	81	3.0	1.39	0.50	0.15	0.81	北京
03-1-512	豆腐干(臭干)	0.1	—	—	—	—	—	720	166	136	33.8	40	4.2	0.98	3.34	0.31	0.85	
03-1-513	豆腐干(酱油干)	—	—	16.41	4.57	10.82	1.02	413	188	130	90.3	46	5.9	1.18	—	1.28	1.36	合肥
03-1-514	豆腐干(卤干)	0.2	—	—	—	—	—	731	162	134	40.9	43	3.9	3.61	—	0.57	0.84	江苏
03-1-515	豆腐干(蒲包干)	—	—	14.09	3.85	9.78	0.46	134	57	236	633.1	21	9.1	1.73	—	0.22	0.98	合肥
03-1-516	豆腐干(香干)	0.3	—	15.85	4.69	10.09	1.07	299	219	99	234.1	88	5.7	1.59	3.15	0.41	1.19	
03-1-517	豆腐干(小香干)	…	—	7.39	0.28	2.83	4.28	1019	177	141	372.3	87	23.3	2.55	23.60	0.38	1.61	杭州
03-1-518	豆腐干(熏干)	1.0	—	7.03	…	4.04	2.99	173	109	136	232.7	109	3.9	1.80	8.90	0.22	1.05	北京
03-1-519	豆肝尖	0.1	—	37.58	1.83	26.91	8.84	5	209	24	614.5	25	7.4	1.90	3.19	0.11	1.40	青岛
03-1-520	素大肠	0.1	—	—	—	—	—	445	249	179	144.7	56	3.8	4.03	—	1.06	1.14	江苏
03-1-521	素火腿	0.1	—	25.99	4.17	21.82	…	8	115	24	675.9	25	7.3	1.96	3.18	0.16	1.57	青岛
03-1-522	素鸡	0.4	—	17.80	0.69	6.64	10.47	319	180	42	373.8	61	5.3	1.74	6.73	0.27	1.12	
03-1-523	素鸡丝卷	0.5	—	27.72	—	—	—	103	261	56	—	121	6.0	1.52	2.29	0.22	1.63	哈尔滨
03-1-524	素什锦	0.5	—	9.51	2.19	4.90	2.42	174	186	143	475.1	45	6.0	1.25	2.80	0.21	1.06	北京
03-1-525	炸素虾	1.6	—	50.79	9.67	25.31	15.81	251	245	211	1440.0	110	6.3	2.49	4.30	0.37	1.03	北京
03-1-526	烤麸	1.2	—	0.42	0.24	0.18	…	30	72	25	230.0	38	2.7	1.19	—	0.25	0.73	上海
绿豆																		
03-2-101	绿豆	2.0	—	10.95	…	10.66	0.29	81	337	787	3.2	125	6.5	2.18	4.28	1.08	1.11	

干豆类及制品 Dried legumes and legume products

（以每 100g 可食部计）

编码 Code	食物名称 Food name	食部 Edible %	水分 Water g	能量 Energy kcal	能量 Energy kJ	蛋白质 Protein g	脂肪 Fat g	碳水化合物 CHO g	不溶性纤维 Dietary fiber g	胆固醇 Cholesterol mg	灰分 Ash g	总维生素A Vitamin A μgRE	胡萝卜素 Carotene μg	视黄醇 Retinol μg	硫胺素 Thiamin mg	核黄素 Riboflavin mg
03-2-102	绿豆面	100	9.6	341	1427	20.8	0.7	65.8	5.8	—	3.1	15	90	—	0.45	0.12
03-2-201	绿豆饼[饼折]	100	69.7	122	512	15.2	1.2	12.7	—	—	1.2	—	—	—	0.07	0.02
赤豆																
03-3-101	赤小豆[小豆,红小豆]	100	12.6	324	1357	20.2	0.6	63.4	7.7	—	3.2	13	80	—	0.16	0.11
03-3-201	小豆粥	100	84.4	62	259	1.2	0.4	13.7	0.6	—	0.3	—	—	—	…	…
03-3-202	豆沙	100	39.2	247	1031	5.5	1.9	52.7	1.7	—	0.7	—	—	—	0.03	0.05
03-3-203	红豆馅	100	35.9	256	1072	4.8	3.6	55.1	7.9	—	0.6	—	—	—	0.04	0.05
芸豆																
03-4-101	花豆(红)	100	14.8	328	1372	19.1	1.3	62.7	5.5	—	2.1	72	430	—	0.25	—
03-4-102	花豆(紫)	97	13.2	330	1380	17.2	1.4	65.8	7.4	—	2.4	47	280	—	0.14	—
03-4-103	芸豆(白)	100	14.4	315	1320	23.4	1.4	57.2	9.8	—	3.6	—	—	—	0.18	0.26
03-4-104	芸豆(红)	100	11.1	331	1384	21.4	1.3	62.5	8.3	—	3.7	30	180	—	0.18	0.09
03-4-105	芸豆(虎皮)	100	10.2	341	1427	22.5	0.9	62.5	3.5	—	3.9	—	—	—	0.37	0.28
03-4-106	芸豆(杂,带皮)	100	9.8	327	1369	22.4	0.6	63.3	10.5	—	3.9	—	—	—	—	—
蚕豆																
03-5-101	蚕豆	100	13.2	338	1414	21.6	1.0	61.5	1.7	—	2.7	—	—	—	0.09	0.13
03-5-102	蚕豆(带皮)	93	11.5	326	1364	24.6	1.1	59.9	10.9	—	2.9	8	50	—	0.13	0.23
03-5-103	蚕豆(去皮)	100	11.3	347	1450	25.4	1.6	58.9	2.5	—	2.8	50	300	—	0.20	0.20
03-5-104	马牙大豆	100	9.6	338	1413	27.2	0.9	59.4	8.4	—	2.9	—	—	—	0.59	0.05
03-5-105	脑豆	100	10.7	363	1520	23.4	3.8	59.6	1.5	—	2.5	—	—	—	0.35	0.28
03-5-201	蚕豆(烤)	100	4.3	377	1577	27.0	2.0	63.8	2.2	—	2.9	18	110	…	0.22	0.12
03-5-202	蚕豆(炸)[开花豆]	100	10.5	447	1872	26.7	20.0	40.4	0.5	—	2.4	—	—	—	0.16	0.12

干豆类及制品 Dried legumes and legume products

（以每 100g 可食部计）

编码 Code	食物名称 Food name	尼克酸 Niacin mg	维生素 C Vitamin C mg	维生素 E(Vitamin E) Total mg	α-E mg	(β+γ)-E mg	δ-E mg	钙 Ca mg	磷 P mg	钾 K mg	钠 Na mg	镁 Mg mg	铁 Fe mg	锌 Zn mg	硒 Se μg	铜 Cu mg	锰 Mn mg	备注 Remark
03-2-102	绿豆面	0.7	—	—	—	—	—	134	304	1055	3.3	—	8.1	2.68	10.58	1.55	—	郑州
03-2-201	绿豆饼[饼折]	—	—	—	—	—	—	18	25	16	3.1	2	1.0	0.42	—	0.19	0.31	合肥
赤豆																		
03-3-101	赤小豆[小豆,红小豆]	2.0	—	14.36	…	6.01	8.35	74	305	860	2.2	138	7.4	2.20	3.80	0.64	1.33	
03-3-201	小豆粥	0.2	—	0.19	…	…	0.19	13	14	45	2.3	17	0.6	0.33	0.50	0.03	0.09	北京
03-3-202	豆沙	0.3	—	4.37	1.05	1.57	1.75	42	68	139	23.5	2	8.0	0.32	0.89	0.13	0.33	上海
03-3-203	红豆馅	1.7	—	9.17	0.20	3.55	5.42	2	89	226	3.3	13	1.0	0.89	0.71	0.13	0.25	青岛
芸豆																		
03-4-101	花豆(红)	3.0	—	6.13	—	—	—	38	48	358	12.5	17	0.3	1.27	19.05	0.94	1.22	甘肃
03-4-102	花豆(紫)	2.7	—	9.64	—	—	—	221	169	641	19.6	120	5.9	3.40	74.06	0.92	1.08	甘肃
03-4-103	芸豆(白)	2.4	—	6.16	—	—	—	—	—	—	—	—	—	—	—	—	—	甘肃
03-4-104	芸豆(红)	2.0	—	7.74	0.20	7.14	0.40	176	218	1215	0.6	164	5.4	2.07	4.61	0.83	1.43	
03-4-105	芸豆(虎皮)	2.1	—	6.02	—	—	—	156	66	809	3.3	31	1.7	1.20	9.75	0.53	1.02	甘肃
03-4-106	芸豆(杂,带皮)	—	—	—	—	—	—	349	386	1058	10.5	197	8.7	2.22	14.02	1.11	1.46	甘肃
蚕豆																		
03-5-101	蚕豆	1.9	2	1.60	0.98	0.62	…	31	418	1117	86.0	57	8.2	3.42	1.30	0.99	1.09	青海
03-5-102	蚕豆(带皮)	2.2	—	4.90	0.84	3.80	0.26	49	339	992	21.2	113	2.9	4.76	4.29	0.64	1.00	
03-5-103	蚕豆(去皮)	2.5	—	6.68	0.43	6.13	0.12	54	181	801	2.2	94	2.5	3.32	4.83	1.17	0.96	
03-5-104	马牙大豆	Tr	—	2.49	1.29	1.10	0.10	7	510	181	87.0	89	1.3	2.61	0.77	2.63	0.79	青海
03-5-105	脑豆	2.9	—	19.21	—	—	—	327	354	686	12.0	171	7.7	2.45	7.34	1.14	2.05	甘肃
03-5-201	蚕豆(烤)	4.8	—	5.16	0.42	4.74	…	229	454	1083	10.9	138	5.3	3.04	4.90	1.34	1.15	北京
03-5-202	蚕豆(炸)[开花豆]	7.7	—	5.15	2.36	2.79	…	207	330	742	547.9	69	3.6	2.83	2.10	0.94	0.18	北京

干豆类及制品 Dried legumes and legume products

（以每100g可食部计）

编码 Code	食物名称 Food name	食部 Edible %	水分 Water g	能量 Energy kcal	能量 Energy kJ	蛋白质 Protein g	脂肪 Fat g	碳水化合物 CHO g	不溶性纤维 Dietary fiber g	胆固醇 Cholesterol mg	灰分 Ash g	总维生素A Vitamin A μgRE	胡萝卜素 Carotene μg	视黄醇 Retinol μg	硫胺素 Thiamin mg	核黄素 Riboflavin mg
其它																
03-9-101	扁豆	100	9.9	339	1420	25.3	0.4	61.9	6.5	—	2.5	5	30	—	0.26	0.45
03-9-102	扁豆（白）	100	19.4	283	1185	19.0	1.3	55.6	13.4	—	4.7	—	—	—	0.33	0.11
03-9-201	眉豆[饭豇豆]	100	12.0	334	1395	18.6	1.1	65.6	6.6	—	2.7	—	—	—	0.15	0.18
03-9-202	豇豆	100	10.9	336	1407	19.3	1.2	65.6	7.1	—	3.0	10	60	—	0.16	0.08
03-9-203	豇豆（紫）	100	11.2	329	1375	18.9	0.4	65.8	6.9	—	3.7	3	20	—	0.22	0.09
03-9-301	豌豆	100	10.4	334	1395	20.3	1.1	65.8	10.4	—	2.4	42	250	—	0.49	0.14
03-9-302	豌豆（花）	100	11.5	336	1406	21.6	1.0	63.6	6.9	—	2.3	40	240	—	0.68	0.22
03-9-901	荆豆	100	9.0	407	1702	43.6	14.3	28.5	5.2	—	4.6	42	250	—	—	0.25
03-9-902	木豆[扭豆，豆蓉]	100	10.7	348	1454	19.8	4.5	58.8	3.7	—	6.2	—	—	—	0.66	—

干豆类及制品 Dried legumes and legume products

（以每 100g 可食部计）

编码 Code	食物名称 Food name	尼克酸 Niacin mg	维生素 C Vitamin C mg	维生素 E (Vitamin E) Total mg	α-E mg	(β+γ)-E mg	δ-E mg	钙 Ca mg	磷 P mg	钾 K mg	钠 Na mg	镁 Mg mg	铁 Fe mg	锌 Zn mg	硒 Se μg	铜 Cu mg	锰 Mn mg	备注 Remark
其它																		
03-9-101	扁豆	2.6	—	1.86	—	—	—	137	218	439	2.3	92	19.2	1.90	32.00	1.27	1.19	甘肃
03-9-102	扁豆(白)	1.2	—	0.89	0.01	0.53	0.35	68	340	1070	1.0	163	4.0	1.93	1.17	0.52	1.31	上海
03-9-201	眉豆[饭豇豆]	2.1	—	12.29	…	4.89	7.40	60	310	525	86.5	171	5.5	4.70	2.89	0.86	2.14	广东
03-9-202	豇豆	1.9	—	8.61	5.34	3.27	…	40	344	737	6.8	36	7.1	3.04	5.74	2.10	1.07	
03-9-203	豇豆(紫)	2.4	—	11.42	0.88	3.73	6.81	67	345	500	4.0	41	7.9	1.61	1.52	1.42	0.98	
03-9-301	豌豆	2.4	—	8.47	…	8.28	0.19	97	259	823	9.7	118	4.9	2.35	1.69	0.47	1.15	
03-9-302	豌豆(花)	2.4	—	9.63	0.11	9.27	0.25	106	218	736	3.2	112	4.4	2.47	9.72	0.54	1.17	
03-9-901	荆豆	1.8	0	—	—	—	—	207	785	—	—	—	7.3	—	—	—	—	陕西
03-9-902	木豆[扭豆,豆蓉]	—	0	—	—	—	—	231	528	—	—	—	12.5	—	—	—	—	广西

Notes

蔬菜类及制品

Vegetables and Vegetable Products

关于蔬菜的定义和分类，科学界与消费者的认识常常有所不同。结合农学院蔬菜学上的分类和膳食营养调查的实际应用，本节把蔬菜分为8个亚类，其中包括了相应的脱水蔬菜和罐头制品等。

1. 根菜类：包括萝卜、胡萝卜等。

2. 鲜豆类：包括菜豆、蚕豆、豌豆、绿豆芽、黄豆芽等。

3. 茄果、瓜菜类：包括茄子、番茄、甜椒、黄瓜、南瓜等。

4. 葱蒜类：包括大蒜、大葱、洋葱、韭菜等。

5. 嫩茎、叶、花菜类：包括大白菜、油菜、菜花、竹笋等。

6. 水生蔬菜类：包括慈菇、菱角、藕、茭白等。

7. 薯芋类：包括豆薯、山药、芋头、姜等。

8. 野生蔬菜类：包括地肤、香椿、苜蓿、蕨菜等。（为1981年版数据）

蔬菜类及制品 Vegetables and vegetable products

(以每100g可食部计)

编码 Code	食物名称 Food name	食部 Edible %	水分 Water g	能量 Energy kcal	能量 Energy kJ	蛋白质 Protein g	脂肪 Fat g	碳水化合物 CHO g	不溶性纤维 Dietary fiber g	胆固醇 Cholesterol mg	灰分 Ash g	总维生素A Vitamin A μgRE	胡萝卜素 Carotene μg	视黄醇 Retinol μg	硫胺素 Thiamin mg	核黄素 Riboflavin mg
根菜类																
04-1-101	白萝卜[莱菔]	95	93.4	23	94	0.9	0.1	5.0	1.0	—	0.6	3	20	—	0.02	0.03
04-1-102	变萝卜[红皮萝卜]	94	91.6	29	121	1.2	0.1	6.4	1.2	—	0.7	3	20	—	0.03	0.04
04-1-103	红旦旦萝卜	95	94.4	19*	79*	0.8	Tr	4.3	0.8	—	0.5	…	…	—	0.01	…
04-1-104	红萝卜	97	93.8	22	91	1.0	0.1	4.6	0.8	—	0.5	Tr	Tr	—	0.05	0.02
04-1-105	红心萝卜	94	88.0	41*	172*	1.2	Tr	9.8	1.4	—	1.0	13	80	—	0.02	0.02
04-1-106	花叶萝卜	85	86.7	48	199	1.2	0.1	11.5	2.1	—	0.5	…	…	—	0.01	0.02
04-1-107	青萝卜	95	91.0	33	136	1,3	0.2	6.8	0.8	—	0.7	10	60	—	0.04	0.06
04-1-108	水萝卜[脆萝卜]	93	92.9	22*	94*	0.8	…	5.5	1.4	—	0.8	42	250	—	0.03	0.05
04-1-109	小水萝卜[算盘子,红皮萝卜]	66	93.9	21	88	1.1	0.2	4.2	1.0	—	0.6	3	20	—	0.02	0.04
04-1-110	心里美萝卜	88	93.5	23	96	0.8	0.2	4.9	0.8	—	0.6	2	10	—	0.02	0.04
04-1-201	胡萝卜(红)[金笋,丁香萝卜]	96	89.2	39	162	1.0	0.2	8.8	1.1	—	0.8	688	4130	—	0.04	0.03
04-1-202	胡萝卜(黄)	97	87.4	46	191	1.4	0.2	10.2	1.3	—	0.8	668	4010	—	0.04	0.04
04-1-203	胡萝卜(脱水)	100	10.9	333	1392	4.2	1.9	77.9	6.4	—	5.1	2875	17250	—	0.12	0.15
04-1-301	芥菜头[大头菜,水芥]	83	89.6	36	151	1.9	0.2	7.4	1.4	—	0.9	—	—	—	0.06	0.02
04-1-302	苤蓝[玉蔓菁,球茎甘蓝]	78	90.8	32	136	1.3	0.2	7.0	1.3	—	0.7	3	20	—	0.04	0.02
04-1-401	甜菜根[甜菜头,糖萝卜]	90	74.8	87	364	1.0	0.1	23.5	5.9	—	0.6	—	—	—	0.05	0.04
鲜豆类																
04-2-101	扁豆[月亮菜]	91	88.3	41	172	2.7	0.2	8.2	2.1	—	0.6	25	150	—	0.04	0.07
04-2-102	蚕豆	31	70.2	111	463	8.8	0.4	19.5	3.1	—	1.1	52	310	—	0.37	0.10
04-2-103	刀豆	92	89.0	40	165	3.1	0.3	7.0	1.8	—	0.6	37	220	, —	0.05	0.07
04-2-104	豆角	96	90.0	34	144	2.5	0.2	6.7	2.1	—	0.6	33	200	—	0.05	0.07
04-2-105	豆角(白)	97	89.7	35	146	2.2	0.2	7.4	2.6	—	0.5	97	580	—	0.06	0.04

（以每100g可食部计）

编码 Code	食物名称 Food name	尼克酸 Niacin mg	维生素C Vitamin C mg	维生素E(Vitamin E) Total mg	α-E mg	(β+γ)-E mg	δ-E mg	钙 Ca mg	磷 P mg	钾 K mg	钠 Na mg	镁 Mg mg	铁 Fe mg	锌 Zn mg	硒 Se μg	铜 Cu mg	锰 Mn mg	备注 Remark
根菜类																		
04-1-101	白萝卜[莱菔]	0.3	21	0.92	0.92	…	…	36	26	173	61.8	16	0.5	0.30	0.61	0.04	0.09	
04-1-102	变萝卜[红皮萝卜]	0.6	24	1.80	1.80	…	…	45	33	167	68.0	22	0.6	0.29	1.07	0.04	0.10	
04-1-103	红旦旦萝卜	Tr	4	1.11	0.90	0.10	0.11	9	43	63	20.1	11	2.9	0.32	1.45	…	0.05	青海
04-1-104	红萝卜	0.1	3	1.20	1.10	…	0.10	11	26	110	62.7	16	2.8	0.69	…	…	0.06	青海
04-1-105	红心萝卜	0.1	20	—	—	—	—	86	30	385	49.1	23	0.9	0.74	0.73	0.05	0.08	山东
04-1-106	花叶萝卜	…	3	0.40	0.40	…	…	16	25	104	47.2	20	3.1	0.74	0.07	…	0.08	青海
04-1-107	青萝卜	—	14	0.22	…	…	0.22	40	34	232	69.9	12	0.8	0.34	0.59	0.02	0.12	
04-1-108	水萝卜[脆萝卜]	—	45	—	—	—	—	—	—	—	9.7	—	—	0.49	—	0.01	0.05	
04-1-109	小水萝卜[算盘子,红皮萝卜]	0.4	22	0.78	0.55	0.23	…	32	21	286	33.5	17	0.4	0.21	0.65	0.03	0.09	
04-1-110	心里美萝卜	0.4	23	—	—	—	—	68	24	116	85.4	34	0.5	0.17	1.02	0.06	0.08	
04-1-201	胡萝卜(红)[金笋,丁香萝卜]	0.6	13	0.41	0.36	0.05	…	32	27	190	71.4	14	1.0	0.23	0.63	0.08	0.24	
04-1-202	胡萝卜(黄)	0.2	16	—	—	—	—	32	16	193	25.1	7	0.5	0.14	2.80	0.03	0.07	
04-1-203	胡萝卜(脱水)	2.6	32	—	—	—	—	458	118	1117	300.7	82	8.5	1.85	4.06	0.81	0.75	兰州
04-1-301	芥菜头[大头菜,水芥]	0.6	34	0.20	0.20	…	…	65	36	243	65.6	19	0.8	0.39	0.95	0.09	0.15	
04-1-302	苤蓝[玉蔓菁,球茎甘蓝]	0.5	41	0.13	0.10	0.03	…	25	46	190	29.8	24	0.3	0.17	0.16	0.02	0.11	
04-1-401	甜菜根[甜菜头,糖萝卜]	0.2	8	1.85	1.85	…	…	56	18	254	20.8	38	0.9	0.31	0.29	0.15	0.86	
鲜豆类																		
04-2-101	扁豆[月亮菜]	0.9	13	0.24	…	0.24	…	38	54	178	3.8	34	1.9	0.72	0.94	0.12	0.34	
04-2-102	蚕豆	1.5	16	0.83	0.03	0.75	0.05	16	200	391	4.0	46	3.5	1.37	2.02	0.39	0.55	
04-2-103	刀豆	1.0	15	0.40	0.12	0.08	0.20	49	57	209	8.5	29	4.6	0.84	0.88	0.09	0.45	
04-2-104	豆角	0.9	18	2.24	0.23	1.74	0.27	29	55	207	3.4	35	1.5	0.54	2.16	0.15	0.41	
04-2-105	豆角(白)	0.9	39	2.38	0.23	1.06	1.09	26	40	192	9.5	28	0.8	0.60	1.60	0.10	0.78	广东

蔬菜类及制品 Vegetables and vegetable products

（以每100g可食部计）

编码 Code	食物名称 Food name	食部 Edible %	水分 Water g	能量 Energy kcal	能量 Energy kJ	蛋白质 Protein g	脂肪 Fat g	碳水化合物 CHO g	不溶性纤维 Dietary fiber g	胆固醇 Cholesterol mg	灰分 Ash g	总维生素A Vitamin A μgRE	胡萝卜素 Carotene μg	视黄醇 Retinol μg	硫胺素 Thiamin mg	核黄素 Riboflavin mg
04-2-106	荷兰豆	88	91.9	30	123	2.5	0.3	4.9	1.4	—	0.4	80	480	—	0.09	0.04
04-2-107	龙豆	98	90.0	36	149	3.7	0.5	5.0	1.9	—	0.8	87	520	—	0.04	0.06
04-2-108	龙牙豆[玉豆]	93	94.4	19	80	2.6	0.2	2.4	1.3	—	0.4	87	520	—	0.01	0.54
04-2-109	毛豆[青豆,菜用大豆]	53	69.6	131	550	13.1	5.0	10.5	4.0	—	1.8	22	130	—	0.15	0.07
04-2-110	四季豆[菜豆]	96	91.3	31	131	2.0	0.4	5.7	1.5	—	0.6	35	210	—	0.04	0.07
04-2-111	豌豆(带荚)[回回豆]	42	70.2	111	465	7.4	0.3	21.2	3.0	—	0.9	37	220	—	0.43	0.09
04-2-112	豌豆尖	100	42.1	225*	943*	3.1	Tr	53.9	1.3	—	0.9	452	2710	—	0.07	0.23
04-2-113	油豆角[多花菜豆]	99	92.2	25	103	2.4	0.3	3.9	1.6	—	1.2	27	160	—	0.07	0.08
04-2-114	垅船豆	82	90.3	36	151	2.0	0.4	6.8	1.3	—	0.5	13	80	—	0.04	0.02
04-2-115	芸豆	96	91.1	30	123	0.8	0.1	7.4	2.1	—	0.6	40	240	—	0.33	0.06
04-2-116	豇豆	97	90.3	33	139	2.9	0.3	5.9	2.3	—	0.6	42	250	—	0.07	0.09
04-2-117	豇豆(长)	98	90.8	32	135	2.7	0.2	5.8	1.8	—	0.5	20	120	—	0.07	0.07
04-2-201	发芽豆	83	66.1	131	548	12.4	0.7	19.4	1.3	—	1.4	—	—	—	0.30	0.17
04-2-202	黄豆芽	100	88.8	47	198	4.5	1.6	4.5	1.5	—	0.6	5	30	—	0.04	0.07
04-2-203	绿豆芽	100	94.6	19	81	2.1	0.1	2.9	0.8	—	0.3	3	20	—	0.05	0.06
04-2-204	豌豆苗	86	89.6	38	158	4.0	0.8	4.6	1.9	—	1.0	445	2667	—	0.05	0.11
茄果、瓜菜类																
04-3-101	茄子(X̄)	93	93.4	23	97	1.1	0.2	4.9	1.3	—	0.4	8	50	—	0.02	0.04
04-3-102	茄子(绿皮)	90	92.8	28	116	1.0	0.6	5.2	1.2	—	0.4	20	120	—	0.02	0.20
04-3-103	茄子(圆)	95	91.2	32	132	1.6	0.2	6.7	1.7	—	0.3	Tr	Tr	—	0.03	0.03
04-3-104	茄子(紫皮,长)	96	93.1	23	95	1.0	0.1	5.4	1.9	—	0.4	30	180	—	0.03	0.03
04-3-105	番茄[西红柿]	97	94.4	20	85	0.9	0.2	4.0	0.5	—	0.5	92	550	—	0.03	0.03
04-3-106	番茄(整个,罐头)	100	93.5	22	93	2.0	0.6	2.6	0.8	—	1.3	192	1149	—	0.03	0.02

（以每100g可食部计）

编码 Code	食物名称 Food name	尼克酸 Niacin mg	维生素C Vitamin C mg	维生素E(Vitamin E) Total mg	α-E mg	(β+γ)-E mg	δ-E mg	钙 Ca mg	磷 P mg	钾 K mg	钠 Na mg	镁 Mg mg	铁 Fe mg	锌 Zn mg	硒 Se μg	铜 Cu mg	锰 Mn mg	备注 Remark
04-5-205	芥菜[雪里红,雪菜]	0.5	31	0.74	0.63	0.11	…	230	47	281	30.5	24	3.2	0.70	0.70	0.08	0.42	
04-5-206	芥菜(大叶)[盖菜]	0.5	72	0.64	0.64	…	…	28	36	224	29.0	18	1.0	0.41	0.53	0.10	0.70	
04-5-207	芥菜(茎用)[青头菜]	0.3	7	1.29	—	—	—	23	35	316	41.1	5	0.7	0.25	0.95	0.05	0.10	重庆
04-5-208	芥菜(小叶)[小芥菜]	0.7	51	2.06	0.94	0.14	0.98	80	40	210	38.9	23	1.5	0.50	0.28	0.06	0.33	
04-5-209	芥蓝[甘蓝菜,盖蓝菜]	1.0	76	0.96	0.85	0.11	…	128	50	104	50.5	18	2.0	1.30	0.88	0.11	0.53	
04-5-301	菠菜[赤根菜]	0.6	32	1.74	1.46	0.28	…	66	47	311	85.2	58	2.9	0.85	0.97	0.10	0.66	
04-5-302	菠菜(脱水)	3.9	82	7.73	—	—	—	411	222	919	242.0	183	25.9	3.91	7.02	2.08	1.61	兰州
04-5-303	冬寒菜[冬苋菜,冬葵]	0.6	20	—	—	—	—	82	56	280	14.0	30	2.4	1.37	2.41	0.13	2.50	
04-5-304	观达菜[根达菜,牛皮菜]	0.4	23	—	—	—	—	70	41	222	260.0	20	1.0	1.35	0.64	0.04	0.50	广东
04-5-305	胡萝卜缨(红)	—	41	—	—	—	—	350	39	493	74.6	33	8.1	0.67	0.89	0.12	0.36	甘肃
04-5-306	苦菜[节节花,拒马菜]	0.6	19	2.93	1.99	…	0.94	66	41	180	8.7	37	9.4	0.86	0.50	0.17	1.53	青岛
04-5-307	萝卜缨(白)	—	77	—	—	—	—	—	—	—	—	—	—	—	—	—	—	甘肃
04-5-308	萝卜缨(青)	0.2	41	0.48	0.48	…	…	110	27	424	91.4	27	1.4	0.30	0.46	0.03	0.86	山东
04-5-309	萝卜缨(小萝卜)	0.4	51	0.87	0.59	0.01	0.27	238	32	101	43.1	13	0.2	0.29	0.82	0.04	0.45	
04-5-310	落葵[木耳菜,软浆菜]	0.6	34	1.66	1.39	0.27	…	166	42	140	47.2	62	3.2	0.32	2.60	0.07	0.43	
04-5-311	芹菜(白茎)[旱芹,药芹]	0.4	12	2.21	1.27	0.41	0.53	48	50	154	73.8	10	0.8	0.46	0.47	0.09	0.17	
04-5-312	芹菜茎	0.4	8	1.32	0.47	0.34	0.51	80	38	206	159.0	18	1.2	0.24	0.57	0.09	0.16	
04-5-313	芹菜叶	0.9	22	2.50	0.57	1.93	…	40	64	137	83.0	58	0.6	1.14	2.00	0.99	0.54	
04-5-314	生菜(牛俐)[油麦菜]	0.2	20	—	—	—	—	70	31	100	80.0	29	1.2	0.43	1.55	0.08	0.15	广东
04-5-315	生菜(叶用莴苣)	0.4	13	1.02	0.43	0.42	0.17	34	27	170	32.8	18	0.9	0.27	1.15	0.03	0.13	
04-5-316	甜菜叶	0.4	30	—	—	—	—	117	40	547	201.0	72	3.3	0.38	—	0.19	—	USA
04-5-317	香菜[芫荽]	2.2	48	0.80	0.68	0.12	…	101	49	272	48.5	33	2.9	0.45	0.53	0.21	0.28	
04-5-318	香菜(脱水)	6.0	75	22.15	—	—	—	1723	151	1031	1217.5	269	22.3	1.71	14.15	1.65	2.46	兰州
04-5-319	苋菜(绿)	0.8	47	0.36	0.15	0.14	0.07	187	59	207	32.4	119	5.4	0.80	0.52	0.13	0.78	

蔬菜类及制品 Vegetables and vegetable products

（以每100g可食部计）

编码 Code	食物名称 Food name	食部 Edible %	水分 Water g	能量 Energy kcal	kJ	蛋白质 Protein g	脂肪 Fat g	碳水化合物 CHO g	不溶性纤维 Dietary fiber g	胆固醇 Cholesterol mg	灰分 Ash g	总维生素A Vitamin A μgRE	胡萝卜素 Carotene μg	视黄醇 Retinol μg	硫胺素 Thiamin mg	核黄素 Riboflavin mg
04-5-320	苋菜(紫)[红苋]	73	88.8	35	146	2.8	0.4	5.9	1.8	—	2.1	248	1490	—	0.03	0.10
04-5-321	茼蒿[蓬蒿菜,艾菜]	82	93.0	24	98	1.9	0.3	3.9	1.2	—	0.9	252	1510	—	0.04	0.09
04-5-322	茴香[小茴香]	86	91.2	27	114	2.5	0.4	4.2	1.6	—	1.7	402	2410	—	0.06	0.09
04-5-323	荠菜[蓟菜,菱角菜]	88	90.6	31	128	2.9	0.4	4.7	1.7	—	1.4	432	2590	—	0.04	0.15
04-5-324	莴笋[莴苣]	62	95.5	15	62	1.0	0.1	2.8	0.6	—	0.6	25	150	—	0.02	0.02
04-5-325	莴笋叶[莴苣叶]	89	94.2	20	83	1.4	0.2	3.6	1.0	—	0.6	147	880	—	0.06	0.10
04-5-326	蕹菜[空心菜,藤藤菜]	76	92.9	23	97	2.2	0.3	3.6	1.4	—	1.0	253	1520	—	0.03	0.08
04-5-401	竹笋	63	92.8	23	96	2.6	0.2	3.6	1.8	—	0.8	—	—	—	0.08	0.08
04-5-402	白笋(干)	64	10.0	282	1180	26.0	4.0	57.1	43.2	—	2.9	2	10	—	…	0.32
04-5-403	鞭笋[马鞭笋]	45	90.1	24*	100*	2.6	…	6.7	6.6	—	0.6	—	—	—	0.05	0.09
04-5-404	春笋	66	91.4	25	106	2.4	0.1	5.1	2.8	—	1.0	5	30	—	0.05	0.04
04-5-405	冬笋	39	88.1	42	174	4.1	0.1	6.5	0.8	—	1.2	13	80	—	0.08	0.08
04-5-406	黑笋(干)	76	14.4	268	1120	17.6	2.4	57.5	27.2	—	8.1	—	—	—	…	0.41
04-5-407	毛笋[毛竹笋]	67	93.1	23	97	2.2	0.2	3.8	1.3	—	0.7	—	—	—	0.04	0.05
04-5-408	玉兰片	100	78.0	66	275	2.6	0.4	18.6	11.3	—	0.4	—	—	—	0.04	0.07
04-5-409	百合	82	56.7	166	692	3.2	0.1	38.8	1.7	—	1.2	—	—	—	0.02	0.04
04-5-410	百合(干)	100	10.3	346	1447	6.7	0.5	79.5	1.7	—	3.0	—	—	—	0.05	0.09
04-5-411	百合(脱水)	100	9.9	346	1449	8.1	0.1	79.1	1.7	—	2.8	—	—	—	…	0.02
04-5-412	金针菜[黄花菜]	98	40.3	214	897	19.4	1.4	34.9	7.7	—	4.0	307	1840	—	0.05	0.21
04-5-413	菊苣	100	93.8	19	79	1.3	0.2	3.4	0.9	0	1.4	205	—	—	0.08	0.08
04-5-414	芦笋[石刁柏,龙须菜]	90	93.0	22	93	1.4	0.1	4.9	1.9	—	0.6	17	100	—	0.04	0.05
水生蔬菜类																
04-6-001	慈菇[乌芋,白地果]	89	73.6	97	406	4.6	0.2	19.9	1.4	—	1.7	—	—	—	0.14	0.07

（以每100g可食部计）

编码 Code	食物名称 Food name	尼克酸 Niacin mg	维生素C Vitamin C mg	维生素E(Vitamin E) Total mg	α-E mg	(β+γ)-E mg	δ-E mg	钙 Ca mg	磷 P mg	钾 K mg	钠 Na mg	镁 Mg mg	铁 Fe mg	锌 Zn mg	硒 Se μg	铜 Cu mg	锰 Mn mg	备注 Remark
04-5-320	苋菜(紫)[红苋]	0.6	30	1.54	0.88	0.66	…	178	63	340	42.3	38	2.9	0.70	0.09	0.07	0.35	
04-5-321	茼蒿[蓬蒿菜,艾菜]	0.6	18	0.92	0.46	0.33	0.13	73	36	220	161.3	20	2.5	0.35	0.60	0.06	0.28	
04-5-322	茴香[小茴香]	0.8	26	0.94	0.31	…	0.63	154	23	149	186.3	46	1.2	0.73	0.77	0.04	0.31	
04-5-323	荠菜[蓟菜,菱角菜]	0.6	43	1.01	0.36	0.49	0.16	294	81	280	31.6	37	5.4	0.68	0.51	0.29	0.65	
04-5-324	莴笋[莴苣]	0.5	4	0.19	0.08	0.08	0.03	23	48	212	36.5	19	0.9	0.33	0.54	0.07	0.19	
04-5-325	莴笋叶[莴苣叶]	0.4	13	0.58	0.42	0.16	…	34	26	148	39.1	19	1.5	0.51	0.78	0.09	0.26	
04-5-326	蕹菜[空心菜,藤藤菜]	0.8	25	1.09	0.31	0.19	0.59	99	38	243	94.3	29	2.3	0.39	1.20	0.10	0.67	
04-5-401	竹笋	0.6	5	0.05	0.03	0.02	…	9	64	389	0.4	1	0.5	0.33	0.04	0.09	1.14	上海
04-5-402	白笋(干)	0.2	…	—	—	—	—	31	222	1754	0.7	22	4.2	3.30	2.34	1.94	2.20	福建
04-5-403	鞭笋[马鞭笋]	0.5	7	—	—	—	—	17	49	379	4.6	13	2.5	0.64	0.44	0.08	0.69	杭州
04-5-404	春笋	0.4	5	—	—	—	—	8	36	300	6.0	8	2.4	0.43	0.66	0.15	0.78	
04-5-405	冬笋	0.6	1	—	—	—	—	22	56	—	—	—	0.1	—	—	—	—	北京
04-5-406	黑笋(干)	1.9	…	—	—	—	—	30	426	115	6.2	82	18.9	7.60	4.20	1.30	5.43	福建
04-5-407	毛笋[毛竹笋]	0.3	9	0.15	0.15	…	…	16	34	318	5.2	8	0.9	0.47	0.38	0.07	0.35	
04-5-408	玉兰片	0.1	1	2.24	1.23	1.01	0	42	29	66	1.9	5	3.6	0.23	—	0.04	0.54	北京
04-5-409	百合	0.7	18	—	—	—	—	11	61	510	6.7	43	1.0	0.50	0.20	0.24	0.35	兰州
04-5-410	百合(干)	0.9	—	—	—	—	—	32	92	344	37.3	42	5.9	1.31	2.29	1.09	0.59	
04-5-411	百合(脱水)	1.1	7	—	—	—	—	29	72	492	69.8	43	5.0	1.25	3.08	1.70	0.55	兰州
04-5-412	金针菜[黄花菜]	3.1	10	4.92	3.56	1.36	…	301	216	610	59.2	85	8.1	3.99	4.22	0.37	1.21	
04-5-413	菊苣	0.4	7	—	—	—	—	52	28	314	22.0	15	0.8	0.79	—	0.10	0.42	USA
04-5-414	芦笋[石刁柏,龙须菜]	0.7	45	—	—	—	—	10	42	213	3.1	10	1.4	0.41	0.21	0.07	0.17	
水生蔬菜类																		
04-6-001	慈菇[乌芋,白地果]	1.6	4	2.16	2.16	…	…	14	157	707	39.1	24	2.2	0.99	0.92	0.22	0.39	

蔬菜类及制品 Vegetables and vegetable products

（以每100g可食部计）

编码 Code	食物名称 Food name	食部 Edible %	水分 Water g	能量 Energy kcal	能量 Energy kJ	蛋白质 Protein g	脂肪 Fat g	碳水化合物 CHO g	不溶性纤维 Dietary fiber g	胆固醇 Cholesterol mg	灰分 Ash g	总维生素A Vitamin A μgRE	胡萝卜素 Carotene μg	视黄醇 Retinol μg	硫胺素 Thiamin mg	核黄素 Riboflavin mg
04-6-002	豆瓣菜[西洋菜,水田芥]	73	94.5	20	82	2.9	0.5	1.5	1.2	—	0.6	1592	9550	—	0.01	0.11
04-6-003	菱角(老)[龙角]	57	73.0	101	423	4.5	0.1	21.4	1.7	—	1.0	2	10	—	0.19	0.06
04-6-004	藕[莲藕]	88	80.5	73	304	1.9	0.2	16.4	1.2	—	1.0	3	20	—	0.09	0.03
04-6-005	蒲菜[香蒲,甘蒲,野茭白]	12	95.0	14	56	1.2	0.1	2.4	0.9	—	1.3	2	10	—	0.03	0.04
04-6-006	水芹菜	60	96.2	13	54	1.4	0.2	1.8	0.9	—	0.4	63	380	—	0.01	0.19
04-6-007	茭白[茭笋,茭粑]	74	92.2	26	110	1.2	0.2	5.9	1.9	—	0.5	5	30	—	0.02	0.03
04-6-008	荸荠[马蹄,地栗]	78	83.6	61	256	1.2	0.2	14.2	1.1	—	0.8	3	20	—	0.02	0.02
04-6-009	莼菜(瓶装)[花案菜]	100	94.5	21	87	1.4	0.1	3.8	0.5	—	0.2	55	330	—	…	0.01
薯芋类																
04-7-101	大薯[参薯]	74	72.1	108	450	2.1	0.2	24.9	1.1	—	0.7	—	—	—	0.05	—
04-7-102	豆薯[凉薯,地瓜,沙葛]	91	85.2	57	236	0.9	0.1	13.4	0.8	—	0.4	—	—	—	0.03	0.03
04-7-103	葛[葛薯,粉葛]	90	60.1	150	628	2.2	0.2	36.1	2.4	—	1.4	—	—	—	0.09	0.05
04-7-104	山药[薯蓣,大薯]	83	84.8	57	240	1.9	0.2	12.4	0.8	—	0.7	3	20	—	0.05	0.02
04-7-105	山药(干)	100	15.0	327	1368	9.4	1.0	70.8	1.4	—	3.8	…	—	…	0.25	0.28
04-7-201	芋头[芋艿,毛芋]	84	78.6	81	339	2.2	0.2	18.1	1.0	—	0.9	27	160	—	0.06	0.05
04-7-202	槟榔芋	87	76.4	90	374	3.0	0.1	19.7	1.1	—	0.8	—	—	—	0.03	0.04
04-7-301	姜[黄姜]	95	87.0	46	194	1.3	0.6	10.3	2.7	—	0.8	28	170	—	0.02	0.03
04-7-302	姜[干]	95	14.9	308	1290	9.1	5.7	64.0	17.7	—	6.3	—	—	—	…	0.10
04-7-303	姜(子姜)[嫩姜]	82	94.5	21	89	0.7	0.6	3.7	0.9	—	0.5	—	—	—	…	0.01
04-7-304	洋姜[菊芋,鬼子姜]	100	80.8	64*	269*	2.4	Tr	15.8	4.3	—	1.0	—	—	—	0.01	0.10
野生蔬菜类																
04-8-001	艾蒿	100	86.4	—	—	—	—	3.6	3.6	—	—	27	160	—	—	—
04-8-002	白花菜	100	93.7	—	—	—	—	0	0	—	—	0	0	—	—	—

（以每100g可食部计）

编码 Code	食物名称 Food name	尼克酸 Niacin mg	维生素C Vitamin C mg	维生素E(Vitamin E) Total mg	α-E mg	(β+γ)-E mg	δ-E mg	钙 Ca mg	磷 P mg	钾 K mg	钠 Na mg	镁 Mg mg	铁 Fe mg	锌 Zn mg	硒 Se μg	铜 Cu mg	锰 Mn mg	备注 Remark
04-6-002	豆瓣菜[西洋菜,水田芥]	0.3	52	0.59	0.59	…	…	30	26	179	61.2	9	1.0	0.69	0.70	0.06	0.25	广东
04-6-003	菱角(老)[龙角]	1.5	13	—	—	—	—	7	93	437	5.8	49	0.6	0.62	—	0.18	0.38	江苏
04-6-004	藕[莲藕]	0.3	44	0.73	0.21	0.23	0.29	39	58	243	44.2	19	1.4	0.23	0.39	0.11	1.30	
04-6-005	蒲菜[香蒲,甘蒲,野茭白]	0.5	6	—	—	—	—	53	24	—	—	—	0.2	—	—	—	—	北京
04-6-006	水芹菜	1.0	5	0.32	0.10	0.22	…	38	32	212	40.9	16	6.9	0.38	0.81	0.10	0.79	上海
04-6-007	茭白[茭笋,茭粑]	0.5	5	0.99	0.99	…	…	4	36	209	5.8	8	0.4	0.33	0.45	0.06	0.49	
04-6-008	荸荠[马蹄,地栗]	0.7	7	0.65	0.15	0.28	0.22	4	44	306	15.7	12	0.6	0.34	0.70	0.07	0.11	
04-6-009	莼菜(瓶装)[花案菜]	0.1	…	0.90	0.84	0.06	…	42	17	2	7.9	3	2.4	0.67	0.67	0.04	0.26	杭州
薯芋类																		
04-7-101	大薯[参薯]	0.5	—	0.25	0.25	…	…	10	45	…	—	16	0.8	0.38	0.74	0.17	—	广东
04-7-102	豆薯[凉薯,地瓜,沙葛]	0.3	13	0.86	0.32	0.45	0.09	21	24	111	5.5	14	0.6	0.23	0.16	0.07	0.11	
04-7-103	葛[葛薯,粉葛]	—	24	—	—	—	—	—	48	…	—	—	1.3	—	1.22	—	0.20	广东
04-7-104	山药[薯蓣,大薯]	0.3	5	0.24	0.24	…	…	16	34	213	18.6	20	0.3	0.27	0.55	0.24	0.12	
04-7-105	山药(干)	—	—	0.44	—	—	—	62	17	269	104.2	…	0.4	0.95	3.08	0.63	0.23	河北
04-7-201	芋头[芋艿,毛芋]	0.7	6	0.45	0.45	…	…	36	55	378	33.1	23	1.0	0.49	1.45	0.37	0.30	
04-7-202	槟榔芋	0.3	6	—	—	—	—	45	33	—	—	25	1.4	—	1.92	0.02	—	福建
04-7-301	姜[黄姜]	0.8	4	—	—	—	—	27	25	295	14.9	44	1.4	0.34	0.56	0.14	3.20	
04-7-302	姜(干)	—	—	—	—	—	—	62	22	41	9.9	—	85.0	2.30	3.10	0.96	10.65	河北
04-7-303	姜(子姜)[嫩姜]	0.3	2	—	—	—	—	9	11	160	1.9	24	0.8	0.17	0.10	0.03	3.38	重庆
04-7-304	洋姜[菊芋,鬼子姜]	1.4	5	0.88	—	—	—	23	27	458	11.5	24	7.2	0.34	1.31	0.19	0.21	甘肃
野生蔬菜类																		
04-8-001	艾蒿	—	7	0	—	—	—	137	60	677	0	54	7.7	0.78	—	0.28	0.84	BJV
04-8-002	白花菜	—	12	0	—	—	—	26	6	152	215.7	33	0.6	0.18	—	0.05	6.00	BJV

蔬菜类及制品 Vegetables and vegetable products

（以每 100g 可食部计）

编码 Code	食物名称 Food name	食部 Edible %	水分 Water g	能量 Energy kcal	kJ	蛋白质 Protein g	脂肪 Fat g	碳水化合物 CHO g	不溶性纤维 Dietary fiber g	胆固醇 Cholesterol mg	灰分 Ash g	总维生素 A Vitamin A μgRE	胡萝卜素 Carotene μg	视黄醇 Retinol μg	硫胺素 Thiamin mg	核黄素 Riboflavin mg
04-8-003	白花桔梗	100	80.9	—	—	—	—	—	2.9	—	—	0	0	—	—	—
04-8-004	白沙蒿[沙蒿]	100	84.0	56	232	4.3	0.9	8.5	1.9	—	2.3	733	4400	—	0.31	—
04-8-005	白沙蒿籽[沙蒿籽]	100	11.0	412	1722	27.9	15.1	41.0	—	—	5.0	—	—	—	0.13	0.11
04-8-006	白薯叶[甘薯叶]	100	84.0	60	249	4.8	0.7	9.0	1.0	—	1.5	995	5968	—	0.13	0.28
04-8-007	百里香	100	82.8	—	—	—	—	—	0.2	—	—	585	3510	—	—	—
04-8-008	败酱[胭脂麻]	100	79.0	69	290	1.5	1.0	17.3	7.5	—	1.2	1003	6020	—	—	0.16
04-8-009	扁蓄菜[竹节草]	100	79.0	75	313	6.0	0.6	12.4	2.1	—	2.0	1592	9550	—	—	0.58
04-8-010	朝鲜蓟	100	85.4	54	226	2.7	0.2	10.9	1.1	—	0.8	13	80	—	0.08	0.06
04-8-011	刺儿菜[小蓟,蓟蓟菜]	100	87.0	42	174	4.5	0.4	5.9	1.8	—	2.2	998	5990	—	0.04	0.33
04-8-012	刺楸	100	53.9	—	—	—	—	—	8.1	—	—	0	0	—	—	—
04-8-013	达乌里胡枝子[牛枝子,豆豆苗]	100	67.0	117	491	7.0	1.0	23.1	6.0	—	1.9	—	—	—	—	—
04-8-014	达乌里胡枝子籽[牛枝子籽,豆豆苗籽]	100	10.0	367	1535	36.8	8.3	41.7	10.9	—	3.2	—	—	—	0.83	0.34
04-8-015	大玻璃草叶[大车前]	100	83.0	49	206	4.4	0.3	8.8	3.1	—	3.5	760	4560	—	0.04	0.22
04-8-016	大巢菜[野苕子,野豌豆]	100	80.0	63	264	3.8	0.5	13.6	5.5	—	2.1	—	—	—	—	—
04-8-017	大蓟叶[飞廉叶]	100	91.0	38	158	1.5	1.4	5.5	1.4	—	0.6	508	3050	—	—	0.32
04-8-018	地肤[益明,扫帚苗]	100	79.0	65	273	5.2	0.8	10.4	2.2	—	4.6	953	5720	—	0.15	0.31
04-8-019	地笋[地古牛,地瓜儿苗叶]	100	79.0	69	288	4.3	0.7	13.7	4.7	—	2.3	1055	6330	—	0.04	0.25
04-8-020	豆腐柴	100	82.1	—	—	—	—	—	7.8	—	—	0	0	—	—	—
04-8-021	独行菜	100	86.0	—	—	—	—	—	1.6	—	—	655	3930	—	—	—
04-8-022	独行菜(宽)	100	86.4	—	—	—	—	—	1.7	—	—	595	3570	—	—	—
04-8-023	番杏[夏菠菜,新西兰菠菜]	100	91.4	—	—	—	—	—	2.1	—	—	425	2550	—	—	—
04-8-024	胡枝子[山豆子]	—	61.0	138	579	5.3	2.2	29.6	10.5	—	1.9	—	—	—	—	—
04-8-025	槐花[洋槐花,豆槐花]	—	78.0	82	344	3.1	0.7	17.0	2.2	—	1.2	67	400	—	0.04	0.18
04-8-026	黄麻叶	100	87.7	42	177	4.7	0.3	5.8	1.2	0	1.6	556	—	—	0.13	0.55

（以每100g可食部计）

编码 Code	食物名称 Food name	尼克酸 Niacin mg	维生素C Vitamin C mg	维生素E(Vitamin E) Total mg	α-E mg	(β+γ)-E mg	δ-E mg	钙 Ca mg	磷 P mg	钾 K mg	钠 Na mg	镁 Mg mg	铁 Fe mg	锌 Zn mg	硒 Se μg	铜 Cu mg	锰 Mn mg	备注 Remark
04-8-003	白花桔梗	—	36	3.67	—	—	—	44	106	146	12.2	41	3.1	0.21	—	0.05	0.02	BJV
04-8-004	白沙蒿[沙蒿]	0.8	8	—	—	—	—	305	82	—	—	—	16.4	—	—	—	—	
04-8-005	白沙蒿籽[沙蒿籽]	1.3	—	—	—	—	—	505	757	—	—	—	40.4	—	—	—	—	
04-8-006	白薯叶[甘薯叶]	1.4	56	—	—	—	—	174	40	495	41.6	66	3.4	0.32	—	0.64	1.41	
04-8-007	百里香	—	0	0.11	—	—	—	218	42	470	36.4	104	27.9	0.72	—	1.08	0.94	BJV
04-8-008	败酱[胭脂麻]	—	52	—	—	—	—	235	113	456	1.3	80	3.6	1.02	—	0.50	16.41	
04-8-009	扁蓄菜[竹节草]	—	158	—	—	—	—	50	47	—	—	—	—	—	—	—	—	
04-8-010	朝鲜蓟	0.8	11	—	—	—	—	255	88	220	164.5	47	1.6	0.44	—	0.07	0.66	
04-8-011	刺儿菜[小蓟,蓟蓟菜]	2.2	44	0.01	—	—	—	252	40	253	0.2	36	2.3	0.24	—	0.36	0.20	
04-8-012	刺楸	—	4	0	—	—	—	495	125	1641	0	109	6.5	1.36	—	0.65	6.13	BJV
04-8-013	达乌里胡枝子[牛枝子,豆豆苗]	—	—	—	—	—	—	300	61	—	—	—	—	—	—	—	—	
04-8-014	达乌里胡枝子籽[牛枝子籽,豆豆苗籽]	3.0	—	—	—	—	—	392	486	—	—	—	4.9	—	—	—	—	
04-8-015	大玻璃草叶[大车前]	1.4	6	—	—	—	—	443	64	—	—	—	21.9	—	—	—	—	
04-8-016	大巢菜[野苕子,野豌豆]	—	—	—	—	—	—	270	70	—	—	—	—	—	—	—	—	
04-8-017	大蓟叶[飞廉叶]	—	31	—	—	—	—	—	—	—	—	—	—	—	—	—	—	
04-8-018	地肤[益明,扫帚苗]	1.6	39	—	—	—	—	281	66	702	62.4	118	6.5	0.52	—	0.25	0.42	
04-8-019	地笋[地古牛,地瓜儿苗叶]	1.4	7	—	—	—	—	297	62	416	—	25	4.4	0.93	—	0.43	0.26	
04-8-020	豆腐柴	—	2	0	—	—	—	126	97	444	0	38	6.2	1.36	—	0.22	12.68	BJV
04-8-021	独行菜	—	55	0.23	—	—	—	188	124	335	120.8	42	4.7	0.90	—	0.06	0.36	BJV
04-8-022	独行菜(宽)	—	45	0.27	—	—	—	183	119	416	142.5	38	5.6	1.21	—	0.09	0.42	BJV
04-8-023	番杏[夏菠菜,新西兰菠菜]	—	46	0	—	—	—	97	37	221	28.0	44	1.4	0.33	—	0.06	0.55	BJV
04-8-024	胡枝子[山豆子]	—	—	—	—	—	—	—	—	—	—	—	—	—	—	—	—	
04-8-025	槐花[洋槐花,豆槐花]	6.6	30	—	—	—	—	83	69	—	—	—	3.6	—	—	—	—	
04-8-026	黄麻叶	1.3	37	—	—	—	—	208	83	559	8.0	64	4.8	—	—	—	—	USA

蔬菜类及制品 Vegetables and vegetable products

（以每100g可食部计）

编码 Code	食物名称 Food name	食部 Edible %	水分 Water g	能量 Energy kcal	kJ	蛋白质 Protein g	脂肪 Fat g	碳水化合物 CHO g	不溶性纤维 Dietary fiber g	胆固醇 Cholesterol mg	灰分 Ash g	总维生素A Vitamin A μgRE	胡萝卜素 Carotene μg	视黄醇 Retinol μg	硫胺素 Thiamin mg	核黄素 Riboflavin mg
04-8-027	碱蓬[棉蓬,猪毛菜]	—	89.0	33	138	2.8	0.3	5.2	0.9	—	2.7	667	4000	—	0.26	0.28
04-8-028	苦苦菜	100	88.2	42	174	2.5	0.9	6.8	1.8	—	1.6	357	2140	—	—	—
04-8-029	轮叶党参	—	85.7	—	—	—	—	—	4.0	—	—	92	550	—	—	—
04-8-030	罗勒[兰香]	—	88.4	26*	108*	3.8	—	4.6	3.9	—	—	410	2460	—	—	—
04-8-031	马齿苋[长寿菜,瓜子菜]	—	92.0	28	117	2.3	0.5	3.9	0.7	—	1.3	372	2230	—	0.03	0.11
04-8-032	马兰头[马兰,鸡儿肠,路边菊]	100	91.4	28	119	2.4	0.4	4.6	1.6	—	1.2	340	2040	—	0.06	0.13
04-8-033	麦瓶草[米瓦罐]	—	88.0	38	159	4.5	0.5	4.4	1.0	—	2.6	693	4160	—	0.02	0.27
04-8-034	牛至	—	82.4	—	—	—	—	—	0.4	—	—	685	4110	—	—	—
04-8-035	牛蒡叶	—	87.0	42	174	4.7	0.8	5.1	2.4	—	2.4	650	3900	—	0.02	0.29
04-8-036	爬景天[石头菜]	—	94.0	21	87	0.6	0.7	3.5	0.9	—	1.2	105	630	—	0.08	0.14
04-8-037	喷瓜	—	92.0	—	—	—	—	—	0.3	—	—	30	180	—	—	—
04-8-038	婆罗门参(白)	—	76.8	—	—	—	—	—	0.3	—	—	0	0	—	—	—
04-8-039	婆罗门参(黑)[鸦葱]	—	84.6	—	—	—	—	—	0.3	—	—	0	0	—	—	—
04-8-040	蒲公英叶[黄花苗叶,孛孛丁叶]	—	84.0	53	221	4.8	1.1	7.0	2.1	—	3.1	1225	7350	—	0.03	0.39
04-8-041	掐不齐[鸡眼草,牛黄草]	—	67.0	110	462	6.1	1.4	23.6	10.5	—	1.9	2100	12600	—	—	0.80
04-8-042	清明菜[鼠曲菜]	—	85.0	49	206	3.1	0.6	8.9	2.1	—	2.4	365	2190	—	0.03	0.24
04-8-043	球茎茴香	—	87.7	—	—	—	—	—	0.3	—	—	0	0	—	—	—
04-8-044	沙参叶[白参]	—	74.0	93	390	0.8	1.6	21.6	5.4	—	2.0	978	5870	—	—	—
04-8-045	沙蓬子[沙米]	—	13.0	349	1459	21.5	8.1	50.6	6.3	—	6.8	—	—	—	0.21	0.10
04-8-046	山苦荬叶[启明菜叶]	—	90.0	33	139	2.2	0.4	5.6	0.8	—	1.8	663	3980	—	0.10	0.27
04-8-047	食用大黄	—	93.1	9*	39*	1.6	—	1.5	1.5	—	—	2	10	—	—	—
04-8-048	食用黄麻	—	80.8	—	—	—	—	—	0.3	—	—	872	5230	—	—	—
04-8-049	酸模	—	95.6	—	—	—	—	—	1.0	—	—	3	20	—	—	—
04-8-050	汤菜	86	93.2	24	99	1.8	0.5	3.4	0.8	—	1.1	68	410	—	Tr	0.68

（以每 100g 可食部计）

编码 Code	食物名称 Food name	尼克酸 Niacin mg	维生素 C Vitamin C mg	维生素 E (Vitamin E) Total mg	α-E mg	(β+γ)-E mg	δ-E mg	钙 Ca mg	磷 P mg	钾 K mg	钠 Na mg	镁 Mg mg	铁 Fe mg	锌 Zn mg	硒 Se μg	铜 Cu mg	锰 Mn mg	备注 Remark
04-8-027	碱蓬[棉蓬,猪毛菜]	0.7	86	—	—	—	—	480	34	—	—	—	8.3	—	—	—	—	
04-8-028	苦苦菜	—	62	—	—	—	—	—	—	—	—	—	—	—	—	—	—	甘肃
04-8-029	轮叶党参	—	29	0.23	—	—	—	68	87	89	0	54	2.8	0.50	—	0.27	0.25	BJV
04-8-030	罗勒[兰香]	—	5	0	—	—	—	285	65	576	5.7	106	4.4	0.52	—	0.91	0.68	BJV
04-8-031	马齿苋[长寿菜,瓜子菜]	0.7	23	—	—	—	—	85	56	—	—	—	1.5	—	—	—	—	
04-8-032	马兰头[马兰,鸡儿肠,路边菊]	0.8	26	0.72	0.72	…	…	67	38	285	15.2	14	2.4	0.87	0.75	0.13	0.44	
04-8-033	麦瓶草[米瓦罐]	1.6	49	—	—	—	—	153	55	—	—	—	4.5	—	—	—	—	
04-8-034	牛至	—	43	0.09	—	—	—	218	51	442	16.2	66	10.7	0.89	—	0.90	0.60	BJV
04-8-035	牛蒡叶	1.1	25	—	—	—	—	242	61	—	—	—	7.6	—	—	—	—	
04-8-036	爬景天[石头菜]	0.3	18	—	—	—	—	260	23	—	—	—	3.5	—	—	—	—	
04-8-037	喷瓜	—	17	1.23	—	—	—	74	35	203	2.9	22	2.3	0.28	—	0.33	0.12	BJV
04-8-038	婆罗门参[白]	—	2	1.16	—	—	—	61	72	443	7.5	37	5.1	0.48	—	0.37	0.54	BJV
04-8-039	婆罗门参(黑)[鸦葱]	—	2	0.03	—	—	—	50	83	67	73.1	51	2.3	0.47	—	0.24	0.40	BJV
04-8-040	蒲公英叶[黄花苗叶,孛孛丁叶]	1.9	47	0.02	—	—	—	216	93	327	76.0	54	4.0	0.35	—	0.44	0.58	
04-8-041	掐不齐[鸡眼草,牛黄草]	—	270	—	—	—	—	—	—	—	—	—	—	—	—	—	—	
04-8-042	清明菜[鼠曲菜]	1.4	28	—	—	—	—	218	66	—	—	—	7.4	—	—	—	—	
04-8-043	球茎茴香	—	12	1.74	—	—	—	71	71	655	77.2	31	0.9	0.37	—	0.24	0.14	BJV
04-8-044	沙参叶[白参]	2.7	104	—	—	—	—	585	180	—	—	—	—	—	—	—	—	
04-8-045	沙蓬子[沙米]	0.5	—	—	—	—	—	686	542	—	—	—	57.1	—	—	—	—	
04-8-046	山苦荬叶[启明菜叶]	1.0	28	—	—	—	—	150	59	—	—	—	5.2	—	—	—	—	
04-8-047	食用大黄	—	5	0	—	—	—	107	31	502	5.0	38	0.9	0.16	—	0.53	0.05	BJV
04-8-048	食用黄麻	—	73	0.03	—	—	—	398	103	562	0	55	4.1	0.69	—	0.38	1.00	BJV
04-8-049	酸模	—	25	0.05	—	—	—	28	21	228	0	26	0.6	0.15	—	0.04	0.12	BJV
04-8-050	汤菜	0.6	57	1.55	0.19	0.48	0.88	131	27	239	28.0	36	5.8	0.12	—	0.13	—	武汉

蔬菜类及制品 Vegetables and vegetable products

（以每100g可食部计）

编码 Code	食物名称 Food name	食部 Edible %	水分 Water g	能量 Energy kcal	能量 Energy kJ	蛋白质 Protein g	脂肪 Fat g	碳水化合物 CHO g	不溶性纤维 Dietary fiber g	胆固醇 Cholesterol mg	灰分 Ash g	总维生素A Vitamin A μgRE	胡萝卜素 Carotene μg	视黄醇 Retinol μg	硫胺素 Thiamin mg	核黄素 Riboflavin mg
04-8-051	土三七[景天三七]	—	87.0	48	200	2.1	0.7	9.0	1.5	—	1.2	423	2540	—	0.05	0.07
04-8-052	歪头菜[草豆,二叶萩]	—	78.0	74	308	2.5	0.3	17.9	5.4	—	1.3	905	5430	—	—	—
04-8-053	梧桐子[瓢儿果]	—	3.0	560	2341	23.6	38.8	30.1	2.2	—	4.5	—	—	—	—	—
04-8-054	夏枯草[铁色草]	—	81.0	63	265	2.5	0.7	12.7	1.9	—	3.1	627	3760	—	—	0.21
04-8-055	香椿[香椿芽]	76	85.2	50	211	1.7	0.4	10.9	1.8	—	1.8	117	700	—	0.07	0.12
04-8-056	香茅	—	80.5	—	—	—	—	—	0.4	—	—	500	3000	—	—	—
04-8-057	小旋花[狗儿蔓]	—	81.0	60*	251*	—	0.5	15.4	3.1	—	3.1	880	5280	—	0.02	0.59
04-8-058	鸭跖草[竹叶菜,淡竹叶]	—	89.0	34	144	2.8	0.3	5.7	1.2	—	2.2	698	4190	—	0.03	0.29
04-8-059	野葱[沙葱,麦葱]	—	89.0	36	152	2.7	0.2	6.7	1.5	—	1.4	500	3000	—	0.31	—
04-8-060	野韭菜[山韭]	—	86.0	44	182	3.7	0.9	7.2	4.1	—	2.2	235	1410	—	0.03	0.11
04-8-061	野菊	—	85.0	47	195	3.2	0.5	9.0	3.4	—	2.3	—	—	—	—	—
04-8-062	野蒜[小蒜,野葱]	82	90.4	34	144	1.0	0.4	7.7	2.2	—	0.5	113	680	—	0.03	0.12
04-8-063	野苋菜[假苋菜]	—	80.0	62	260	5.5	0.6	9.5	1.6	—	4.4	1192	7150	—	0.05	0.36
04-8-064	茵陈蒿[茵陈]	—	79.0	65	273	5.6	0.4	12.0	4.4	—	3.0	837	5020	—	0.05	0.35
04-8-065	榆钱	100	85.2	45	187	4.8	0.4	7.6	4.3	—	2.0	122	730	—	0.04	0.12
04-8-066	鱼腥草[蕺菜,臭菜]	—	86.4	—	—	—	—	—	0.3	—	—	575	3450	—	—	—
04-8-067	珍珠花菜	—	84.9	—	—	—	—	—	0	—	—	0	0	—	—	—
04-8-068	紫花桔梗	—	81.4	—	—	—	—	—	2.9	—	—	0	0	—	—	—
04-8-069	紫萼香茶菜	—	77.0	—	—	—	—	—	6.9	—	—	712	4270	—	—	—
04-8-070	苣荬菜(尖叶)[取荬菜,苦麻子]	—	88.4	—	—	—	—	—	0.2	—	—	907	5440	—	—	—
04-8-071	苜蓿[草头,金花菜]	100	81.8	64	268	3.9	1.0	10.9	2.1	—	2.4	440	2640	—	0.10	0.73
04-8-072	苜蓿籽[紫苜蓿籽]	—	11.0	359	1501	36.4	8.7	39.9	12.4	—	4.0	—	—	—	0.41	0.21
04-8-073	茴芹	—	83.0	68*	285*	—	—	17.0	—	—	—	955	5730	—	—	—
04-8-074	荠菜[野荠]	65	95.6	13	54	0.7	0.2	2.7	1.2	—	0.8	48	290	—	0.02	0.02

蔬菜类及制品 Vegetables and vegetable products

（以每100g可食部计）

编码 Code	食物名称 Food name	尼克酸 Niacin mg	维生素C Vitamin C mg	维生素E(Vitamin E) Total mg	α-E mg	(β+γ)-E mg	δ-E mg	钙 Ca mg	磷 P mg	钾 K mg	钠 Na mg	镁 Mg mg	铁 Fe mg	锌 Zn mg	硒 Se μg	铜 Cu mg	锰 Mn mg	备注 Remark
04-8-051	土三七[景天三七]	0.9	90	—	—	—	—	315	39	—	—	—	3.2	—	—	—	—	
04-8-052	歪头菜[草豆,二叶萩]	—	118	—	—	—	—	298	43	—	—	—	—	—	—	—	—	
04-8-053	梧桐子[瓢儿果]	—	—	—	—	—	—	27	212	—	—	—	4.8	—	—	—	—	
04-8-054	夏枯草[铁色草]	1.2	28	—	—	—	—	—	—	—	—	—	—	—	—	—	—	
04-8-055	香椿[香椿芽]	0.9	40	0.99	0.57	0.33	0.09	96	147	172	4.6	36	3.9	2.25	0.42	0.09	0.35	
04-8-056	香茅	—	46	0	—	—	—	120	62	599	0	46	6.0	0.89	—	1.01	1.22	BJV
04-8-057	小旋花[狗儿蔓]	2.0	54	—	—	—	—	422	40	—	—	—	10.1	—	—	—	—	
04-8-058	鸭跖草[竹叶菜,淡竹叶]	0.9	87	—	—	—	—	206	39	—	—	—	5.4	—	—	—	—	
04-8-059	野葱[沙葱,麦葱]	0.7	64	—	—	—	—	279	43	—	—	—	4.1	—	—	—	—	
04-8-060	野韭菜[山韭]	0.7	21	—	—	—	—	129	47	—	—	—	5.4	—	—	—	—	
04-8-061	野菊	—	—	—	—	—	—	178	41	—	—	—	—	—	—	—	—	
04-8-062	野蒜[小蒜,野葱]	0.5	28	0.24	0.24	…	…	89	38	231	17.2	13	1.2	0.50	1.23	0.03	0.26	广东
04-8-063	野苋菜[假苋菜]	2.1	153	—	—	—	—	610	93	—	—	—	—	—	—	—	—	
04-8-064	茵陈蒿[茵陈]	0.2	2	—	—	—	—	257	97	—	—	—	21.0	—	—	—	—	
04-8-065	榆钱	0.9	11	0.54	0.02	0.08	0.44	62	104	134	0.7	47	7.9	3.27	0.36	0.24	0.78	山东
04-8-066	鱼腥草[蕺菜,臭菜]	—	70	0	—	—	—	123	38	718	2.6	71	9.8	0.99	—	0.55	1.71	BJV
04-8-067	珍珠花菜	—	19	0	—	—	—	155	35	495	0.7	63	5.5	0.74	—	0.21	0.85	BJV
04-8-068	紫花桔梗	—	32	0	—	—	—	46	53	24	16.7	27	3.6	0.40	—	0.10	0.21	BJV
04-8-069	紫萼香茶菜	—	2	0	—	—	—	356	106	670	8.4	229	10.9	1.27	—	1.39	0.85	BJV
04-8-070	苣荬菜(尖叶)[取荬菜,苦麻子]	—	33	0.05	—	—	—	218	30	237	7.5	52	9.7	0.49	—	1.07	0.55	BJV
04-8-071	苜蓿[草头,金花菜]	2.2	118	—	—	—	—	713	78	497	5.8	61	9.7	2.01	8.53	—	0.79	甘肃
04-8-072	苜蓿籽[紫苜蓿籽]	0.7	—	—	—	—	—	595	520	—	—	—	59.5	—	—	—	—	
04-8-073	茴芹	—	76	—	—	—	—	—	—	—	—	—	—	—	—	—	—	
04-8-074	荠菜[野荠]	1.8	5	0.27	0.03	0.24	…	89	26	262	109.4	9	1.1	0.42	1.50	0.05	0.19	广东

蔬菜类及制品 Vegetables and vegetable products

（以每100g可食部计）

编码 Code	食物名称 Food name	食部 Edible %	水分 Water g	能量 Energy kcal	能量 Energy kJ	蛋白质 Protein g	脂肪 Fat g	碳水化合物 CHO g	不溶性纤维 Dietary fiber g	胆固醇 Cholesterol mg	灰分 Ash g	总维生素A Vitamin A μgRE	胡萝卜素 Carotene μg	视黄醇 Retinol μg	硫胺素 Thiamin mg	核黄素 Riboflavin mg
04-8-075	蒌蒿	—	87.4	57	239	3.7	0.7	9.0	0	—	—	0	0	—	—	—
04-8-076	蕨菜[龙头菜,如意菜]	—	88.6	42	177	1.6	0.4	9.0	1.8	—	0.4	183	1100	—	—	—
04-8-077	蕨菜(脱水)	100	7.2	302	1265	6.6	0.9	79.7	25.5	—	5.6	—	—	—	…	0.16
04-8-078	蕨麻[鹅绒委陵菜]	—	8.0	357	1492	12.6	1.4	75.0	3.2	—	3.0	107	640	—	0.06	—
04-8-079	枸杞菜[枸杞,地骨]	49	87.8	47	197	5.6	1.1	4.5	1.6	—	1.0	592	3550	—	0.08	0.32
04-8-080	酢浆草[酸酸草,酸溜溜]	100	84.0	67	278	3.1	0.5	12.4	—	—	—	873	5240	—	0.25	0.31

蔬菜类及制品 Vegetables and vegetable products

（以每100g可食部计）

编码 Code	食物名称 Food name	尼克酸 Niacin mg	维生素C Vitamin C mg	维生素E(Vitamin E) Total mg	α-E mg	(β+γ)-E mg	δ-E mg	钙 Ca mg	磷 P mg	钾 K mg	钠 Na mg	镁 Mg mg	铁 Fe mg	锌 Zn mg	硒 Se μg	铜 Cu mg	锰 Mn mg	备注 Remark
04-8-075	蒌蒿	—	1	0	—	—	—	17	8	40	1.0	2	0.5	0.20	—	0.05	0.02	BJV
04-8-076	蕨菜[龙头菜,如意菜]	—	23	0.78	—	—	—	17	50	292	—	30	4.2	0.60	—	0.16	0.32	
04-8-077	蕨菜(脱水)	2.7	3	0.53	—	—	—	851	253	59	20.4	82	23.7	18.11	6.34	2.79	2.31	兰州
04-8-078	蕨麻[鹅绒委陵菜]	3.3	—	—	—	—	—	123	334	—	—	—	24.4	—	—	—	—	
04-8-079	枸杞菜[枸杞,地骨]	1.3	58	2.99	2.58	0.41	…	36	32	170	29.8	74	2.4	0.21	0.35	0.21	0.37	广东
04-8-080	酢浆草[酸酸草,酸溜溜]	—	127	—	—	—	—	27	125	—	—	—	5.6	—	—	—	—	

Notes

菌藻类

Fungi and Algae

菌类和藻类是两个不同的类别，它们均不同于一般的动植物性食物，由于都含有丰富的蛋白质，习惯上常将其放在一起。

1.菌类：食用菌又称真菌食物，属真菌类的担子菌纲，包括蘑菇、香菇、平菇、木耳等。它既不同于植物性食物，也不同于动物性食物。食用菌营养丰富，且具有“高蛋白、低脂肪”的特点。新鲜蘑菇含蛋白质较少，干蘑菇则高达40%左右。

2.藻类：海藻类系海洋生或海边生植物，含有丰富的蛋白质和维生素B类。可用作食品的海洋藻类有100多种。根据海藻的生活习性，把海藻分为浮游藻和底栖藻两大类型。浮游藻由一个细胞组成，所以也称为海洋单细胞藻。这类生物是一群具有叶绿素，能够进行光合作用，并生产有机物的自养型生物。它们是海洋中最重要的初级生产者，又是养殖鱼、虾、贝的饵料。现在，在中国海记录到的浮游藻有1817种。栖息在海底的藻类称为底栖藻。根据海藻的颜色，把它们分为三大类：绿藻类、褐藻类和红藻类。褐藻类已被大量用来制作工业上有广泛用途的褐藻胶。

本节只提供了少量藻类食物的数据。

菌藻类 Fungi and algae

（以每 100g 可食部计）

编码 Code	食物名称 Food name	食部 Edible %	水分 Water g	能量 Energy kcal	能量 Energy kJ	蛋白质 Protein g	脂肪 Fat g	碳水化合物 CHO g	不溶性纤维 Dietary fiber g	胆固醇 Cholesterol mg	灰分 Ash g	总维生素A Vitamin A μgRE	胡萝卜素 Carotene μg	视黄醇 Retinol μg	硫胺素 Thiamin mg	核黄素 Riboflavin mg
菌类																
05-1-001	草菇[大黑头细花草]	100	92.3	27	111	2.7	0.2	4.3	1.6	—	0.5	—	—	—	0.08	0.34
05-1-002	大红菇(干)[草质红菇]	100	15.5	263	1101	24.4	2.8	50.9	31.6	—	6.4	13	80	—	0.26	6.90
05-1-003	地衣(水浸)	100	96.4	10*	40*	1.5	Tr	1.8	1.8	—	1.0	37	220	—	0.02	0.28
05-1-004	冬菇(干)[毛柄金线菌]	86	13.4	277	1158	17.8	1.3	64.6	32.3	—	2.9	5	30	—	0.17	1.40
05-1-005	猴头菇(罐装)	100	92.3	21	88	2.0	0.2	4.9	4.2	—	0.6	—	—	—	0.01	0.04
05-1-006	黄蘑(干)	89	39.3	203	849	16.4	1.5	40.1	18.3	—	2.7	12	70	—	0.15	1.00
05-1-007	黄蘑(水发)	89	90.1	30	127	4.3	0.4	4.8	4.8	—	0.7	—	—	—	0.04	0.26
05-1-008	金针菇[智力菇]	100	90.2	32	133	2.4	0.4	6.0	2.7	—	1.0	5	30	—	0.15	0.19
05-1-009	金针菇(罐装)	100	91.6	26*	108*	1.0	…	6.7	2.5	—	0.7	—	—	—	0.01	0.01
05-1-010	口蘑(白蘑)	100	9.2	277	1157	38.7	3.3	31.6	17.2	—	17.2	—	—	—	0.07	0.08
05-1-011	蘑菇(鲜蘑)	99	92.4	24	100	2.7	0.1	4.1	2.1	—	0.7	2	10	—	0.08	0.35
05-1-012	蘑菇(干)	100	13.7	294	1231	21.0	4.6	52.7	21.0	—	8.0	273	1640	—	0.10	1.10
05-1-013	木耳(干)[黑木耳,云耳]	100	15.5	265	1107	12.1	1.5	65.6	29.9	—	5.3	17	100	—	0.17	0.44
05-1-014	木耳(水发)[黑木耳,云耳]	100	91.8	27	111	1.5	0.2	6.0	2.6	—	0.5	3	20	—	0.01	0.05
05-1-015	平菇[糙皮侧耳,青蘑]	93	92.5	24	101	1.9	0.3	4.6	2.3	—	0.7	2	10	—	0.06	0.16
05-1-016	普中红蘑(干)	100	12.3	263	1101	18.4	0.7	58.1	24.6	—	10.5	—	—	—	Tr	1.16
05-1-017	双孢蘑菇[洋蘑菇]	97	92.4	26	107	4.2	0.1	2.7	1.5	—	0.6	—	—	—	…	0.27
05-1-018	松蘑(干)[松口蘑,松茸]	100	16.1	207	867	20.3	3.2	48.2	47.8	—	12.2	—	—	—	0.01	1.48
05-1-019	香菇[香蕈,冬菇]	100	91.7	26	108	2.2	0.3	5.2	3.3	—	0.6	—	—	—	Tr	0.08
05-1-020	香菇(干)[香蕈,冬菇]	95	12.3	274	1148	20.0	1.2	61.7	31.6	—	4.8	3	20	—	0.19	1.26
05-1-021	香杏丁蘑(干,大)	100	14.1	257	1076	22.4	0.2	53.9	24.9	—	9.4	—	—	—	Tr	3.11
05-1-022	香杏片口蘑(干)	100	15.1	252	1056	33.4	1.5	37.6	22.6	—	12.4	—	—	—	Tr	1.90

菌藻类 Fungi and algae

（以每100g可食部计）

编码 Code	食物名称 Food name	尼克酸 Niacin mg	维生素C Vitamin C mg	维生素E(Vitamin E) Total mg	α-E mg	(β+γ)-E mg	δ-E mg	钙 Ca mg	磷 P mg	钾 K mg	钠 Na mg	镁 Mg mg	铁 Fe mg	锌 Zn mg	硒 Se μg	铜 Cu mg	锰 Mn mg	备注 Remark
菌类																		
05-1-001	草菇[大黑头细花草]	8.0	—	0.40	0.40	…	…	17	33	179	73.0	21	1.3	0.60	0.02	0.40	0.09	广东
05-1-002	大红菇(干)[草质红菇]	19.5	2	—	—	—	—	1	523	228	1.7	30	7.5	3.50	10.64	2.30	0.91	福建
05-1-003	地衣(水浸)	0.5	…	2.24	—	—	—	14	53	102	10.7	275	21.1	5.00	9.54	1.13	7.74	甘肃
05-1-004	冬菇(干)[毛柄金线菌]	24.4	5	3.47	3.47	…	…	55	469	1155	20.4	104	10.5	4.20	7.45	0.45	5.02	
05-1-005	猴头菇(罐装)	0.2	4	0.46	…	0.46	…	19	37	8	175.2	5	2.8	0.40	1.28	0.06	0.03	
05-1-006	黄蘑(干)	5.8	…	1.26	—	—	—	11	194	1953	6.1	91	22.5	5.26	1.09	0.46	3.09	哈尔滨
05-1-007	黄蘑(水发)	1.5	—	0.33	…	0.33	…	3	51	512	1.6	24	5.9	1.38	0.29	0.21	0.81	哈尔滨
05-1-008	金针菇[智力菇]	4.1	2	1.14	0.70	0.44	…	—	97	195	4.3	17	1.4	0.39	0.28	0.14	0.10	
05-1-009	金针菇(罐装)	0.6	…	0.98	0.55	0.43	…	14	23	17	238.2	7	1.1	0.34	0.48	0.01	…	浙江
05-1-010	口蘑(白蘑)	44.3	…	8.57	3.20	4.71	0.66	169	1655	3106	5.2	167	19.4	9.04	—	5.88	5.96	北京
05-1-011	蘑菇(鲜蘑)	4.0	2	0.56	0.27	0.29	…	6	94	312	8.3	11	1.2	0.92	0.55	0.49	0.11	
05-1-012	蘑菇(干)	30.7	5	6.18	—	—	—	127	357	1225	23.3	94	51.3	6.29	39.18	1.05	1.53	甘肃
05-1-013	木耳(干)[黑木耳,云耳]	2.5	—	11.34	3.65	5.46	2.23	247	292	757	48.5	152	97.4	3.18	3.72	0.32	8.86	
05-1-014	木耳(水发)[黑木耳,云耳]	0.2	1	7.51	4.05	3.22	0.24	34	12	52	8.5	57	5.5	0.53	0.46	0.04	0.97	
05-1-015	平菇[糙皮侧耳,青蘑]	3.1	4	0.79	0.58	0.11	0.10	5	86	258	3.8	14	1.0	0.61	1.07	0.08	0.07	
05-1-016	普中红蘑(干)	—	—	—	—	—	—	14	35	169	4.3	—	235.1	3.14	91.70	0.51	3.75	河北
05-1-017	双孢蘑菇[洋蘑菇]	3.2	…	—	—	—	—	2	43	307	2.0	9	0.9	6.60	6.99	0.45	0.10	福建
05-1-018	松蘑(干)[松口蘑,松茸]	—	—	3.09	—	—	—	14	50	93	4.3	—	86.0	6.22	98.44	10.30	1.63	河北
05-1-019	香菇[香蕈,冬菇]	2.0	1	—	—	—	—	2	53	20	1.4	11	0.3	0.66	2.58	0.12	0.25	上海
05-1-020	香菇(干)[香蕈,冬菇]	20.5	5	0.66	…	0.66	…	83	258	464	11.2	147	10.5	8.57	6.42	1.03	5.47	
05-1-021	香杏丁蘑(干,大)	—	—	—	—	—	—	17	73	238	43.4	—	113.2	7.78	15.30	5.11	2.84	河北
05-1-022	香杏片口蘑(干)	—	—	—	—	—	—	15	77	227	21.0	—	137.5	7.83	—	2.61	3.26	河北

菌藻类 Fungi and algae

（以每100g可食部计）

编码 Code	食物名称 Food name	食部 Edible %	水分 Water g	能量 Energy kcal	能量 Energy kJ	蛋白质 Protein g	脂肪 Fat g	碳水化合物 CHO g	不溶性纤维 Dietary fiber g	胆固醇 Cholesterol mg	灰分 Ash g	总维生素A Vitamin A μgRE	胡萝卜素 Carotene μg	视黄醇 Retinol μg	硫胺素 Thiamin mg	核黄素 Riboflavin mg
05-1-023	羊肚菌[干狼肚]	100	14.3	321	1341	26.9	7.1	43.7	12.9	—	8.0	178	1070	—	0.10	2.25
05-1-024	银耳(干)[白木耳]	96	14.6	261	1092	10.0	1.4	67.3	30.4	—	6.7	8	50	—	0.05	0.25
05-1-025	珍珠白蘑(干)	100	12.1	258	1080	18.3	0.7	56.3	23.3	—	12.6	—	—	—	Tr	0.02
05-1-026	榛蘑(干)[假蜜环菌]	77	51.1	178	745	9.5	3.7	31.9	10.4	—	3.8	7	40	—	0.01	0.69
05-1-027	榛蘑(水发)	77	85.6	53	220	2.8	1.1	9.4	3.1	—	1.1	—	—	—	…	0.20
藻类																
05-2-001	发菜(干)[仙菜]	100	11.1	259	1082	20.2	0.5	60.8	35.0	—	7.4	—	—	—	0.15	0.54
05-2-002	海带[江白菜]	100	94.4	13	55	1.2	0.1	2.1	0.5	—	2.2	—	—	—	0.02	0.15
05-2-003	海带(干)[江白菜,昆布]	98	70.5	90	374	1.8	0.1	23.4	6.1	—	4.2	40	240	—	0.01	0.10
05-2-004	海带(浸)[江白菜,昆布]	100	94.1	16	65	1.1	0.1	3.0	0.9	—	1.7	52	310	—	0.02	0.10
05-2-005	海冻菜[石花菜,冻菜]	100	15.6	314	1314	5.4	0.1	72.9	—	—	6.0	—	—	—	0.06	0.20
05-2-006	琼脂[紫菜胶洋粉]	100	21.1	311	1302	1.1	0.2	76.3	0.1	—	1.3	—	—	—	…	…
05-2-007	苔菜(干)[苔条,条浒苔]	100	23.7	167	697	19.0	0.4	26.3	9.1	—	30.6	—	—	—	0.35	0.40
05-2-008	紫菜(干)	100	12.7	250	1046	26.7	1.1	44.1	21.6	—	15.4	228	1370	—	0.27	1.02

（以每100g可食部计）

编码 Code	食物名称 Food name	尼克酸 Niacin mg	维生素C Vitamin C mg	维生素E(Vitamin E) Total mg	α-E mg	(β+γ)-E mg	δ-E mg	钙 Ca mg	磷 P mg	钾 K mg	钠 Na mg	镁 Mg mg	铁 Fe mg	锌 Zn mg	硒 Se μg	铜 Cu mg	锰 Mn mg	备注 Remark
05-1-023	羊肚菌[干狼肚]	8.8	3	3.58	—	—	—	87	1193	1726	33.6	117	30.7	12.11	4.82	2.34	2.49	甘肃
05-1-024	银耳(干)[白木耳]	5.3	—	1.26	…	0.96	0.30	36	369	1588	82.1	54	4.1	3.03	2.95	0.08	0.17	
05-1-025	珍珠白蘑(干)	—	—	—	—	—	—	24	28	284	4.4	—	189.8	3.55	78.52	1.03	4.79	河北
05-1-026	榛蘑(干)[假蜜环菌]	7.5	…	3.34	—	—	—	11	286	2493	51.3	109	25.1	6.79	2.65	1.45	4.13	哈尔滨
05-1-027	榛蘑(水发)	2.2	—	0.98	…	0.98	…	3	84	732	15.1	32	7.4	1.99	0.78	0.43	1.21	哈尔滨
藻类																		
05-2-001	发菜(干)[仙菜]	0.9	6	0.07	0.06	0.01	…	1048	76	217	100.7	129	85.2	1.68	5.23	0.93	3.29	
05-2-002	海带[江白菜]	1.3	…	1.85	0.92	0.93	…	46	22	246	8.6	25	0.9	0.16	9.54	—	0.07	青岛
05-2-003	海带(干)[江白菜,昆布]	0.8	…	0.85	0.44	…	0.41	348	52	761	327.4	129	4.7	0.65	5.84	0.14	1.14	
05-2-004	海带(浸)[江白菜,昆布]	0.9	—	0.08	0.08	…	…	241	29	222	107.6	61	3.3	0.66	4.90	0.03	1.47	
05-2-005	海冻菜[石花菜,冻菜]	3.3	…	14.84	2.22	12.47	0.15	167	209	141	380.8	15	2.0	1.94	15.19	0.12	0.04	山东
05-2-006	琼脂[紫菜胶洋粉]	…	…	—	—	—	—	100	7	11	3.3	70	7.0	6.25	2.10	0.30	1.40	福建
05-2-007	苔菜(干)[苔条,条浒苔]	4.0	—	—	—	—	—	185	302	410	4955.0	1257	283.7	3.56	5.59	1.11	…	浙江
05-2-008	紫菜(干)	7.3	2	1.82	1.61	0.21	…	264	350	1796	710.5	105	54.9	2.47	7.22	1.68	4.32	

Notes

水果类及制品

Fruit and Fruit Products

我国水果品种繁多。依据果实的形态和生理特征将此类食物分为6个亚类，其罐头、凉果等制品也包括在本节中。

1.仁果类：仁果类水果在植物学上多属于蔷薇科，其食用部分主要是由肉质的花托发育而成，子房形成果芯，果芯内有数个小型种子，如苹果、梨、山楂、海棠果等。

2.核果类：核果类水果在植物学上也属于蔷薇科，此类果实大都由外、中、内果皮构成。外果皮较薄，中果皮肉质为主要食用部分，内果皮木质化，坚硬成核，核中有仁。常见的有桃、杏、梅、李、樱桃、枣等。

3.浆果类：这类果实浆汁多，其种子小而数量多，散布在果肉内，包括葡萄、草莓、猕猴桃、沙棘、醋栗、石榴、无花果、柿子、桑葚等。

4.柑橘类：属于芸香科柑橘类属植物，其果实外果皮为革质，中果皮较疏松，内果皮多形成囊瓣。常见的有橙、柑橘、柚、柠檬等。

5.亚热带和热带水果：包括香蕉、菠萝、芒果、椰子、番石榴、荔枝、枇杷、洋桃等。

6.瓜果类：指西瓜、甜瓜、哈密瓜、黄金瓜等一般作为水果食用的瓜类食物。

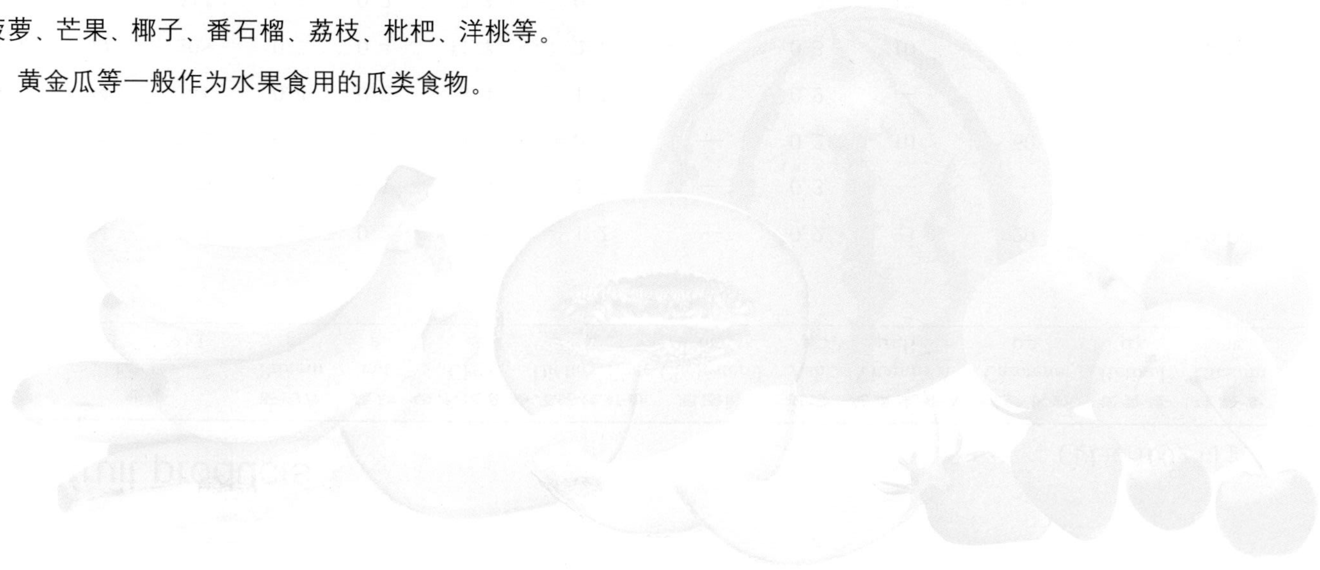

水果类及制品 Fruit and fruit products

（以每100g可食部计）

编码 Code	食物名称 Food name	食部 Edible %	水分 Water g	能量 Energy kcal	能量 Energy kJ	蛋白质 Protein g	脂肪 Fat g	碳水化合物 CHO g	不溶性纤维 Dietary fiber g	胆固醇 Cholesterol mg	灰分 Ash g	总维生素A Vitamin A μgRE	胡萝卜素 Carotene μg	视黄醇 Retinol μg	硫胺素 Thiamin mg	核黄素 Riboflavin mg
仁果类																
06-1-101	苹果(X̄)	76	85.9	54	227	0.2	0.2	13.5	1.2	—	0.2	3	20	—	0.06	0.02
06-1-102	伏苹果	86	87.3	48	200	0.5	0.1	11.8	1.2	—	0.3	—	—	—	0.04	0.04
06-1-103	国光苹果	78	85.9	56	232	0.3	0.3	13.3	0.8	—	0.2	10	60	—	0.02	0.03
06-1-104	旱苹果	96	90.8	34	141	0.4	0.2	8.4	1.7	—	0.2	—	—	—	0.01	0.03
06-1-105	红富士苹果	85	86.9	49	205	0.7	0.4	11.7	2.1	—	0.3	10	60	—	0.01	—
06-1-106	红香蕉苹果	87	86.9	51	213	0.4	0.2	12.3	0.9	—	0.2	17	100	—	0.01	0.02
06-1-107	红星苹果	85	85.0	58	243	0.4	0.1	14.3	0.8	—	0.2	2	10	—	Tr	0.02
06-1-108	红玉苹果	84	84.7	52	218	0.2	0.2	14.7	4.7	—	0.2	2	10	—	0.02	0.02
06-1-109	红元帅苹果	84	84.9	60	253	0.2	0.4	14.3	0.6	—	0.2	7	40	—	0.02	0.01
06-1-110	黄香蕉苹果	88	85.6	53	223	0.3	0.2	13.7	2.2	—	0.2	3	20	—	…	0.03
06-1-111	黄元帅苹果	80	84.6	59	246	0.2	0.3	14.7	1.8	—	0.2	15	90	—	0.02	0.02
06-1-112	金元帅苹果	78	86.2	53	220	0.2	0.1	13.3	1.1	—	0.2	15	90	—	0.05	0.01
06-1-113	青香蕉苹果	80	86.3	52	217	0.3	0.1	13.1	1.3	—	0.2	3	20	—	0.02	0.02
06-1-114	秋里蒙苹果	85	87.5	43	179	0.2	0.2	11.9	3.7	—	0.2	—	—	—	0.03	0.01
06-1-115	香玉苹果	69	83.4	62	261	0.5	0.1	15.7	1.7	—	0.3	10	60	—	0.03	0.02
06-1-116	印度苹果	90	84.0	54	224	0.6	0.2	14.8	4.9	—	0.4	3	20	—	0.04	0.02
06-1-117	祝光苹果	86	86.7	50	207	0.4	0.1	12.5	1.5	—	0.3	2	10	—	0.05	0.01
06-1-118	倭锦苹果	86	85.8	54	224	0.2	0.2	13.6	1.7	—	0.2	8	50	—	Tr	0.01
06-1-119	苹果(罐头)	100	89.2	41	172	0.2	0.2	10.3	1.3	—	0.1	—	—	—	…	—
06-1-201	梨(X̄)	82	85.8	50	211	0.4	0.2	13.3	3.1	—	0.3	6	33	—	0.03	0.06
06-1-202	巴梨	79	86.1	51	212	0.4	0.2	12.9	2.2	—	0.4	2	10	—	0.03	0.05
06-1-203	长把梨	80	83.1	62	259	0.8	0.8	14.9	4.0	—	0.4	—	—	—	0.02	0.07

（以每100g可食部计）

编码 Code	食物名称 Food name	尼克酸 Niacin mg	维生素C Vitamin C mg	维生素E(Vitamin E) Total mg	α-E mg	(β+γ)-E mg	δ-E mg	钙 Ca mg	磷 P mg	钾 K mg	钠 Na mg	镁 Mg mg	铁 Fe mg	锌 Zn mg	硒 Se μg	铜 Cu mg	锰 Mn mg	备注 Remark
仁果类																		
06-1-101	苹果(X̄)	0.2	4	2.12	1.53	0.48	0.11	4	12	119	1.6	4	0.6	0.19	0.12	0.06	0.03	
06-1-102	伏苹果	0.4	2	0.15	0.13	0.02	…	15	7	78	1.3	8	0.3	0.06	0.10	0.07	0.03	北京
06-1-103	国光苹果	0.2	4	0.11	…	0.11	…	8	14	83	1.3	7	0.3	0.14	0.10	0.07	0.03	
06-1-104	旱苹果	0.1	—	—	—	—	—	—	—	—	—	—	—	—	—	—	—	兰州
06-1-105	红富士苹果	—	2	1.46	—	—	—	3	11	115	0.7	5	0.7	—	0.98	0.06	0.05	甘肃
06-1-106	红香蕉苹果	0.1	3	0.36	0.36	…	…	5	8	85	2.0	3	0.6	0.02	0.14	0.22	0.02	
06-1-107	红星苹果	Tr	1	0.21	—	—	—	2	4	—	2.3	3	0.2	0.02	2.31	0.05	0.01	河北
06-1-108	红玉苹果	0.5	…	—	—	—	—	—	—	—	—	—	—	—	—	—	—	敦煌
06-1-109	红元帅苹果	0.2	3	0.02	—	—	—	2	1	58	0.7	8	0.3	0.09	Tr	0.04	Tr	
06-1-110	黄香蕉苹果	0.3	4	0.79	…	0.79	…	10	7	84	0.8	5	0.3	0.02	…	0.16	0.03	
06-1-111	黄元帅苹果	0.1	4	0.21	0.21	…	…	5	5	184	0.6	3	0.3	0.03	0.01	0.13	0.02	
06-1-112	金元帅苹果	0.1	4	0.61	0.37	0.24	…	2	5	72	1.7	2	0.2	0.11	0.03	0.14	0.03	
06-1-113	青香蕉苹果	0.2	3	0.37	0.23	0.13	0.01	9	7	83	1.3	4	0.2	0.04	0.07	0.07	0.03	
06-1-114	秋里蒙苹果	0.8	…	—	—	—	—	—	—	—	—	—	—	—	—	—	—	甘肃
06-1-115	香玉苹果	—	6	0.84	0.27	0.57	…	3	6	173	2.6	3	0.3	0.03	—	0.01	0.02	安徽
06-1-116	印度苹果	0.1	…	—	—	—	—	—	—	—	—	—	—	—	—	—	—	敦煌
06-1-117	祝光苹果	—	2	0.07	0.03	0.04	…	3	5	140	1.7	1	0.3	—	—	0.07	0.02	安徽
06-1-118	倭锦苹果	0.2	1	—	—	—	—	4	—	70	0.6	—	0.6	—	0.03	—	—	
06-1-119	苹果(罐头)	—	…	—	—	—	—	26	8	50	6.2	7	0.7	0.20	4.64	0.03	0.05	甘肃
06-1-201	梨(X̄)	0.3	6	1.34	0.44	0.54	0.36	9	14	92	2.1	8	0.5	0.46	1.14	0.62	0.07	
06-1-202	巴梨	0.2	11	0.52	0.23	0.23	0.06	6	5	145	1.0	2	0.2	0.02	—	0.07	0.03	
06-1-203	长把梨	0.1	3	1.11	0.50	0.43	0.18	9	18	50	3.2	7	0.6	0.13	0.04	0.11	0.08	

水果类及制品 Fruit and fruit products

（以每 100g 可食部计）

编码 Code	食物名称 Food name	食部 Edible %	水分 Water g	能量 Energy kcal	能量 Energy kJ	蛋白质 Protein g	脂肪 Fat g	碳水化合物 CHO g	不溶性纤维 Dietary fiber g	胆固醇 Cholesterol mg	灰分 Ash g	总维生素A Vitamin A μgRE	胡萝卜素 Carotene μg	视黄醇 Retinol μg	硫胺素 Thiamin mg	核黄素 Riboflavin mg
06-1-204	冬果梨	87	86.2	46	192	0.4	0.2	12.8	4.3	—	0.4	3	20	—	—	0.03
06-1-205	鹅黄梨	68	88.6	41	172	0.3	0.1	10.7	1.9	—	0.3	—	—	—	0.03	0.02
06-1-206	红肖梨	87	89.1	36*	152*	0.2	…	10.5	3.2	—	0.2	2	10	—	0.07	0.46
06-1-207	锦丰梨	92	85.5	51	213	0.2	0.1	13.9	3.2	—	0.3	3	20	—	—	—
06-1-208	京白梨	79	85.3	57	240	0.2	0.5	13.7	1.4	—	0.3	—	—	—	0.02	0.02
06-1-209	库尔勒梨	91	85.9	42	174	0.1	0.1	13.4	6.7	—	0.5	—	—	—	—	—
06-1-210	莱阳梨	80	84.8	54	227	0.3	0.2	14.1	2.6	—	0.6	—	—	—	0.03	0.02
06-1-211	马蹄黄梨	74	86.8	50	207	0.3	0.1	12.5	1.3	—	0.3	—	—	—	0.03	0.03
06-1-212	明月梨	81	85.9	54	228	0.3	0.2	13.3	0.9	—	0.3	—	—	—	0.02	0.03
06-1-213	木梨	80	91.0	32	132	0.4	0.1	8.2	1.9	—	0.3	—	—	—	0.01	0.04
06-1-214	苹果梨	94	85.4	53	220	0.2	0.1	13.9	2.3	—	0.4	5	30	—	—	0.01
06-1-215	软梨	68	87.4	32	134	0.4	0.2	11.7	9.1	—	0.3	3	20	—	—	—
06-1-216	苏梅梨	88	77.4	77	323	1.2	0.2	20.5	5.7	—	0.7	—	—	—	0.02	0.02
06-1-217	苏木梨	88	85.6	53	220	0.6	0.3	13.1	2.5	—	0.4	—	—	—	0.01	0.02
06-1-218	酥梨	72	88.0	45	190	0.3	0.1	11.4	1.2	—	0.2	—	—	—	0.03	0.02
06-1-219	酸梨	85	89.6	33	138	0.1	0.1	9.8	3.7	—	0.4	—	—	—	0.03	0.22
06-1-220	香梨	89	85.8	51	214	0.3	0.1	13.6	2.7	—	0.2	12	70	—	—	—
06-1-221	雪花梨	86	88.8	43	178	0.2	0.1	10.6	0.8	—	0.3	17	100	—	0.01	0.01
06-1-222	雪梨	93	78.3	79	332	0.9	0.1	20.2	3.0	—	0.5	Tr	Tr	—	0.03	…
06-1-223	鸭广梨	76	82.4	60	251	0.6	0.2	16.5	5.1	—	0.3	—	—	—	…	0.02
06-1-224	鸭梨	82	88.3	45	187	0.2	0.2	11.1	1.1	—	0.2	2	10	—	0.03	0.03
06-1-225	早酥梨	92	85.8	50	208	0.2	0.2	13.6	3.6	—	0.2	7	40	—	—	—
06-1-226	紫酥梨	59	86.0	51	215	0.3	0.1	13.3	2.0	—	0.3	—	—	—	0.03	0.04
06-1-227	鳄梨	100	74.3	161	674	2.0	15.3	7.4	2.1	—	1.0	61	—	—	0.11	0.12

（以每 100g 可食部计）

编码 Code	食物名称 Food name	尼克酸 Niacin mg	维生素 C Vitamin C mg	维生素 E (Vitamin E) Total mg	α-E mg	(β+γ)-E mg	δ-E mg	钙 Ca mg	磷 P mg	钾 K mg	钠 Na mg	镁 Mg mg	铁 Fe mg	锌 Zn mg	硒 Se μg	铜 Cu mg	锰 Mn mg	备注 Remark
06-1-204	冬果梨	0.2	6	—	—	—	—	—	—	—	—	—	—	—	—	—	—	
06-1-205	鹅黄梨	—	8	1.77	0.55	0.68	0.54	1	13	69	1.7	8	—	—	—	0.10	0.05	安徽
06-1-206	红肖梨	0.6	4	0.46	0.30	0.08	0.08	11	7	78	3.4	5	0.4	0.04	0.20	0.06	0.06	北京
06-1-207	锦丰梨	—	6	—	—	—	—	—	—	—	—	—	—	—	—	—	—	
06-1-208	京白梨	0.2	3	0.08	—	—	—	7	6	105	0.7	9	0.3	0.47	0.63	0.06	0.02	
06-1-209	库尔勒梨	—	—	—	—	—	—	22	19	79	3.7	8	1.2	2.61	2.34	2.54	0.06	敦煌
06-1-210	莱阳梨	0.3	3	0.61	0.04	0.48	0.09	10	8	82	1.8	8	0.4	0.02	0.04	0.08	0.04	
06-1-211	马蹄黄梨	—	10	1.80	0.60	0.73	0.47	2	14	80	3.3	7	0.1	0.05	—	0.09	0.06	安徽
06-1-212	明月梨	—	6	2.09	1.05	0.69	0.35	2	14	110	1.4	8	0.4	0.08	0.69	0.07	0.05	
06-1-213	木梨	0.1	5	0.47	0.11	…	0.36	4	13	121	3.0	6	0.1	0.10	0.20	0.08	0.04	上海
06-1-214	苹果梨	0.5	4	—	—	—	—	4	19	180	2.4	9	0.4	0.04	3.26	0.12	0.04	
06-1-215	软梨	—	…	—	—	—	—	25	19	105	1.0	12	0.9	1.21	8.43	4.69	0.32	敦煌
06-1-216	苏梅梨	0.1	1	0.66	0.34	0.03	0.29	9	19	39	0.9	10	0.9	0.16	0.04	0.19	0.06	青海
06-1-217	苏木梨	0.4	5	—	—	—	—	—	—	—	—	—	—	—	—	—	—	兰州
06-1-218	酥梨	—	11	1.82	0.57	0.61	0.64	2	16	76	2.3	8	—	—	—	0.10	0.06	安徽
06-1-219	酸梨	0.8	14	1.28	—	—	—	12	13	102	8.5	11	0.6	2.70	1.62	4.46	0.15	甘肃
06-1-220	香梨	0.1	…	—	—	—	—	6	31	90	0.8	7	0.4	0.19	0.22	0.09	0.06	甘肃
06-1-221	雪花梨	0.3	4	0.19	0.19	…	…	5	6	85	0.6	10	0.3	0.06	0.18	0.08	0.03	
06-1-222	雪梨	0.1	1	0.24	0.24	…	…	12	11	45	1.4	13	0.8	0.25	0.04	0.12	0.08	青海
06-1-223	鸭广梨	0.3	4	0.48	0.48	…	…	18	12	110	1.0	8	0.2	0.02	0.30	0.19	0.06	北京
06-1-224	鸭梨	0.2	4	0.31	0.15	0.16	…	4	14	77	1.5	5	0.9	0.10	0.28	0.19	0.06	
06-1-225	早酥梨	—	12	—	—	—	—	12	12	137	0.2	6	0.2	0.07	0.37	0.04	0.03	甘肃
06-1-226	紫酥梨	—	9	3.64	0.98	1.81	0.85	1	16	86	1.7	7	—	—	—	0.10	0.06	安徽
06-1-227	鳄梨	1.9	8	—	—	—	—	11	41	599	10.0	39	1.0	0.42	—	0.26	0.23	USA

水果类及制品 Fruit and fruit products

（以每 100g 可食部计）

编码 Code	食物名称 Food name	食部 Edible %	水分 Water g	能量 Energy kcal	能量 Energy kJ	蛋白质 Protein g	脂肪 Fat g	碳水化合物 CHO g	不溶性纤维 Dietary fiber g	胆固醇 Cholesterol mg	灰分 Ash g	总维生素A Vitamin A μgRE	胡萝卜素 Carotene μg	视黄醇 Retinol μg	硫胺素 Thiamin mg	核黄素 Riboflavin mg
06-1-228	冬果梨（罐头）	100	83.6	56*	233*	0.3	Tr	15.9	4.5	—	0.2	—	—	—	0.01	—
06-1-229	梨（糖水罐头）	100	90.4	36	151	0.5	0.2	8.8	1.4	—	0.1	—	—	—	0.02	0.04
06-1-301	红果[山里红，大山楂]	76	73.0	102	425	0.5	0.6	25.1	3.1	—	0.8	17	100	—	0.02	0.02
06-1-302	红果（干）	100	11.1	251	1051	4.3	2.2	78.4	49.7	—	4.0	10	60	—	0.02	0.18
06-1-901	海棠果[楸子]	86	79.9	76	319	0.3	0.2	19.2	1.8	—	0.4	118	710	—	0.05	0.03
06-1-902	海棠（罐头）	100	85.4	56	233	0.5	0.2	13.6	1.3	—	0.3	—	—	—	…	—
06-1-903	沙果	95	81.3	70	292	0.4	0.1	17.8	2.0	—	0.4	Tr	Tr	—	0.03	…
06-1-904	吊蛋	95	81.7	65	273	0.8	0.4	16.8	4.4	—	0.3	—	—	—	0.01	—
06-1-905	面蛋	60	74.5	91	381	1.6	0.5	21.7	3.3	—	1.7	22	130	—	0.03	—
06-1-906	酸刺	16	70.7	112	467	2.8	0.3	25.5	2.2	—	0.7	25	150	—	0.02	0.04
核果类																
06-2-101	桃（X）	86	86.4	51	212	0.9	0.1	12.2	1.3	—	0.4	3	20	—	0.01	0.03
06-2-102	白粉桃	93	92.7	26	110	1.3	0.1	5.5	0.9	—	0.4	—	—	—	0.01	0.04
06-2-103	高山白桃	69	88.5	42	177	0.7	0.2	10.1	1.3	—	0.5	3	20	—	0.04	0.01
06-2-104	早久保桃	89	87.3	48	201	0.9	0.1	11.3	0.8	—	0.4	2	10	—	0.03	0.02
06-2-105	黄桃	93	85.2	57	236	0.5	0.1	14.0	1.2	—	0.2	15	90	—	…	0.01
06-2-106	金红桃	88	92.2	28	118	0.7	0.1	6.6	1.0	—	0.4	—	—	—	Tr	0.03
06-2-107	久保桃	94	89.0	42	176	0.6	0.1	10.0	0.6	—	0.3	—	—	—	0.04	0.04
06-2-108	蜜桃	88	88.7	43	180	0.9	0.2	9.8	0.8	—	0.4	2	10	—	0.02	0.03
06-2-109	蒲桃	69	88.7	39	163	0.5	0.2	10.2	2.8	—	0.4	—	—	—	Tr	0.02
06-2-110	庆丰桃	93	88.8	42	175	0.6	0.1	10.1	0.9	—	0.4	—	—	—	0.01	0.02
06-2-111	晚桃（黄）	75	89.0	41	172	0.7	0.2	9.6	1.0	—	0.5	3	20	—	0.05	0.01
06-2-112	五月鲜桃	93	89.4	41	170	0.4	0.1	10.0	0.9	—	0.1	—	—	—	Tr	0.03

（以每100g可食部计）

编码 Code	食物名称 Food name	尼克酸 Niacin mg	维生素C Vitamin C mg	维生素E(Vitamin E) Total mg	α-E mg	(β+γ)-E mg	δ-E mg	钙 Ca mg	磷 P mg	钾 K mg	钠 Na mg	镁 Mg mg	铁 Fe mg	锌 Zn mg	硒 Se μg	铜 Cu mg	锰 Mn mg	备注 Remark
06-1-228	冬果梨(罐头)	—	…	—	—	—	—	16	5	13	2.0	5	1.4	1.36	1.16	0.03	0.06	甘肃
06-1-229	梨(糖水罐头)	0.2	…	0.02	—	—	—	2	3	15	2.1	3	0.3	0.19	…	0.40	0.06	北京
06-1-301	红果[山里红,大山楂]	0.4	53	7.32	3.15	2.05	2.12	52	24	299	5.4	19	0.9	0.28	1.22	0.11	0.24	
06-1-302	红果(干)	0.7	2	0.47	—	—	—	144	440	440	9.9	—	0.4	0.61	2.70	0.41	0.57	
06-1-901	海棠果[楸子]	0.2	20	0.25	0.25	…	…	15	16	263	0.6	13	0.4	0.04	…	0.11	0.11	
06-1-902	海棠(罐头)	—	…	—	—	—	—	43	11	56	8.8	21	2.3	0.75	6.06	0.06	0.38	甘肃
06-1-903	沙果	Tr	3	0.09	0.09	…	…	5	14	123	2.1	9	1.0	0.20	0.48	0.08	0.08	青海
06-1-904	吊蛋	—	…	2.19	—	—	—	11	9	136	0.6	8	0.2	0.39	1.66	0.09	0.12	甘肃
06-1-905	面蛋	—	…	4.11	—	—	—	206	56	237	3.8	33	4.3	1.07	2.87	4.71	0.22	甘肃
06-1-906	酸刺	0.2	74	1.52	—	—	—	105	39	259	8.3	24	11.7	1.10	4.49	8.51	0.47	甘肃
核果类																		
06-2-101	桃(X̄)	0.7	7	1.54	…	1.32	0.22	6	20	166	5.7	7	0.8	0.34	0.24	0.05	0.07	
06-2-102	白粉桃	0.2	9	—	—	—	—	—	—	—	—	—	—	—	—	—	—	兰州
06-2-103	高山白桃	—	10	1.05	0.25	0.47	0.33	7	11	169	0.7	4	0.8	0.13	—	0.05	0.04	安徽
06-2-104	早久保桃	0.8	10	0.53	0.48	…	0.05	12	18	144	1.8	10	0.2	0.13	0.10	0.06	0.10	北京
06-2-105	黄桃	0.3	9	0.92	0.92	…	…	—	7	—	—	—	—	—	0.83	—	—	杭州
06-2-106	金红桃	0.2	9	—	—	—	—	—	—	—	—	—	—	—	—	—	—	兰州
06-2-107	久保桃	1.2	8	1.15	1.15	…	…	10	16	100	2.0	8	0.4	0.14	0.10	0.04	0.12	
06-2-108	蜜桃	1.0	4	1.00	1.00	…	…	10	21	169	2.9	9	0.5	0.06	0.23	0.08	0.11	
06-2-109	蒲桃	0.1	25	0.70	0.15	0.55	…	4	14	109	1.0	13	0.3	0.17	4.32	0.08	0.07	广东
06-2-110	庆丰桃	0.1	—	0.76	—	—	—	—	2	57	2.1	12	0.3	—	…	0.06	0.04	河北
06-2-111	晚桃(黄)	—	11	0.21	0.20	0.01	…	6	13	168	0.5	4	0.3	0.17	—	0.07	0.02	安徽
06-2-112	五月鲜桃	Tr	Tr	0.67	—	—	—	7	2	—	—	10	0.3	0.14	…	0.05	0.37	河北

水果类及制品 Fruit and fruit products

（以每100g可食部计）

编码 Code	食物名称 Food name	食部 Edible %	水分 Water g	能量 Energy kcal	能量 Energy kJ	蛋白质 Protein g	脂肪 Fat g	碳水化合物 CHO g	不溶性纤维 Dietary fiber g	胆固醇 Cholesterol mg	灰分 Ash g	总维生素A Vitamin A μgRE	胡萝卜素 Carotene μg	视黄醇 Retinol μg	硫胺素 Thiamin mg	核黄素 Riboflavin mg
06-2-113	旱桃(黄)	73	89.0	41	170	0.4	0.1	10.1	1.1	—	0.4	10	60	—	0.05	0.02
06-2-114	桃(糖水罐头)	100	84.9	59*	248*	0.3	…	14.7	0.4	—	0.1	—	—	—	…	0.04
06-2-201	李子	91	90.0	38	157	0.7	0.2	8.7	0.9	—	0.4	25	150	—	0.03	0.02
06-2-202	李子杏	92	89.9	37	155	1.0	0.1	8.6	1.1	—	0.4	13	80	—	0.03	0.01
06-2-203	梅[青梅]	93	91.1	35	144	0.9	0.9	6.2	1.0	—	0.9	—	—	—	—	—
06-2-204	杏	91	89.4	38	160	0.9	0.1	9.1	1.3	—	0.5	75	450	—	0.02	0.03
06-2-205	杏(罐头)	100	89.2	40	168	0.6	0.2	9.7	1.4	—	0.3	72	430	—	…	—
06-2-206	杏干	25	8.8	338	1416	2.7	0.4	83.2	4.4	—	4.9	102	610	—	—	0.01
06-2-301	枣(鲜)	87	67.4	125	524	1.1	0.3	30.5	1.9	—	0.7	40	240	—	0.06	0.09
06-2-302	枣(干)	80	26.9	276	1155	3.2	0.5	67.8	6.2	—	1.6	2	10	—	0.04	0.16
06-2-303	枣(干,大)	88	14.5	317	1328	2.1	0.4	81.1	9.5	—	1.9	—	—	—	0.08	0.15
06-2-304	金丝小枣	81	19.3	308	1287	1.2	1.1	76.7	7.0	—	1.7	—	—	—	0.04	0.50
06-2-305	乐陵枣	76	36.5	233	973	3.3	0.6	57.9	8.8	—	1.7	—	—	—	0.06	0.13
06-2-306	密云小枣	92	38.7	229	958	3.9	0.8	55.2	7.3	—	1.4	—	—	—	0.06	0.04
06-2-307	黑枣(无核)[乌枣]	98	39.0	234	977	1.7	0.3	57.3	2.6	—	1.7	7	40	—	Tr	Tr
06-2-308	黑枣(有核)	59	32.6	247	1031	3.7	0.5	61.4	9.2	—	1.8	—	—	—	0.07	0.09
06-2-309	酒枣	91	61.7	148	620	1.6	0.2	35.7	1.4	—	0.8	—	—	—	0.05	0.04
06-2-310	蜜枣	100	13.4	333	1393	1.3	0.2	84.4	5.8	—	0.7	—	—	—	0.01	0.10
06-2-311	蜜枣(无核)	100	16.6	327	1366	1.0	0.1	81.9	3.0	—	0.4	5	30	—	Tr	0.14
06-2-901	酸枣	52	18.3	300	1253	3.5	1.5	73.3	10.6	—	3.4	—	—	—	0.01	0.02
06-2-902	樱桃	80	88.0	46	194	1.1	0.2	10.2	0.3	—	0.5	35	210	—	0.02	0.02
06-2-903	樱桃(野,白刺)	23	18.8	304	1272	11.4	3.9	59.8	7.9	—	6.1	—	—	—	0.12	0.22

（以每 100g 可食部计）

编码 Code	食物名称 Food name	尼克酸 Niacin mg	维生素 C Vitamin C mg	维生素 E (Vitamin E) Total mg	α-E mg	(β+γ)-E mg	δ-E mg	钙 Ca mg	磷 P mg	钾 K mg	钠 Na mg	镁 Mg mg	铁 Fe mg	锌 Zn mg	硒 Se μg	铜 Cu mg	锰 Mn mg	备注 Remark
06-2-113	旱桃(黄)	—	12	0.71	0.16	0.41	0.14	4	10	155	1.3	3	0.4	0.10	—	0.08	0.03	安徽
06-2-114	桃(糖水罐头)	0.2	…	0.75	0.75	…	…	16	6	16	28.0	3	0.4	0.53	…	1.65	0.01	北京
06-2-201	李子	0.4	5	0.74	0.74	…	…	8	11	144	3.8	10	0.6	0.14	0.23	0.04	0.16	
06-2-202	李子杏	0.5	16	—	—	—	—	3	11	103	1.5	—	0.2	0.23	0.09	—	—	郑州
06-2-203	梅[青梅]	—	—	—	—	—	—	11	36	—	—	—	1.8	—	—	—	—	江苏
06-2-204	杏	0.6	4	0.95	0.95	…	…	14	15	226	2.3	11	0.6	0.20	0.20	0.11	0.06	
06-2-205	杏(罐头)	—	…	1.32	—	—	—	6	8	26	22.3	4	2.1	0.35	4.13	0.04	0.03	
06-2-206	杏干	1.2	…	—	—	—	—	147	89	783	40.4	55	0.3	3.80	3.33	7.67	0.24	敦煌
06-2-301	枣(鲜)	0.9	243	0.78	0.42	0.26	0.10	22	23	375	1.2	25	1.2	1.52	0.80	0.06	0.32	
06-2-302	枣(干)	0.9	14	3.04	0.88	2.05	0.11	64	51	524	6.2	36	2.3	0.65	1.02	0.27	0.39	
06-2-303	枣(干,大)	1.6	7	—	—	—	—	54	34	185	8.3	39	2.1	0.45	1.54	0.31	0.34	
06-2-304	金丝小枣	0.4	—	1.31	—	—	—	23	—	65	7.4	24	1.5	0.23	1.00	0.36	0.34	河北
06-2-305	乐陵枣	1.1	54	4.77	1.38	3.22	0.17	34	52	420	—	41	2.9	1.01	1.46	0.39	0.28	山东
06-2-306	密云小枣	0.9	…	—	—	—	—	80	66	612	9.3	41	2.7	0.65	1.10	0.20	0.39	北京
06-2-307	黑枣(无核)[乌枣]	2.1	…	1.88	0.87	0.73	0.28	108	63	478	6.3	32	1.2	0.44	0.53	0.21	0.59	北京
06-2-308	黑枣(有核)	1.1	6	1.24	0.02	1.22	…	42	66	498	1.2	46	3.7	1.71	0.23	0.97	0.37	山东
06-2-309	酒枣	0.4	…	—	—	—	—	75	45	444	0.8	20	1.4	0.43	1.15	0.10	0.20	甘肃
06-2-310	蜜枣	0.4	55	—	—	—	—	59	22	284	25.1	19	3.5	0.25	1.00	0.07	0.20	杭州
06-2-311	蜜枣(无核)	0.4	104	0.30	0.23	0.07	…	24	11	104	15.8	7	2.4	0.33	2.24	0.10	0.13	
06-2-901	酸枣	0.9	900	—	—	—	—	435	95	84	3.8	96	6.6	0.68	1.30	0.34	0.86	北京
06-2-902	樱桃	0.6	10	2.22	0.26	1.92	0.04	11	27	232	8.0	12	0.4	0.23	0.21	0.10	0.07	
06-2-903	樱桃(野,白刺)	3.5	—	—	—	—	—	59	28	100	98.5	60	11.4	0.31	0.05	0.06	0.77	甘肃

水果类及制品 Fruit and fruit products

（以每100g可食部计）

编码 Code	食物名称 Food name	食部 Edible %	水分 Water g	能量 Energy kcal	能量 Energy kJ	蛋白质 Protein g	脂肪 Fat g	碳水化合物 CHO g	不溶性纤维 Dietary fiber g	胆固醇 Cholesterol mg	灰分 Ash g	总维生素A Vitamin A μgRE	胡萝卜素 Carotene μg	视黄醇 Retinol μg	硫胺素 Thiamin mg	核黄素 Riboflavin mg
浆果类																
06-3-101	葡萄(X)	86	88.7	44	185	0.5	0.2	10.3	0.4	—	0.3	8	50	—	0.04	0.02
06-3-102	红玫瑰葡萄	96	88.5	42	175	0.4	0.2	10.7	2.2	—	0.2	—	—	—	0.03	0.02
06-3-103	巨峰葡萄	84	87.0	51	212	0.4	0.2	12.0	0.4	—	0.4	5	30	—	0.03	0.01
06-2-104	马奶子葡萄	84	89.6	41	172	0.5	0.4	9.1	0.4	—	0.4	8	50	—	…	0.03
06-3-105	玫瑰香葡萄	86	86.9	52	216	0.4	0.4	12.1	1.0	—	0.2	3	20	—	0.02	0.02
06-3-106	紫葡萄	88	88.4	45	187	0.7	0.3	10.3	1.0	—	0.3	10	60	—	0.03	0.01
06-3-107	葡萄干	100	11.6	344	1439	2.5	0.4	83.4	1.6	—	2.1	—	—	—	0.09	—
06-3-201	石榴(X)	57	79.1	73	304	1.4	0.2	18.7	4.8	—	0.6	—	—	—	0.05	0.03
06-3-202	红粉皮石榴	57	78.7	74	309	1.3	0.1	19.4	4.9	—	0.5	—	—	—	0.05	0.03
06-3-203	玛瑙石榴	60	79.2	72	303	1.6	0.2	18.4	4.7	—	0.6	—	—	—	0.05	0.03
06-3-204	青皮石榴	55	79.5	71	296	1.2	0.2	18.5	4.9	—	0.6	—	—	—	0.05	0.03
06-3-301	柿	87	80.6	74	308	0.4	0.1	18.5	1.4	—	0.4	20	120	—	0.02	0.02
06-3-302	荷柿	98	81.7	65	272	0.6	0.2	17.1	3.8	—	0.4	73	440	—	0.03	0.04
06-3-303	磨盘柿	98	79.4	79	331	0.7	0.1	19.6	1.5	—	0.2	17	100	—	0.01	Tr
06-3-304	柿饼	97	33.8	255	1067	1.8	0.2	62.8	2.6	—	1.4	48	290	—	0.01	Tr
06-3-901	桑葚(X)	100	82.8	57	240	1.7	0.4	13.8	4.1	—	1.3	5	30	—	0.02	0.06
06-3-902	桑葚(白)	100	81.8	60	250	1.8	0.3	14.9	4.9	—	1.2	5	30	—	0.02	0.06
06-3-903	桑葚(红)	100	83.7	55	230	1.6	0.4	12.9	3.3	—	1.4	3	20	—	Tr	0.05
06-3-904	桑葚(干)	100	10.7	298	1245	21.1	6.1	54.2	29.3	—	7.9	—	—	—	0.35	0.61
06-3-905	醋栗[灯笼果]	100	87.9	44	186	0.9	0.6	10.2	1.9	—	0.5	—	—	—	0.04	0.03
06-3-906	黑醋栗[黑加仑]	—	82.0	63	266	1.4	0.4	15.4	2.4	—	0.9	—	—	—	0.05	0.05
06-3-907	沙棘	87	71.0	120	503	0.9	1.8	25.5	0.8	—	0.8	640	3840	—	0.05	0.21

（以每 100g 可食部计）

编码 Code	食物名称 Food name	尼克酸 Niacin mg	维生素 C Vitamin C mg	维生素 E (Vitamin E) Total mg	α-E mg	(β+γ)-E mg	δ-E mg	钙 Ca mg	磷 P mg	钾 K mg	钠 Na mg	镁 Mg mg	铁 Fe mg	锌 Zn mg	硒 Se μg	铜 Cu mg	锰 Mn mg	备注 Remark
浆果类																		
06-3-101	葡萄(X̄)	0.2	25	0.70	0.15	0.55	…	5	13	104	1.3	8	0.4	0.18	0.20	0.09	0.06	
06-3-102	红玫瑰葡萄	—	5	1.66	0.79	0.67	0.20	17	13	119	1.5	8	0.3	0.17	—	0.17	0.08	安徽
06-3-103	巨峰葡萄	0.1	4	0.34	0.34	…	…	7	17	128	2.0	6	0.6	0.14	0.50	0.10	0.04	
06-3-104	马奶子葡萄	0.8	—	—	—	—	—	—	—	—	—	—	—	—	—	—	—	甘肃
06-3-105	玫瑰香葡萄	0.2	4	0.86	0.23	0.45	0.18	8	14	126	2.4	4	0.1	0.03	0.11	0.18	0.04	安徽
06-3-106	紫葡萄	0.3	3	—	—	—	—	10	10	151	1.8	9	0.5	0.33	0.07	0.27	0.12	
06-3-107	葡萄干	—	5	—	—	—	—	52	90	995	19.1	45	9.1	0.18	2.74	0.48	0.39	敦煌
06-3-201	石榴(X̄)	—	9	4.91	2.09	1.22	1.60	9	71	231	0.9	16	0.3	0.19	—	0.14	0.17	
06-3-202	红粉皮石榴	—	13	3.72	…	1.49	2.23	16	76	218	0.8	16	0.2	0.19	—	0.17	0.18	安徽
06-3-203	玛瑙石榴	—	5	2.28	…	1.25	1.03	6	70	231	0.7	17	0.4	0.20	—	0.15	0.17	安徽
06-3-204	青皮石榴	—	8	4.53	2.09	0.91	1.53	6	68	243	1.3	15	0.2	0.18	—	0.10	0.15	安徽
06-3-301	柿	0.3	30	1.12	1.03	0.09	…	9	23	151	0.8	19	0.2	0.08	0.24	0.06	0.50	
06-3-302	荷柿	0.3	11	2.95	…	2.80	0.15	9	17	109	1.1	8	0.2	0.18	0.12	0.04	0.04	济南
06-3-303	磨盘柿	0.2	10	1.33	0.83	0.42	0.08	5	14	135	4.7	3	0.2	0.20	0.31	…	0.17	北京
06-3-304	柿饼	0.5	…	0.63	0.32	…	0.31	54	55	339	6.4	21	2.7	0.23	0.83	0.14	0.31	北京
06-3-901	桑葚(X̄)	—	—	9.87	—	—	—	37	33	32	2.0	…	0.4	0.26	5.65	0.07	0.28	
06-3-902	桑葚(白)	—	—	6.95	—	—	—	43	—	33	2.0	—	0.4	0.27	4.80	0.08	0.26	河北
06-3-903	桑葚(红)	—	—	12.78	—	—	—	30	33	32	1.9	—	0.3	0.25	6.50	0.06	0.29	河北
06-3-904	桑葚(干)	4.8	7	32.68	0.35	24.53	7.80	622	486	159	28.1	332	42.5	6.15	34.00	1.57	3.81	浙江
06-3-905	醋栗[灯笼果]	0.3	28	—	—	—	—	25	27	198	1.0	10	0.3	0.12	—	0.07	0.14	USA
06-3-906	黑醋栗[黑加仑]	0.3	181	—	—	—	—	55	59	322	2.0	24	1.5	0.27	—	0.09	0.26	USA
06-3-907	沙棘	0.4	204	0.01	0.01	…	…	104	54	359	28.0	33	8.8	1.16	2.80	0.56	0.66	

水果类及制品 Fruit and fruit products

（以每100g可食部计）

编码 Code	食物名称 Food name	食部 Edible %	水分 Water g	能量 Energy kcal	kJ	蛋白质 Protein g	脂肪 Fat g	碳水化合物 CHO g	不溶性纤维 Dietary fiber g	胆固醇 Cholesterol mg	灰分 Ash g	总维生素A Vitamin A μgRE	胡萝卜素 Carotene μg	视黄醇 Retinol μg	硫胺素 Thiamin mg	核黄素 Riboflavin mg
06-3-908	无花果	100	81.3	65	272	1.5	0.1	16.0	3.0	—	1.1	5	30	—	0.03	0.02
06-3-909	中华猕猴桃[毛叶猕猴桃]	83	83.4	61	257	0.8	0.6	14.5	2.6	—	0.7	22	130	—	0.05	0.02
06-3-910	草莓[洋莓,凤阳草莓]	97	91.3	32	134	1.0	0.2	7.1	1.1	—	0.4	5	30	—	0.02	0.03
柑橘类																
06-4-101	橙	74	87.4	48	202	0.8	0.2	11.1	0.6	—	0.5	27	160	—	0.05	0.04
06-4-201	柑橘(X̄)	77	86.9	51	215	0.7	0.2	11.9	0.4	—	0.3	148	890	—	0.08	0.04
06-4-202	福橘	67	88.1	46	193	1.0	0.2	10.3	0.4	—	0.4	100	600	—	0.05	0.02
06-4-203	桔橘子[宽皮桂]	78	88.6	44	184	0.8	0.1	10.2	0.5	—	0.3	82	490	—	0.04	0.03
06-4-204	金橘[金枣]	89	84.7	58	242	1.0	0.2	13.7	1.4	—	0.4	62	370	—	0.04	0.03
06-4-205	芦柑	77	88.5	44	185	0.6	0.2	10.3	0.6	—	0.4	87	520	—	0.02	0.03
06-4-206	蜜橘	76	88.2	45	189	0.8	0.4	10.3	1.4	—	0.3	277	1660	—	0.05	0.04
06-4-207	三湖红橘	68	88.5	43	181	0.8	0.3	10.0	1.3	—	0.4	—	—	—	0.03	0.02
06-4-208	四川红橘	78	89.1	42	174	0.7	0.1	9.8	0.7	—	0.3	30	180	—	0.24	0.04
06-4-209	小叶橘	81	89.5	40	166	1.1	0.2	8.8	0.9	—	0.4	410	2460	—	0.25	0.03
06-4-210	早橘	82	85.6	57	238	1.2	0.2	12.6	0.1	—	0.4	857	5140	—	0.09	0.03
06-4-211	橘饼	100	5.4	371	1551	0.6	0.4	92.9	3.5	—	0.7	43	260	—	0.03	0.19
06-4-301	柚[文旦]	69	89.0	42	177	0.8	0.2	9.5	0.4	—	0.5	2	10	—	—	0.03
06-4-302	柠檬	66	91.0	37	156	1.1	1.2	6.2	1.3	—	0.5	…	…	—	0.05	0.02
热带、亚热带水果																
06-5-001	芭蕉[甘蕉,板蕉,牙蕉]	68	68.9	115	482	1.2	0.1	28.9	3.1	—	0.9	—	—	—	0.02	0.02
06-5-002	菠萝[凤梨,地菠萝]	68	88.4	44	182	0.5	0.1	10.8	1.3	—	0.2	3	20	—	0.04	0.02
06-5-003	菠萝蜜[木菠萝]	43	73.2	105	.438	0.2	0.3	25.7	0.8	—	0.6	3	18	—	0.06	0.05
06-5-004	刺梨[茨梨,木梨子]	100	81.0	63	264	0.7	0.1	16.9	4.1	—	1.3	483	2900	—	0.05	0.03

水果类及制品 Fruit and fruit products

（以每 100g 可食部计）

编码 Code	食物名称 Food name	尼克酸 Niacin mg	维生素C Vitamin C mg	维生素E (Vitamin E) Total mg	α-E mg	(β+γ)-E mg	δ-E mg	钙 Ca mg	磷 P mg	钾 K mg	钠 Na mg	镁 Mg mg	铁 Fe mg	锌 Zn mg	硒 Se μg	铜 Cu mg	锰 Mn mg	备注 Remark
06-3-908	无花果	0.1	2	1.82	1.40	0.42	…	67	18	212	5.5	17	0.1	1.42	0.67	0.01	0.17	青岛
06-3-909	中华猕猴桃[毛叶猕猴桃]	0.3	62	2.43	0.77	0.44	1.22	27	26	144	10.0	12	1.2	0.57	0.28	1.87	0.73	
06-3-910	草莓[洋莓,凤阳草莓]	0.3	47	0.71	0.54	0.17	…	18	27	131	4.2	12	1.8	0.14	0.70	0.04	0.49	
柑橘类																		
06-4-101	橙	0.3	33	0.56	0.51	0.05	…	20	22	159	1.2	14	0.4	0.14	0.31	0.03	0.05	
06-4-201	柑橘(X̄)	0.4	28	0.92	0.92	…	…	35	18	154	1.4	11	0.2	0.08	0.30	0.04	0.14	
06-4-202	福橘	0.3	11	—	—	—	—	27	5	127	0.5	14	0.8	0.22	0.12	0.13	0.06	福州
06-4-203	橘柑子[宽皮桂]	0.2	35	1.22	0.74	0.32	0.16	24	18	128	0.8	14	0.2	0.13	0.70	0.11	0.03	
06-4-204	金橘[金枣]	0.3	35	1.58	1.20	0.38	…	56	20	144	3.0	20	1.0	0.21	0.62	0.07	0.25	
06-4-205	芦柑	0.2	19	—	—	—	—	45	25	54	—	45	1.3	0.10	0.07	0.10	0.03	福建
06-4-206	蜜橘	0.2	19	0.45	—	—	—	19	18	177	1.3	16	0.2	0.10	0.45	0.07	0.05	
06-4-207	三湖红橘	0.3	3	0.30	—	—	—	33	25	250	1.4	16	0.2	0.10	0.76	0.10	0.06	江西
06-4-208	四川红橘	0.3	33	0.27	0.27	…	…	42	25	105	1.7	4	0.5	0.17	0.10	0.04	…	北京
06-4-209	小叶橘	0.7	…	0.74	0.62	0.12	…	72	16	124	2.1	29	0.2	0.09	0.50	0.04	0.09	北京
06-4-210	早橘	0.3	25	1.45	1.45	…	…	21	22	131	0.9	15	0.9	0.21	0.22	0.12	0.17	浙江
06-4-211	橘饼	0.6	—	—	—	—	—	125	6	4	485.9	17	0.8	0.21	1.47	0.06	—	武汉
06-4-301	柚[文旦]	0.3	23	—	—	—	—	4	24	119	3.0	4	0.3	0.40	0.70	0.18	0.08	福建
06-4-302	柠檬	0.6	22	1.14	1.14	…	…	101	22	209	1.1	37	0.8	0.65	0.50	0.14	0.05	北京
热带、亚热带水果																		
06-5-001	芭蕉[甘蕉,板蕉,牙蕉]	0.6	—	—	—	—	—	6	18	330	1.3	29	0.3	0.16	0.81	0.10	0.78	广东
06-5-002	菠萝[凤梨,地菠萝]	0.2	18	—	—	—	—	12	9	113	0.8	8	0.6	0.14	0.24	0.07	1.04	
06-5-003	菠萝蜜[木菠萝]	0.7	9	0.52	—	—	—	9	18	330	11.4	24	0.5	0.12	4.17	0.12	0.18	广东
06-5-004	刺梨[茨梨,木梨子]	0	2585	—	—	—	—	68	13	—	—	—	2.9	—	—	—	—	

水果类及制品 Fruit and fruit products

（以每100g可食部计）

编码 Code	食物名称 Food name	食部 Edible %	水分 Water g	能量 Energy kcal	kJ	蛋白质 Protein g	脂肪 Fat g	碳水化合物 CHO g	不溶性纤维 Dietary fiber g	胆固醇 Cholesterol mg	灰分 Ash g	总维生素A Vitamin A μgRE	胡萝卜素 Carotene μg	视黄醇 Retinol μg	硫胺素 Thiamin mg	核黄素 Riboflavin mg
06-5-005	番石榴[鸡矢果,番桃]	97	83.9	53	222	1.1	0.4	14.2	5.9	—	0.4	—	—	—	0.02	0.05
06-5-006	桂圆	50	81.4	71	298	1.2	0.1	16.6	0.4	—	0.7	3	20	—	0.01	0.14
06-5-007	桂圆(干)	37	26.9	277	1159	5.0	0.2	64.8	2.0	—	3.1	—	—	—	—	0.39
06-5-008	桂圆肉	100	17.7	317	1328	4.6	1.0	73.5	2.0	—	3.2	—	—	—	0.04	1.03
06-5-009	黄皮果	59	87.6	39	164	1.6	0.2	9.9	4.3	—	0.7	—	—	—	0.13	0.06
06-5-010	荔枝	73	81.9	71	296	0.9	0.2	16.6	0.5	—	0.4	2	10	—	0.10	0.04
06-5-011	芒果[抹猛果,望果]	60	90.6	35	146	0.6	0.2	8.3	1.3	—	0.3	150	897	—	0.01	0.04
06-5-012	木瓜[番木瓜]	86	92.2	29	121	0.4	0.1	7.0	0.8	—	0.3	145	870	—	0.01	0.02
06-5-013	人参果	88	77.1	87	362	0.6	0.7	21.2	3.5	—	0.4	8	50	—	Tr	0.25
06-5-014	香蕉[甘蕉]	59	75.8	93	389	1.4	0.2	22.0	1.2	—	0.6	10	60	—	0.02	0.04
06-5-015	杨梅[树梅,山杨梅]	82	92.0	30	125	0.8	0.2	6.7	1.0	—	0.3	7	40	—	0.01	0.05
06-5-016	杨桃	88	91.4	31	131	0.6	0.2	7.4	1.2	—	0.4	3	20	—	0.02	0.03
06-5-017	椰子	33	51.8	241	1007	4.0	12.1	31.3	4.7	—	0.8	—	—	—	0.01	0.01
06-5-018	枇杷	62	89.3	41	170	0.8	0.2	9.3	0.8	—	0.4	—	—	—	0.01	0.03
06-5-019	橄榄(白榄)	80	83.1	57	240	0.8	0.2	15.1	4.0	—	0.8	22	130	—	0.01	0.01
06-5-020	余甘子[油甘子]	80	86.6	45	188	0.3	0.1	12.4	3.4	—	0.6	8	50	—	—	0.01
瓜果类																
06-6-101	白金瓜	70	93.0	25*	106*	0.4	Tr	6.2	0.5	—	0.4	17	100	—	0.05	0.08
06-6-102	白兰瓜	55	93.2	23	96	0.6	0.1	5.3	0.8	—	0.8	7	40	—	0.02	0.03
06-6-103	哈蜜瓜	71	91.0	34	143	0.5	0.1	7.9	0.2	—	0.5	153	920	—	…	0.01
06-6-104	黄河蜜瓜	56	95.0	11*	47*	0.4	Tr	4.0	3.2	—	0.6	30	180	—	0.02	0.01
06-6-105	金塔寺瓜	81	96.9	10	41	0.6	0.1	2.0	0.7	—	0.4	—	—	—	…	0.03
06-6-106	灵蜜瓜	71	98.1	4	15	0.5	0.1	0.4	0.4	—	1.3	—	—	—	Tr	0.04

水果类及制品 Fruit and fruit products

（以每 100g 可食部计）

编码 Code	食物名称 Food name	尼克酸 Niacin mg	维生素C Vitamin C mg	维生素E(Vitamin E) Total mg	α-E mg	(β+γ)-E mg	δ-E mg	钙 Ca mg	磷 P mg	钾 K mg	钠 Na mg	镁 Mg mg	铁 Fe mg	锌 Zn mg	硒 Se μg	铜 Cu mg	锰 Mn mg	备注 Remark
06-5-005	番石榴[鸡矢果，番桃]	0.3	68	—	—	—	—	13	16	235	3.3	10	0.2	0.21	1.62	0.08	0.11	
06-5-006	桂圆	1.3	43	—	—	—	—	6	30	248	3.9	10	0.2	0.40	0.83	0.10	0.07	
06-5-007	桂圆(干)	1.3	12	—	—	—	—	38	206	1348	3.3	81	0.7	0.55	12.40	1.28	0.30	福建
06-5-008	桂圆肉	8.9	27	—	—	—	—	39	120	129	7.3	55	3.9	0.65	3.28	0.65	0.43	广东
06-5-009	黄皮果	—	35	—	—	—	—	Tr	Tr	226	6.5	16	0.4	0.32	0.64	0.04	0.60	广东
06-5-010	荔枝	1.1	41	—	—	—	—	2	24	151	1.7	12	0.4	0.17	0.14	0.16	0.09	
06-5-011	芒果[抹猛果，望果]	0.3	23	1.21	1.12	0.09	…	Tr	11	138	2.8	14	0.2	0.09	1.44	0.06	0.20	广东
06-5-012	木瓜[番木瓜]	0.3	43	0.30	…	0.30	…	17	12	18	28.0	9	0.2	0.25	1.80	0.03	0.05	广东
06-5-013	人参果	0.3	12	—	—	—	—	13	7	100	7.1	11	0.2	0.09	1.86	0.04	0.13	广东
06-5-014	香蕉[甘蕉]	0.7	8	0.24	0.24	…	…	7	28	256	0.8	43	0.4	0.18	0.87	0.14	0.65	
06-5-015	杨梅[树梅，山杨梅]	0.3	9	0.81	0.81	…	…	14	8	149	0.7	10	1.0	0.14	0.31	0.02	0.72	
06-5-016	杨桃	0.7	7	—	—	—	—	4	18	128	1.4	10	0.4	0.39	0.83	0.04	0.36	
06-5-017	椰子	0.5	6	—	—	—	—	2	90	475	55.6	65	1.8	0.92	—	0.19	0.06	广东
06-5-018	枇杷	0.3	8	0.24	0.24	…	…	17	8	122	4.0	10	1.1	0.21	0.72	0.06	0.34	
06-5-019	橄榄(白榄)	0.7	3	—	—	—	—	49	18	23	Tr	10	0.2	0.25	0.35	Tr	0.48	福建
06-5-020	余甘子[油甘子]	0.5	62	—	—	—	—	6	9	15	Tr	8	0.2	0.10	1.13	Tr	0.95	福建
瓜果类																		
06-6-101	白金瓜	0.7	17	—	—	—	—	12	13	182	1.6	10	0.4	0.26	0.37	0.08	—	武汉
06-6-102	白兰瓜	0.6	14	—	—	—	—	24	13	—	—	—	0.9	—	—	—	—	
06-6-103	哈蜜瓜	…	12	—	—	—	—	4	19	190	26.7	19	…	0.13	1.10	0.01	0.01	北京
06-6-104	黄河蜜瓜	0.5	15	—	—	—	—	—	—	—	—	—	—	—	—	—	—	甘肃
06-6-105	金塔寺瓜	0.5	18	—	—	—	—	—	—	—	—	—	—	—	—	—	—	兰州
06-6-106	灵蜜瓜	—	…	—	—	—	—	12	1	62	5.2	—	0.5	…	0.20	…	0.01	河北

水果类及制品 Fruit and fruit products

（以每 100g 可食部计）

编码 Code	食物名称 Food name	食部 Edible %	水分 Water g	能量 Energy kcal	能量 Energy kJ	蛋白质 Protein g	脂肪 Fat g	碳水化合物 CHO g	不溶性纤维 Dietary fiber g	胆固醇 Cholesterol mg	灰分 Ash g	总维生素 A Vitamin A μgRE	胡萝卜素 Carotene μg	视黄醇 Retinol μg	硫胺素 Thiamin mg	核黄素 Riboflavin mg
06-6-107	麻醉瓜	66	95. 2	17	72	0. 7	0. 1	3. 6	0. 4	—	0. 4	—	—	—	…	0. 03
06-6-108	甜瓜[香瓜]	78	92. 9	27	111	0. 4	0. 1	6. 2	0. 4	—	0. 4	5	30	—	0. 02	0. 03
06-6-201	西瓜(X̄)	56	93. 3	26	108	0. 6	0. 1	5. 8	0. 3	—	0. 2	75	450	—	0. 02	0. 03
06-6-202	西瓜(京欣一号)	59	91. 2	34*	142*	0. 5	Tr	8. 1	0. 2	—	0. 2	13	80	—	0. 02	0. 04
06-6-203	西瓜(郑州三号)	59	93. 4	26	108	0. 6	0. 1	5. 7	0. 2	—	0. 2	35	210	—	0. 02	0. 04
06-6-204	西瓜(忠于6号,黑皮)	64	92. 3	32	135	0. 5	0. 5	6. 5	0. 1	—	0. 2	38	230	—	0. 01	0. 03
06-6-205	籽瓜	46	98. 7	5	21	0. 2	0. 3	0. 6	0. 5	—	0. 2	—	—	—	Tr	0. 03

水果类及制品 Fruit and fruit products

（以每 100g 可食部计）

编码 Code	食物名称 Food name	尼克酸 Niacin mg	维生素 C Vitamin C mg	维生素 E (Vitamin E) Total mg	α-E mg	(β+γ)-E mg	δ-E mg	钙 Ca mg	磷 P mg	钾 K mg	钠 Na mg	镁 Mg mg	铁 Fe mg	锌 Zn mg	硒 Se μg	铜 Cu mg	锰 Mn mg	备注 Remark
06-6-107	麻醉瓜	0.4	17	—	—	—	—	—	—	—	—	—	—	—	—	—	—	兰州
06-6-108	甜瓜[香瓜]	0.3	15	0.47	0.11	0.29	0.07	14	17	139	8.8	11	0.7	0.09	0.40	0.04	0.04	
06-6-201	西瓜($\bar{X}$)	0.2	6	0.10	0.06	0.01	0.03	8	9	87	3.2	8	0.3	0.10	0.17	0.05	0.05	
06-6-202	西瓜(京欣一号)	0.4	7	0.03	0.03	…	…	10	13	79	4.2	11	0.7	0.10	0.08	0.02	0.05	
06-6-203	西瓜(郑州三号)	0.3	4	0.13	0.13	…	…	4	11	115	2.4	10	0.2	0.07	0.10	0.04	0.01	
06-6-204	西瓜(忠于6号,黑皮)	0.2	6	0.16	0.16	…	…	—	—	—	—	22	—	—	—	—	—	河北
06-6-205	籽瓜	0.1	10	—	—	—	—	—	—	—	—	—	—	—	—	—	—	甘肃

Notes

坚果、种子类

Nuts and Seeds

坚果又称壳果，这类食物食用部分多为坚硬果核内的种仁子叶或胚乳，富含淀粉和油脂。植物的干种子在商业上常与坚果放在一起，本节也采用这种方法，并将此类食物分成两个亚类。

1.树坚果：包括杏仁、腰果、榛子、山核桃、松子、核桃、板栗、白果（银杏）等。

2.种子：包括花生、葵花子、南瓜子、西瓜子等。

坚果、种子类 Nuts and seeds

（以每100g可食部计）

编码 Code	食物名称 Food name	食部 Edible %	水分 Water g	能量 Energy kcal	能量 Energy kJ	蛋白质 Protein g	脂肪 Fat g	碳水化合物 CHO g	不溶性纤维 Dietary fiber g	胆固醇 Cholesterol mg	灰分 Ash g	总维生素A Vitamin A μgRE	胡萝卜素 Carotene μg	视黄醇 Retinol μg	硫胺素 Thiamin mg	核黄素 Riboflavin mg
树坚果																
07-1-001	白果(干)[银杏]	67	9.9	355	1485	13.2	1.3	72.6	—	—	3.0	—	—	—	…	0.10
07-1-002	菠萝蜜子	97	57.0	165	688	4.9	0.3	36.7	2.3	—	1.1	—	—	—	0.31	0.16
07-1-003	核桃(鲜)	43	49.8	336	1406	12.8	29.9	6.1	4.3	—	1.4	—	—	—	0.07	0.14
07-1-004	核桃(干)[胡桃]	43	5.2	646	2704	14.9	58.8	19.1	9.5	—	2.0	5	30	—	0.15	0.14
07-1-005	毛核桃	38	57.6	184	771	12.0	6.7	21.7	5.4	—	2.0	—	—	—	0.09	0.10
07-1-006	山核桃(干)	24	2.2	616	2576	18.0	50.4	26.2	7.4	—	3.2	5	30	—	0.16	0.09
07-1-007	山核桃(熟)[小核桃]	30	2.2	612	2559	7.9	50.8	34.6	7.8	—	4.5	—	—	—	0.02	0.09
07-1-008	栗子(鲜)[板栗]	80	52.0	189	789	4.2	0.7	42.2	1.7	—	0.9	32	190	—	0.14	0.17
07-1-009	栗子(干)	73	13.4	348	1455	5.3	1.7	78.4	1.2	—	1.2	5	30	—	0.08	0.15
07-1-010	栗子(熟)[板栗]	78	46.6	214	897	4.8	1.5	46.0	1.2	—	1.1	40	240	—	0.19	0.13
07-1-011	松子(生)	32	3.0	665	2782	12.6	62.6	19.0	12.4	—	2.8	7	40	—	0.41	0.09
07-1-012	松子(炒)	31	3.6	644	2693	14.1	58.5	21.4	12.4	—	2.4	5	30	—	…	0.11
07-1-013	松子仁	100	0.8	718	3003	13.4	70.6	12.2	10.0	—	3.0	2	10	—	0.19	0.25
07-1-014	杏仁	100	5.6	578	2419	22.5	45.4	23.9	8.0	—	2.6	—	—	—	0.08	0.56
07-1-015	杏仁(大)	100	6.2	540	2259	19.9	42.9	27.8	18.5	—	3.2	—	—	—	0.02	1.82
07-1-016	杏仁(炒)	91	2.1	618	2587	25.7	51.0	18.7	9.1	—	2.5	17	100	—	0.15	0.71
07-1-017	杏仁(原味全部)	100	5.3	596	2418	21.3	50.6	19.7	11.8	—	3.1	—	—	—	0.24	0.81
07-1-018	杏仁(漂白后)	100	4.5	602	2431	21.9	50.6	19.9	10.4	—	3.0	—	—	—	0.20	0.56
07-1-019	杏仁(过油炸干)	100	2.8	631	2540	21.2	55.2	17.7	10.5	—	3.1	—	—	—	0.09	0.78
07-1-020	杏仁(烤干,不加盐)	100	2.6	617	2498	22.1	52.8	19.3	11.8	—	3.2	—	—	—	0.07	0.86
07-1-021	杏仁(烤干,加盐)	100	2.6	617	2498	22.1	52.8	19.3	11.8	—	3.2	—	—	—	0.07	0.86
07-1-022	橡实[橡子,青冈子]	70	42.3	233	977	4.0	2.0	50.5	1.3	—	1.2	—	—	—	0.03	Tr

（以每 100g 可食部计）

编码 Code	食物名称 Food name	尼克酸 Niacin mg	维生素 C Vitamin C mg	维生素 E(Vitamin E) Total mg	α-E mg	(β+γ)-E mg	δ-E mg	钙 Ca mg	磷 P mg	钾 K mg	钠 Na mg	镁 Mg mg	铁 Fe mg	锌 Zn mg	硒 Se μg	铜 Cu mg	锰 Mn mg	备注 Remark
树坚果																		
07-1-001	白果(干)[银杏]	…	…	24.70	—	—	—	54	23	17	17.5	…	0.2	0.69	14.50	0.45	2.03	河北
07-1-002	菠萝蜜子	0.9	16	0.12	—	—	—	18	68	400	11.5	27	1.6	0.54	10.47	0.27	0.30	广东
07-1-003	核桃(鲜)	1.4	10	41.17	—	—	—	—	—	—	—	—	—	—	—	—	—	甘肃
07-1-004	核桃(干)[胡桃]	0.9	1	43.21	0.82	39.44	2.95	56	294	385	6.4	131	2.7	2.17	4.62	1.17	3.44	
07-1-005	毛核桃	1.5	40	—	—	—	—	—	—	—	—	—	—	—	—	—	—	甘肃
07-1-006	山核桃(干)	0.5	—	65.55	2.14	61.24	2.17	57	521	237	250.7	306	6.8	6.42	0.87	2.14	8.16	
07-1-007	山核桃(熟)[小核桃]	1.0	…	14.08	0.71	12.48	0.89	133	222	241	430.3	5	5.4	12.59	…	0.45	0.15	杭州
07-1-008	栗子(鲜)[板栗]	0.8	24	4.56	…	4.44	0.12	17	89	442	13.9	50	1.1	0.57	1.13	0.40	1.53	
07-1-009	栗子(干)	0.8	25	11.45	—	—	—	—	—	—	8.5	56	1.2	1.32	—	1.34	1.14	河北
07-1-010	栗子(熟)[板栗]	1.2	36	—	—	—	—	15	91	—	—	—	1.7	—	—	—	—	北京
07-1-011	松子(生)	3.8	—	34.48	19.60	14.34	0.54	3	620	184	—	567	5.9	9.02	0.63	2.68	10.35	哈尔滨
07-1-012	松子(炒)	3.8	…	25.20	14.30	10.34	0.56	161	227	612	3.0	186	5.2	5.49	0.62	1.21	7.40	北京
07-1-013	松子仁	4.0	—	32.79	17.68	14.76	0.35	78	569	502	10.1	116	4.3	4.61	0.74	0.95	6.01	北京
07-1-014	杏仁	—	26	18.53	—	—	—	97	27	106	8.3	178	2.2	4.30	15.65	0.80	0.77	
07-1-015	杏仁(大)	—	26	—	—	—	—	49	4	169	—	—	1.2	4.06	27.06	0.67	0.72	河北
07-1-016	杏仁(炒)	2.5	—	—	—	—	—	141	202	—	—	—	3.9	—	—	—	—	北京
07-1-017	杏仁(原味全部)	3.9	—	—	—	—	—	248	474	728	1.0	275	4.3	3.36	4.40	1.11	2.54	USA
07-1-018	杏仁(漂白后)	3.7	—	—	—	—	—	216	480	687	28.0	275	3.7	3.12	4.40	1.17	2.24	USA
07-1-019	杏仁(过油炸干)	3.7	—	—	—	—	—	291	466	699	1.0	274	3.7	3.07	4.40	0.96	2.46	USA
07-1-020	杏仁(烤干,不加盐)	3.9	—	—	—	—	—	266	489	746	1.0	286	4.5	3.54	4.40	1.17	2.62	USA
07-1-021	杏仁(烤干,加盐)	3.9	—	—	—	—	—	266	489	746	339.0	286	4.5	3.54	4.40	1.17	2.62	USA
07-1-022	橡实[橡子,青冈子]	—	7	—	—	—	—	112	64	—	—	—	5.8	—	—	—	—	贵州

坚果、种子类 Nuts and seeds

（以每 100g 可食部计）

编码 Code	食物名称 Food name	食部 Edible %	水分 Water g	能量 Energy kcal	kJ	蛋白质 Protein g	脂肪 Fat g	碳水化合物 CHO g	不溶性纤维 Dietary fiber g	胆固醇 Cholesterol mg	灰分 Ash g	总维生素 A Vitamin A μgRE	胡萝卜素 Carotene μg	视黄醇 Retinol μg	硫胺素 Thiamin mg	核黄素 Riboflavin mg
07-1-023	腰果	100	2.4	559	2338	17.3	36.7	41.6	3.6	—	2.0	8	49	—	0.27	0.13
07-1-024	榛子(干)	27	7.4	561	2348	20.0	44.8	24.3	9.6	—	3.5	8	50	—	0.62	0.14
07-1-025	榛子(炒)	21	2.3	611	2555	30.5	50.3	13.1	8.2	—	3.8	12	70	—	0.21	0.22
种子																
07-2-001	胡麻子	98	6.9	450	1884	19.1	30.7	39.5	30.2	—	3.8	—	—	—	0.29	0.28
07-2-002	花生(鲜)[落花生,长生果]	53	48.3	313	1310	12.0	25.4	13.0	7.7	—	1.3	2	10	—	…	0.04
07-2-003	花生(炒)	71	4.1	601	2516	21.7	48.0	23.8	6.3	—	2.4	10	60	—	0.13	0.12
07-2-004	花生仁(生)	100	6.9	574	2400	24.8	44.3	21.7	5.5	—	2.3	5	30	—	0.72	0.13
07-2-005	花生仁(炒)	100	1.8	589	2466	23.9	44.4	25.7	4.3	—	4.2	—	—	—	0.12	0.10
07-2-006	葵花子(生)	50	2.4	609	2548	23.9	49.9	19.1	6.1	—	4.7	5	30	—	0.36	0.20
07-2-007	葵花子(炒)	52	2.0	625	2616	22.6	52.8	17.3	4.8	—	5.3	5	30	—	0.43	0.26
07-2-008	葵花子仁	100	7.8	615	2572	19.1	53.4	16.7	4.5	—	3.0	—	—	—	1.89	0.16
07-2-009	莲子(干)	100	9.5	350	1463	17.2	2.0	67.2	3.0	—	4.1	—	—	—	0.16	0.08
07-2-010	莲子(糖水罐头)	100	49.2	202	845	2.8	0.5	46.9	0.7	—	0.6	—	—	—	0.04	0.09
07-2-011	南瓜子(炒)[白瓜子]	68	4.1	582	2436	36.0	46.1	7.9	4.1	—	5.9	—	—	—	0.08	0.16
07-2-012	南瓜子仁	100	9.2	576	2408	33.2	48.1	4.9	4.9	—	4.6	—	—	—	0.23	0.09
07-2-013	西瓜子(炒)	43	4.3	582	2434	32.7	44.8	14.2	4.5	—	4.0	—	—	—	0.04	0.08
07-2-014	西瓜子(话梅)	38	5.0	567	2372	30.3	46.5	13.4	13.2	—	4.8	—	—	—	0.03	0.05
07-2-015	西瓜子仁	100	9.2	566	2369	32.4	45.9	8.6	5.4	—	3.9	—	—	—	0.20	0.08
07-2-016	芝麻(白)	100	5.3	536	2244	18.4	39.6	31.5	9.8	—	5.2	—	—	—	0.36	0.26
07-2-017	芝麻(黑)	100	5.7	559	2340	19.1	46.1	24.0	14.0	—	5.1	—	—	—	0.66	0.25
07-2-018	芡实米(鲜)[鸡头米]	47	63.4	145	605	4.4	0.2	31.5	0.4	—	0.5	—	—	—	0.40	0.08
07-2-019	芡实米[鸡头米]	100	11.4	353	1475	8.3	0.3	79.6	0.9	—	0.4	—	—	—	0.30	0.09

（以每 100g 可食部计）

编码 Code	食物名称 Food name	尼克酸 Niacin mg	维生素C Vitamin C mg	维生素E(Vitamin E) Total mg	α-E mg	(β+γ)-E mg	δ-E mg	钙 Ca mg	磷 P mg	钾 K mg	钠 Na mg	镁 Mg mg	铁 Fe mg	锌 Zn mg	硒 Se μg	铜 Cu mg	锰 Mn mg	备注 Remark
07-1-023	腰果	1.3	…	3.17	—	—	—	26	395	503	251.3	153	4.8	4.30	34.00	1.43	1.80	
07-1-024	榛子(干)	2.5	—	36.43	29.22	6.83	0.38	104	422	1244	4.7	420	6.4	5.83	0.78	3.03	14.94	哈尔滨
07-1-025	榛子(炒)	9.8	…	25.20	14.30	10.34	0.56	815	423	686	153.0	502	5.1	3.75	2.40	2.00	18.47	北京
种子																		
07-2-001	胡麻子	1.0	—	12.93	—	—	—	228	577	408	48.8	389	19.7	4.84	—	1.60	2.63	甘肃
07-2-002	花生(鲜)[落花生,长生果]	14.1	14	2.93	1.69	1.24	…	8	250	390	3.7	110	3.4	1.79	4.50	0.68	0.65	北京
07-2-003	花生(炒)	18.9	…	12.94	9.92	2.38	0.64	47	326	563	34.8	171	1.5	2.03	3.90	0.68	1.44	
07-2-004	花生仁(生)	17.9	2	18.09	9.73	7.87	0.49	39	324	587	3.6	178	2.1	2.50	3.94	0.95	1.25	
07-2-005	花生仁(炒)	18.9	…	14.97	8.32	6.28	0.37	284	315	674	445.1	176	6.9	2.82	7.10	0.89	1.90	北京
07-2-006	葵花子(生)	4.8	…	34.53	31.47	2.93	0.13	72	238	562	5.5	264	5.7	6.03	1.21	2.51	1.95	甘肃
07-2-007	葵花子(炒)	4.8	…	26.46	25.04	1.42	…	72	564	491	1322.0	267	6.1	5.91	2.00	1.95	1.98	
07-2-008	葵花子仁	4.5	…	79.09	74.50	4.44	0.15	115	604	547	5.0	287	2.9	0.50	5.78	0.56	1.07	上海
07-2-009	莲子(干)	4.2	5	2.71	0.93	1.78	…	97	550	846	5.1	242	3.6	2.78	3.36	1.33	8.23	
07-2-010	莲子(糖水罐头)	1.5	…	—	—	—	—	24	133	27	8.7	9	…	…	2.43	0.03	—	武汉
07-2-011	南瓜子(炒)[白瓜子]	3.3	—	27.28	1.10	9.75	16.43	37	—	672	15.8	376	6.5	7.12	27.03	1.44	3.85	
07-2-012	南瓜子仁	1.8	Tr	13.25	3.67	9.58	…	16	1159	102	20.6	2	1.5	2.57	2.78	1.11	0.64	上海
07-2-013	西瓜子(炒)	3.4	…	1.23	1.23	…	…	28	765	612	187.7	448	8.2	6.76	23.44	1.82	1.82	
07-2-014	西瓜子(话梅)	3.2	—	2.71	1.11	1.11	0.49	392	868	516	133.7	18	4.4	5.88	6.20	1.91	1.45	青岛
07-2-015	西瓜子仁	1.4	Tr	27.37	2.23	25.14	…	…	818	186	9.4	1	4.7	0.39	11.00	0.04	1.21	上海
07-2-016	芝麻(白)	3.8	—	38.28	…	37.22	1.06	620	513	266	32.2	202	14.1	4.21	4.06	1.41	1.17	
07-2-017	芝麻(黑)	5.9	—	50.40	…	49.04	1.36	780	516	358	8.3	290	22.7	6.13	4.70	1.77	17.85	
07-2-018	芡实米(鲜)[鸡头米]	2.5	6	—	—	—	—	9	110	—	—	—	0.4	—	—	—	—	北京
07-2-019	芡实米[鸡头米]	0.4	—	—	—	—	—	37	56	60	28.4	16	0.5	1.24	6.03	0.63	1.51	

Notes

畜肉类及制品

Meat and Meat Products

常见的家畜有猪、牛、羊、驴、马等。本节按以上种类分为亚类。

畜体的各部位主要分为头部、躯干和四肢，各部位的命名主要以骨为基础，分位图如前所示。肉和肉制品包括动物的骨骼肌，也包括它们的腺体和器官（如舌头、肝脏、心脏、肾脏和脑等）。

肉的质量分级一般基于三个因素：胴体的成熟度、脂肪花纹度和肌肉坚实度。颜色也是一个参考依据。这些因素导致肉的产量、嫩度、风味、烹调过程中营养素的损失以及总体质量大不相同。

畜肉类及制品 Meat and meat products

（以每 100g 可食部计）

编码 Code	食物名称 Food name	食部 Edible %	水分 Water g	能量 Energy kcal	能量 Energy kJ	蛋白质 Protein g	脂肪 Fat g	碳水化合物 CHO g	不溶性纤维 Dietary fiber g	胆固醇 Cholesterol mg	灰分 Ash g	总维生素A Vitamin A μgRE	胡萝卜素 Carotene μg	视黄醇 Retinol μg	硫胺素 Thiamin mg	核黄素 Riboflavin mg
猪																
08-1-101	猪肉(肥瘦)($\bar{X}$)	100	46.8	395	1653	13.2	37.0	2.4	—	80	0.6	18	—	18	0.22	0.16
08-1-102	猪肉(肥)	100	8.8	807	3376	2.4	88.6	0	—	109	0.2	29	—	29	0.08	0.05
08-1-103	猪肉(后臀尖)	97	54.0	336	1406	14.6	30.8	0	—	87	0.6	16	—	16	0.26	0.11
08-1-104	猪肉(后肘)	73	57.6	320	1339	17.0	28.0	0	—	79	0.6	8	—	8	0.37	0.18
08-1-105	猪肉(肋条肉)	96	31.1	568	2377	9.3	59.0	0	—	109	0.6	10	—	10	0.09	0.04
08-1-106	猪肉(里脊)	100	70.3	155	649	20.2	7.9	0.7	—	55	0.9	5	—	5	0.47	0.12
08-1-107	猪肉(奶脯)[软五花,猪夹心]	85	56.8	349	1460	7.7	35.3	0	—	98	0.2	39	—	39	0.14	0.06
08-1-108	猪肉（奶面）[硬五花]	79	53.0	339	1418	13.6	30.6	2.2	—	77	0.6	10	—	10	0.36	0.15
08-1-109	猪肉（前肘）	77	56.2	287	1201	17.3	22.9	2.9	—	79	0.7	16	—	16	0.28	0.13
08-1-110	猪肉（瘦）	100	71.0	143	598	20.3	6.2	1.5	—	81	1.0	44	—	44	0.54	0.10
08-1-111	猪肉（腿）	100	67.6	190	795	17.9	12.8	0.8	—	79	0.9	3	—	3	0.53	0.24
08-1-112	猪肉（猪脖）	90	31.1	577	2414	8.0	60.5	0	—	94	0.4	18	—	18	0.21	0.07
08-1-113	猪大肠	100	73.6	196	820	6.9	18.7	0	—	137	0.8	7	—	7	0.06	0.11
08-1-114	猪大排	68	58.8	264	1105	18.3	20.4	1.7	—	165	0.8	12	—	12	0.80	0.15
08-1-115	猪耳	100	69.4	176	736	19.1	11.1	0	—	92	0.4	…	—	…	0.05	0.12
08-1-116	猪蹄	60	58.2	260	1088	22.6	18.8	0	—	192	0.4	3	—	3	0.05	0.10
08-1-117	猪蹄筋	100	62.4	156	653	35.3	1.4	0.5	—	79	0.4	…	—	…	0.01	0.09
08-1-118	猪头皮	100	30.6	499	2088	11.8	44.6	12.7	—	304	0.3	—	—	—	0.10	0.05
08-1-119	猪小排	72	58.1	278	1163	16.7	23.1	0.7	—	146	1.4	5	—	5	0.30	0.16
08-1-120	猪肘棒	67	55.5	248	1038	16.5	16.0	9.4	—	65	2.6	…	—	…	0.10	0.09
08-1-201	猪胆肝	100	16.3	336	1406	44.2	6.4	25.3	—	1017	7.8	3582	—	3582	0.41	2.50
08-1-202	猪肚	96	78.2	110	460	15.2	5.1	0.7	—	165	0.8	3	—	3	0.07	0.16

畜肉类及制品 Meat and meat products

（以每100g可食部计）

编码 Code	食物名称 Food name	尼克酸 Niacin mg	维生素C Vitamin C mg	维生素E(Vitamin E) Total mg	α-E mg	(β+γ)-E mg	δ-E mg	钙 Ca mg	磷 P mg	钾 K mg	钠 Na mg	镁 Mg mg	铁 Fe mg	锌 Zn mg	硒 Se μg	铜 Cu mg	锰 Mn mg	备注 Remark
猪																		
08-1-101	猪肉(肥瘦)($\bar{X}$)	3.5	—	0.35	0.35	…	…	6	162	204	59.4	16	1.6	2.06	11.97	0.06	0.03	
08-1-102	猪肉(肥)	0.9	—	0.24	…	0.12	0.12	3	18	23	19.5	2	1.0	0.69	7.78	0.05	0.03	
08-1-103	猪肉(后臀尖)	2.8	—	0.95	0.95	…	…	5	130	178	57.5	12	1.0	0.84	2.94	0.13	…	
08-1-104	猪肉(后肘)	2.6	—	0.48	0.48	…	…	6	142	188	76.8	12	1.0	1.77	6.87	0.19	0.01	
08-1-105	猪肉(肋条肉)	2.4	—	0.05	0.05	…	…	6	96	214	80.0	17	1.0	1.61	3.70	0.05	0.02	
08-1-106	猪肉(里脊)	5.2	—	0.59	0.48	0.11	…	6	184	317	43.2	28	1.5	2.30	5.25	0.16	0.03	
08-1-107	猪肉(奶脯)[软五花,猪夹心]	2.0	—	0.49	—	—	—	5	67	53	36.7	5	0.8	0.73	2.22	0.13	…	北京
08-1-108	猪肉(奶面)[硬五花]	3.1	—	0.20	0.20	…	…	6	120	168	52.0	15	1.3	2.20	6.05	0.12	0.01	
08-1-109	猪肉(前肘)	3.4	—	0.58	0.58	…	…	5	181	137	122.3	16	3.5	2.07	32.48	0.22	—	
08-1-110	猪肉(瘦)	5.3	—	0.34	0.29	0.05	…	6	189	305	57.5	25	3.0	2.99	9.50	0.11	0.03	
08-1-111	猪肉(腿)	4.9	—	0.30	0.01	0.18	0.11	6	185	295	63.0	25	0.9	2.18	13.40	0.14	0.04	
08-1-112	猪肉(猪脖)	1.7	—	0.61	0.55	…	0.06	4	77	99	54.0	7	1.2	0.59	2.21	0.14	…	北京
08-1-113	猪大肠	1.9	—	0.50	0.42	0.08	…	10	56	44	116.3	8	1.0	0.98	16.95	0.06	0.07	
08-1-114	猪大排	5.3	—	0.11	0.11	…	…	8	125	274	44.5	17	0.8	1.72	10.30	0.12	0.05	
08-1-115	猪耳	3.5	—	0.85	0.50	0.35	…	6	28	58	68.2	3	1.3	0.35	4.02	Tr	0.01	山东
08-1-116	猪蹄	1.5	—	0.01	0.01	…	…	33	33	54	101.0	5	1.1	1.14	5.85	0.09	0.01	
08-1-117	猪蹄筋	2.9	—	0.10	0.10	…	…	15	40	46	178.0	4	2.2	2.30	10.27	0.04	0.02	
08-1-118	猪头皮·	—	—	0.15	0.09	…	0.06	13	37	62	72.4	56	1.7	1.18	—	0.08	1.25	合肥
08-1-119	猪小排	4.5	—	0.11	0.11	…	…	14	135	230	62.6	14	1.4	3.36	11.05	0.17	0.02	
08-1-120	猪肘棒	6.6	—	—	—	—	—	19	122	148	80.0	5	1.5	1.54	7.30	0.13	…	北京
08-1-201	猪胆肝	11.0	—	—	—	—	—	12	325	855	3625.0	95	181.3	11.25	42.69	1.18	0.83	福建
08-1-202	猪肚	3.7	—	0.32	0.32	…	…	11	124	171	75.1	12	2.4	1.92	12.76	0.10	0.12	

畜肉类及制品 Meat and meat products

（以每100g可食部计）

编码 Code	食物名称 Food name	食部 Edible %	水分 Water g	能量 Energy kcal	能量 Energy kJ	蛋白质 Protein g	脂肪 Fat g	碳水化合物 CHO g	不溶性纤维 Dietary fiber g	胆固醇 Cholesterol mg	灰分 Ash g	总维生素A Vitamin A μgRE	胡萝卜素 Carotene μg	视黄醇 Retinol μg	硫胺素 Thiamin mg	核黄素 Riboflavin mg
08-1-203	猪肺	97	83.1	84	351	12.2	3.9	0.1	—	290	0.7	10	—	10	0.04	0.18
08-1-204	猪肝	99	70.7	129	540	19.3	3.5	5.0	—	288	1.5	4972	—	4972	0.21	2.08
08-1-205	猪脑	100	78.0	131	548	10.8	9.8	0	—	2571	1.6	…	—	…	0.11	0.19
08-1-206	猪脾	100	79.4	94	393	13.2	3.2	3.1	—	461	1.1	…	—	…	0.09	0.26
08-1-207	猪舌[猪口条]	94	63.7	233	975	15.7	18.1	1.7	—	158	0.8	15	—	15	0.13	0.30
08-1-208	猪肾[猪腰子]	93	78.8	96	402	15.4	3.2	1.4	—	354	1.2	41	—	41	0.31	1.14
08-1-209	猪肾(腰子)	92	75.0	137	573	16.0	8.1	0	—	—	0.9	46	—	46	0.29	0.69
08-1-210	猪小肠	100	85.4	65	272	10.0	2.0	1.7	—	183	0.9	6	—	6	0.12	0.11
08-1-211	猪心	97	76.0	119	498	16.6	5.3	1.1	—	151	1.0	13	—	13	0.19	0.48
08-1-212	猪血	100	85.8	55	230	12.2	0.3	0.9	—	51	0.8	—	—	—	0.03	0.04
08-1-301	叉烧肉	100	49.2	279	1167	23.8	16.9	7.9	—	68	2.2	16	—	16	0.66	0.23
08-1-302	宫爆肉丁(罐头)	100	44.5	353	1477	17.7	27.6	8.4	—	62	1.8	31	—	31	0.37	0.11
08-1-303	酱汁肉	96	24.0	549	2297	15.5	50.4	8.4	—	92	1.7	4	—	4	0.07	0.14
08-1-304	腊肉(培根)	100	63.1	181	757	22.3	9.0	2.6	—	46	3.0	…	—	…	0.90	0.11
08-1-305	腊肉(生)	100	31.1	498	2084	11.8	48.8	2.9	—	123	5.4	96	—	96	—	—
08-1-306	卤猪杂	100	57.5	186	778	24.6	4.8	11.0	—	208	2.1	—	—	—	0.01	0.10
08-1-307	午餐肉	100	59.9	229	958	9.4	15.9	12.0	—	56	2.8	…	—	…	0.24	0.05
08-1-308	咸肉	100	40.4	390	1632	16.5	36.0	0	—	72	8.4	20	—	20	0.77	0.21
08-1-309	珍珠里脊丝(罐头)	100	63.6	225	941	6.7	17.3	10.5	—	120	1.9	…	—	…	0.09	0.04
08-1-310	猪肝(卤煮)	100	56.4	203	849	26.4	8.3	5.6	—	469	3.3	4200	—	4200	0.36	0.42
08-1-311	猪肉(清蒸)	100	66.9	198	828	18.4	13.8	0	—	62	0.9	—	—	—	0.09	0.07
08-1-312	猪蹄(熟)	43	55.8	260	1088	23.6	17.0	3.2	—	86	0.4	…	—	…	0.13	0.04
08-1-313	猪肘棒(熟)	72	49.5	314	1314	21.3	24.5	2.1	—	108	2.6	…	—	…	0.04	0.09
08-1-314	猪肉松(X)	100	9.4	396	1657	23.4	11.5	49.7	—	111	6.0	44	—	44	0.04	0.13

（以每 100g 可食部计）

编码 Code	食物名称 Food name	尼克酸 Niacin mg	维生素 C Vitamin C mg	维生素 E (Vitamin E) Total mg	α-E mg	(β+γ)-E mg	δ-E mg	钙 Ca mg	磷 P mg	钾 K mg	钠 Na mg	镁 Mg mg	铁 Fe mg	锌 Zn mg	硒 Se μg	铜 Cu mg	锰 Mn mg	备注 Remark
08-1-203	猪肺	1.8	—	0.45	0.45	…	…	6	165	210	81.4	10	5.3	1.21	10.77	0.08	0.04	
08-1-204	猪肝	15.0	20	0.86	0.86	…	…	6	310	235	68.6	24	22.6	5.78	19.21	0.65	0.26	
08-1-205	猪脑	2.8	—	0.96	0.96	…	…	30	294	259	130.7	10	1.9	0.99	12.65	0.32	0.03	
08-1-206	猪脾	0.6	—	0.33	0.24	0.09	…	1	111	234	26.1	14	11.3	1.44	16.50	0.06	0.02	山东
08-1-207	猪舌[猪口条]	4.6	—	0.73	0.57	0.16	…	13	163	216	79.4	14	2.8	2.12	11.74	0.18	0.04	
08-1-208	猪肾[猪腰子]	8.0	13	0.34	0.34	…	…	12	215	217	134.2	22	6.1	2.56	111.77	0.58	0.16	
08-1-209	猪肾(腰子)	6.0	7	0.33	0.19	0.11	0.03	2	232	194	124.8	16	4.6	1.98	156.77	0.47	0.11	青海
08-1-210	猪小肠	3.1	—	0.13	0.13	…	…	7	95	142	204.8	16	2.0	2.77	7.22	0.12	0.13	
08-1-211	猪心	6.8	4	0.74	0.73	0.01	…	12	189	260	71.2	17	4.3	1.90	14.94	0.37	0.05	
08-1-212	猪血	0.3	—	0.20	0.10	0.10	…	4	16	56	56.0	5	8.7	0.28	7.94	0.10	0.03	
08-1-301	叉烧肉	7.0	—	0.68	0.38	0.25	0.05	8	218	430	818.8	28	2.6	2.42	8.41	0.10	0.20	
08-1-302	宫爆肉丁(罐头)	10.4	—	1.51	0.63	0.88	…	47	140	113	471.9	9	2.0	3.46	3.40	0.23	0.28	北京
08-1-303	酱汁肉	2.5	—	0.49	0.45	0.04	…	9	90	110	257.4	2	1.5	2.89	—	0.39	0.10	上海
08-1-304	腊肉(培根)	4.5	—	0.11	0.11	…	…	2	228	294	51.2	3	2.4	2.26	5.50	0.03	0.05	上海
08-1-305	腊肉(生)	—	—	6.23	—	—	—	22	249	416	763.9	35	7.5	3.49	23.52	0.08	0.05	甘肃
08-1-306	卤猪杂	2.2	—	—	—	—	—	14	142	121	881.4	12	3.0	2.16	5.15	0.13	—	武汉
08-1-307	午餐肉	11.1	—	—	—	—	—	57	81	146	981.9	18	0.8	1.39	4.30	0.08	0.06	北京
08-1-308	咸肉	3.5	—	0.10	0.04	0.06	…	10	112	387	195.6	30	2.6	2.04	13.00	0.11	0.08	杭州
08-1-309	珍珠里脊丝(罐头)	5.4	—	0.67	…	0.67	…	34	61	136	572.3	14	1.4	1.11	3.40	0.06	0.18	北京
08-1-310	猪肝(卤煮)	—	—	0.14	—	—	—	68	153	188	674.7	12	2.0	0.35	28.70	0.39	0.27	北京
08-1-311	猪肉(清蒸)	2.8	—	—	—	—	—	4	113	134	210.6	9	3.4	3.18	10.55	0.15	—	武汉
08-1-312	猪蹄(熟)	2.8	—	—	—	—	—	32	52	18	363.2	3	2.4	0.78	4.20	0.08	…	
08-1-313	猪肘棒(熟)	3.8	—	—	—	—	—	55	102	106	753.9	6	1.6	2.66	11.10	0.12	0.07	北京
08-1-314	猪肉松(X)	3.3	—	10.02	1.34	6.68	2.00	41	162	313	469.0	55	6.4	4.28	8.77	0.13	0.60	

畜肉类及制品 Meat and meat products

（以每100g可食部计）

编码 Code	食物名称 Food name	食部 Edible %	水分 Water g	能量 Energy kcal	能量 Energy kJ	蛋白质 Protein g	脂肪 Fat g	碳水化合物 CHO g	不溶性纤维 Dietary fiber g	胆固醇 Cholesterol mg	灰分 Ash g	总维生素A Vitamin A μgRE	胡萝卜素 Carotene μg	视黄醇 Retinol μg	硫胺素 Thiamin mg	核黄素 Riboflavin mg
08-1-315	福建式肉松	100	3.6	493	2063	25.1	26.0	39.7	—	111	5.6	…	—	…	0.03	0.19
08-1-316	老年保健肉松	100	5.1	458	1916	35.8	20.5	32.5	—	111	6.1	—	—	Tr	0.17	0.19
08-1-317	太仓肉松	100	24.4	316	1322	38.6	8.3	21.6	—	111	7.1	…	—	…	0.05	0.16
08-1-401	茶肠	100	52.4	329	1377	9.0	29.6	6.7	—	72	2.3	—	—	—	0.14	0.08
08-1-402	大腊肠	100	54.9	267	1117	12.9	20.1	8.6	—	69	3.5	…	—	…	0.67	0.07
08-1-403	大肉肠	100	57.0	273	1142	12.0	22.9	4.6	—	72	3.5	…	—	…	0.24	0.06
08-1-404	蛋清肠	100	55.1	278	1163	12.5	22.8	5.8	—	122	3.8	20	—	20	0.65	0.06
08-1-405	儿童肠	100	49.8	290	1213	13.1	19.6	15.3	—	61	2.2	—	—	—	0.26	0.09
08-1-406	风干肠	100	55.8	283	1184	12.4	23.3	5.9	—	47	2.6	…	—	…	0.12	0.09
08-1-407	广东香肠	100	33.5	433	1812	18.0	37.3	6.4	—	94	4.8	…	—	…	0.42	0.07
08-1-408	红果肠	100	51.4	260	1088	10.2	15.3	20.3	—	23	2.8	…	—	…	0.05	0.11
08-1-409	火腿肠	100	57.4	212	887	14.0	10.4	15.6	—	57	2.6	5	—	5	0.26	0.43
08-1-410	腊肠	100	8.4	584	2443	22.0	48.3	15.3	—	88	6.0	…	—	…	0.04	0.12
08-1-411	松江肠	100	30.4	402	1682	12.3	26.5	28.5	—	38	2.3	10	—	10	0.20	0.10
08-1-412	蒜肠	100	52.5	309	1293	7.5	25.4	12.7	—	51	1.9	5	—	5	0.06	0.15
08-1-413	香肠	100	19.2	508	2125	24.1	40.7	11.2	—	82	4.8	…	—	…	0.48	0.11
08-1-414	香肠(罐头)	100	60.7	290	1213	7.9	28.1	1.3	—	—	2.0	…	—	…	0.23	0.18
08-1-415	小红肠	100	56.2	280	1172	11.8	23.2	6.0	—	72	2.8	158	—	158	0.27	0.14
08-1-416	小泥肠	100	56.4	295	1234	11.3	26.3	3.2	—	59	2.8	…	—	…	0.16	0.07
08-1-417	午餐肠	100	52.4	261	1092	2.9	16.6	24.9	—	47	3.2	65	—	65	0.10	0.71
08-1-418	午餐肚	100	50.5	181	757	9.3	0.5	34.7	—	—	5.0	4	—	4	0.01	0.31
08-1-419	方腿	100	73.9	117	490	16.2	5.0	1.9	—	45	3.0	—	—	Tr	0.50	0.20
08-1-420	火腿	100	47.9	330	1381	16.0	27.4	4.9	—	120	3.8	46	—	46	0.28	0.09
08-1-421	金华火腿	100	48.7	318	1331	16.4	28.0	0.1	—	98	6.8	20	—	20	0.51	0.18

（以每100g可食部计）

编码 Code	食物名称 Food name	尼克酸 Niacin mg	维生素C Vitamin C mg	维生素E(Vitamin E) Total mg	α-E mg	(β+γ)-E mg	δ-E mg	钙 Ca mg	磷 P mg	钾 K mg	钠 Na mg	镁 Mg mg	铁 Fe mg	锌 Zn mg	硒 Se μg	铜 Cu mg	锰 Mn mg	备注 Remark
08-1-315	福建式肉松	2.7	—	0.78	0.63	0.15	…	3	151	264	1419.9	3	7.7	2.89	13.37	0.64	0.33	上海
08-1-316	老年保健肉松	3.6	—	15.09	1.83	8.97	4.29	33	249	451	2301.7	3	3.0	3.83	16.30	0.30	1.07	上海
08-1-317	太仓肉松	2.9	—	0.41	0.37	0.04	…	53	179	300	1880.0	42	8.2	7.35	15.78	0.41	043	上海
08-1-401	茶肠	3.1	—	0.21	—	—	—	2	150	178	723.2	15	2.1	2.85	3.28	0.17	0.11	哈尔滨
08-1-402	大腊肠	10.0	—	—	—	—	—	24	66	159	1099.1	7	1.5	1.41	4.60	0.10	…	北京
08-1-403	大肉肠	7.4	—	—	—	—	—	67	97	233	1370.4	27	3.1	2.55	5.10	0.11	0.07	北京
08-1-404	蛋清肠	10.7	—	—	—	—	—	26	85	161	1143.2	7	2.2	1.27	5.70	0.11	0.02	北京
08-1-405	儿童肠	3.0	—	1.11	—	—	—	12	101	218	—	18	3.2	2.41	16.66	0.02	0.05	哈尔滨
08-1-406	风干肠	12.6	—	—	—	—	—	18	121	163	618.0	7	3.5	1.40	3.50	0.11	0.03	北京
08-1-407	广东香肠	5.7	—	—	—	—	—	5	173	356	1477.9	24	2.8	2.62	7.02	0.07	0.04	
08-1-408	红果肠	11.3	—	0.41	0.27	0.14	…	22	97	145	781.3	7	4.7	1.06	4.40	0.10	0.01	北京
08-1-409	火腿肠	2.3	—	0.71	0.71	…	…	9	187	217	771.2	22	4.5	3.22	9.20	0.36	0.14	
08-1-410	腊肠	3.8	—	—	—	—	—	24	69	100	1420.0	13	3.2	2.48	8.77	0.07	0.16	广东
08-1-411	松江肠	3.1	—	0.09	—	—	—	5	202	195	759.0	37	2.8	4.20	4.81	0.30	0.25	哈尔滨
08-1-412	蒜肠	1.0	—	0.27	0.21	0.06	…	13	74	92	561.5	9	1.9	1.80	3.50	0.04	0.18	北京
08-1-413	香肠	4.4	—	1.05	—	—	—	14	198	453	2309.2	52	5.8	7.61	8.77	0.31	0.36	
08-1-414	香肠(罐头)	1.9	—	0.85	0.85	…	…	6	52	70	874.3	8	0.6	1.03	2.14	0.05	…	北京
08-1-415	小红肠	2.6	—	0.17	—	—	—	10	161	183	682.2	14	2.2	2.11	4.94	0.12	0.10	
08-1-416	小泥肠	13.4	—	—	—	—	—	20	170	132	648.2	5	1.1	1.24	7.10	0.09	0.07	北京
08-1-417	午餐肠	0.4	—	0.18	—	—	—	2	51	102	552.8	26	4.7	2.24	5.60	0.25	0.16	
08-1-418	午餐肚	0.1	—	0.32	—	—	—	36	19	57	294.4	23	4.7	2.36	3.00	0.50	0.15	保定
08-1-419	方腿	17.4	—	0.15	0.13	0.02	…	1	202	222	424.5	2	3.0	2.63	7.20	0.05	0.01	上海
08-1-420	火腿	8.6	—	0.80	…	0.36	0.44	3	90	220	1086.7	20	2.2	2.16	2.95	0.08	0.04	
08-1-421	金华火腿	4.8	—	0.18	0.18	…	…	9	125	389	233.4	23	2.1	2.26	13.00	0.10	0.05	浙江

畜肉类及制品 Meat and meat products

（以每100g可食部计）

编码 Code	食物名称 Food name	食部 Edible %	水分 Water g	能量 Energy kcal	能量 Energy kJ	蛋白质 Protein g	脂肪 Fat g	碳水化合物 CHO g	不溶性纤维 Dietary fiber g	胆固醇 Cholesterol mg	灰分 Ash g	总维生素A Vitamin A μgRE	胡萝卜素 Carotene μg	视黄醇 Retinol μg	硫胺素 Thiamin mg	核黄素 Riboflavin mg
08-1-422	圆腿	100	70.9	139	582	18.4	6.5	1.6	—	54	2.6	1	—	1	0.61	0.13
牛																
08-2-101	牛肉(肥瘦)(X̄)	99	72.8	125	523	19.9	4.2	2.0	—	84	1.1	7	—	7	0.04	0.14
08-2-102	牛肉(腑肋)	100	75.1	123	515	18.6	5.4	0	—	71	1.0	7	—	7	0.06	0.13
08-2-103	牛肉(后腿)	100	74.9	106	444	20.9	2.0	1.1	—	74	1.1	3	—	3	0.04	0.14
08-2-104	牛肉(后腱)	94	75.6	98	410	20.1	1.0	2.2	—	54	1.1	3	—	3	0.03	0.15
08-2-105	牛肉(里脊)	100	73.2	107	448	22.2	0.9	2.4	—	63	1.3	4	—	4	0.05	0.15
08-2-106	牛肉(前腿)	100	74.9	105	439	19.2	1.8	2.9	—	71	1.2	3	—	3	0.04	0.16
08-2-107	牛肉(前腱)	95	72.2	113	473	20.3	1.3	5.1	—	80	1.1	2	—	2	0.04	0.18
08-2-108	牛肉(瘦)	100	75.2	106	444	20.2	2.3	1.2	—	58	1.1	6	—	6	0.07	0.13
08-2-109	牛蹄筋	100	62.0	151	632	34.1	0.5	2.6	—	—	0.8	…	—	…	0.07	0.13
08-2-110	牛蹄筋(泡发)	100	93.6	25*	105*	6.0	Tr	0.2	—	10	0.2	5	—	5	Tr	…
08-2-201	牛鞭(泡发)	100	71.8	117	490	27.2	0.9	0	—	—	0.1	—	—	—	…	…
08-2-202	牛大肠	100	85.9	66	276	11.0	2.3	0.4	—	124	0.4	—	—	—	0.03	0.08
08-2-203	牛肚	100	83.4	72	301	14.5	1.6	0	—	104	0.6	2	—	2	0.03	0.13
08-2-204	牛肺	100	78.6	95	397	16.5	2.5	1.5	—	306	0.9	12	—	12	0.04	0.21
08-2-205	牛肝	100	68.7	139	582	19.8	3.9	6.2	—	297	1.4	20220	—	20220	0.16	1.30
08-2-206	牛脑	100	75.1	149	623	12.5	11.0	0.1	—	2447	1.3	—	—	—	0.15	0.25
08-2-207	牛舌	100	66.7	196	820	17.0	13.3	2.0	—	92	1.0	8	—	8	0.10	0.16
08-2-208	牛肾	89	78.3	94	393	15.6	2.4	2.6	—	295	1.1	88	—	88	0.24	0.85
08-2-209	牛心	100	77.2	106	444	15.4	3.5	3.1	—	115	0.8	17	—	17	0.26	0.39
08-2-301	酱牛肉	100	50.7	246	1029	31.4	11.9	3.2	—	76	2.8	11	—	11	0.05	0.22
08-2-302	煨牛肉(罐头)	100	70.1	166	695	16.7	11.0	0.1	—	84	2.1	…	—	…	0.04	0.09

（以每 100g 可食部计）

编码 Code	食物名称 Food name	尼克酸 Niacin mg	维生素 C Vitamin C mg	维生素 E (Vitamin E) Total mg	α-E mg	(β+γ)-E mg	δ-E mg	钙 Ca mg	磷 P mg	钾 K mg	钠 Na mg	镁 Mg mg	铁 Fe mg	锌 Zn mg	硒 Se μg	铜 Cu mg	锰 Mn mg	备注 Remark
08-1-422	圆腿	20.4	—	0.19	0.16	0.03	…	3	199	247	373.4	2	1.4	2.01	8.40	0.16	0.07	上海
牛																		
08-2-101	牛肉(肥瘦)(X̄)	5.6	—	0.65	0.49	0.06	0.10	23	168	216	84.2	20	3.3	4.73	6.45	0.18	0.04	
08-2-102	牛肉(腑肋)	3.1	—	0.37	0.37	…	…	19	120	217	66.6	14	2.7	4.05	2.35	0.07	0.06	
08-2-103	牛肉(后腿)	6.1	—	0.97	0.87	…	0.10	5	210	197	45.4	21	3.3	4.07	4.96	0.11	0.02	
08-2-104	牛肉(后腱)	4.8	—	0.78	0.78	…	…	5	195	182	85.3	20	4.2	3.93	3.82	0.10	0.04	
08-2-105	牛肉(里脊)	7.2	—	0.80	0.70	0.10	…	3	241	140	75.1	29	4.4	6.92	2.76	0.11	Tr	青海
08-2-106	牛肉(前腿)	4.9	—	0.67	0.67	…	…	5	181	176	69.9	20	2.8	4.50	3.51	0.11	0.05	
08-2-107	牛肉(前腱)	5.0	—	0.38	0.38	…	…	5	181	182	83.1	22	3.2	7.61	4.97	0.11	—	
08-2-108	牛肉(瘦)	6.3	—	0.35	0.35	…	…	9	172	284	53.6	21	2.8	3.71	10.55	0.16	0.04	
08-2-109	牛蹄筋	0.7	—	—	—	—	—	5	150	23	153.6	10	3.2	0.81	1.70	…	…	北京
08-2-110	牛蹄筋(泡发)	0	—	—	—	—	—	6	5	1	81.0	3	2.3	0.73	5.10	0.19	…	青海
08-2-201	牛鞭(泡发)	…	—	—	—	—	—	10	18	4	32.0	9	3.0	1.05	2.03	0.01	0.02	青海
08-2-202	牛大肠	1.2	—	—	—	—	—	12	102	55	28.0	—	2.0	1.05	10.94	0.03	—	郑州
08-2-203	牛肚	2.5	—	0.51	0.51	…	…	40	104	162	60.6	17	1.8	2.31	9.07	0.07	0.21	
08-2-204	牛肺	3.4	13	0.34	0.34	…	…	8	269	197	154.8	14	11.7	2.67	13.61	0.22	0.16	
08-2-205	牛肝	11.9	9	0.13	0.13	…	…	4	252	185	45.0	22	6.6	5.01	11.99	1.34	0.37	
08-2-206	牛脑	4.0	—	—	—	—	—	6	435	300	185.6	20	4.7	4.69	20.34	0.28	0.08	甘肃
08-2-207	牛舌	3.6	—	0.55	—	—	—	6	151	236	58.4	18	3.1	3.39	13.84	0.09	0.03	
08-2-208	牛肾	7.7	—	0.19	—	—	—	8	214	190	180.8	13	9.4	2.17	70.25	0.16	0.06	
08-2-209	牛心	6.8	5	0.19	0.19	…	…	4	178	282	47.9	25	5.9	2.41	14.80	0.37	0.06	
08-2-301	酱牛肉	4.4	—	1.25	0.99	0.19	0.07	20	178	148	869.2	27	4.0	7.12	4.35	0.14	0.25	
08-2-302	煨牛肉(罐头)	6.5	—	1.22	1.22	…	…	66	82	95	609.4	17	2.7	4.50	4.70	0.08	0.13	北京

畜肉类及制品 Meat and meat products

（以每100g可食部计）

编码 Code	食物名称 Food name	食部 Edible %	水分 Water g	能量 Energy kcal	能量 Energy kJ	蛋白质 Protein g	脂肪 Fat g	碳水化合物 CHO g	不溶性纤维 Dietary fiber g	胆固醇 Cholesterol mg	灰分 Ash g	总维生素A Vitamin A μgRE	胡萝卜素 Carotene μg	视黄醇 Retinol μg	硫胺素 Thiamin mg	核黄素 Riboflavin mg
08-2-303	牛肉干	100	9.3	550	2301	45.6	40.0	1.9	—	120	3.2	—	—	—	0.06	0.26
08-2-304	咖喱牛肉干	100	13.3	326	1364	45.9	2.7	29.5	…	116	8.6	86	—	86	0.01	0.27
08-2-305	牛肉松	100	2.7	445	1862	8.2	15.7	67.7	—	169	5.7	90	—	90	0.04	0.11
08-2-306	牛蹄筋(熟)	100	64.0	147	615	35.2	0.6	0.1	—	51	0.1	—	—	—	—	—
羊																
08-3-101	羊肉(肥瘦)(X̄)	90	65.7	203	849	19.0	14.1	0	—	92	1.2	22	—	22	0.05	0.14
08-3-102	羊肉(冻)	100	58.4	285	1192	12.6	24.4	3.8	—	77	0.8	—	—	—	0.02	0.12
08-3-103	羊肉(后腿)	77	75.8	110	460	19.5	3.4	0.3	—	83	1.0	8	—	8	0.05	0.19
08-3-104	羊肉(颈)	74	71.0	135	565	21.3	4.6	2.2	—	85	0.9	6	—	6	0.06	0.21
08-3-105	羊肉(里脊)	100	75.4	103	431	20.5	1.6	1.6	—	107	0.9	5	—	5	0.06	0.20
08-3-106	羊肉(前腿)	71	75.7	110	460	18.6	3.2	1.6	—	86	0.9	10	—	10	0.07	0.21
08-3-107	羊肉(青羊)	100	75.3	99	414	21.3	1.1	1.0	—	53	1.3	…	—	…	0.08	0.14
08-3-108	羊肉(瘦)	90	74.2	118	494	20.5	3.9	0.2	—	60	1.2	11	—	11	0.15	0.16
08-3-109	羊肉(胸脯)	81	73.6	133	556	19.4	6.2	0	—	89	0.9	11	—	11	0.04	0.18
08-3-110	山羊肉(冻)	100	56.4	293	1226	8.7	24.5	9.4	—	81	1.0	8	—	8	0.06	0.12
08-3-111	羊蹄筋(生)	100	62.8	159	665	34.3	2.4	0	—	58	0.5	—	—	—	…	0.10
08-3-112	羊蹄筋(泡发)	100	89.5	41*	172*	8.4	Tr	1.9	—	28	0.2	4	—	4	…	0.04
08-3-201	羊大肠	100	83.4	75	314	13.4	2.4	0	—	150	0.8	—	—	—	—	0.14
08-3-202	羊肚	100	81.7	87	364	12.2	3.4	1.8	—	124	0.9	23	—	23	0.03	0.17
08-3-203	羊肺	100	77.7	96	402	16.2	2.4	2.5	—	319	1.2	…	—	…	0.05	0.14
08-3-204	羊肝	100	69.7	134	561	17.9	3.6	7.4	—	349	1.4	20972	—	20972	0.21	1.75
08-3-205	羊脑	100	76.3	142	594	11.3	10.7	0.1	—	2004	1.6	—	—	—	0.17	0.27
08-3-206	羊舌	100	60.9	225	941	19.4	14.2	4.8	—	148	0.7	—	—	—	—	0.23

（以每 100g 可食部计）

编码 Code	食物名称 Food name	尼克酸 Niacin mg	维生素 C Vitamin C mg	维生素 E (Vitamin E) Total mg	α-E mg	(β+γ)-E mg	δ-E mg	钙 Ca mg	磷 P mg	钾 K mg	钠 Na mg	镁 Mg mg	铁 Fe mg	锌 Zn mg	硒 Se μg	铜 Cu mg	锰 Mn mg	备注 Remark
08-2-303	牛肉干	15.2	—	—	—	—	—	43	464	510	412.4	107	15.6	7.26	9.80	0.29	0.19	内蒙古
08-2-304	咖喱牛肉干	6.1	—	15.33	1.45	9.55	4.33	65	289	576	2075.0	26	18.3	7.60	5.20	0.25	0.54	青海
08-2-305	牛肉松	0.9	—	18.24	1.95	12.59	3.70	76	74	128	1945.7	52	4.6	0.55	2.66	0.05	0.83	北京
08-2-306	牛蹄筋(熟)	—	—	—	—	—	—	13	22	48	99.3	8	1.7	0.99	4.35	0.04	0.04	甘肃
羊																		
08-3-101	羊肉(肥瘦)(X̄)	4.5	—	0.26	0.05	0.09	0.12	6	146	232	80.6	20	2.3	3.22	32.20	0.75	0.02	
08-3-102	羊肉(冻)	4.4	—	—	—	—	—	17	143	587	122.2	37	5.2	7.67	3.15	0.17	0.12	内蒙古
08-3-103	羊肉(后腿)	6.0	—	0.34	0.34	…	…	6	182	143	60.0	20	2.7	2.18	4.49	0.16	0.08	
08-3-104	羊肉(颈)	4.0	—	0.43	0.43	…	…	8	157	208	75.2	18	2.9	2.58	4.69	0.16	0.10	
08-3-105	羊肉(里脊)	5.8	—	0.52	0.52	…	…	8	184	161	74.4	22	2.8	1.98	5.53	0.15	0.05	
08-3-106	羊肉(前腿)	5.0	—	0.50	0.50	…	…	7	181	108	74.4	18	2.4	2.21	5.38	0.15	0.06	
08-3-107	羊肉(青羊)	5.6	—	—	—	—	—	9	101	151	41.7	9	4.5	0.94	3.81	0.16	0.05	甘肃
08-3-108	羊肉(瘦)	5.2	—	0.31	—	—	—	9	196	403	69.4	22	3.9	6.06	7.18	0.12	0.03	
08-3-109	羊肉(胸脯)	4.4	—	0.45	0.45	…	…	7	150	170	86.6	17	3.0	2.20	6.74	0.14	0.09	
08-3-110	山羊肉(冻)	4.7	—	—	—	—	—	135	151	744	160.6	50	13.7	10.42	8.20	0.21	0.06	内蒙古
08-3-111	羊蹄筋(生)	1.2	—	—	—	—	—	16	39	74	149.7	5	3.1	1.64	3.56	0.10	0.12	甘肃
08-3-112	羊蹄筋(泡发)	0	—	0.44	0.44	…	…	14	5	1	48.8	6	2.5	0.69	0.99	0.04	0.08	青海
08-3-201	羊大肠	1.8	—	—	—	—	—	25	34	117	79.0	17	1.9	2.50	14.10	1.46	0.09	甘肃
08-3-202	羊肚	1.8	—	0.33	0.33	…	…	38	133	101	66.0	16	1.4	2.61	9.68	0.10	0.60	
08-3-203	羊肺	1.1	—	1.43	1.43	…	…	12	172	139	146.2	8	7.8	1.81	9.33	0.19	0.05	
08-3-204	羊肝	22.1	—	29.93	2.34	26.75	0.84	8	299	241	123.0	14	7.5	3.45	17.68	4.51	0.26	
08-3-205	羊脑	3.5	—	—	—	—	—	61	356	146	151.8	15	—	1.24	38.12	—	…	甘肃
08-3-206	羊舌	3.0	—	—	—	—	—	—	—	—	—	—	—	—	—	—	—	甘肃

畜肉类及制品 Meat and meat products

（以每100g可食部计）

编码 Code	食物名称 Food name	食部 Edible %	水分 Water g	能量 Energy kcal	能量 Energy kJ	蛋白质 Protein g	脂肪 Fat g	碳水化合物 CHO g	不溶性纤维 Dietary fiber g	胆固醇 Cholesterol mg	灰分 Ash g	总维生素A Vitamin A μgRE	胡萝卜素 Carotene μg	视黄醇 Retinol μg	硫胺素 Thiamin mg	核黄素 Riboflavin mg
08-3-207	羊肾	95	78.2	96	402	16.6	2.8	1.0	—	289	1.4	126	—	126	0.35	2.01
08-3-208	羊心	100	77.7	113	473	13.8	5.5	2.0	—	104	1.0	16	—	16	0.28	0.40
08-3-209	羊血	100	85.0	57	238	6.8	0.2	6.9	—	92	1.1	—	—	—	0.04	0.09
08-3-301	腊羊肉	100	47.8	246	1029	26.1	10.6	11.5	—	100	4.0	—	—	—	0.03	0.50
08-3-302	羊肉(熟)	100	61.7	217	908	23.2	13.8	0	—	88	1.7	18	—	18	0.01	0.20
08-3-303	羊肉串(电烤)	100	52.8	234	979	26.4	11.6	6.0	—	93	3.2	42	—	42	0.03	0.32
08-3-304	羊肉串(烤)	100	58.7	206	862	26.0	10.3	2.4	—	110	2.6	52	—	52	0.04	0.15
08-3-305	羊肉串(炸)	100	57.4	217	908	18.3	11.5	10.0	—	109	2.8	40	—	40	0.04	0.41
08-3-306	羊肉干	100	9.1	588	2460	28.2	46.7	13.7	—	166	2.3	—	—	—	0.14	0.26
08-3-307	羊肉手抓	70	62.9	188	787	27.3	8.8	0	—	95	1.0	10	—	10	0.03	0.09
08-3-308	山羊肉(酱)	100	45.7	272	1138	25.4	13.7	11.8	—	92	3.4	—	—	—	0.07	0.06
驴																
08-4-101	驴肉(瘦)	100	73.8	116	485	21.5	3.2	0.4	—	74	1.1	72	—	72	0.03	0.16
08-4-201	驴鞭	100	60.4	143	598	29.7	0.8	4.3	—	186	4.8	…	—	…	—	—
08-4-301	驴肉(酱)	100	61.4	160	669	33.7	2.8	0	—	116	2.1	…	—	…	0.02	0.11
08-4-302	驴肉(卤)	100	63.1	151	632	27.2	1.9	5.8	—	95	1.5	70	—	70	0.01	0.27
08-4-303	驴肉(煮)	100	57.7	230	962	27.0	13.5	0	—	—	1.8	25	—	25	…	0.10
马																
08-5-101	马肉	100	74.1	122	510	20.1	4.6	0.1	—	84	1.1	28	—	28	0.06	0.25
08-5-201	马心	100	76.3	104	435	18.9	2.7	1.0	—	119	1.1	32	—	32	0.22	0.29
08-5-301	马肉(卤)	100	61.9	170	711	30.5	4.8	1.2	—	102	1.6	17	—	17	0.01	0.27

（以每 100g 可食部计）

编码 Code	食物名称 Food name	尼克酸 Niacin mg	维生素C Vitamin C mg	维生素E(Vitamin E) Total mg	α-E mg	(β+γ)-E mg	δ-E mg	钙 Ca mg	磷 P mg	钾 K mg	钠 Na mg	镁 Mg mg	铁 Fe mg	锌 Zn mg	硒 Se μg	铜 Cu mg	锰 Mn mg	备注 Remark
08-3-207	羊肾	8.4	—	0.13	0.13	…	…	8	233	115	193.3	18	5.8	2.74	58.90	0.32	0.10	
08-3-208	羊心	5.6	—	1.75	1.03	0.72	…	10	172	200	100.8	17	4.0	2.09	16.70	0.26	0.04	
08-3-209	羊血	0.2	—	—	—	—	—	22	7	6	443.4	2	18.3	0.67	15.68	0.02	0.01	
08-3-301	腊羊肉	3.4	—	7.26	—	—	—	14	210	310	8991.6	29	6.6	9.95	44.62	0.14	0.11	甘肃
08-3-302	羊肉(熟)	3.7	—	0.33	0.33	…	…	13	136	239	408.0	18	1.9	2.14	8.12	0.09	0.05	上海
08-3-303	羊肉串(电烤)	5.8	—	1.80	1.18	0.62	…	52	230	430	796.3	54	6.7	4.94	6.73	0.16	0.30	北京
08-3-304	羊肉串(烤)	6.3	—	1.44	1.10	0.34	…	4	254	205	484.8	45	8.5	2.28	3.37	0.13	0.34	青海
08-3-305	羊肉串(炸)	4.7	—	6.56	0.74	1.35	4.47	38	194	297	580.8	29	4.2	3.84	6.53	0.12	0.20	北京
08-3-306	羊肉干	10.6	—	—	—	—	—	77	546	520	184.0	101	10.1	6.19	10.40	0.23	0.29	内蒙古
08-3-307	羊肉手抓	3.5	—	0.52	0.52	…	…	3	124	178	226.2	20	1.8	2.72	9.27	0.09	0.08	青海
08-3-308	山羊肉(酱)	8.3	—	1.28	0.93	0.35	…	43	169	134	937.8	38	4.1	3.79	3.20	0.09	0.23	北京
驴																		
08-4-101	驴肉(瘦)	2.5	—	2.76	—	—	—	2	178	325	46.9	7	4.3	4.26	6.10	0.23	…	
08-4-201	驴鞭	—	—	0.57	—	—	—	51	48	152	698.1	184	6.8	5.28	15.09	0.11	0.16	甘肃
08-4-301	驴肉(酱)	1.4	—	—	—	—	—	8	197	185	228.6	9	4.2	4.63	3.40	0.19	0.01	北京
08-4-302	驴肉(卤)	5.3	—	1.26	0.98	0.21	0.07	6	179	219	307.0	31	5.4	2.78	1.11	0.17	0.04	青海
08-4-303	驴肉(煮)	…	—	0.39	—	—	—	13	170	114	207.4	30	8.3	4.40	29.00	0.29	0.07	河北
马																		
08-5-101	马肉	2.2	—	1.42	—	—	—	5	367	526	115.8	41	5.1	12.26	3.73	0.15	0.03	甘肃
08-5-201	马心	2.9	—	1.99	—	—	—	25	240	176	66.2	27	11.9	4.93	15.03	14.74	0.03	甘肃
08-5-301	马肉(卤)	6.1	—	0.24	0.10	0.11	0.03	4	193	171	236.9	22	5.7	2.65	2.65	0.17	0.04	青海

畜肉类及制品 Meat and meat products

（以每100g可食部计）

编码 Code	食物名称 Food name	食部 Edible %	水分 Water g	能量 Energy kcal	能量 Energy kJ	蛋白质 Protein g	脂肪 Fat g	碳水化合物 CHO g	不溶性纤维 Dietary fiber g	胆固醇 Cholesterol mg	灰分 Ash g	总维生素A Vitamin A μgRE	胡萝卜素 Carotene μg	视黄醇 Retinol μg	硫胺素 Thiamin mg	核黄素 Riboflavin mg
其它																
08-9-001	狗肉	80	76.0	116	485	16.8	4.6	1.8	—	62	0.8	12	—	12	0.34	0.20
08-9-002	骆驼蹄	100	72.2	116	485	25.6	1.4	0.2	—	55	0.6	9	—	9	0.01	—
08-9-003	骆驼掌	100	21.9	310	1297	72.8	2.0	0.3	—	360	3.0	26	—	26	0.03	—
08-9-004	兔肉	100	76.2	102	427	19.7	2.2	0.9	—	59	1.0	26	—	26	0.11	0.10
08-9-005	兔肉(野)	100	80.6	84	351	16.6	2.0	0	—	48	0.8	—	—	—	0.21	—

（以每 100g 可食部计）

编码 Code	食物名称 Food name	尼克酸 Niacin mg	维生素C Vitamin C mg	维生素E(Vitamin E) Total mg	α-E mg	(β+γ)-E mg	δ-E mg	钙 Ca mg	磷 P mg	钾 K mg	钠 Na mg	镁 Mg mg	铁 Fe mg	锌 Zn mg	硒 Se μg	铜 Cu mg	锰 Mn mg	备注 Remark
其它																		
08-9-001	狗肉	3.5	—	1.40	1.40	…	…	52	107	140	47.4	14	2.9	3.18	14.75	0.14	0.13	
08-9-002	骆驼蹄	—	—	—	—	—	—	36	53	48	210.3	8	4.0	4.81	20.16	1.08	0.09	甘肃
08-9-003	骆驼掌	—	—	—	—	—	—	152	23	69	170.6	59	0.3	2.81	—	2.61	0.59	甘肃
08-9-004	兔肉	5.8	—	0.42	0.16	0.05	0.21	12	165	284	45.1	15	2.0	1.30	10.93	0.12	0.04	
08-9-005	兔肉(野)	—	—	—	—	—	—	23	293	371	88.3	46	7.4	7.81	10.35	0.18	0.04	甘肃

Notes

禽肉类及制品

Poultry and Poultry Products

常见的家禽有鸡、鸭、鹅、火鸡等。按此常规将家禽及其制品分成相应的亚类。

家禽的分割与家畜类大致相同，主要分为头部、躯干、翅膀和内脏等。

市场上对家禽的等级一般基于生长年限和体重，主要考虑的是烹调加工方面的鲜嫩度。

禽肉类及制品 Poultry and poultry products

（以每 100g 可食部计）

编码 Code	食物名称 Food name	食部 Edible %	水分 Water g	能量 Energy kcal	能量 Energy kJ	蛋白质 Protein g	脂肪 Fat g	碳水化合物 CHO g	不溶性纤维 Dietary fiber g	胆固醇 Cholesterol mg	灰分 Ash g	总维生素A Vitamin A μgRE	胡萝卜素 Carotene μg	视黄醇 Retinol μg	硫胺素 Thiamin mg	核黄素 Riboflavin mg
鸡																
09-1-101	鸡($\bar{X}$)	66	69.0	167	699	19.3	9.4	1.3	—	106	1.0	48	—	48	0.05	0.09
09-1-102	鸡(土鸡,家养)	58	73.5	124	519	20.8	4.5	0	—	106	1.2	64	—	64	0.09	0.08
09-1-103	母鸡(一年内)	66	56.0	256	1071	20.3	16.8	5.8	—	166	1.1	139	—	139	0.05	0.04
09-1-104	肉鸡(肥)	74	46.1	389	1628	16.7	35.4	0.9	—	106	0.9	226	—	226	0.07	0.07
09-1-105	华青鸡	70	70.7	158	661	19.6	8.8	0	—	74	0.9	109	—	109	0.06	0.05
09-1-106	沙鸡	41	70.5	147	615	20.0	6.7	1.6	—	106	1.2	1	—	1	0.36	0.04
09-1-107	乌骨鸡	48	73.9	111	464	22.3	2.3	0.3	—	106	1.2	—	—	Tr	0.02	0.20
09-1-108	鸡胸脯肉	100	72.0	133	556	19.4	5.0	2.5	—	82	1.1	16	—	16	0.07	0.13
09-1-109	鸡翅	69	65.4	194	812	17.4	11.8	4.6	—	113	0.8	68	—	68	0.01	0.11
09-1-110	鸡腿	69	70.2	181	757	16.0	13.0	0	—	162	0.8	44	—	44	0.02	0.14
09-1-111	鸡爪	60	56.4	254	1063	23.9	16.4	2.7	—	103	0.6	37	—	37	0.01	0.13
09-1-201	鸡肝	100	74.4	121	506	16.6	4.8	2.8	—	356	1.4	10414	—	10414	0.33	1.10
09-1-202	鸡肝(肉鸡)	100	74.0	121	506	16.7	4.5	3.5	—	476	1.3	2867	—	2867	0.32	0.58
09-1-203	鸡心	100	70.8	172	720	15.9	11.8	0.6	—	194	0.9	910	—	910	0.46	0.26
09-1-204	鸡血	100	87.0	49	205	7.8	0.2	4.1	—	170	0.9	56	—	56	0.05	0.04
09-1-205	鸡肫[鸡胗]	100	73.1	118	494	19.2	2.8	4.0	—	174	0.9	36	—	36	0.04	0.09
09-1-301	扒鸡	66	56.0	217	908	29.6	11.0	0	—	211	3.4	32	—	32	0.02	0.17
09-1-302	烤鸡	73	59.0	240	1004	22.4	16.7	0.1	—	99	1.8	37	—	37	0.05	0.19
09-1-303	肯德鸡[炸鸡]	70	49.4	279	1167	20.3	17.3	10.5	—	198	2.5	23	—	23	0.03	0.17
09-1-304	卤煮鸡	70	54.4	212	887	29.4	7.9	5.8	—	—	2.5	76	—	76	0.02	0.35
09-1-305	瓦罐鸡汤(肉)	100	63.3	190	795	20.9	9.5	5.2	—	116	1.1	63	—	63	0.01	0.21
09-1-306	瓦灌鸡汤(汤)	100	95.2	27	113	1.3	2.4	0	—	24	1.1	…	—	…	0.01	0.07

禽肉类及制品 Poultry and poultry products

（以每100g可食部计）

编码 Code	食物名称 Food name	尼克酸 Niacin mg	维生素C Vitamin C mg	维生素E (Vitamin E) Total mg	α-E mg	(β+γ)−E mg	δ-E mg	钙 Ca mg	磷 P mg	钾 K mg	钠 Na mg	镁 Mg mg	铁 Fe mg	锌 Zn mg	硒 Se μg	铜 Cu mg	锰 Mn mg	备注 Remark
鸡																		
09-1-101	鸡(X̄)	5.6	—	0.67	0.57	0.05	0.05	9	156	251	63.3	19	1.4	1.09	11.75	0.07	0.03	
09-1-102	鸡(土鸡,家养)	15.7	—	2.02	1.70	0.32	…	9	141	276	74.1	40	2.1	1.06	12.75	0.10	0.05	
09-1-103	母鸡(一年内)	8.8	—	1.34	1.34	…	…	2	120	275	62.2	16	1.2	1.46	—	0.09	0.04	
09-1-104	肉鸡(肥)	13.1	—	—	—	—	—	37	102	123	47.8	7	1.7	1.10	5.40	0.08	0.01	北京
09-1-105	华青鸡	6.4	—	0.74	0.22	0.42	0.10	1	166	184	62.8	22	1.8	2.46	13.43	0.09	…	青海
09-1-106	沙鸡	5.4	—	—	—	—	—	…	522	249	81.9	51	24.8	10.60	36.30	…	0.13	甘肃
09-1-107	乌骨鸡	7.1	—	1.77	—	—	—	17	210	323	64.0	51	2.3	1.60	7.73	0.26	0.05	江西
09-1-108	鸡胸脯肉	10.8	—	0.22	—	—	—	3	214	338	34.4	28	0.6	0.51	10.50	0.06	0.01	
09-1-109	鸡翅	5.3	—	0.25	0.25	…	…	8	161	205	50.8	17	1.3	1.12	10.98	0.05	0.03	
09-1-110	鸡腿	6.0	—	0.03	—		—	6	172	242	64.4	34	1.5	1.12	12.40	0.09	0.03	
09-1-111	鸡爪	2.4	—	0.32	0.25	0.07	…	36	76	108	169.0	7	1.4	0.90	9.95	0.05	0.03	上海
09-1-201	鸡肝	11.9	—	1.88	1.88	…	…	7	263	222	92.0	16	12.0	2.40	38.55	0.32	0.24	
09-1-202	鸡肝(肉鸡)	—	—	0.75	0.02	0.05	0.68	4	216	321	98.2	17	9.6	3.46	—	0.35	0.07	合肥
09-1-203	鸡心	11.5	—	—	—	—	—	54	176	220	108.4	11	4.7	1.94	4.10	0.27	0.04	
09-1-204	鸡血	0.1	—	0.21	0.17	0.02	0.02	10	68	136	208.0	4	25.0	0.45	12.13	0.03	0.03	
09-1-205	鸡肫[鸡胗]	3.4	—	0.87	…	0.87	…	7	135	272	74.8	15	4.4	2.76	10.54	2.11	0.06	
09-1-301	扒鸡	9.2	—	—	—	—	—	31	157	149	1000.7	24	2.9	3.23	8.10	0.05	0.01	北京
09-1-302	烤鸡	3.5	—	0.22	…	0.12	0.10	25	136	142	472.3	14	1.7	1.38	3.84	0.10	0.11	
09-1-303	肯德鸡[炸鸡]	16.7	—	6.44	0.80	3.68	1.96	109	530	232	755.0	28	2.2	1.66	11.20	0.11	0.12	北京
09-1-304	卤煮鸡	0.2	—	0.90	—	—	—	71	18	40	221.7	43	5.4	4.42	17.00	0.62	0.17	保定
09-1-305	瓦罐鸡汤(肉)	0.5	—	1.08	1.08	…	…	16	62	23	201.2	8	1.9	2.20	—	0.16	—	武汉
09-1-306	瓦罐鸡汤(汤)	—	—	0.21	0.21	…	…	2	20	39	251.4	5	0.3	Tr	—	0.01	—	武汉

禽肉类及制品 Poultry and poultry products

（以每 100g 可食部计）

编码 Code	食物名称 Food name	食部 Edible %	水分 Water g	能量 Energy kcal	能量 Energy kJ	蛋白质 Protein g	脂肪 Fat g	碳水化合物 CHO g	不溶性纤维 Dietary fiber g	胆固醇 Cholesterol mg	灰分 Ash g	总维生素 A Vitamin A μgRE	胡萝卜素 Carotene μg	视黄醇 Retinol μg	硫胺素 Thiamin mg	核黄素 Riboflavin mg
09-1-307	鸡肉松	100	4. 9	440	1841	7. 2	16. 4	65. 8	—	81	5. 7	90	—	90	0. 03	0. 11
鸭																
09-2-101	鸭(X̄)	68	63. 9	240	1004	15. 5	19. 7	0. 2	—	94	0. 7	52	—	52	0. 08	0. 22
09-2-102	公麻鸭	63	47. 9	360	1506	14. 3	30. 9	6. 1	—	143	0. 8	238	—	238	0. 05	0. 11
09-2-103	母麻鸭	75	40. 2	461	1929	13. 0	44. 8	1. 4	—	132	0. 6	476	—	476	0. 06	0. 09
09-2-104	鸭胸脯肉	100	78. 6	90	377	15. 0	1. 5	4. 0	—	121	0. 9	—	—	—	0. 01	0. 07
09-2-105	鸭皮	100	28. 1	538	2251	6. 5	50. 2	15. 1	—	46	0. 1	21	—	21	0. 01	0. 04
09-2-106	鸭翅	67	70. 6	146	611	16. 5	6. 1	6. 3	—	49	0. 5	14	—	14	0. 02	0. 16
09-2-107	鸭掌	59	64. 7	150	628	26. 9	1. 9	6. 2	—	36	0. 3	11	—	11	Tr	0. 17
09-2-201	鸭肠	53	77. 0	129	540	14. 2	7. 8	0. 4	—	187	0. 6	16	—	16	0. 02	0. 22
09-2-202	鸭肝	100	76. 3	128	536	14. 5	7. 5	0. 5	—	341	1. 2	1040	—	1040	0. 26	1. 05
09-2-203	鸭肝（公麻鸭）	100	69. 8	136	569	14. 7	4. 1	10. 1	—	313	1. 3	2850	—	2850	0. 15	0. 34
09-2-204	鸭肝（母麻鸭）	100	73. 5	113	473	16. 8	2. 5	5. 9	—	255	1. 3	4675	—	4675	0. 35	0. 65
09-2-205	鸭舌[鸭条]	61	62. 6	245	1025	16. 6	19. 7	0. 4	—	118	0. 7	35	—	35	0. 01	0. 21
09-2-206	鸭心	100	74. 5	143	598	12. 8	8. 9	2. 9	—	120	0. 9	24	—	24	0. 14	0. 87
09-2-207	鸭血（白鸭）	100	72. 6	108	452	13. 6	0. 4	12. 4	—	95	1. 0	—	—	—	0. 06	0. 06
09-2-208	鸭血（公麻鸭）	100	85. 1	56	234	13. 2	0. 4	0	—	95	1. 3	57	—	57	0. 05	0. 03
09-2-209	鸭血（母麻鸭）	100	85. 6	55	230	13. 1	0. 3	0	—	95	1. 0	110	—	110	0. 05	0. 07
09-2-210	鸭胰	97	72. 6	117	490	21. 7	2. 9	1. 0	—	230	1. 8	6	—	6	0. 02	0. 78
09-2-211	鸭肫	93	77. 8	92	385	17. 9	1. 3	2. 1	—	153	0. 9	6	—	6	0. 04	0. 15
09-2-212	鸭肫（公麻鸭）	100	72. 6	112	469	19. 8	1. 2	5. 4	—	295	1. 0	48	—	48	0. 05	0. 08
09-2-213	鸭肫（母麻鸭）	100	72. 9	126	527	20. 4	4. 2	1. 6	—	291	0. 9	102	—	102	0. 04	0. 09
09-2-301	北京烤鸭	80	38. 2	436	1824	16. 6	38. 4	6. 0	—	—	0. 8	36	—	36	0. 04	0. 32

（以每 100g 可食部计）

编码 Code	食物名称 Food name	尼克酸 Niacin mg	维生素 C Vitamin C mg	维生素 E (Vitamin E) Total mg	α-E mg	(β+γ)-E mg	δ-E mg	钙 Ca mg	磷 P mg	钾 K mg	钠 Na mg	镁 Mg mg	铁 Fe mg	锌 Zn mg	硒 Se μg	铜 Cu mg	锰 Mn mg	备注 Remark
09-1-307	鸡肉松	1.0	—	14.58	3.00	9.93	1.65	76	83	109	1687.8	29	7.1	0.58	3.07	0.07	0.68	北京
鸭																		
09-2-101	鸭(X̄)	4.2	—	0.27	0.17	0.10	…	6	122	191	69.0	14	2.2	1.33	12.25	0.21	0.06	
09-2-102	公麻鸭	—	—	0.13	…	…	0.13	4	122	109	61.6	16	3.0	1.90	—	0.29	0.09	合肥
09-2-103	母麻鸭	—	—	0.60	…	…	0.60	9	64	155	48.8	20	2.9	1.38	—	0.21	0.09	合肥
09-2-104	鸭胸脯肉	4.2	—	1.98	1.26	0.70	0.02	6	86	126	60.2	24	4.1	1.17	12.62	0.27	0.01	山东
09-2-105	鸭皮	1.0	—	—	—	—	—	6	42	38	26.2	Tr	3.1	0.64	4.70	…	Tr	北京
09-2-106	鸭翅	2.4	—	—	—	—	—	20	84	100	53.6	5	2.1	0.74	10.00	…	…	北京
09-2-107	鸭掌	1.1	—	—	—	—	—	24	91	28	61.1	3	1.3	0.54	5.42	…	…	北京
09-2-201	鸭肠	3.1	—	—	—	—	—	31	166	136	32.0	13	2.3	1.19	24.90	0.18	Tr	北京
09-2-202	鸭肝	6.9	18	1.41	0.27	1.08	0.06	18	283	230	87.2	18	23.1	3.08	57.27	1.31	0.28	
09-2-203	鸭肝(公麻鸭)	—	—	0.25	0.03	0.12	0.10	1	102	236	99.3	12	35.1	3.92	—	3.51	0.25	合肥
09-2-204	鸭肝(母麻鸭)	—	—	1.11	0.05	0.69	0.37	1	252	289	107.5	13	50.1	6.91	—	6.27	0.28	合肥
09-2-205	鸭舌[鸭条]	1.6	—	0.23	…	0.23	…	13	94	44	81.5	6	2.2	0.65	12.50	Tr	Tr	北京
09-2-206	鸭心	8.0	—	0.81	0.53	0.28	…	20	188	233	86.2	18	5.0	1.38	15.30	0.37	Tr	北京
09-2-207	鸭血(白鸭)	—	—	0.34	0.34	…	…	5	87	166	173.6	8	30.5	0.50	—	0.06	0.14	合肥
09-2-208	鸭血(公麻鸭)	—	—	0.10	0.10	…	…	3	127	186	198.6	11	31.8	0.90	—	0.08	0.12	合肥
09-2-209	鸭血(母麻鸭)	—	—	0.10	0.05	…	0.05	2	127	185	175.2	9	39.6	0.94	—	0.08	0.09	合肥
09-2-210	鸭胰	3.2	9	—	—	—	—	20	554	84	55.7	41	1.9	4.16	26.20	0.08	0.05	北京
09-2-211	鸭肫	4.4	—	0.21	0.11	…	0.10	12	134	284	69.2	18	4.3	2.77	15.95	0.18	0.08	
09-2-212	鸭肫(公麻鸭)	—	—	0.12	0.08	…	0.04	2	116	351	70.1	19	3.9	3.73	—	0.14	0.12	合肥
09-2-213	鸭肫(母麻鸭)	—	—	0.12	…	…	0.12	1	144	349	69.0	1	4.0	4.03	—	0.14	0.19	合肥
09-2-301	北京烤鸭	4.5	—	0.97	0.09	0.82	0.06	35	175	247	83.0	13	2.4	1.25	10.32	0.12	…	

禽肉类及制品 Poultry and poultry products

（以每100g可食部计）

编码 Code	食物名称 Food name	食部 Edible %	水分 Water g	能量 Energy kcal	kJ	蛋白质 Protein g	脂肪 Fat g	碳水化合物 CHO g	不溶性纤维 Dietary fiber g	胆固醇 Cholesterol mg	灰分 Ash g	总维生素A Vitamin A μgRE	胡萝卜素 Carotene μg	视黄醇 Retinol μg	硫胺素 Thiamin mg	核黄素 Riboflavin mg
09-2-302	北京填鸭	75	45.0	425	1778	9.3	41.3	3.9	—	96	0.5	30	—	30	…	—
09-2-303	红烧鸭(罐头)	100	51.4	338	1414	15.3	30.5	0.6	—	—	2.2	26	—	26	0.13	0.18
09-2-304	酱鸭	80	53.6	266	1113	18.9	18.4	6.3	—	107	2.8	11	—	11	0.06	0.22
09-2-305	酱鸭(加梅菜,罐头)	93	61.9	250	1046	11.8	21.7	2.5	1.2	35	2.1	26	—	26	0.11	0.13
09-2-306	盐水鸭(熟)	81	51.7	313	1310	16.6	26.1	2.8	—	81	2.8	35	—	35	0.07	0.21
鹅																
09-3-101	鹅	63	61.4	251	1050	17.9	19.9	0	—	74	0.8	42	—	42	0.07	0.23
09-3-201	鹅肝	100	70.7	129	540	15.2	3.4	9.3	—	285	1.4	6100	—	6100	0.27	0.25
09-3-202	鹅肫	100	76.3	100	418	19.6	1.9	1.1	—	153	1.1	51	—	51	0.05	0.06
09-3-301	烧鹅	73	52.8	289	1209	19.7	21.5	4.2	—	116	1.8	9	—	9	0.09	0.11
火鸡																
09-4-101	火鸡腿	100	77.8	91	381	20.0	1.2	0	—	58	1.0	…	—	…	0.07	0.06
09-4-102	火鸡胸脯肉	100	73.6	103	431	22.4	0.2	2.8	—	49	1.0	…	—	…	0.04	0.03
09-4-201	火鸡肝	100	69.9	143	598	20.0	5.6	3.1	—	294	1.4	—	—	Tr	0.06	1.21
09-4-202	火鸡肫	100	76.5	91	381	18.9	0.3	3.2	—	342	1.1	…	—	…	0.02	0.08
其它																
09-9-001	鸽	42	66.6	201	841	16.5	14.2	1.7	—	99	1.0	53	—	53	0.06	0.20
09-9-002	鹌鹑	58	75.1	110	460	20.2	3.1	0.2	—	157	1.4	40	—	40	0.04	0.32

（以每100g可食部计）

编码 Code	食物名称 Food name	尼克酸 Niacin mg	维生素C Vitamin C mg	维生素E(Vitamin E) Total mg	α-E mg	(β+γ)-E mg	δ-E mg	钙 Ca mg	磷 P mg	钾 K mg	钠 Na mg	镁 Mg mg	铁 Fe mg	锌 Zn mg	硒 Se μg	铜 Cu mg	锰 Mn mg	备注 Remark
09-2-302	北京填鸭	4.2	—	0.53	0.26	0.27	…	15	149	139	45.5	6	1.6	1.31	5.80	…	…	北京
09-2-303	红烧鸭(罐头)	3.8	—	0.10	…	0.10	…	29	467	115	628.3	17	2.5	1.55	11.50	0.12	…	北京
09-2-304	酱鸭	3.7	—	—	—	—	—	14	140	236	981.3	13	4.1	2.69	15.74	0.26	0.02	上海
09-2-305	酱鸭(加梅菜,罐头)	6.1	—	0.10	…	0.10	…	29	208	130	474.5	24	2.8	3.03	10.40	0.14	0.14	
09-2-306	盐水鸭(熟)	2.5	—	0.42	0.22	0.14	0.06	10	112	218	1557.5	14	0.7	2.04	15.37	0.32	0.05	上海
鹅																		
09-3-101	鹅	4.9	—	0.22	0.22	…	…	4	144	232	58.8	18	3.8	1.36	17.68	0.43	0.04	
09-3-201	鹅肝	—	—	0.29	0.20	0.06	0.03	2	216	336	70.2	11	7.8	3.56	—	7.78	0.32	合肥
09-3-202	鹅肫	—	—	—	—	—	—	2	112	410	58.2	9	4.7	4.04	—	0.14	0.05	合肥
09-3-301	烧鹅	3.6	—	0.07	—	—	—	91	202	22	240.0	7	3.8	2.00	7.68	0.26	0.06	广东
火鸡																		
09-4-101	火鸡腿	8.3	—	0.07	…	…	0.07	12	470	708	168.4	49	5.2	9.26	15.50	0.45	0.04	山东
09-4-102	火鸡胸脯肉	16.2	—	0.35	0.14	0.21	…	39	116	227	93.7	31	1.1	0.52	9.90	—	0.03	山东
09-4-201	火鸡肝	43.0	—	1.13	0.51	0.50	0.12	3	225	244	128.6	18	20.7	1.74	36.00	0.02	0.13	山东
09-4-202	火鸡肫	7.8	—	0.33	0.25	0.08	…	44	108	352	57.0	24	3.7	2.62	16.30	—	0.03	山东
其它																		
09-9-001	鸽	6.9	—	0.99	0.70	0.29	…	30	136	334	63.6	27	3.8	0.82	11.08	0.24	0.05	
09-9-002	鹌鹑	6.3	—	0.44	0.23	0.15	0.06	48	179	204	48.4	20	2.3	1.19	11.67	0.10	0.08	

Notes

乳类及制品

Milk and Milk Products

乳类食品按来源，主要分为牛乳、羊乳、马乳和人乳。市场产品以牛乳为主。参考国家有关标准，本节将乳类食品分为6个亚类。

1.液态乳：分为巴氏杀菌乳和灭菌乳。前者消毒温度在100℃以下，只能短期存放；后者经超高温瞬时灭菌（135℃以上），可以室温较长时间保存。两种纯牛奶的质量标准都要求蛋白质含量不低于2.9%。灭菌调味乳的蛋白质不低于2.3%，脂肪含量一般比纯牛乳低0.2%～0.5%。

2.奶粉：是指将原料乳灭菌、浓缩，然后经喷雾、干燥制成的粉状产品。通常分为四种：全脂奶粉、脱脂乳粉、全脂加糖乳粉、调味乳粉。一般来讲，全脂奶粉蛋白质等成分是液体乳浓缩的7～8倍，调味奶粉是5倍左右。目前强化乳粉较多，均包括在此类。

3.酸奶：根据口味常分为三种：纯酸牛奶，是以牛乳或乳粉为原料，脱脂或不脱脂，经发酵制成的产品，乳酸菌含量一般在10^7以上；调味酸奶，指添加了糖或调味剂等辅料的酸奶；果味酸奶指添加了天然果料等辅料的酸奶。

4.奶酪：也称干酪，指原料乳经消毒后，再用乳酸菌发酵的产品。产品富含蛋白质和脂肪。

5.奶油：又称黄油，是指将消毒乳离心分离为稀奶油和脱脂乳，然后以发酵或不发酵的稀奶油为原料制成的固态产品。另外还有含水量较少的产品称为无水奶油。

6.其它：包括炼乳、奶片、奶皮等。

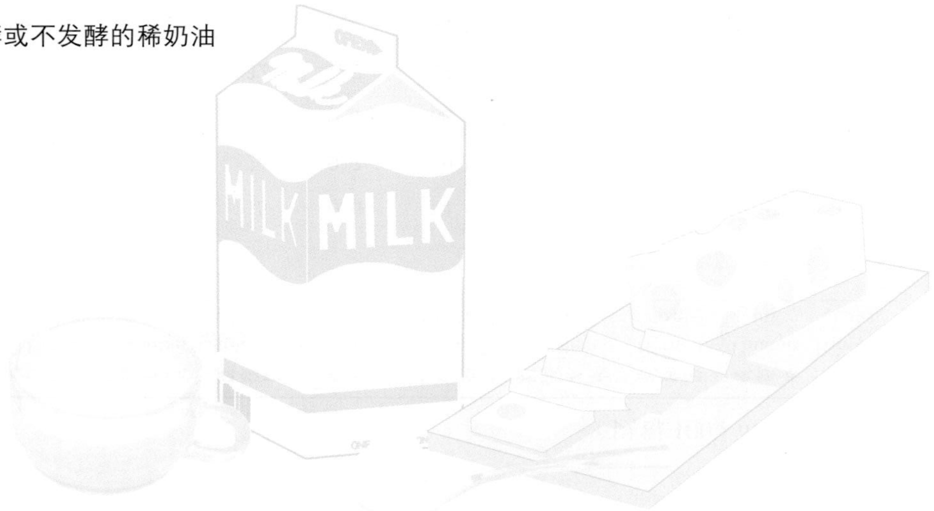

乳类及制品 Milk and milk products

（以每100g可食部计）

编码 Code	食物名称 Food name	食部 Edible %	水分 Water g	能量 Energy kcal	能量 Energy kJ	蛋白质 Protein g	脂肪 Fat g	碳水化合物 CHO g	不溶性纤维 Dietary fiber g	胆固醇 Cholesterol mg	灰分 Ash g	总维生素A Vitamin A μgRE	胡萝卜素 Carotene μg	视黄醇 Retinol μg	硫胺素 Thiamin mg	核黄素 Riboflavin mg
液态乳																
10-1-101	牛乳(X̄)	100	89.8	54	226	3.0	3.2	3.4	—	15	0.6	24	—	24	0.03	0.14
10-1-102	牛乳(美国牛)	100	88.6	59	247	2.9	3.2	4.6	—	26	0.7	9	—	9	0.13	0.18
10-1-103	牛乳(强化VA,VD)	100	89.0	51	213	2.7	2.0	5.6	—	—	0.7	66	—	66	0.02	0.08
10-1-104	牛乳(西德牛)	100	88.1	60	251	3.1	3.0	5.1	—	32	0.7	13	—	13	0.12	0.16
10-1-201	鲜羊乳	100	88.9	59	247	1.5	3.5	5.4	—	31	0.7	84	—	84	0.04	0.12
10-1-301	人乳	100	87.6	65	272	1.3	3.4	7.4	—	11	0.3	11	—	11	0.01	0.05
奶粉																
10-2-101	牛乳粉(多维奶粉)	100	2.8	484	2025	19.9	22.7	49.9	—	68	4.7	77	—	77	0.28	6.68
10-2-102	全脂加糖奶粉	100	1.2	490	2050	22.5	23.4	47.4	—	—	5.5	183	—	183	0.42	0.26
10-2-103	全脂牛奶粉	100	2.3	478	2000	20.1	21.2	51.7	—	110	4.7	141	—	141	0.11	0.73
10-2-104	全脂速溶奶粉	100	2.3	466	1950	19.9	18.9	54.0	—	71	4.9	272	—	272	0.08	0.80
10-2-201	全脂羊乳粉	100	1.4	498	2084	18.8	25.2	49.0	—	75	5.6	—	—	—	0.06	1.60
酸奶																
10-3-001	酸奶(X̄)	100	84.7	72	301	2.5	2.7	9.3	—	15	0.8	26	—	26	0.03	0.15
10-3-002	酸奶(高蛋白)	100	86.6	62	259	3.2	2.2	7.3	—	—	0.7	…	—	…	0.07	0.08
10-3-003	酸奶(脱脂)	100	85.5	57	238	3.3	0.4	10.0	—	18	0.8	…	—	…	0.02	0.10
10-3-004	酸奶(中脂)	100	85.8	64	268	2.7	1.9	9.0	—	12	0.6	32	—	32	0.02	0.13
10-3-005	酸奶(果料)	100	84.4	67	280	3.1	1.4	10.4	—	15	0.7	19	—	19	0.03	0.19
10-3-006	酸奶(桔味,脱脂)	100	87.6	48	201	3.2	0.3	8.2	—	15	0.7	1	—	1	0.02	0.21
奶酪																
10-4-001	奶酪[干酪]	100	43.5	328	1372	25.7	23.5	3.5	—	11	3.8	152	—	152	0.06	0.91

乳类及制品 Milk and milk products

（以每100g可食部计）

编码 Code	食物名称 Food name	尼克酸 Niacin mg	维生素C Vitamin C mg	维生素E(Vitamin E) Total mg	α-E mg	(β+γ)-E mg	δ-E mg	钙 Ca mg	磷 P mg	钾 K mg	钠 Na mg	镁 Mg mg	铁 Fe mg	锌 Zn mg	硒 Se μg	铜 Cu mg	锰 Mn mg	备注 Remark
液态乳																		
10-1-101	牛乳(X̄)	0.1	1	0.21	0.10	0.07	0.04	104	73	109	37.2	11	0.3	0.42	1.94	0.02	0.03	
10-1-102	牛乳(美国牛)	—	1	—	—	—	—	108	68	127	40.2	19	0.1	0.33	2.38	0.14	0.01	南昌
10-1-103	牛乳(强化VA,VD)	0.1	3	—	—	—	—	140	60	130	42.6	14	0.2	0.38	1.36	0.04	0.03	
10-1-104	牛乳(西德牛)	—	—	—	—	—	—	114	87	120	45.8	19	0.1	0.38	2.50	0.16	0.01	南昌
10-1-201	鲜羊乳	2.1	—	0.19	—	—	—	82	98	135	20.6	—	0.5	0.29	1.75	0.04	—	郑州
10-1-301	人乳	0.2	5	—	—	—	—	30	13	—	—	32	0.1	0.28	—	0.03	—	北京
奶粉																		
10-2-101	牛乳粉(多维奶粉)	0.5	9	0.48	0.48	…	…	1797	324	1910	567.8	22	1.4	3.71	16.80	0.11	0.02	北京
10-2-102	全脂加糖奶粉	0.4	…	0.27	0.27	…	…	495	1018	841	450.8	81	0.7	2.30	7.45	0.07	0.08	青海
10-2-103	全脂牛奶粉	0.9	4	0.48	0.48	…	…	676	469	449	260.1	79	1.2	3.14	11.80	0.09	0.09	
10-2-104	全脂速溶奶粉	0.5	7	1.29	—	—	—	659	571	541	247.6	73	2.9	2.16	7.98	0.12	0.05	
10-2-201	全脂羊乳粉	0.9	—	0.20	0.07	0.06	0.07	—	—	—	—	—	—	—	—	—	—	陕西
酸奶																		
10-3-001	酸奶(X̄)	0.2	1	0.12	0.12	…	…	118	85	150	39.8	12	0.4	0.53	1.71	0.03	0.02	
10-3-002	酸奶(高蛋白)	0.1	—	—	—	—	—	161	52	135	43.0	15	…	0.54	1.70	…	…	北京
10-3-003	酸奶(脱脂)	0.1	1	—	—	—	—	146	91	156	27.7	10	0.1	0.51	1.46	0.01	0.02	
10-3-004	酸奶(中脂)	0.1	1	0.13	0.13	…	…	81	59	130	13.0	10	Tr	0.68	0.74	0.01	0.01	上海
10-3-005	酸奶(果料)	0.1	2	0.69	…	0.22	0.47	140	90	111	32.5	11	0.4	0.56	0.98	0.04	0.03	
10-3-006	酸奶(桔味,脱脂)	0.1	5	0.03	0.03	…	…	89	73	128	2.6	11	0.2	0.27	0.73	0.01	0.01	上海
奶酪																		
10-4-001	奶酪[干酪]	0.6	—	0.60	0.60	…	…	799	326	75	584.6	57	2.4	6.97	1.50	0.13	0.16	

乳类及制品 Milk and milk products

（以每100g可食部计）

编码 Code	食物名称 Food name	食部 Edible %	水分 Water g	能量 Energy kcal	能量 Energy kJ	蛋白质 Protein g	脂肪 Fat g	碳水化合物 CHO g	不溶性纤维 Dietary fiber g	胆固醇 Cholesterol mg	灰分 Ash g	总维生素A Vitamin A μgRE	胡萝卜素 Carotene μg	视黄醇 Retinol μg	硫胺素 Thiamin mg	核黄素 Riboflavin mg
10-4-002	奶豆腐(脱脂)	100	14.7	343	1435	53.7	2.5	26.5	—	36	2.6	—	—	—	0.03	0.27
10-4-003	奶豆腐(鲜)	100	31.9	305	1276	46.2	7.8	12.5	—	36	1.6	—	—	—	0.01	0.69
10-4-004	奶疙瘩[奶酪干,干酸奶]	100	8.9	426	1782	55.1	15.0	17.7	—	51	3.3	—	—	—	0.05	0.24
10-4-005	契达干酪（普通）	100	36.0	412	1708	25.5	34.4	0.1	—	100	—	363	225	325	0.03	0.40
10-4-006	契达干酪（脱脂）	100	47.1	261*	1091*	31.5	15.0	Tr	—	43	—	182	100	165	0.03	0.53
10-4-007	曲拉	100	8.2	356	1490	39.1	2.9	43.4	—	—	6.4	216	—	216	0.07	0.16
10-4-008	全脂软酪	100	58.0	313*	1239*	8.6	31.0	Tr	—	90	—	—	—	—	0.03	0.17
10-4-009	酸酪蛋	100	11.2	443	1854	40.4	20.4	24.4	—	120	3.6	—	—	—	0.05	0.44
10-4-010	羊乳酪	100	56.5	250	1037	15.6	20.2	1.5	—	70	—	226	33	220	0.04	0.21
10-4-011	中脂软酪	100	69.5	179	743	9.2	14.5	3.1	—	42	—	224	175	195	—	—
奶油																
10-5-001	奶油	100	0.7	879	3678	0.7	97.0	0.9	—	209	0.7	297	…	297	…	0.01
10-5-002	奶油（焦克）	100	48.1	447	1870	3.0	48.3	0	—	92	0.6	—	—	—	0.05	0.16
10-5-003	奶油（食品工业）	100	43.4	504	2109	1.1	55.5	0	—	103	0.3	345	—	345	0.01	0.16
10-5-004	黄油	100	0.5	888	3715	1.4	98.0	0	—	296	0.1	—	—	—	—	0.02
10-5-005	黄油渣	100	4.7	599	2506	11.1	43.8	40.0	—	150	0.4	—	—	—	0.03	0.47
10-5-006	白脱(食品工业)[牛油,黄油]	100	17.7	744*	3113*	—	82.7	0	—	152	0.1	534	—	534	0.01	0.06
10-5-007	酥油	100	2.5	860	3598	1.5	94.4	1.1	—	227	0.5	426	…	426	…	0.01
其它																
10-9-001	炼乳（甜，罐头）	100	26.2	332	1389	8.0	8.7	55.4	—	36	1.7	41	—	41	0.03	0.16
10-9-002	奶皮子	100	36.9	460	1925	12.2	42.9	6.3	—	78	1.7	—	—	—	0.02	0.23
10-9-003	奶片	100	3.7	472	1975	13.3	20.2	59.3	—	65	3.5	75	—	75	0.05	0.20

（以每100g可食部计）

编码 Code	食物名称 Food name	尼克酸 Niacin mg	维生素C Vitamin C mg	维生素E(Vitamin E) Total mg	α-E mg	(β+γ)-E mg	δ-E mg	钙 Ca mg	磷 P mg	钾 K mg	钠 Na mg	镁 Mg mg	铁 Fe mg	锌 Zn mg	硒 Se μg	铜 Cu mg	锰 Mn mg	备注 Remark
10-4-002	奶豆腐(脱脂)	0.4	1	—	—	—	—	360	773	188	55.4	25	12.4	1.81	7.20	0.21	0.17	内蒙古
10-4-003	奶豆腐(鲜)	0.7	—	—	—	—	—	597	657	240	90.2	17	3.1	2.48	11.60	0.34	0.09	内蒙古
10-4-004	奶疙瘩[奶酪干,干酸奶]	0.8	2	—	—	—	—	730	689	314	79.3	49	18.7	5.24	14.68	2.23	0.22	
10-4-005	契达干酪(普通)	0.1	Tr	0.53	—	—	—	720	490	77	670.0	25	0.3	2.30	12.00	0.03	Tr	UK
10-4-006	契达干酪(脱脂)	0.1	Tr	0.39	—	—	—	840	620	110	670.0	39	0.2	2.80	15.00	0.05	Tr	UK
10-4-007	曲拉	0.1	—	0.54	0.51	…	0.03	1217	1135	166	285.2	143	5.8	3.09	2.21	0.10	0.09	青海
10-4-008	全脂软酪	0.1	Tr	—	—	—	—	110	130	150	330.0	9	0.1	0.70	3.00	0.10	—	UK
10-4-009	酸酪蛋	1.0	—	—	—	—	—	756	682	512	130.8	47	20.6	3.02	10.93	1.04	0.30	内蒙古
10-4-010	羊乳酪	0.2	Tr	0.37	—	—	—	360	280	95	1440.0	20	0.2	0.90	—	0.07	—	UK
10-4-011	中脂软酪	—	Tr	0.78	—	—	—	—	—	—	—	—	—	—	3.00	—	—	UK
奶油																		
10-5-001	奶油	0	…	1.99	1.17	0.82	…	14	11	226	268.0	2	1.0	0.09	0.70	0.42	…	青海
10-5-002	奶油(焦克)	0.2	—	—	—	—	—	202	82	138	41.1	10	1.0	0.32	5.50	0.02	0.10	内蒙古
10-5-003	奶油(食品工业)	0.1	—	2.19	1.74	0.38	0.07	20	32	1064	190.8	2	0.1	1.10	0.94	0.03	0.83	上海
10-5-004	黄油	—	—	—	—	—	—	35	8	39	40.3	7	0.8	0.11	1.60	0.01	0.05	内蒙古
10-5-005	黄油渣	0.4	—	—	—	—	—	597	288	160	60.2	97	2.6	1.17	1.10	0.11	1.18	内蒙古
10-5-006	白脱(食品工业)[牛油,黄油]	0.1	—	3.71	3.62	0.09	…	1	14	43	18.0	2	1.0	0.80	0.56	0.02	0.02	上海
10-5-007	酥油	Tr	…	2.45	1.53	0.92	…	128	9	188	73.0	2	0.4	0.12	0.70	0.18	…	青海
其它																		
10-9-001	炼乳(甜,罐头)	0.3	2	0.28	0.28	…	…	242	200	309	211.9	24	0.4	1.53	3.26	0.04	0.04	
10-9-002	奶皮子	0.2	—	—	—	—	—	818	308	4	2.3	28	1.3	2.22	4.60	0.10	0.02	内蒙古
10-9-003	奶片	1.6	5	0.05	—	—	—	269	427	356	179.7	32	1.6	3.00	12.10	0.06	—	武汉

Notes

蛋类及制品

Eggs and Egg Products

市场上常见的禽蛋类包括鸡蛋、鸭蛋、鹅蛋、鹌鹑蛋等。本节依此分成相应的亚类。

居民最常消费的是鸡蛋。鸡蛋分级用对光检查法，主要是检查其新鲜程度。鸡蛋壳的颜色取决于鸡的品种，而鸡蛋黄的颜色取决于饲料，如果饲料中类胡萝卜素和维生素 A 含量高，则蛋黄颜色深。

蛋类及制品 Eggs and egg products

（以每 100g 可食部计）

编码 Code	食物名称 Food name	食部 Edible %	水分 Water g	能量 Energy kcal	能量 Energy kJ	蛋白质 Protein g	脂肪 Fat g	碳水化合物 CHO g	不溶性纤维 Dietary fiber g	胆固醇 Cholesterol mg	灰分 Ash g	总维生素 A Vitamin A μgRE	胡萝卜素 Carotene μg	视黄醇 Retinol μg	硫胺素 Thiamin mg	核黄素 Riboflavin mg
鸡蛋																
11-1-101	鸡蛋(X̄)	88	74. 1	144	602	13. 3	8. 8	2. 8	—	585	1. 0	234	—	234	0. 11	0. 27
11-1-102	鸡蛋(白皮)	87	75. 8	138	577	12. 7	9. 0	1. 5	—	585	1. 0	310	—	310	0. 09	0. 31
11-1-103	鸡蛋(红皮)	88	73. 8	156	653	12. 8	11. 1	1. 3	—	585	1. 0	194	—	194	0. 13	0. 32
11-1-104	鸡蛋(土鸡)	88	72. 6	138	577	14. 4	6. 4	5. 6	—	—	1. 0	199	—	199	0. 12	0. 19
11-1-105	鸡蛋白	100	84. 4	60	251	11. 6	0. 1	3. 1	—	—	0. 8	—	—	Tr	0. 04	0. 31
11-1-106	鸡蛋白(乌骨鸡)	100	88. 4	44	184	9. 8	0. 1	1. 0	—	—	0. 7	—	—	Tr	Tr	0. 31
11-1-107	鸡蛋黄	100	51. 5	328	1372	15. 2	28. 2	3. 4	—	1510	1. 7	438	—	438	0. 33	0. 29
11-1-108	鸡蛋黄(乌骨鸡)	100	57. 8	263	1100	15. 2	19. 9	5. 7	—	2057	1. 4	179	—	179	0. 07	0. 36
11-1-201	鸡蛋粉[全蛋粉]	100	2. 5	545	2280	43. 4	36. 2	11. 3	—	2251	6. 6	525	—	525	0. 05	0. 40
11-1-202	鸡蛋黄粉	100	4. 6	644	2694	31. 6	55. 1	5. 3	—	2850	3. 4	776	—	776	—	0. 25
11-1-203	松花蛋(鸡蛋)	83	66. 4	178	745	14. 8	10. 6	5. 8	—	595	2. 4	310	—	310	0. 02	0. 13
鸭蛋																
11-2-101	鸭蛋	87	70. 3	180	753	12. 6	13. 0	3. 1	—	565	1. 0	261	—	261	0. 17	0. 35
11-2-102	鸭蛋白	100	87. 7	47*	197*	9. 9	Tr	1. 8	—	—	0. 6	23	—	23	0. 01	0. 07
11-2-103	鸭蛋黄	100	44. 9	378	1582	14. 5	33. 8	4. 0	—	1576	2. 8	1980	—	1980	0. 28	0. 62
11-2-201	松花蛋(鸭蛋)[皮蛋]	90	68. 4	171	715	14. 2	10. 7	4. 5	—	608	2. 2	215	—	215	0. 06	0. 18
11-2-202	咸鸭蛋	88	61. 3	190	795	12. 7	12. 7	6. 3	—	647	7. 0	134	—	134	0. 16	0. 33
鹅蛋																
11-3-101	鹅蛋	87	69. 3	196	820	11. 1	15. 6	2. 8	—	704	1. 2	192	—	192	0. 08	0. 30
11-3-102	鹅蛋白	100	87. 2	48*	201*	8. 9	Tr	3. 2	—	—	0. 7	7	—	7	0. 03	0. 04
11-3-103	鹅蛋黄	100	50. 1	324	1356	15. 5	26. 4	6. 2	—	1696	1. 8	1977	—	1977	0. 06	0. 59

（以每 100g 可食部计）

编码 Code	食物名称 Food name	尼克酸 Niacin mg	维生素 C Vitamin C mg	维生素 E (Vitamin E) Total mg	α-E mg	(β+γ)-E mg	δ-E mg	钙 Ca mg	磷 P mg	钾 K mg	钠 Na mg	镁 Mg mg	铁 Fe mg	锌 Zn mg	硒 Se μg	铜 Cu mg	锰 Mn mg	备注 Remark
鸡蛋																		
10-1-101	鸡蛋($\bar{X}$)	0.2	—	1.84	1.14	0.39	0.31	56	130	154	131.5	10	2.0	1.10	14.34	0.15	0.04	
11-1-102	鸡蛋(白皮)	0.2	—	1.23	0.90	0.33	…	48	176	98	94.7	14	2.0	1.00	16.55	0.06	0.03	
11-1-103	鸡蛋(红皮)	0.2	—	2.29	1.90	0.39	…	44	182	121	125.7	11	2.3	1.01	14.98	0.07	0.04	
11-1-104	鸡蛋(土鸡)	Tr	…	1.36	0.61	0.44	0.31	76	33	244	174.0	5	1.7	1.28	11.50	0.32	0.06	青海
11-1-105	鸡蛋白	0.2	—	0.01	0.01	…	…	9	18	132	79.4	15	1.6	0.02	6.97	0.05	0.02	
11-1-106	鸡蛋白(乌骨鸡)	0.1	—	—	—	—	—	9	17	109	165.1	10	Tr	0.01	2.99	0.01	0.01	江西
11-1-107	鸡蛋黄	0.1	—	5.06	2.57	2.44	0.05	112	240	95	54.9	41	6.5	3.79	27.01	0.28	0.06	
11-1-108	鸡蛋黄(乌骨鸡)	0.1	—	7.64	—	—	—	107	216	105	57.2	16	0.5	3.10	22.62	0.70	0.04	江西
11-1-201	鸡蛋粉[全蛋粉]	…	—	11.56	7.96	3.32	0.28	954	780	357	393.2	46	10.5	5.95	39.10	0.28	0.22	北京
11-1-202	鸡蛋黄粉	…	—	14.43	10.42	4.01	…	266	905	103	89.8	22	10.6	6.66	27.70	0.10	0.05	北京
11-1-203	松花蛋(鸡蛋)	0.2	—	1.06	0.25	0.58	0.23	26	263	148	—	8	3.9	2.73	44.32	0.12	0.06	
鸭蛋																		
11-2-101	鸭蛋	0.2	—	4.98	4.02	0.96	…	62	226	135	106.0	13	2.9	1.67	15.68	0.11	0.04	
11-2-102	鸭蛋白	0.1	—	0.16	—	—	—	18	—	84	71.2	21	0.1	—	4.00	0.08	—	河北
11-2-103	鸭蛋黄	—	—	12.72	—	—	—	123	55	86	30.1	22	4.9	3.09	25.00	0.16	0.10	河北
11-2-201	松花蛋(鸭蛋)[皮蛋]	0.1	—	3.05	2.80	0.25	…	63	165	152	542.7	13	3.3	1.48	25.24	0.12	0.06	
11-2-202	咸鸭蛋	0.1	—	6.25	5.68	0.57	…	118	231	184	2706.1	30	3.6	1.74	24.04	0.14	0.10	
鹅蛋																		
11-3-101	鹅蛋	0.4	—	4.50	3.57	0.93	…	34	130	74	90.6	12	4.1	1.43	27.24	0.09	0.04	
11-3-102	鹅蛋白	0.3	—	0.34	—	—	—	4	11	36	77.3	9	2.8	0.10	8.00	0.05	—	河北
11-3-103	鹅蛋黄	0.6	—	95.70	—	—	—	13	51	—	24.4	10	2.8	1.59	26.00	0.25	Tr	河北

蛋类及制品 Eggs and egg products

（以每 100g 可食部计）

编码 Code	食物名称 Food name	食部 Edible %	水分 Water g	能量 Energy kcal	能量 Energy kJ	蛋白质 Protein g	脂肪 Fat g	碳水化合物 CHO g	不溶性纤维 Dietary fiber g	胆固醇 Cholesterol mg	灰分 Ash g	总维生素 A Vitamin A μgRE	胡萝卜素 Carotene μg	视黄醇 Retinol μg	硫胺素 Thiamin mg	核黄素 Riboflavin mg
鹌鹑蛋																
11-4-101	鹌鹑蛋	86	73.0	160	669	12.8	11.1	2.1	—	515	1.0	337	—	337	0.11	0.49
11-4-201	鹌鹑蛋(五香罐头)	89	74.4	152	636	11.6	11.7	0	—	480	2.3	98	—	98	0.01	0.06

（以每100g可食部计）

编码 Code	食物名称 Food name	尼克酸 Niacin mg	维生素C Vitamin C mg	维生素E (Vitamin E) Total mg	α-E mg	(β+γ)-E mg	δ-E mg	钙 Ca mg	磷 P mg	钾 K mg	钠 Na mg	镁 Mg mg	铁 Fe mg	锌 Zn mg	硒 Se μg	铜 Cu mg	锰 Mn mg	备注 Remark
鹌鹑蛋																		
11-4-101	鹌鹑蛋	0.1	—	3.08	1.67	1.23	0.18	47	180	138	106.6	11	3.2	1.61	25.48	0.09	0.04	
11-4-201	鹌鹑蛋(五香罐头)	0.3	—	5.34	4.81	0.53	…	157	209	41	711.5	8	2.6	1.43	11.60	0.13	0.03	北京

Notes

鱼虾蟹贝类

Fish, Shellfish and Mollusc

从水中获得的食品习惯上被称为水产品。此处包括的主要是一些水产动物性食物，按其品种分成以下几个亚类。

1.鱼：包括草鱼、鲤鱼、鳟鱼等各种鱼和鱼罐头、鱼片干等加工制品。

2.虾：包括白米虾、对虾、基围虾等各种虾和虾仁、虾脑酱等加工制品。

3.蟹：包括海蟹、河蟹等各种蟹。

4.贝：包括鲍鱼、蛏、扇贝、牡蛎及各种蛤蜊、蚶、螺等。

5.其它：包括海参、海蜇、鱿鱼等软体动物。

上述水产食物的营养成分受季节、成熟度以及饲料等因素的影响很大。

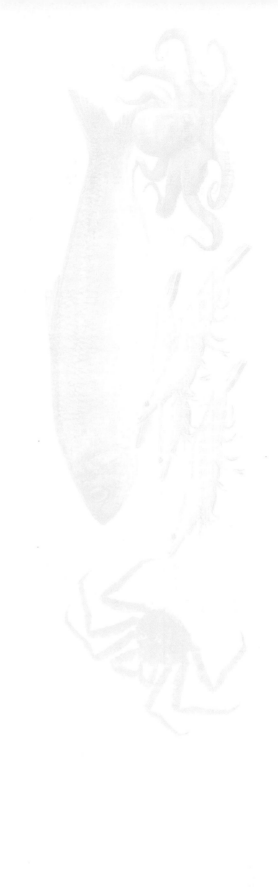

鱼虾蟹贝类 Fish,shellfish and mollusc

（以每100g可食部计）

编码 Code	食物名称 Food name	食部 Edible %	水分 Water g	能量 Energy kcal	能量 Energy kJ	蛋白质 Protein g	脂肪 Fat g	碳水化合物 CHO g	不溶性纤维 Dietary fiber g	胆固醇 Cholesterol mg	灰分 Ash g	总维生素A Vitamin A μgRE	胡萝卜素 Carotene μg	视黄醇 Retinol μg	硫胺素 Thiamin mg	核黄素 Riboflavin mg
鱼																
12-1-101	白条鱼(裸鱼)	59	76.8	103	431	16.6	3.3	1.6	—	129	1.7	11	—	11	Tr	0.07
12-1-102	草鱼[白鲩,草包鱼]	58	77.3	113	473	16.6	5.2	0	—	86	1.1	11	—	11	0.04	0.11
12-1-103	赤眼鳟[金目鱼]	59	76.5	109	456	18.1	4.1	0	—	76	1.3	12	—	12	0.02	0.08
12-1-104	鳡鱼[猴鱼]	54	76.0	114	477	17.5	4.3	1.2	—	58	1.0	11	—	11	0.02	0.07
12-1-105	胡子鲇[塘虱(鱼)]	50	72.6	146	611	15.4	8.0	3.1	—	53	0.9	8	—	8	0.05	0.11
12-1-106	黄颡鱼[戈牙鱼,黄鳍鱼]	52	71.6	124	519	17.8	2.7	7.1	—	90	0.8	…	—	…	0.01	0.06
12-1-107	黄鳝[鳝鱼]	67	78.0	89	372	18.0	1.4	1.2	—	126	1.4	50	—	50	0.06	0.98
12-1-108	黄鳝丝	88	83.2	69	289	15.4	0.8	0	—	77	0.6	—	—	—	0.04	2.08
12-1-109	尖嘴白	80	68.6	137	573	22.7	3.3	4.1	—	73	1.3	…	—	…	0.05	0.02
12-1-110	口头鱼	56	70.3	134	561	19.6	4.2	4.5	—	—	1.4	—	—	—	0.01	0.04
12-1-111	鲤鱼[鲤拐子]	54	76.7	109	456	17.6	4.1	0.5	—	84	1.1	25	—	25	0.03	0.09
12-1-112	罗非鱼	55	76.0	98	410	18.4	1.5	2.8	—	78	1.3	…	—	…	0.11	0.17
12-1-113	罗非鱼(莫桑比克)[非洲黑鲫鱼]	53	80.9	77	322	16.0	1.0	1.0	—	54	1.1	7	—	7	Tr	0.28
12-1-114	泥鳅	60	76.6	96	402	17.9	2.0	1.7	—	136	1.8	14	—	14	0.10	0.33
12-1-115	青鱼[青皮鱼,青鳞鱼,青混]	63	73.9	118	494	20.1	4.2	0	—	108	2.4	42	—	42	0.03	0.07
12-1-116	乌鳢[黑鱼,石斑鱼,生鱼]	57	78.7	85	356	18.5	1.2	0	—	91	1.6	26	—	26	0.02	0.14
12-1-117	银鱼 [面条鱼]	100	76.2	105	439	17.2	4.0	0	—	361	2.6	—	—	—	0.03	0.05
12-1-118	湟鱼 (裸鲤鱼)	56	71.3	124	519	17.1	3.2	6.7	—	98	1.7	10	—	10	Tr	0.05
12-1-119	湟鱼 (裸鱼)	48	76.7	100	418	17.8	2.3	2.0	—	74	1.2	16	—	16	Tr	0.15
12-1-120	鲇鱼 [胡子鲇,鲢胡,旺虾]	65	78.0	103	431	17.3	3.7	0	—	163	1.1	—	—	—	0.03	0.10
12-1-121	鲇花	63	76.7	117	490	15.6	6.1	0	—	34	1.6	—	—	—	0.01	0.25
12-1-122	鲢鱼[白鲢,胖子,连子鱼]	61	77.4	104	435	17.8	3.6	0	—	99	1.2	20	—	20	0.03	0.07

（以每 100g 可食部计）

编码 Code	食物名称 Food name	尼克酸 Niacin mg	维生素C Vitamin C mg	维生素E(Vitamin E) Total mg	α-E mg	(β+γ)-E mg	δ-E mg	钙 Ca mg	磷 P mg	钾 K mg	钠 Na mg	镁 Mg mg	铁 Fe mg	锌 Zn mg	硒 Se μg	铜 Cu mg	锰 Mn mg	备注 Remark
鱼																		
12-1-101	白条鱼(裸鱼)	1.9	—	0.86	0.82	0.04	…	58	224	331	68.0	13	1.7	3.22	12.00	0.16	0.03	青海
12-1-102	草鱼[白鲩,草包鱼]	2.8	—	2.03	2.03	…	…	38	203	312	46.0	31	0.8	0.87	6.66	0.05	0.05	
12-1-103	赤眼鳟[金目鱼]	4.7	—	1.70	1.70	…	…	59	186	291	87.0	2	6.4	0.56	78.76	0.02	0.65	上海
12-1-104	鳡鱼[猴鱼]	1.3	—	0.66	0.22	0.44	…	139	109	194	158.4	23	0.2	0.54	21.48	0.06	0.03	青岛
12-1-105	胡子鲇[塘虱(鱼)]	4.3	—	0.09	0.09	…	…	18	129	78	45.5	20	0.6	0.86	34.20	0.04	0.02	广东
12-1-106	黄颡鱼[戈牙鱼,黄鳍鱼]	3.7	—	1.48	1.05	0.43	…	59	166	202	250.4	19	6.4	1.48	16.09	0.08	0.10	济南
12-1-107	黄鳝[鳝鱼]	3.7	—	1.34	1.34	…	…	42	206	263	70.2	18	2.5	1.97	34.56	0.05	2.22	
12-1-108	黄鳝丝	1.8	—	1.10	1.10	…	…	57	81	278	131.0	—	2.8	1.82	36.38	0.02	8.25	上海
12-1-109	尖嘴白	—	—	0.27	0.02	…	0.25	27	192	375	48.3	14	0.6	1.32	—	0.06	0.04	合肥
12-1-110	口头鱼	2.4	—	—	—	—	—	103	247	270	47.7	26	2.0	1.83	—	0.05	—	武汉
12-1-111	鲤鱼[鲤拐子]	2.7	—	1.27	0.35	0.44	0.48	50	204	334	53.7	33	1.0	2.08	15.38	0.06	0.05	
12-1-112	罗非鱼	3.3	—	1.91	0.59	1.14	0.18	12	161	289	19.8	36	0.9	0.87	22.60	0.05	0.09	山东
12-1-113	罗非鱼(莫桑比克)[非洲黑鲫鱼]	2.5	—	0.10	0.10	…	…	24	150	338	66.8	24	1.1	0.70	—	0.11	0.14	福州
12-1-114	泥鳅	6.2	—	0.79	0.25	0.13	0.41	299	302	282	74.8	28	2.9	2.76	35.30	0.09	0.47	
12-1-115	青鱼[青皮鱼,青鳞鱼,青混]	2.9	—	0.81	0.67	0.06	0.08	31	184	325	47.4	32	0.9	0.96	37.69	0.06	0.04	
12-1-116	乌鳢[黑鱼,石斑鱼,生鱼]	2.5	—	0.97	0.97	…	…	152	232	313	48.8	33	0.7	0.80	24.57	0.05	0.06	
12-1-117	银鱼[面条鱼]	0.2	—	1.86	0.09	1.77	…	46	22	246	8.6	25	0.9	0.16	9.54	—	0.07	青岛
12-1-118	湟鱼(裸鲤鱼)	2.8	—	1.10	0.65	0.34	0.11	42	229	372	42.0	15	1.2	1.28	24.10	0.19	0.04	青海
12-1-119	湟鱼(裸鱼)	1.5	—	1.18	1.10	…	0.08	59	221	329	117.0	15	1.5	1.50	5.30	0.12	0.12	青海
12-1-120	鲇鱼[胡子鲇,鲢胡,旺虾]	2.5	—	0.54	0.19	0.13	0.22	42	195	351	49.6	22	2.1	0.53	27.49	0.09	0.03	
12-1-121	鲒花	0.9	—	2.15	—	—	—	—	270	—	63.5	—	—	—	24.63	0.02	0.16	哈尔滨
12-1-122	鲢鱼[白鲢,胖子,连子鱼]	2.5	—	1.23	0.75	…	0.48	53	190	277	57.5	23	1.4	1.17	15.68	0.06	0.09	

鱼虾蟹贝类 Fish,shellfish and mollusc

（以每100g可食部计）

编码 Code	食物名称 Food name	食部 Edible %	水分 Water g	能量 Energy kcal	kJ	蛋白质 Protein g	脂肪 Fat g	碳水化合物 CHO g	不溶性纤维 Dietary fiber g	胆固醇 Cholesterol mg	灰分 Ash g	总维生素A Vitamin A μgRE	胡萝卜素 Carotene μg	视黄醇 Retinol μg	硫胺素 Thiamin mg	核黄素 Riboflavin mg
12-1-123	鲫鱼[喜头鱼,海附鱼]	54	75.4	108	452	17.1	2.7	3.8	—	130	1.0	17	—	17	0.04	0.09
12-1-124	鲮鱼[雪鲮]	57	77.7	95	397	18.4	2.1	0.7	—	86	1.1	125	—	125	0.01	0.04
12-1-125	鲮鱼(罐头)	100	27.0	399	1669	30.7	26.9	8.5	—	162	6.9	—	—	—	0.04	0.09
12-1-126	鳊鱼[鲂鱼,武昌鱼]	59	73.1	135	565	18.3	6.3	1.2	—	94	1.1	28	—	28	0.02	0.07
12-1-127	鳗鲡[鳗鱼,河鳗]	84	67.1	181	757	18.6	10.8	2.3	—	177	1.2	—	—	—	0.02	0.02
12-1-128	鳙鱼[胖头鱼,摆佳鱼,花鲢鱼]	61	76.5	100	418	15.3	2.2	4.7	—	112	1.3	34	—	34	0.04	0.11
12-1-129	鳜鱼［桂鱼，花鲫鱼］	61	74.5	117	490	19.9	4.2	0	—	124	1.5	12	—	12	0.02	0.07
12-1-130	鳟鱼［虹鳟］	57	77.0	99	414	18.6	2.6	0.2	—	102	1.6	206	—	206	0.08	—
12-1-201	白姑鱼［白米子（鱼）］	67	71.5	150	628	19.1	8.2	0	—	80	1.3	—	—	—	0.02	0.08
12-1-202	鲹鱼［蓝圆鲹，边鱼］	70	72.0	124	519	18.5	3.4	4.8	—	78	1.3	1	—	1	0.06	0.11
12-1-203	带鱼［白带鱼，刀鱼］	76	73.3	127	531	17.7	4.9	3.1	—	76	1.0	29	—	29	0.02	0.06
12-1-204	堤鱼	64	66.9	191	799	17.6	12.8	1.3	—	—	1.4	5	—	5	0.19	0.12
12-1-205	丁香鱼（干）	100	36.3	196	820	37.5	3.1	4.6	—	379	18.5	119	—	119	0.01	0.17
12-1-206	狗母鱼［大头狗母鱼］	67	76.5	100	418	16.7	2.3	3.0	—	71	1.5	11	—	11	0.05	0.10
12-1-207	海鲫鱼［九九鱼］	60	64.3	206	862	17.0	13.7	3.6	—	70	1.4	—	—	Tr	0.02	0.02
12-1-208	海鳗［鲫勾］	67	74.6	122	510	18.8	5.0	0.5	—	71	1.1	22	—	22	0.06	0.07
12-1-209	红娘鱼［翼红娘鱼］	55	76.1	105	439	18.0	2.8	1.9	—	120	1.2	6	—	6	0.03	0.07
12-1-210	黄姑鱼［黄婆鸡（鱼）］	63	74.0	137	573	18.4	7.0	0	—	166	1.4	…	—	…	0.04	0.09
12-1-211	黄鱼（大黄花鱼）	66	77.7	97	406	17.7	2.5	0.8	—	86	1.3	10	—	10	0.03	0.10
12-1-212	黄鱼（小黄花鱼）	63	77.9	99	414	17.9	3.0	0.1	—	74	1.1	…	—	…	0.04	0.04
12-1-213	黄魴［赤虹，老板鱼］	75	77.8	81	339	18.5	0.5	0.6	—	121	2.6	10	—	10	0.03	0.07
12-1-214	金线鱼［红三鱼］	40	77.1	101	423	18.6	2.9	0	—	54	1.4	20	—	20	0.01	0.03
12-1-215	绿鳍马面豚[面包鱼,橡皮鱼]	52	78.9	83	347	18.1	0.6	1.2	—	45	1.2	15	—	15	0.02	0.05
12-1-216	梅童鱼[大头仔鱼,丁珠鱼]	63	74.8	121	506	18.9	5.0	0	—	88	1.3	25	—	25	0.02	0.06

（以每 100g 可食部计）

编码 Code	食物名称 Food name	尼克酸 Niacin mg	维生素 C Vitamin C mg	维生素 E (Vitamin E) Total mg	α-E mg	(β+γ)-E mg	δ-E mg	钙 Ca mg	磷 P mg	钾 K mg	钠 Na mg	镁 Mg mg	铁 Fe mg	锌 Zn mg	硒 Se μg	铜 Cu mg	锰 Mn mg	备注 Remark
12-1-123	鲫鱼[喜头鱼,海附鱼]	2.5	—	0.68	0.35	0.16	0.17	79	193	290	41.2	41	1.3	1.94	14.31	0.08	0.06	
12-1-124	鲮鱼[雪鲮]	3.0	—	1.54	1.33	0.21	…	31	176	317	40.1	22	0.9	0.83	48.10	0.04	0.02	
12-1-125	鲮鱼(罐头)	2.3	—	5.56	—	—	—	598	750	480	2310.0	74	6.1	2.20	8.69	0.09	0.70	广东
12-1-126	鳊鱼[鲂鱼,武昌鱼]	1.7	—	0.52	0.52	…	…	89	188	215	41.1	17	0.7	0.89	11.59	0.07	0.05	
12-1-127	鳗鲡[鳗鱼,河鳗]	3.8	—	3.60	2.87	0.26	0.47	42	248	207	58.8	34	1.5	1.15	33.66	0.18	…	
12-1-128	鳙鱼[胖头鱼,摆佳鱼,花鲢鱼]	2.8	—	2.65	2.65	…	…	82	180	229	60.6	26	0.8	0.76	19.47	0.07	0.08	
12-1-129	鳜鱼[桂鱼,花鲫鱼]	5.9	—	0.87	…	0.09	0.78	63	217	295	68.6	32	1.0	1.07	26.50	0.10	0.03	
12-1-130	鳟鱼[虹鳟]	—	—	3.55	—	—	—	34	374	688	110.0	45	—	4.30	20.40	0.18	0.07	
12-1-201	白姑鱼[白米子(鱼)]	3.3	—	1.49	0.67	0.67	0.15	23	171	382	152.7	28	0.3	0.84	21.00	0.04	0.02	青岛
12-1-202	鲹鱼[蓝圆鲹,边鱼]	3.6	—	0.49	0.49	…	…	55	191	215	81.6	30	1.8	0.85	24.89	0.11	0.05	
12-1-203	带鱼[白带鱼,刀鱼]	2.8	—	0.82	0.82	…	…	28	191	280	150.1	43	1.2	0.70	36.57	0.08	0.17	
12-1-204	堤鱼	6.5	—	0.33	0.33	…	…	15	324	228	65.0	46	2.2	1.20	80.36	0.07	0.03	厦门
12-1-205	丁香鱼(干)	2.0	—	0.30	0.30	…	…	590	914	664	4375.0	319	4.3	3.40	41.24	0.35	0.84	福州
12-1-206	狗母鱼[大头狗母鱼]	3.7	—	0.07	0.07	…	…	95	263	194	156.3	51	2.2	1.10	29.48	0.09	0.02	厦门
12-1-207	海鲫鱼[九九鱼]	4.3	—	1.06	0.30	0.76	…	69	193	133	15.8	30	1.9	0.58	28.80	0.19	0.07	山东
12-1-208	海鳗[鲫勾]	3.0	—	1.70	0.21	0.62	0.87	28	159	266	95.8	27	0.7	0.80	25.85	0.07	0.03	
12-1-209	红娘鱼[翼红娘鱼]	4.9	—	0.70	0.56	0.14	…	160	297	308	163.9	45	1.2	2.99	59.35	0.22	0.13	
12-1-210	黄姑鱼[黄婆鸡(鱼)]	3.6	—	1.09	0.31	0.78	…	94	196	282	101.9	29	0.9	0.61	63.60	0.06	0.04	
12-1-211	黄鱼(大黄花鱼)	1.9	—	1.13	0.20	0.72	0.21	53	174	260	120.3	39	0.7	0.58	42.57	0.04	0.02	
12-1-212	黄鱼(小黄花鱼)	2.3	—	1.19	1.19	…	…	78	188	228	103.0	28	0.9	0.94	55.20	0.04	0.05	
12-1-213	黄鲂[赤虹,老板鱼]	2.0	—	0.16	0.16	…	…	27	157	227	159.9	24	0.3	0.37	31.43	0.08	0.09	
12-1-214	金线鱼[红三鱼]	4.8	—	0.61	0.47	0.14	…	102	128	300	118.0	29	1.4	0.66	48.30	0.04	0.05	广东
12-1-215	绿鳍马面豚[面包鱼,橡皮鱼]	3.0	—	1.03	0.25	0.78	…	54	185	291	80.5	27	0.9	1.44	38.18	0.07	0.10	
12-1-216	梅童鱼[大头仔鱼,丁珠鱼]	2.1	—	0.81	0.49	…	0.32	34	164	299	106.1	36	1.8	1.08	45.07	0.10	0.09	

鱼虾蟹贝类 Fish,shellfish and mollusc

（以每100g可食部计）

编码 Code	食物名称 Food name	食部 Edible %	水分 Water g	能量 Energy kcal	能量 Energy kJ	蛋白质 Protein g	脂肪 Fat g	碳水化合物 CHO g	不溶性纤维 Dietary fiber g	胆固醇 Cholesterol mg	灰分 Ash g	总维生素A Vitamin A μgRE	胡萝卜素 Carotene μg	视黄醇 Retinol μg	硫胺素 Thiamin mg	核黄素 Riboflavin mg
12-1-217	沙丁鱼[沙鳁]	67	78.0	89	372	19.8	1.1	0	—	158	1.3	—	—	—	0.01	0.03
12-1-218	沙钻鱼[多鳞喜,沙梭,麦穗鱼]	63	78.5	84	351	18.4	0.6	1.2	—	120	1.3	12	—	12	0.03	0.04
12-1-219	蛇鲻［沙梭鱼］	72	73.5	122	510	20.8	4.2	0.3	—	74	1.2	—	—	—	0.04	0.05
12-1-220	舌鳎[花纹舌头,舌头鱼]	68	79.8	83	347	17.7	1.4	0	—	82	1.5	6	—	6	0.03	0.05
12-1-221	油抒［香梭鱼］	74	74.2	145	607	15.9	9.0	0	—	78	1.1	32	—	32	Tr	0.07
12-1-222	颚针鱼［针量鱼］	75	66.5	180	753	20.2	10.4	1.4	—	101	1.5	—	—	—	0.01	0.02
12-1-223	鲅鱼[马鲛鱼,燕鲅鱼,巴鱼]	80	72.5	121	506	21.2	3.1	2.1	—	75	1.1	19	—	19	0.03	0.04
12-1-224	鲅鱼（咸）［咸马胶］	67	52.8	157	657	23.3	1.6	12.4	—	89	9.9	—	—	—	0.04	—
12-1-225	鲆[片口鱼,比目鱼]	68	75.9	112	469	20.8	3.2	0	—	81	1.9	…	—	…	0.11	Tr
12-1-226	鲈鱼［鲈花］	58	76.5	105	439	18.6	3.4	0	—	86	1.5	19	—	19	0.03	0.17
12-1-227	鲐鱼[青鲐鱼,鲐巴鱼,青砖鱼]	66	69.1	155	649	19.9	7.4	2.2	—	77	1.4	38	—	38	0.08	0.12
12-1-228	鲑鱼［大麻哈鱼］	72	74.1	139	582	17.2	7.8	0	—	68	0.9	45	—	45	0.07	0.18
12-1-229	鲑鱼子酱［大麻哈鱼子酱］	100	49.4	252	1054	10.9	16.8	14.4	—	—	8.5	111	—	111	0.33	0.19
12-1-230	鲚鱼（大）［大凤尾鱼］	79	77.5	106	444	13.2	5.5	0.8	—	117	3.0	15	—	15	Tr	0.08
12-1-231	鲚鱼（小）［小凤尾鱼］	90	72.7	124	519	15.5	5.1	4.0	—	82	2.7	14	—	14	0.06	0.06
12-1-232	鲨鱼［真鲨，白斑角鲨］	56	73.3	118	494	22.2	3.2	0	—	70	1.3	21	—	21	0.01	0.05
12-1-233	鲳鱼［平鱼，银鲳，刺鲳］	70	72.8	140	586	18.5	7.3	0	—	77	1.4	24	—	24	0.04	0.07
12-1-234	鲷[黑鲷,铜盆鱼,大目鱼]	65	75.2	106	444	17.9	2.6	2.7	—	65	1.6	12	—	12	0.02	0.10
12-1-235	鲻鱼［白眼梭鱼］	57	75.3	119	498	18.9	4.8	0	—	99	1.1	—	—	—	0.02	0.13
12-1-236	鲽［比目鱼，凸眼鱼］	72	74.6	107	448	21.1	2.3	0.5	—	73	1.5	117	—	117	0.03	0.04
12-1-237	鳐鱼［夫鱼］	59	77.4	90	377	20.8	0.7	0	—	48	1.1	27	—	27	0.01	0.11
12-1-238	鳓鱼［快鱼，力鱼］	71	71.9	159	665	20.7	8.5	0	—	76	1.2	…	—	…	…	0.02
12-1-239	鳕鱼［鳕狭，明太鱼］	45	77.4	88	368	20.4	0.5	0.5	—	114	1.2	14	—	14	0.04	0.13
12-1-240	鮸鱼［鳘鱼］	76	77.6	89	372	20.2	0.9	0	—	62	1.3	33	—	33	0.01	0.05

（以每 100g 可食部计）

编码 Code	食物名称 Food name	尼克酸 Niacin mg	维生素C Vitamin C mg	维生素E(Vitamin E) Total mg	α-E mg	(β+γ)-E mg	δ-E mg	钙 Ca mg	磷 P mg	钾 K mg	钠 Na mg	镁 Mg mg	铁 Fe mg	锌 Zn mg	硒 Se μg	铜 Cu mg	锰 Mn mg	备注 Remark
12-1-217	沙丁鱼[沙鲻]	2.0	—	0.26	…	…	0.26	184	183	136	91.5	30	1.4	0.16	48.95	0.02	0.07	山东
12-1-218	沙钻鱼[多鳞喜,沙梭,麦穗鱼]	2.1	—	0.19	0.19	…	…	120	220	211	173.6	40	1.5	0.75	21.27	0.11	0.06	
12-1-219	蛇鲻[沙梭鱼]	2.0	—	0.91	0.46	0.45	…	117	156	304	118.4	30	0.3	0.58	13.05	0.04	0.04	青岛
12-1-220	舌鳎[花纹舌头,舌头鱼]	2.1	—	0.64	…	0.64	…	57	168	309	138.8	27	1.5	0.05	34.63	0.04	0.04	
12-1-221	油抒[香梭鱼]	3.0	—	0.88	0.61	…	0.27	13	158	275	67.5	44	2.1	1.00	22.02	0.05	0.06	福建
12-1-222	颚针鱼[针量鱼]	—	—	3.36	0.18	3.13	0.05	58	197	336	73.3	30	1.2	1.73	37.22	0.02	0.06	青岛
12-1-223	鲅鱼[马鲛鱼,燕鲅鱼,巴鱼]	2.1	—	0.71	0.44	0.16	0.11	35	130	370	74.2	50	0.8	1.39	51.81	0.37	0.03	
12-1-224	鲅鱼(咸)[咸马胶]	2.7	—	4.60	4.60	…	…	—	228	298	5350.0	—	6.2	2.33	28.30	0.10	—	广东
12-1-225	鲆[片口鱼,比目鱼]	4.5	—	0.50	0.16	0.34	…	55	178	317	66.7	55	1.0	0.53	36.97	0.02	0.04	青岛
12-1-226	鲈鱼[鲈花]	3.1	—	0.75	0.38	0.37	…	138	242	205	144.1	37	2.0	2.83	33.06	0.05	0.04	
12-1-227	鲐鱼[青鲐鱼,鲐巴鱼,青砖鱼]	8.8	—	0.55	0.55	…	…	50	247	263	87.7	47	1.5	1.02	57.98	0.09	0.04	
12-1-228	鲑鱼[大麻哈鱼]	4.4	—	0.78	—	—	—	13	154	361	63.3	36	0.3	1.11	29.47	0.03	0.02	哈尔滨
12-1-229	鲑鱼子酱[大麻哈鱼子酱]	0.5	—	12.25	—	—	—	23	359	171	2881.0	73	2.8	2.69	203.09	0.60	0.05	哈尔滨
12-1-230	鲚鱼(大)[大凤尾鱼]	1.0	—	0.84	0.38	0.05	0.41	114	498	161	53.1	28	1.7	1.51	37.80	0.11	0.29	上海
12-1-231	鲚鱼(小)[小凤尾鱼]	0.9	—	0.74	…	…	0.74	78	460	225	38.5	23	1.6	1.30	33.30	0.10	0.17	
12-1-232	鲨鱼[真鲨,白斑角鲨]	3.1	—	0.58	0.58	…	…	41	212	285	102.2	30	0.9	0.73	57.02	0.06	0.03	
12-1-233	鲳鱼[平鱼,银鲳,刺鲳]	2.1	—	1.26	0.30	0.96	…	46	155	328	62.5	39	1.1	0.80	27.21	0.14	0.07	
12-1-234	鲷[黑鲷,铜盆鱼,大目鱼]	3.5	—	1.08	0.63	0.02	0.43	186	304	261	103.9	36	2.3	1.20	31.53	0.08	0.26	福建
12-1-235	鲻鱼[白眼梭鱼]	2.3	—	3.34	0.49	0.86	1.99	19	183	245	71.4	25	0.5	0.82	16.80	0.03	0.02	山东
12-1-236	鲽[比目鱼,凸眼鱼]	1.5	—	2.35	0.69	1.66	…	107	135	264	150.4	32	0.4	0.92	29.45	0.06	0.11	
12-1-237	鳐鱼[夫鱼]	3.6	—	0.79	0.79	…	…	22	159	277	130.0	20	0.6	0.52	29.40	0.05	0.03	上海
12-1-238	鳓鱼[快鱼,力鱼]	—	—	1.83	1.83	…	…	39	203	246	47.8	28	1.3	1.12	35.65	0.07	0.02	
12-1-239	鳕鱼[鳕狭,明太鱼]	2.7	—	—	—	—	—	42	232	321	130.3	84	0.5	0.86	24.80	0.01	0.01	北京
12-1-240	鮸鱼[鳘鱼]	3.0	—	—	—	—	—	21	228	357	54.8	18	1.1	0.81	51.09	0.05	0.07	

鱼虾蟹贝类 Fish,shellfish and mollusc

（以每 100g 可食部计）

编码 Code	食物名称 Food name	食部 Edible %	水分 Water g	能量 Energy kcal	能量 Energy kJ	蛋白质 Protein g	脂肪 Fat g	碳水化合物 CHO g	不溶性纤维 Dietary fiber g	胆固醇 Cholesterol mg	灰分 Ash g	总维生素A Vitamin A μgRE	胡萝卜素 Carotene μg	视黄醇 Retinol μg	硫胺素 Thiamin mg	核黄素 Riboflavin mg
12-1-301	鱼片干	100	20.2	303	1268	46.1	3.4	22.0	—	307	8.3	—	—	Tr	0.11	0.39
12-1-302	鱼奇油[鱼露,虾油]	100	65.4	47	197	11.2	0.2	0	…	—	23.3	—	—	—	—	0.13
虾																
12-2-101	白米虾[水虾米]	57	77.3	81	339	17.3	0.4	2.0	—	103	3.0	54	—	54	0.05	0.03
12-2-102	斑节对虾[草虾]	59	73.6	103	431	18.6	0.8	5.4	—	148	1.6	82	400	15	Tr	—
12-2-103	长毛对虾[大虾,白露虾]	65	76.4	90	377	18.5	0.4	3.0	—	136	1.7	79	400	12	0.03	0.06
12-2-104	刺蛄[刺蛄]	14	81.2	77	322	16.0	1.4	0	—	98	1.4	—	—	—	0.03	0.18
12-2-105	东方对虾[中国对虾]	67	78.0	84	351	18.3	0.5	1.6	—	183	1.6	87	420	17	0.02	0.11
12-2-106	对虾	61	76.5	93	389	18.6	0.8	2.8	—	193	1.3	15	—	15	0.01	0.07
12-2-107	海虾	51	79.3	79	331	16.8	0.6	1.5	—	117	1.8	…	—	…	0.01	0.05
12-2-108	河虾	86	78.1	87	364	16.4	2.4	0	—	240	3.9	48	—	48	0.04	0.03
12-2-109	基围虾	60	75.2	101	423	18.2	1.4	3.9	—	181	1.3	—	—	Tr	0.02	0.07
12-2-110	江虾[沼虾]	100	77.0	87	364	10.3	0.9	9.3	—	116	2.5	102	—	102	0.04	0.12
12-2-111	龙虾	46	77.6	90	377	18.9	1.1	1.0	—	121	1.4	…	—	…	Tr	0.03
12-2-112	明虾	57	79.8	85	356	13.4	1.8	3.8	—	273	1.2	…	—	…	0.01	0.04
12-2-113	塘水虾[草虾]	57	74.0	96	402	21.2	1.2	0	—	264	3.6	44	—	44	0.05	0.03
12-2-114	虾虎	32	80.6	81	339	11.6	1.7	4.8	—	177	1.3	—	—	Tr	0.04	0.04
12-2-115	虾皮	100	42.4	153	640	30.7	2.2	2.5	—	428	22.2	19	—	19	0.02	0.14
12-2-116	螯虾	31	80.1	93	389	14.8	3.8	0	—	—	1.3	—	—	—	0.02	0.18
12-2-201	虾米[海米,虾仁]	100	37.4	198	828	43.7	2.6	0	—	525	17.0	21	—	21	0.01	0.12
12-2-202	虾脑酱	100	58.4	100	418	15.2	4.3	0	—	249	22.1	…	—	…	Tr	0.29
蟹																
12-3-001	海蟹	55	77.1	95	397	13.8	2.3	4.7	—	125	2.1	30	—	30	0.01	0.10

(以每100g可食部计)

编码 Code	食物名称 Food name	尼克酸 Niacin mg	维生素C Vitamin C mg	维生素E(Vitamin E) Total mg	α-E mg	(β+γ)-E mg	δ-E mg	钙 Ca mg	磷 P mg	钾 K mg	钠 Na mg	镁 Mg mg	铁 Fe mg	锌 Zn mg	硒 Se μg	铜 Cu mg	锰 Mn mg	备注 Remark
12-1-301	鱼片干	5.0	—	0.88	0.88	…	…	106	308	251	2320.6	60	4.4	2.94	0.37	0.16	0.17	
12-1-302	鱼奇油[鱼露,虾油]	1.8	—	—	—	—	—	24	6	199	9350.0	60	3.0	0.30	12.05	0.08	0.09	福州
虾																		
12-2-101	白米虾[水虾米]	—	—	3.34	0.01	0.12	3.21	403	267	255	90.7	26	2.1	2.03	—	0.99	0.25	合肥
12-2-102	斑节对虾[草虾]	2.4	—	1.64	1.64	…	…	59	275	363	168.8	63	2.0	1.78	28.39	1.48	0.22	福建
12-2-103	长毛对虾[大虾,白露虾]	3.1	—	3.52	3.52	…	…	36	241	386	208.8	47	2.9	1.55	9.11	0.62	0.12	福建
12-2-104	刺蛄[刺蛄]	3.0	—	—	—	—	—	—	283	181	86.8	21	14.5	0.56	—	0.91	—	武汉
12-2-105	东方对虾[中国对虾]	0.9	—	3.92	3.92	…	…	35	253	217	133.6	37	1.0	1.14	19.10	0.50	0.08	福建
12-2-106	对虾	1.7	—	0.62	0.50	0.09	0.03	62	228	215	165.2	43	1.5	2.38	33.72	0.34	0.12	
12-2-107	海虾	1.9	—	2.79	0.33	2.38	0.08	146	196	228	302.2	46	3.0	1.44	56.41	0.44	0.11	
12-2-108	河虾	…	—	5.33	0.06	0.43	4.84	325	186	329	133.8	60	4.0	2.24	29.65	0.64	0.27	
12-2-109	基围虾	2.9	—	1.69	1.40	0.29	…	83	139	250	172.0	45	2.0	1.18	39.70	0.50	0.05	广东
12-2-110	江虾[沼虾]	2.2	—	11.30	10.68	0.62	…	78	293	683	—	131	8.8	2.71	17.70	3.46	1.21	哈尔滨
12-2-111	龙虾	4.3	—	3.58	3.55	0.03	…	21	221	257	190.0	22	1.3	2.79	39.36	0.54	…	北京
12-2-112	明虾	4.0	—	1.55	0.50	0.93	0.12	75	189	238	119.0	31	0.6	3.59	25.48	0.09	0.02	山东
12-2-113	塘水虾[草虾]	—	—	4.82	…	0.03	4.79	403	233	250	109.0	26	3.4	2.54	—	2.04	0.21	合肥
12-2-114	虾虎	0.9	—	3.18	3.18	…	…	22	206	132	136.6	32	1.7	3.31	46.55	2.99	0.11	青岛
12-2-115	虾皮	3.1	—	0.92	0.42	0.50	…	991	582	617	5057.7	265	6.7	1.93	74.43	1.08	0.82	
12-2-116	螯虾	2.7	—	4.31	4.12	0.14	0.05	85	228	550	225.2	2	6.4	1.45	7.90	1.07	3.25	上海
12-2-201	虾米[海米,虾仁]	5.0	—	1.46	1.46	…	…	555	666	550	4891.9	236	11.0	3.82	75.40	2.33	0.77	
12-2-202	虾脑酱	3.8	—	1.78	1.52	0.26	…	667	146	111	1790.0	53	8.7	3.65	21.45	1.60	0.87	青岛
蟹																		
12-3-001	海蟹	2.5	—	2.99	0.96	2.03	…	208	142	232	260.0	47	1.6	3.32	82.65	1.67	0.18	

鱼虾蟹贝类 Fish,shellfish and mollusc

（以每 100g 可食部计）

编码 Code	食物名称 Food name	食部 Edible %	水分 Water g	能量 Energy kcal	能量 Energy kJ	蛋白质 Protein g	脂肪 Fat g	碳水化合物 CHO g	不溶性纤维 Dietary fiber g	胆固醇 Cholesterol mg	灰分 Ash g	总维生素 A Vitamin A μgRE	胡萝卜素 Carotene μg	视黄醇 Retinol μg	硫胺素 Thiamin mg	核黄素 Riboflavin mg
12-3-002	河蟹	42	75. 8	103	431	17. 5	2. 6	2. 3	—	267	1. 8	389	—	389	0. 06	0. 28
12-3-003	踞缘青蟹[青蟹]	43	79. 8	80	335	14. 6	1. 6	1. 7	—	119	2. 3	402	2400	2	0. 02	0. 39
12-3-004	梭子蟹	49	77. 5	95	397	15. 9	3. 1	0. 9	—	142	2. 6	121	—	121	0. 03	0. 30
12-3-005	蟹肉	100	84. 4	62	259	11. 6	1. 2	1. 1	—	65	1. 7	—	—	Tr	0. 03	0. 09
贝																
12-4-101	鲍鱼[杂色鲍]	65	77. 5	84	351	12. 6	0. 8	6. 6	—	242	2. 5	24	—	24	0. 01	0. 16
12-4-102	鲍鱼(干)	100	18. 3	322	1347	54. 1	5. 6	13. 7	—	—	8. 3	28	—	28	0. 02	0. 13
12-4-103	蛏子	57	88. 4	40	167	7. 3	0. 3	2. 1	—	131	1. 9	59	—	59	0. 02	0. 12
12-4-104	蛏干[蛏子缢,蛏青子]	100	12. 2	340	1423	46. 5	4. 9	27. 4	—	469	9. 0	20	—	20	0. 07	0. 31
12-4-105	赤贝	34	84. 9	61	255	13. 9	0. 6	0	—	144	1. 5	…	—	…	Tr	0. 10
12-4-106	河蚌	43	85. 3	54	226	10. 9	0. 8	0. 7	—	103	2. 3	243	—	243	0. 01	0. 18
12-4-107	河蚬[蚬子]	35	88. 5	47	197	7. 0	1. 4	1. 7	—	257	1. 4	37	—	37	0. 08	0. 13
12-4-108	牡蛎[海蛎子]	100	82. 0	73	305	5. 3	2. 1	8. 2	—	100	2. 4	27	—	27	0. 01	0. 13
12-4-109	生蚝	100	87. 1	57	238	10. 9	1. 5	0	—	94	0. 5	—	—	Tr	0. 04	0. 13
12-4-110	泥蚶[血蚶,珠蚶]	30	81. 8	71	297	10. 0	0. 8	6. 0	—	124	1. 4	6	—	6	0. 01	0. 07
12-4-111	扇贝(鲜)	35	84. 2	60	251	11. 1	0. 6	2. 6	—	140	1. 5	…	—	…	Tr	0. 10
12-4-112	扇贝(干)[干贝]	100	27. 4	264	1105	55. 6	2. 4	5. 1	—	348	9. 5	11	—	11	Tr	0. 21
12-4-113	鲜贝	100	80. 3	77	322	15. 7	0. 5	2. 5	—	116	1. 0	…	—	…	Tr	0. 21
12-4-114	银蚶[蚶子]	27	82. 7	71	297	12. 2	1. 4	2. 3	—	89	1. 4	—	—	—	…	0. 06
12-4-115	贻贝(鲜)[淡菜,壳菜]	49	79. 9	80	335	11. 4	1. 7	4. 7	—	123	2. 3	73	—	73	0. 12	0. 22
12-4-116	贻贝(干)[淡菜,壳菜]	100	15. 6	355	1485	47. 8	9. 3	20. 1	—	493	7. 2	36	—	36	0. 04	0. 32
12-4-201	蛤蜊(X)	39	84. 1	62	259	10. 1	1. 1	2. 8	—	156	1. 9	21	—	21	0. 01	0. 13
12-4-202	花蛤蜊	46	87. 2	45	188	7. 7	0. 6	2. 2	—	63	2. 3	23	—	23	Tr	0. 13

（以每100g可食部计）

编码 Code	食物名称 Food name	尼克酸 Niacin mg	维生素C Vitamin C mg	维生素E(Vitamin E) Total mg	α-E mg	(β+γ)-E mg	δ-E mg	钙 Ca mg	磷 P mg	钾 K mg	钠 Na mg	镁 Mg mg	铁 Fe mg	锌 Zn mg	硒 Se μg	铜 Cu mg	锰 Mn mg	备注 Remark
12-3-002	河蟹	1.7	—	6.09	5.79	0.30	…	126	182	181	193.5	23	2.9	3.68	56.72	2.97	0.42	
12-3-003	踞缘青蟹[青蟹]	2.3	—	2.79	2.79	…	…	228	262	206	192.9	42	0.9	4.34	75.90	2.84	0.17	福建
12-3-004	梭子蟹	1.9	—	4.56	4.56	…	…	280	152	208	481.4	65	2.5	5.50	90.96	1.25	0.26	
12-3-005	蟹肉	4.3	—	2.91	2.91	…	…	231	159	214	270.0	41	1.8	2.15	33.30	1.33	0.31	广东
贝																		
12-4-101	鲍鱼[杂色鲍]	0.2	—	2.20	0.44	0.61	1.15	266	77	136	2011.7	59	22.6	1.75	21.38	0.72	0.40	山东
12-4-102	鲍鱼(干)	7.2	—	0.85	0.85	…	…	143	251	366	2316.2	352	6.8	1.68	66.60	0.45	0.32	北京
12-4-103	蛏子	1.2	—	0.59	0.59	…	…	134	114	140	175.9	35	33.6	2.01	55.14	0.38	11.93	
12-4-104	蛏干[蛏子缢,蛏青子]	5.1	—	0.41	0.41	…	…	107	791	586	1175.0	303	88.8	13.63	121.20	2.05	7.80	福建
12-4-105	赤贝	0.2	—	13.22	4.21	9.01	…	35	118	153	266.1	45	4.8	11.58	59.97	0.40	0.60	山东
12-4-106	河蚌	0.7	—	1.36	1.36	…	…	248	305	17	17.4	16	26.6	6.23	20.24	0.11	59.61	
12-4-107	河蚬[蚬子]	1.4	—	0.38	0.38	…	…	39	127	25	18.4	10	11.4	1.82	29.79	0.47	0.18	福州
12-4-108	牡蛎[海蛎子]	1.4	—	0.81	0.81	…	…	131	115	200	462.1	65	7.1	9.39	86.64	8.13	0.85	
12-4-109	生蚝	1.5	—	0.13	0.13	…	…	35	100	375	270.0	10	5.0	71.20	41.40	11.50	0.30	广东
12-4-110	泥蚶[血蚶,珠蚶]	1.1	—	13.23	—	—	—	59	103	207	354.9	84	11.4	11.59	41.42	0.11	1.25	福建
12-4-111	扇贝(鲜)	0.2	—	11.85	3.79	8.06	…	142	132	122	339.0	39	7.2	11.69	20.22	0.48	0.70	山东
12-4-112	扇贝(干)[干贝]	2.5	—	1.53	1.53	…	…	77	504	969	306.4	106	5.6	5.05	76.35	0.10	0.43	
12-4-113	鲜贝	2.5	—	1.46	1.46	…	…	28	166	226	120.0	31	0.7	2.08	57.35	…	0.33	
12-4-114	银蚶[蚶子]	0.9	—	0.55	0.55	…	…	49	111	76	280.1	59	7.3	1.64	86.30	0.13	0.71	浙江
12-4-115	贻贝(鲜)[淡菜,壳菜]	1.8	—	14.02	9.67	4.35	…	63	197	157	451.4	56	6.7	2.47	57.77	0.13	0.41	
12-4-116	贻贝(干)[淡菜,壳菜]	4.3	—	7.35	4.67	2.49	0.19	157	454	264	779.0	169	12.5	6.71	120.47	0.73	1.27	
12-4-201	蛤蜊(X̄)	1.5	—	2.41	1.79	0.48	0.14	133	128	140	425.7	78	10.9	2.38	54.31	0.11	0.44	
12-4-202	花蛤蜊	1.9	—	0.51	0.51	…	…	59	126	235	309.0	82	6.1	1.19	77.10	0.20	0.39	福建

鱼虾蟹贝类 Fish,shellfish and mollusc

（以每 100g 可食部计）

编码 Code	食物名称 Food name	食部 Edible %	水分 Water g	能量 Energy kcal	能量 Energy kJ	蛋白质 Protein g	脂肪 Fat g	碳水化合物 CHO g	不溶性纤维 Dietary fiber g	胆固醇 Cholesterol mg	灰分 Ash g	总维生素A Vitamin A μgRE	胡萝卜素 Carotene μg	视黄醇 Retinol μg	硫胺素 Thiamin mg	核黄素 Riboflavin mg
12-4-203	毛蛤蜊	25	75.6	97	406	15.0	1.0	7.1	—	113	1.3	—	—	Tr	0.01	0.14
12-4-204	秋蛤蜊	26	76.4	89	372	15.6	0.7	5.0	—	180	2.3	…	—	…	0.03	0.20
12-4-205	沙蛤蜊	50	86.6	56	234	8.9	1.9	0.8	—	74	1.8	—	—	Tr	0.01	0.01
12-4-206	杂色蛤蜊	40	87.7	53	222	7.5	2.2	0.7	—	106	1.9	—	—	Tr	0.01	0.21
12-4-301	螺($\bar{X}$)	41	73.6	100	418	15.7	1.2	6.6	—	—	2.9	26	—	26	0.03	0.40
12-4-302	红螺	55	68.7	119	498	20.2	0.9	7.6	—	177	2.6	50	—	50	Tr	0.46
12-4-303	黄螺[东风螺]	43	70.7	106	444	19.8	1.0	4.5	—	167	4.0	2	—	2	0.06	1.02
12-4-304	螺蛳	37	83.3	59	247	7.5	0.6	6.0	—	86	2.6	…	—	…	Tr	0.28
12-4-305	石螺	27	75.2	90	377	12.8	0.7	8.2	—	198	3.1	…	—	…	0.02	0.20
12-4-306	田螺	26	82.0	60	251	11.0	0.2	3.6	—	154	3.2	…	—	…	0.02	0.19
12-4-307	香海螺	59	61.6	163	682	22.7	3.5	10.1	—	195	2.1	—	—	Tr	—	0.24
其它																
12-9-001	海参	100	77.1	78	326	16.5	0.2	2.5	—	51	3.7	…	—	…	0.03	0.04
12-9-002	海参(干)	93	18.9	262	1096	50.2	4.8	4.5	—	62	21.6	39	—	39	0.04	0.13
12-9-003	海参(水浸)	100	93.5	25	105	6.0	0.1	0	—	50	0.5	11	—	11	…	0.03
12-9-004	海蜇皮	100	76.5	33	138	3.7	0.3	3.8	—	8	15.7	—	—	—	0.03	0.05
12-9-005	海蜇头	100	69.0	74	310	6.0	0.3	11.8	—	10	12.9	14	—	14	0.07	0.04
12-9-006	墨鱼[曼氏无针乌贼]	69	79.2	83	347	15.2	0.9	3.4	—	226	1.3	…	—	…	0.02	0.04
12-9-007	墨鱼(干)[曼氏无针乌贼]	82	24.8	287	1201	65.3	1.9	2.1	—	316	5.9	…	—	…	0.02	0.05
12-9-008	乌贼(鲜)[鱿鱼,台湾枪乌贼,枪乌贼]	97	80.4	84	351	17.4	1.6	0	—	268	1.1	35	—	35	0.02	0.06
12-9-009	鱿鱼（干）[台湾枪乌贼]	98	21.8	313	1310	60.0	4.6	7.8	—	871	5.8	—	—	—	0.02	0.13
12-9-010	鱿鱼（水浸）	98	81.4	75	314	17.0	0.8	0	—	—	0.8	16	—	16	…	0.03
12-9-011	乌鱼蛋	73	85.3	66	276	14.1	1.1	0	—	243	0.9	—	—	Tr	0.01	0.04

(以每100g可食部计)

编码 Code	食物名称 Food name	尼克酸 Niacin mg	维生素C Vitamin C mg	维生素E(Vitamin E) Total mg	α-E mg	(β+γ)-E mg	δ-E mg	钙 Ca mg	磷 P mg	钾 K mg	钠 Na mg	镁 Mg mg	铁 Fe mg	锌 Zn mg	硒 Se μg	铜 Cu mg	锰 Mn mg	备注 Remark
12-4-203	毛蛤蜊	1.4	—	3.54	3.31	0.09	0.14	137	116	164	363.0	87	15.3	2.29	68.30	0.09	0.53	青岛
12-4-204	秋蛤蜊	1.8	—	17.90	—	—	—	177	166	123	492.3	108	22.0	2.69	87.10	0.16	1.03	青岛
12-4-205	沙蛤蜊	1.7	—	2.26	2.00	0.26	…	111	97	109	577.7	66	6.5	1.64	28.10	0.03	0.14	山东
12-4-206	杂色蛤蜊	1.5	—	3.86	2.72	1.14	…	177	161	97	494.6	59	12.7	5.13	40.60	0.11	0.41	山东
12-4-301	螺($\bar{X}$)	1.8	—	7.58	3.70	3.16	0.72	722	118	167	153.3	143	7.0	4.60	37.94	1.05	0.72	
12-4-302	红螺	0.2	—	20.70	14.23	5.41	1.06	539	152	179	219.6	191	5.3	3.34	74.78	0.05	0.34	山东
12-4-303	黄螺[东风螺]	2.1	—	0.33	0.33	…	…	55	140	297	129.4	32	3.3	2.21	27.52	1.05	0.42	福州
12-4-304	螺蛳	2.0	—	0.43	0.43	…	…	156	98	75	252.6	178	1.4	10.27	16.95	1.52	1.05	济南
12-4-305	石螺	0.7	—	1.57	—	—	—	2458	118	21	13.0	147	9.0	6.17	12.46	2.14	0.42	广东
12-4-306	田螺	2.2	—	0.75	0.62	0.13	…	1030	93	98	26.0	77	19.7	2.71	16.73	0.80	1.26	上海
12-4-307	香海螺	3.3	—	7.17	2.87	3.93	0.37	91	109	333	278.9	231	3.2	2.89	79.20	0.72	0.84	青岛
其它																		
12-9-001	海参	0.1	—	3.14	2.37	0.77	…	285	28	43	502.9	149	13.2	0.63	63.93	0.05	0.76	山东
12-9-002	海参(干)	1.3	—	—	—	—	—	—	94	356	4968.0	1047	9.0	2.24	150.00	0.27	0.43	
12-9-003	海参(水浸)	0.3	—	—	—	—	—	240	10	41	80.9	31	0.6	0.27	5.79	…	0.04	
12-9-004	海蜇皮	0.2	—	2.13	0.25	1.81	0.07	150	30	160	325.0	124	4.8	0.55	15.54	0.12	0.44	
12-9-005	海蜇头	0.3	—	2.82	2.17	0.65	…	120	22	331	467.7	114	5.1	0.42	16.60	0.21	1.76	
12-9-006	墨鱼[曼氏无针乌贼]	1.8	—	1.49	1.49	…	…	15	165	400	165.5	39	1.0	1.34	37.52	0.69	0.10	
12-9-007	墨鱼(干)[曼氏无针乌贼]	3.6	—	6.73	6.73	…	…	82	413	1261	1744.0	359	23.9	10.02	104.40	4.20	0.20	福建
12-9-008	乌贼(鲜)[鱿鱼,台湾枪乌贼,枪乌贼]	1.6	—	1.68	1.68	…	…	44	19	290	110.0	42	0.9	2.38	38.18	0.45	0.08	
12-9-009	鱿鱼(干)[台湾枪乌贼]	4.9	—	9.72	9.72	…	…	87	392	1131	965.3	192	4.1	11.24	156.12	1.07	0.18	
12-9-010	鱿鱼(水浸)	…	—	0.94	0.94	…	…	43	60	16	134.7	61	0.5	1.36	13.65	0.20	0.06	
12-9-011	乌鱼蛋	2.0	—	10.54	9.04	1.27	0.23	11	99	201	126.8	21	0.3	1.27	37.97	0.22	0.04	山东

鱼虾蟹贝类 Fish,shellfish and mollusc

（以每100g可食部计）

编码 Code	食物名称 Food name	食部 Edible %	水分 Water g	能量 Energy kcal	能量 Energy kJ	蛋白质 Protein g	脂肪 Fat g	碳水化合物 CHO g	不溶性纤维 Dietary fiber g	胆固醇 Cholesterol mg	灰分 Ash g	总维生素A Vitamin A μgRE	胡萝卜素 Carotene μg	视黄醇 Retinol μg	硫胺素 Thiamin mg	核黄素 Riboflavin mg
12-9-012	章鱼[真蛸]	100	86. 4	52	218	10. 6	0. 4	1. 4	—	114	1. 2	7	—	7	0. 07	0. 13
12-9-013	章鱼(八爪鱼)[八角鱼]	78	65. 4	135	565	18. 9	0. 4	14. 0	—	—	1. 3	…	—	…	0. 04	0. 06

（以每 100g 可食部计）

编码 Code	食物名称 Food name	尼克酸 Niacin mg	维生素C Vitamin C mg	维生素E(Vitamin E) Total mg	α-E mg	(β+γ)-E mg	δ-E mg	钙 Ca mg	磷 P mg	钾 K mg	钠 Na mg	镁 Mg mg	铁 Fe mg	锌 Zn mg	硒 Se μg	铜 Cu mg	锰 Mn mg	备注 Remark
12-9-012	章鱼[真蛸]	1.4	—	0.16	0.16	…	…	22	106	157	288.1	42	1.4	5.18	41.86	9.00	0.40	福建
12-9-013	章鱼(八爪鱼)[八角鱼]	5.4	—	1.34	1.34	…	…	21	63	447	65.4	50	0.6	0.68	27.30	0.24	—	青岛

Notes

小吃、甜饼

Ethnic Foods and Cakes

本类食物是指各种传统的特色或风味小吃和甜点。小吃包括京八件、炒肝、凉皮等；甜点包括月饼、蛋糕及各种酥饼等。

这些食物由于受地域、民族和市场因素的影响，在配方和成分上存在很大的不固定性。

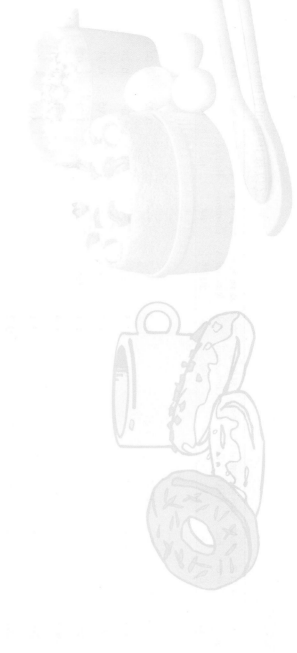

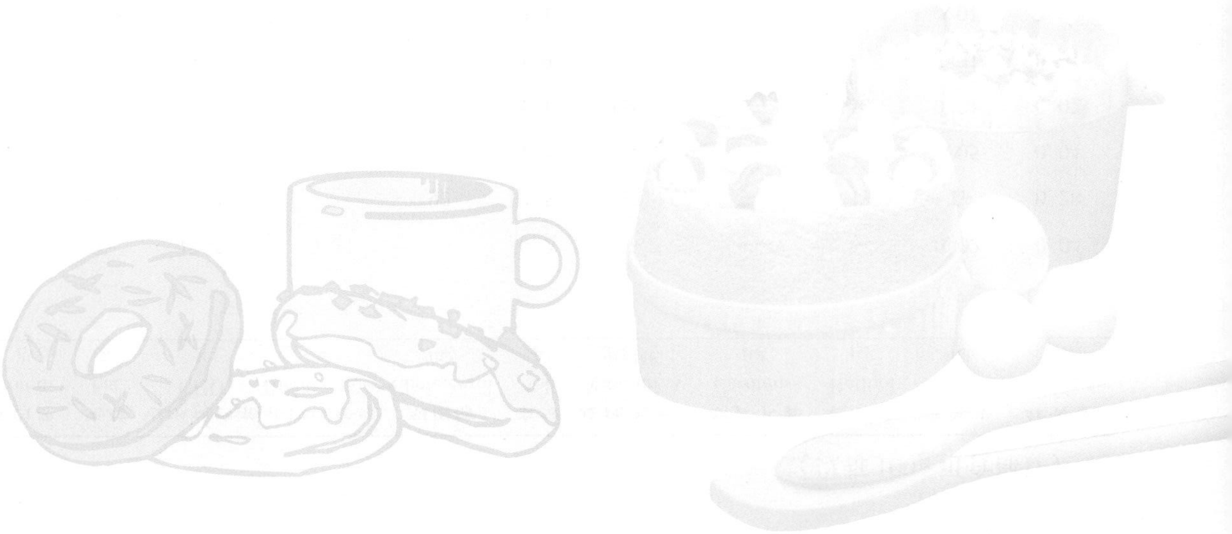

小吃、甜饼 Ethnic foods and cakes

（以每100g可食部计）

编码 Code	食物名称 Food name	食部 Edible %	水分 Water g	能量 Energy kcal	能量 Energy kJ	蛋白质 Protein g	脂肪 Fat g	碳水化合物 CHO g	不溶性纤维 Dietary fiber g	胆固醇 Cholesterol mg	灰分 Ash g	总维生素A Vitamin A μgRE	胡萝卜素 Carotene μg	视黄醇 Retinol μg	硫胺素 Thiamin mg	核黄素 Riboflavin mg
小吃																
14-1-001	艾窝窝	100	52.1	190*	796*	4.3	Tr	43.4	0.3	—	0.2	—	—	—	0.02	0.04
14-1-002	白水羊头	100	61.9	193	809	22.4	11.0	1.2	—	92	3.5	13	—	13	Tr	0.28
14-1-003	茶汤	100	75.2	93	388	1.5	0.1	21.5	0.1	—	1.7	…	—	…	0.05	0.04
14-1-004	炒肝	100	84.8	96	403	2.8	8.0	3.3	0	91	1.1	150	—	150	0.01	0.02
14-1-005	春卷	100	23.5	465	1945	6.1	33.7	34.8	1.0	—	1.9	…	—	…	0.01	0.01
14-1-006	豆腐脑（带卤）	100	88.1	48	200	2.6	1.8	5.4	0.2	—	2.1	—	—	—	0.01	0.01
14-1-007	粉皮	100	84.3	62	261	0.2	0.3	15.0	0.6	—	0.2	—	—	—	0.03	0.01
14-1-008	灌肠	100	66.1	134	561	0.2	0.3	32.8	0.3	—	0.6	…	—	…	0.01	0.13
14-1-009	煎饼	100	6.8	354	1480	7.6	0.7	83.8	9.1	—	1.1	—	—	—	0.10	0.04
14-1-010	焦圈	100	5.7	534	2233	6.9	34.9	48.9	1.8	—	3.6	…	—	…	…	0.01
14-1-011	京八件	100	8.3	441	1844	7.2	16.4	67.6	3.0	—	0.5	7	40	…	0.08	0.03
14-1-012	栗羊羹	100	24.1	302	1264	3.7	0.6	70.9	0.8	—	0.7	—	—	—	0.06	0.12
14-1-013	凉粉	100	90.5	38	159	0.2	0.3	8.9	0.6	—	0.1	—	—	—	0.02	0.01
14-1-014	凉粉（带调料）	100	87.8	51	212	0.3	0.5	11.3	0.1	—	0.1	—	—	—	…	…
14-1-015	凉面	100	59.8	167	700	4.8	1.7	33.3	0.2	—	0.4	—	—	—	Tr	Tr
14-1-016	龙虾片	100	11.1	342	1430	0.6	0.1	85.5	1.8	—	2.7	—	—	—	…	0.01
14-1-017	驴打滚	100	48.5	198	828	8.2	0.2	41.8	1.9	—	1.3	—	—	—	0.05	0.07
14-1-018	美味香酥卷	100	10.7	368	1541	7.5	3.6	76.7	0.4	—	1.5	18	—	18	0.12	0.52
14-1-019	蜜麻花［糖耳朵］	100	19.4	369	1545	4.8	11.0	63.2	0.9	—	1.6	…	—	…	0.01	0.01
14-1-020	蜜三刀	100	10.3	427	1785	4.4	14.2	70.7	0.8	—	0.4	0	—	0	0.06	Tr
14-1-021	面窝	100	38.1	291	1217	5.2	10.7	44.0	1.1	—	2.0	—	—	—	0.01	0.01
14-1-022	年糕	100	60.9	156	652	3.3	0.6	34.7	0.8	—	0.5	…	—	…	0.03	—

（以每100g可食部计）

编码 Code	食物名称 Food name	尼克酸 Niacin mg	维生素C Vitamin C mg	维生素E(Vitamin E) Total mg	α-E mg	(β+γ)-E mg	δ-E mg	钙 Ca mg	磷 P mg	钾 K mg	钠 Na mg	镁 Mg mg	铁 Fe mg	锌 Zn mg	硒 Se μg	铜 Cu mg	锰 Mn mg	备注 Remark
小吃																		
14-1-001	艾窝窝	0.6	—	0.19	0.14	0.05	…	19	34	53	1.7	13	0.5	0.32	1.55	0.76	0.35	北京
14-1-002	白水羊头	1.4	—	0.87	0.87	…	…	41	110	32	899.4	11	5.4	1.50	11.18	0.12	0.20	北京
14-1-003	茶汤	0.4	—	0.25	…	0.14	0.11	17	41	42	23.6	17	1.1	0.43	0.84	0.07	0.11	北京
14-1-004	炒肝	2.1	—	—	—	—	—	22	28	27	259.6	14	2.9	0.56	0.40	0.03	0.09	北京
14-1-005	春卷	3.0	—	3.89	0.71	1.86	1.32	10	94	89	485.8	36	1.9	0.83	6.40	0.07	0.33	北京
14-1-006	豆腐脑(带卤)	0.4	—	0.87	…	0.56	0.31	301	46	108	235.6	35	1.7	0.45	0.50	0.06	0.18	北京
14-1-007	粉皮	…	—	—	—	—	—	5	2	15	3.9	2	0.5	0.27	0.50	0.38	0.03	
14-1-008	灌肠	0.1	—	—	—	—	—	11	11	18	12.5	5	5.8	0.16	5.14	0.04	0.17	北京
14-1-009	煎饼	0.2	—	—	—	—	—	9	320	117	85.5	86	7.0	1.62	3.75	0.41	0.75	济南
14-1-010	焦圈	8.4	—	1.36	…	0.93	0.43	24	157	263	762.2	103	—	1.65	11.40	0.20	1.50	北京
14-1-011	京八件	4.2	—	5.50	4.18	1.12	0.20	15	54	81	16.6	23	2.6	0.40	12.70	0.16	0.34	北京
14-1-012	栗羊羹	0.4	—	0.93	…	0.39	0.54	80	41	16	6.1	22	0.9	0.88	0.60	0.10	0.26	
14-1-013	凉粉	0.2	—	—	—	—	—	9	1	5	2.8	3	1.3	0.24	0.73	0.06	0.01	
14-1-014	凉粉(带调料)	…	—	—	—	—	—	9	3	…	—	8	0.8	0.21	0.40	—	—	北京
14-1-015	凉面	…	—	0.53	0.42	0.11	…	2	61	10	163.7	8	4.2	1.21	8.65	0.08	0.28	青海
14-1-016	龙虾片	0.3	—	—	—	—	—	112	13	25	639.5	32	15.4	1.66	4.10	0.96	0.52	杭州
14-1-017	驴打滚	0.3	—	2.33	0.09	1.60	0.64	34	105	165	192.4	37	8.6	1.05	1.57	0.19	0.81	北京
14-1-018	美味香酥卷	1.6	—	4.54	2.06	2.35	0.13	—	112	152	185.8	56	2.4	—	18.50	0.44	0.60	北京
14-1-019	蜜麻花[糖耳朵]	8.6	—	7.93	0.03	1.02	6.88	99	83	135	361.5	98	4.5	0.60	7.20	0.08	0.67	北京
14-1-020	蜜三刀	0.2	—	8.33	5.94	2.10	0.29	4	71	53	47.5	21	1.6	1.38	8.65	0.07	0.29	青海
14-1-021	面窝	0.7	—	1.53	0.16	1.13	0.24	38	77	95	154.8	21	0.4	0.01	10.50	0.19	—	武汉
14-1-022	年糕	1.9	—	1.15	…	0.32	0.83	31	52	81	56.4	43	1.6	1.36	2.30	0.14	0.38	北京

小吃、甜饼 Ethnic foods and cakes

（以每100g可食部计）

编码 Code	食物名称 Food name	食部 Edible %	水分 Water g	能量 Energy kcal	能量 Energy kJ	蛋白质 Protein g	脂肪 Fat g	碳水化合物 CHO g	不溶性纤维 Dietary fiber g	胆固醇 Cholesterol mg	灰分 Ash g	总维生素A Vitamin A μgRE	胡萝卜素 Carotene μg	视黄醇 Retinol μg	硫胺素 Thiamin mg	核黄素 Riboflavin mg
14-1-023	酿皮	100	72.4	107	447	4.4	0.3	21.8	0.3	—	1.1	—	—	—	…	Tr
14-1-024	青稞炒面	100	6.8	366	1530	11.8	2.2	77.0	4.7	—	2.2	—	—	—	0.08	0.10
14-1-025	热干面	100	63.0	153	639	4.2	2.4	28.7	0.2	—	1.7	—	—	—	Tr	Tr
14-1-026	三刀蜜	100	15.5	385	1612	4.1	10.5	69.3	1.4	56	0.6	—	—	—	0.07	—
14-1-027	三鲜豆皮	100	51.2	239	998	6.0	10.2	31.0	0.6	70	1.6	74	—	74	0.05	0.08
14-1-028	汤泡	100	54.2	237	992	8.1	11.6	25.2	0.3	21	0.9	—	—	—	0.07	0.07
14-1-029	甜胚子	100	66.9	131	546	5.2	0.2	27.2	0.4	—	0.5	—	—	—	—	—
14-1-030	甜醅	100	50.6	192	802	7.8	0.1	41.0	2.2	—	0.5	—	—	—	0.01	0.03
14-1-031	豌豆黄	100	63.7	138	577	7.5	0.6	26.7	2.2	—	1.5	5	30	…	0.04	0.04
14-1-032	香油炒面	100	1.9	410	1716	12.4	4.8	80.1	1.5	—	0.8	17	100	0	0.25	0.09
14-1-033	油茶	100	76.3	96	401	2.4	0.9	20.0	0.9	—	0.4	…	—	…	0.01	0.06
14-1-034	油炸豆瓣	100	8.1	406	1699	25.1	9.8	54.7	0.7	—	2.3	—	—	—	0.11	0.20
14-1-035	油炸豆花	100	12.2	404	1689	33.4	14.8	35.1	1.8	—	4.5	—	—	—	0.04	0.26
14-1-036	炸糕	100	43.6	282	1179	6.1	12.3	37.3	1.2	—	0.7	—	—	—	0.03	0.02
14-1-037	糌粑(稞麦熟品)	100	49.3	261	1091	4.1	13.1	32.5	1.8	73	1.0	—	—	—	0.05	0.15
蛋糕、甜点																
14-2-101	蛋糕(X̄)	100	18.6	348	1456	8.6	5.1	67.1	0.4	—	0.6	86	190	54	0.09	0.09
14-2-102	蛋糕(黄蛋糕)	100	27.0	320	1339	9.5	6.0	57.1	0.2	—	0.4	48	290	…	0.13	0.03
14-2-103	蛋清蛋糕	100	17.8	339	1419	6.5	2.4	72.9	…	—	0.4	55	330	…	0.18	0.31
14-2-104	宫廷蛋糕	100	19.5	335	1403	7.4	3.4	69.2	0.8	—	0.5	79	—	79	0.05	0.11
14-2-105	老年蛋糕	100	14.6	384	1608	13.0	9.6	61.8	0.6	—	1.0	75	450	…	0.17	0.31
14-2-106	奶油蛋糕	100	21.9	379	1584	7.2	13.9	56.5	0.6	161	0.5	175	370	113	0.13	0.11
14-2-107	西式蛋糕	100	24.5	316	1324	7.8	3.4	63.8	0.3	—	0.5	103	—	103	0.05	0.06

（以每 100g 可食部计）

编码 Code	食物名称 Food name	尼克酸 Niacin mg	维生素 C Vitamin C mg	维生素 E (Vitamin E) Total mg	α-E mg	(β+γ)-E mg	δ-E mg	钙 Ca mg	磷 P mg	钾 K mg	钠 Na mg	镁 Mg mg	铁 Fe mg	锌 Zn mg	硒 Se μg	铜 Cu mg	锰 Mn mg	备注 Remark
14-1-023	酿皮	…	—	—	—	—	—	4	25	138	514.8	3	2.7	0.70	…	0.08	0.17	青海
14-1-024	青稞炒面	1.4	—	0.43	0.31	0.10	0.02	8	430	162	7.5	134	7.7	2.51	…	0.33	0.91	青海
14-1-025	热干面	—	—	0.29	…	0.29	…	67	58	46	165.8	20	2.8	…	5.97	0.29	—	武汉
14-1-026	三刀蜜	—	—	11.69	—	—	—	97	76	73	20.0	41	4.6	7.77	15.38	3.19	0.48	兰州
14-1-027	三鲜豆皮	1.1	—	2.83	2.41	0.42	…	4	47	21	207.0	3	1.3	0.58	—	0.12	—	武汉
14-1-028	汤泡	1.4	—	0.90	0.90	…	…	18	55	48	219.0	7	3.5	0.38	—	—	—	武汉
14-1-029	甜胚子	—	—	—	—	—	—	—	—	—	—	—	—	—	—	—	—	甘肃
14-1-030	甜醅	0.3	—	0.29	0.21	0.08	…	3	151	124	3.5	51	5.1	1.60	0.05	0.22	0.24	青海
14-1-031	豌豆黄	1.7	—	2.91	0.06	2.83	0.02	141	102	137	151.7	52	5.1	2.71	1.06	0.24	0.35	
14-1-032	香油炒面	2.9	—	2.81	0.72	2.09	…	16	149	154	46.4	—	2.9	1.38	36.80	3.20	0.43	北京
14-1-033	油茶	0.4	—	0.06	…	0.06	…	22	30	46	19.6	15	1.1	0.42	4.10	0.05	0.26	
14-1-034	油炸豆瓣	1.8	—	7.88	—	—	—	63	245	611	359.4	77	1.9	4.01	9.72	1.16	0.82	甘肃
14-1-035	油炸豆花	1.8	—	18.75	—	—	—	—	—	—	—	—	—	—	—	—	—	甘肃
14-1-036	炸糕	3.6	—	3.61	2.42	1.19	…	24	84	143	96.6	62	2.4	0.76	2.30	0.10	0.45	
14-1-037	糌粑(稞麦熟品)	1.9	—	2.68	—	—	—	71	176	123	8.9	61	13.9	9.55	7.50	6.26	0.64	甘肃
蛋糕、甜点																		
14-2-101	蛋糕(X̄)	0.8	—	2.80	1.84	0.96	…	39	130	77	67.8	24	2.5	1.01	14.07	1.21	1.00	
14-2-102	蛋糕(黄蛋糕)	0.8	—	3.05	2.50	0.43	0.12	27	76	80	32.0	7	2.2	0.54	8.00	0.14	0.13	北京
14-2-103	蛋清蛋糕	—	—	1.60	1.02	0.48	0.10	30	80	36	49.0	18	1.6	0.16	6.19	0.13	0.07	北京
14-2-104	宫廷蛋糕	…	—	3.79	1.33	1.84	0.62	5	146	90	49.1	22	1.5	0.80	9.84	0.10	0.29	青海
14-2-105	老年蛋糕	2.0	—	3.72	1.30	1.83	0.59	96	164	221	118.5	26	4.4	1.20	16.90	0.50	0.53	北京
14-2-106	奶油蛋糕	1.4	—	3.31	1.49	1.68	0.14	38	90	67	80.7	19	2.3	1.88	8.06	0.17	1.19	
14-2-107	西式蛋糕	0.1	—	3.62	2.42	0.78	0.42	5	160	86	47.6	20	1.6	1.04	8.65	0.10	0.30	青海

小吃、甜饼 Ethnic foods and cakes

（以每100g可食部计）

编码 Code	食物名称 Food name	食部 Edible %	水分 Water g	能量 Energy kcal	能量 Energy kJ	蛋白质 Protein g	脂肪 Fat g	碳水化合物 CHO g	不溶性纤维 Dietary fiber g	胆固醇 Cholesterol mg	灰分 Ash g	总维生素A Vitamin A μgRE	胡萝卜素 Carotene μg	视黄醇 Retinol μg	硫胺素 Thiamin mg	核黄素 Riboflavin mg
14-2-201	月饼（百寿宴点）	100	16.9	435	1818	5.1	22.1	55.3	3.0	—	0.6	85	510	0	0.13	0.04
14-2-202	月饼（豆沙）	100	11.7	411	1721	8.2	13.6	65.6	3.1	—	0.9	7	40	0	0.05	0.05
14-2-203	月饼（奶油果馅）	100	9.4	443	1855	5.7	16.9	67.6	1.0	—	0.4	23	140	0	0.08	0.04
14-2-204	月饼（奶油松仁）	100	12.6	446	1866	6.4	21.4	59.0	4.1	—	0.6	62	370	0	0.35	0.16
14-2-205	月饼（唐王赏月）	100	15.1	418	1749	8.0	18.4	57.8	5.4	—	0.7	17	100	0	0.07	—
14-2-206	月饼（五仁）	100	11.3	424	1775	8.0	16.0	64.0	3.9	—	0.7	7	40	0	—	0.08
14-2-207	月饼（香油果馅）	100	8.3	456	1909	6.3	19.7	65.2	3.5	—	0.5	17	100	0	0.18	0.03
14-2-208	月饼（枣泥）	100	11.7	427	1784	7.1	15.7	64.9	1.4	—	0.6	8	50	—	0.11	0.05
14-2-301	板油酥饼	100	27.4	360	1507	7.6	14.9	49.4	0.9	49	0.7	40	—	40	0.11	0.15
14-2-302	蛋黄酥	100	6.3	388	1623	11.7	3.9	76.9	0.8	—	1.2	33	200	…	0.15	0.04
14-2-303	蛋麻脆	100	5.2	456	1907	9.0	17.4	66.7	1.8	—	1.7	174	—	174	0.01	Tr
14-2-304	德庆酥	100	4.4	464	1942	5.9	18.7	70.0	3.9	50	1.0	—	—	—	—	Tr
14-2-305	鹅油卷	100	10.0	464	1942	8.4	22.7	57.4	1.7	—	1.5	17	100	…	0.08	0.35
14-2-306	凤尾酥	100	3.3	511	2138	6.6	25.3	64.2	—	—	0.6	57	—	57	—	0.02
14-2-307	福来酥	100	7.4	470	1966	6.2	21.4	64.2	2.2	—	0.8	54	—	54	Tr	Tr
14-2-308	核桃薄脆	100	3.3	493	2061	9.8	24.6	61.1	6.2	—	1.2	10	60	…	0.12	0.03
14-2-309	黑麻香酥	100	6.8	443	1854	5.6	16.1	70.6	3.3	—	0.9	274	—	274	0.03	0.01
14-2-310	黑洋酥	100	2.3	432	1808	4.2	12.4	79.7	7.5	—	1.4	…	—	…	—	—
14-2-311	混糖糕点	100	5.3	455	1902	7.9	16.3	69.5	0.8	—	1.0	7	40	…	0.08	0.18
14-2-312	鸡腿酥	100	7.1	436	1825	6.2	13.4	72.7	—	—	0.6	—	—	—	Tr	—
14-2-313	夹心酥饼	100	9.8	482	2015	5.3	24.7	59.7	0.4	—	0.5	0	—	0	0.02	0.01
14-2-314	江米条	100	4.0	440	1840	5.7	11.7	78.1	0.4	—	0.5	…	—	…	0.18	0.03
14-2-315	金钱酥	100	1.4	489	2045	11.4	23.1	62.6	7.6	107	1.5	—	—	Tr	0.07	0.07
14-2-316	京式黄酥	100	4.1	490	2052	6.0	21.8	67.7	0.3	92	0.4	17	100	…	0.13	0.04

（以每 100g 可食部计）

编码 Code	食物名称 Food name	尼克酸 Niacin mg	维生素C Vitamin C mg	维生素E(Vitamin E) Total mg	α-E mg	(β+γ)-E mg	δ-E mg	钙 Ca mg	磷 P mg	钾 K mg	钠 Na mg	镁 Mg mg	铁 Fe mg	锌 Zn mg	硒 Se μg	铜 Cu mg	锰 Mn mg	备注 Remark
14-2-201	月饼(百寿宴点)	2.8	—	0.79	0.20	0.41	0.18	31	72	120	11.1	14	2.1	0.54	2.60	0.23	0.28	北京
14-2-202	月饼(豆沙)	1.9	—	8.06	2.57	4.64	0.85	64	95	211	22.4	43	3.1	0.64	7.10	0.21	0.47	北京
14-2-203	月饼(奶油果馅)	2.9	—	0.21	…	0.21	…	12	45	87	28.2	36	3.5	0.76	1.20	0.21	0.27	北京
14-2-204	月饼(奶油松仁)	3.1	—	2.06	0.79	1.27	…	26	99	132	17.7	22	25	0.91	1.80	0.32	0.72	北京
14-2-205	月饼(唐王赏月)	2.9	—	9.83	2.87	6.34	0.62	29	105	114	56.8	60	2.0	0.66	8.40	0.29	0.55	北京
14-2-206	月饼(五仁)	4.0	—	8.82	2.56	5.80	0.46	54	110	198	18.5	27	2.8	0.61	7.00	0.22	0.38	北京
14-2-207	月饼(香油果馅)	3.3	—	2.69	0.38	2.15	0.16	18	81	87	28.2	36	3.0	1.10	1.70	0.20	0.41	北京
14-2-208	月饼(枣泥)	2.7	—	1.49	0.55	0.85	0.09	66	62	178	24.3	23	2.8	0.81	2.43	0.18	0.36	
14-2-301	板油酥饼	0.6	—	2.21	0.83	0.41	0.97	14	71	102	324.0	14	2.2	0.63	—	0.13	—	武汉
14-2-302	蛋黄酥	4.2	—	1.08	0.57	0.51	…	47	181	105	100.0	38	3.0	1.46	11.70	0.53	0.64	
14-2-303	蛋麻脆	4.4	—	3.11	2.21	0.58	0.32	59	171	134	67.9	49	2.4	0.46	2.89	0.39	—	武汉
14-2-304	德庆酥	5.0	—	—	—	—	—	38	106	98	59.9	40	1.0	0.18	0.68	0.27	—	武汉
14-2-305	鹅油卷	10.3	—	2.25	0.41	1.78	0.06	53	113	139	23.8	55	3.2	0.91	10.20	0.31	0.79	北京
14-2-306	凤尾酥	0.6	—	1.54	0.72	0.82	…	40	94	84	—	9	—	—	21.53	0.14	—	武汉
14-2-307	福来酥	1.9	—	0.98	0.59	0.39	…	54	95	96	44.6	17	5.0	—	15.53	0.21	—	武汉
14-2-308	核桃薄脆	5.8	—	4.34	0.31	3.78	0.25	54	131	147	251.3	36	4.4	0.84	10.30	0.35	0.64	北京
14-2-309	黑麻香酥	0.6	—	3.74	2.86	0.76	0.12	89	107	104	36.5	50	7.1	0.67	2.50	0.44	…	武汉
14-2-310	黑洋酥	—	—	—	—	—	—	8	144	92	3.1	3	6.1	1.27	2.81	0.29	0.57	上海
14-2-311	混糖糕点	3.0	—	6.33	2.69	3.22	0.42	77	96	116	135.2	47	3.9	0.85	7.83	0.26	0.47	北京
14-2-312	鸡腿酥	0.9	—	1.53	0.36	1.17	…	19	63	59	406.8	14	1.1	0.12	9.14	0.14	—	武汉
14-2-313	夹心酥饼	0.3	—	2.88	1.05	0.64	1.19	14	85	66	18.7	22	3.2	0.80	0.04	0.11	0.43	青海
14-2-314	江米条	2.5	—	14.32	3.86	7.10	3.36	33	56	68	46.5	31	2.5	0.84	6.26	0.19	0.71	北京
14-2-315	金钱酥	2.4	—	5.63	—	—	—	508	294	272	60.0	390	8.8	3.90	15.36	1.00	1.40	江西
14-2-316	京式黄酥	2.2	—	3.66	1.25	1.80	0.61	30	46	79	52.7	21	1.9	0.45	3.64	0.18	0.39	北京

小吃、甜饼 Ethnic foods and cakes

（以每100g可食部计）

编码 Code	食物名称 Food name	食部 Edible %	水分 Water g	能量 Energy kcal	能量 Energy kJ	蛋白质 Protein g	脂肪 Fat g	碳水化合物 CHO g	不溶性纤维 Dietary fiber g	胆固醇 Cholesterol mg	灰分 Ash g	总维生素A Vitamin A μgRE	胡萝卜素 Carotene μg	视黄醇 Retinol μg	硫胺素 Thiamin mg	核黄素 Riboflavin mg
14-2-317	开口笑	100	5.3	519	2170	8.4	30.0	55.3	3.1	—	1.0	12	70	—	0.05	0.06
14-2-318	廖花糖	100	7.0	415	1736	7.2	14.0	70.8	11.5	—	1.0	—	—	—	0.11	0.06
14-2-319	绿豆糕	100	11.5	351	1470	12.8	1.0	73.4	1.2	—	1.3	47	280	…	0.23	0.02
14-2-320	麻烘糕	100	4.4	398	1664	3.8	3.8	87.2	0.3	—	0.8	—	—	—	0.01	Tr
14-2-321	麻花	100	6.0	527	2206	8.3	31.5	53.4	1.5	—	0.8	…	—	…	0.05	0.01
14-2-322	麻香糕	100	3.5	402	1681	3.9	3.6	88.7	0.5	—	0.3	—	—	—	0.01	0.01
14-2-323	米花糖	100	7.3	385	1610	3.1	3.3	85.8	0.3	—	0.5	—	—	—	0.05	0.09
14-2-324	起酥	100	12.9	500	2092	8.7	31.7	45.1	0.3	—	1.6	55	330	…	0.07	0.05
14-2-325	水晶饼	100	10.8	438	1832	0.2	17.4	70.5	0.8	51	1.1	—	—	—	0.05	—
14-2-326	酥皮糕点	100	10.7	429	1795	8.1	15.5	65.0	1.4	—	0.7	12	70	0	0.10	0.10
14-2-327	桃酥	100	5.4	483	2020	7.1	21.8	65.1	1.1	—	0.6	—	—	—	0.02	0.05
14-2-328	硬皮糕点	100	7.3	466	1949	8.4	20.1	63.5	1.3	—	0.7	40	240	—	0.23	0.05
14-2-329	芝麻桃酥	100	4.9	467	1954	7.0	17.7	70.1	0.3	—	0.3	15	—	15	0.04	0.07
14-2-330	状元饼	100	8.0	437	1829	8.6	14.7	68.1	1.0	—	0.6	13	80	0	0.05	0.30
14-2-331	茯苓夹饼	100	10.0	345	1445	4.4	0.4	84.3	6.5	—	0.9	…	—	…	0.11	0.14

小吃、甜饼 Ethnic foods and cakes

（以每 100g 可食部计）

编码 Code	食物名称 Food name	尼克酸 Niacin mg	维生素C Vitamin C mg	维生素E (Vitamin E) Total mg	α-E mg	(β+γ)-E mg	δ-E mg	钙 Ca mg	磷 P mg	钾 K mg	钠 Na mg	镁 Mg mg	铁 Fe mg	锌 Zn mg	硒 Se μg	铜 Cu mg	锰 Mn mg	备注 Remark
14-2-317	开口笑	5.9	—	27.79	19.34	7.38	1.07	39	133	143	68.2	81	4.4	0.52	11.95	0.19	0.76	
14-2-318	廖花糖	1.9	—	4.34	…	4.25	0.09	243	60	58	36.5	77	—	1.58	—	0.16	1.55	
14-2-319	绿豆糕	6.1	—	3.68	…	3.68	…	24	121	416	11.6	87	7.3	1.04	4.96	0.34	0.78	北京
14-2-320	麻烘糕	2.5	—	0.34	…	0.34	…	59	66	45	1.8	27	6.0	—	1.84	0.21	—	武汉
14-2-321	麻花	3.2	—	21.60	3.73	12.12	5.75	26	136	213	99.2	67	—	3.06	7.20	0.23	1.01	北京
14-2-322	麻香糕	2.4	—	1.08	0.63	0.45	…	23	46	45	2.5	19	1.2	0.44	3.82	0.20	—	武汉
14-2-323	米花糖	2.5	—	2.16	0.65	1.33	0.18	144	52	55	43.4	42	5.4	—	2.30	0.31	0.56	北京
14-2-324	起酥	1.8	—	5.73	1.26	4.28	0.19	—	68	73	493.9	24	2.5	0.46	6.63	0.08	0.31	北京
14-2-325	水晶饼	—	—	0.81	—	—	—	49	106	47	31.5	49	3.6	1.07	15.26	0.22	0.67	兰州
14-2-326	酥皮糕点	3.2	—	1.01	0.48	0.42	0.11	24	91	105	55.7	35	2.7	0.68	9.76	0.23	0.57	北京
14-2-327	桃酥	2.3	—	14.14	7.73	5.96	0.45	48	87	90	33.9	59	3.1	0.69	15.74	0.27	0.84	
14-2-328	硬皮糕点	3.1	—	10.27	4.15	5.17	0.95	42	123	111	97.4	41	1.1	0.69	12.75	0.18	0.61	
14-2-329	芝麻桃酥	0.1	—	14.21	8.33	5.28	0.60	6	101	78	2.2	27	1.9	0.51	1.00	0.14	0.46	青海
14-2-330	状元饼	0.8	—	1.92	0.62	1.18	0.12	—	61	136	13.6	28	4.9	0.58	—	0.24	0.49	北京
14-2-331	茯苓夹饼	1.3	—	4.73	0.12	4.32	0.29	65	131	105	103.4	52	5.7	0.60	1.31	0.20	0.50	北京

Notes

速食食品

Fast Foods

速食食品是目前发展非常迅速的一类食品，但其定义和范围尚不明确，分类也不统一。本节参考了国内外的定义，分为以下3个亚类。

1.快餐食品：通常是由几种食物组成的、作为主食的方便食品。如中国特有的快餐和国外的麦当劳、肯德基、比萨饼等。本节中尚缺乏该类食物的数据。

2.方便食品：一般是指部分或完全加工成熟食、食用前只需稍微处理或完全不处理即可食用的食品。食品工业中的速食米饭、方便面、方便粥、早餐谷物、冷冻饺子、春卷、饮料、饼干、面包（糕点）、罐头食品等均属于此类食品。

3.休闲食品：常指传统意义上的零食类速食食品。没有统一分类，按其原料可分为谷物膨化类、果仁类、瓜子类炒货、糖制品、果蔬类、鱼肉类等。

为避免交叉，一些食物如饮料、各种罐头、蛋糕、瓜子、糖制品、鱼肉干等已归到其它相关联的类别中，这里不在重复。

速食食品 Fast foods

（以每 100g 可食部计）

编码 Code	食物名称 Food name	食部 Edible %	水分 Water g	能量 Energy kcal	能量 Energy kJ	蛋白质 Protein g	脂肪 Fat g	碳水化合物 CHO g	不溶性纤维 Dietary fiber g	胆固醇 Cholesterol mg	灰分 Ash g	总维生素 A Vitamin A μgRE	胡萝卜素 Carotene μg	视黄醇 Retinol μg	硫胺素 Thiamin mg	核黄素 Riboflavin mg
方便食品																
15-2-101	蛋片	100	6.7	391	1636	8.1	4.1	80.5	0.2	—	0.6	180	—	180	0.05	0.01
15-2-102	麦片	100	11.3	368	1541	12.4	7.4	67.3	8.6	—	1.6	—	—	—	0.20	0.06
15-2-103	燕麦片	100	9.2	377	1579	15.0	6.7	66.9	5.3	—	2.2	—	—	—	0.30	0.13
15-2-104	玉米片(即食粥)	100	6.3	391	1634	7.2	3.7	82.3	0.4	—	0.5	—	—	—	0.02	0.03
15-2-201	方便面	100	3.6	473	1979	9.5	21.1	61.6	0.7	—	4.2	—	—	—	0.12	0.06
15-2-301	面包(X̄)	100	27.4	313	1308	8.3	5.1	58.6	0.5	—	0.6	—	—	—	0.03	0.06
15-2-302	多维面包	100	30.9	316	1322	8.8	8.4	51.3	…	—	0.6	—	—	—	0.01	0.01
15-2-303	法式牛角面包	100	21.3	378	1580	8.4	14.3	54.6	1.5	—	1.4	…	—	…	0.05	0.01
15-2-304	法式配餐面包	100	28.3	284	1187	10.0	1.2	58.7	1.0	—	1.8	—	—	—	0.02	Tr
15-2-305	果料面包	100	31.2	279	1169	8.5	2.1	57.0	0.8	—	1.2	—	—	—	0.07	0.07
15-2-306	黄油面包	100	27.3	331	1383	7.9	8.7	55.6	0.9	—	0.5	—	—	—	0.03	0.02
15-2-307	乐斯美面包	100	19.1	335	1401	9.2	2.8	68.6	0.8	—	0.3	—	—	—	—	0.13
15-2-308	麦胚面包	100	38.0	246	1031	8.5	1.0	50.9	0.1	—	1.6	—	—	—	0.03	0.01
15-2-309	麦维面包	100	37.7	270	1128	8.3	4.7	48.6	0.1	—	0.7	—	—	—	0.25	0.68
15-2-310	维生素面包	100	36.1	279	1169	8.8	5.6	48.6	0.3	—	0.9	—	—	—	0.02	0.58
15-2-311	咸面包	100	34.1	275	1150	9.2	3.9	51.0	0.5	—	1.8	—	—	—	0.02	0.01
15-2-312	椰圈面包	100	25.1	320	1340	9.5	4.8	59.9	0.3	—	0.7	—	—	—	0.02	0.02
15-2-313	桦榕面包	100	25.8	329	1376	8.9	7.5	56.6	0.3	—	1.2	—	—	—	0.02	0.02
15-2-401	饼干(X̄)	100	5.7	435	1820	9.0	12.7	71.7	1.1	81	0.9	37	80	24	0.08	0.04
15-2-402	VC 饼干	100	5.5	573	2396	10.8	39.7	43.2	0.3	—	0.8	—	—	—	0.08	0.04
15-2-403	饼干(强化锌)[富锌饼干]	100	3.3	446	1867	11.0	13.3	71.2	1.1	—	1.2	13	—	13	0.08	0.04
15-2-404	补血饼干	100	4.1	452	1892	11.8	14.7	68.4	0.4	—	1.0	…	—	…	…	…

速食食品 Fast foods

（以每100g可食部计）

编码 Code	食物名称 Food name	尼克酸 Niacin mg	维生素C Vitamin C mg	维生素E(Vitamin E) Total mg	α-E mg	(β+γ)-E mg	δ-E mg	钙 Ca mg	磷 P mg	钾 K mg	钠 Na mg	镁 Mg mg	铁 Fe mg	锌 Zn mg	硒 Se μg	铜 Cu mg	锰 Mn mg	备注 Remark
方便食品																		
15-2-101	蛋片	0.1	—	1.87	1.12	0.59	0.16	6	153	90	47.0	20	1.6	0.79	15.82	0.11	0.36	青海
15-2-102	麦片	4.5	—	1.45	0.59	…	0.86	8	339	306	20.9	108	4.2	2.15	6.13	0.44	3.06	青岛
15-2-103	燕麦片	1.2	—	3.07	2.54	…	0.53	186	291	214	3.7	177	7.0	2.59	4.31	0.45	3.36	
15-2-104	玉米片(即食粥)	2.2	—	0.08	…	0.08	…	11	70	52	1.7	22	9.0	0.44	1.20	…	0.13	北京
15-2-201	方便面	0.9	—	2.28	2.01	0.27	…	25	80	134	1144.0	38	4.1	1.06	10.49	0.29	0.79	
15-2-301	面包(X̄)	1.7	—	1.66	0.38	0.36	0.92	49	107	88	230.4	31	2.0	0.75	3.15	0.27	0.37	
15-2-302	多维面包	2.6	—	0.65	…	0.41	0.24	49	110	12	652.7	32	2.9	0.74	17.00	0.19	0.40	北京
15-2-303	法式牛角面包	5.0	—	3.75	0.37	2.27	1.11	83	93	103	352.3	29	1.7	0.61	18.20	0.24	0.38	北京
15-2-304	法式配餐面包	6.1	—	1.44	0.57	0.78	0.09	127	102	113	478.4	35	1.9	0.66	19.50	0.28	0.45	北京
15-2-305	果料面包	4.6	—	1.31	0.20	0.81	0.30	124	100	94	210.5	29	2.0	0.58	23.95	0.28	0.37	
15-2-306	黄油面包	2.3	—	5.45	0.52	3.21	1.72	35	94	92	14.5	22	1.5	0.50	3.40	0.18	0.29	北京
15-2-307	乐斯美面包	1.1	—	0.40	0.28	…	0.12	22	99	103	54.9	26	2.1	1.55	3.20	0.19	0.35	杭州
15-2-308	麦胚面包	6.2	—	0.88	0.28	0.60	…	75	88	92	457.0	24	1.5	0.49	19.90	0.17	0.35	北京
15-2-309	麦维面包	5.2	—	—	—	—	—	35	61	70	151.0	45	2.0	0.62	24.30	0.19	0.37	北京
15-2-310	维生素面包	5.9	—	0.28	…	0.28	…	49	107	85	256.4	27	1.6	0.99	21.80	0.33	0.38	北京
15-2-311	咸面包	4.3	—	1.07	0.34	0.73	…	89	108	89	526.0	28	2.8	0.81	34.40	0.22	0.41	北京
15-2-312	椰圈面包	0.7	—	2.31	1.49	0.82	…	49	104	90	106.2	27	1.7	0.86	—	0.19	0.37	北京
15-2-313	桦榕面包	0.2	—	2.46	0.59	0.88	0.99	9	174	90	236.0	30	1.8	0.79	12.23	0.14	0.57	青海
15-2-401	饼干(X̄)	4.7	3	4.57	1.28	2.22	1.07	73	88	85	204.1	50	1.9	0.91	12.47	0.23	0.87	
15-2-402	VC饼干	1.6	5	4.27	1.79	1.91	0.57	…	95	99	113.5	54	1.9	0.73	22.70	0.23	0.71	北京
15-2-403	饼干(强化锌)[富锌饼干]	1.7	—	8.48	1.90	4.74	1.84	144	123	117	231.1	74	2.2	1.52	23.50	0.28	0.71	北京
15-2-404	补血饼干	…	13	—	—	—	—	76	184	72	177.4	73	9.6	4.10	—	0.60	—	江西

速食食品 Fast foods

（以每100g可食部计）

编码 Code	食物名称 Food name	食部 Edible %	水分 Water g	能量 Energy kcal	能量 Energy kJ	蛋白质 Protein g	脂肪 Fat g	碳水化合物 CHO g	不溶性纤维 Dietary fiber g	胆固醇 Cholesterol mg	灰分 Ash g	总维生素A Vitamin A μgRE	胡萝卜素 Carotene μg	视黄醇 Retinol μg	硫胺素 Thiamin mg	核黄素 Riboflavin mg
15-2-405	儿童营养饼干	100	3.9	447	1871	10.8	12.9	72.1	0.3	—	0.3	—	—	—	—	—
15-2-406	钙奶饼干	100	3.3	446	1867	8.4	13.2	73.9	0.9	81	1.2	—	—	—	0.06	0.03
15-2-407	钙王饼干	100	3.1	450	1884	7.8	13.9	73.6	0.2	—	1.6	12	—	12	0.01	0.08
15-2-408	高蛋白饼干	100	5.6	451	1886	11.0	16.2	66.0	1.5	—	1.2	77	460	—	0.13	0.05
15-2-409	军用压缩饼干	100	5.4	460	1924	7.9	17.8	67.6	1.2	—	1.3	…	—	…	0.11	0.03
15-2-410	奶油饼干	100	6.5	431	1802	8.5	13.1	70.2	1.0	81	1.7	22	…	22	0.09	0.02
15-2-411	牛奶饼干	100	4.3	408	1707	8.1	6.1	80.3	0.2	—	1.2	94	440	21	0.01	0.02
15-2-412	曲奇饼	100	1.9	546	2286	6.5	31.6	59.1	0.2	—	0.9	…	—	…	0.06	0.06
15-2-413	苏打饼干	100	5.7	408	1706	8.4	7.7	76.2	—	—	2.0	…	—	…	0.03	0.01
15-2-414	维夫饼干	100	10.3	529	2215	5.4	35.2	48.0	0.5	—	1.1	—	—	—	0.15	0.22
休闲食品																
15-3-001	菠萝豆	100	4.1	392	1640	10.4	2.1	82.9	0.1	—	0.5	—	—	—	…	0.04
15-3-002	空心果	100	5.6	452	1889	6.8	15.2	72.0	0.2	27	0.4	…	—	…	0.06	—
15-3-003	马铃薯片(油炸)[油炸土豆片]	100	4.1	615	2575	4.0	48.4	41.9	1.9	—	1.6	8	50	—	0.09	0.05
15-3-004	酥香兰花豆	100	9.2	418	1749	12.8	13.6	61.7	1.2	—	2.7	—	—	—	0.26	0.17

（以每 100g 可食部计）

编码 Code	食物名称 Food name	尼克酸 Niacin mg	维生素 C Vitamin C mg	维生素 E (Vitamin E) Total mg	α-E mg	(β+γ)-E mg	δ-E mg	钙 Ca mg	磷 P mg	钾 K mg	钠 Na mg	镁 Mg mg	铁 Fe mg	锌 Zn mg	硒 Se μg	铜 Cu mg	锰 Mn mg	备注 Remark
15-2-405	儿童营养饼干	—	7	—	—	—	—	136	172	52	107.4	59	5.4	2.80	—	0.30	—	江西
15-2-406	钙奶饼干	1.1	3	1.67	—	—	—	115	267	83	112.2	61	3.5	3.30	12.42	0.96	0.59	
15-2-407	钙王饼干	0.1	—	2.13	0.68	1.30	0.15	250	277	132	259.3	22	1.4	1.55	3.87	0.11	0.60	青海
15-2-408	高蛋白饼干	5.5	9	6.75	1.53	3.64	1.58	111	159	103	104.7	60	3.7	1.48	27.00	0.63	0.75	
15-2-409	军用压缩饼干	5.1	—	0.63	0.43	0.20	…	149	119	106	320.1	57	3.9	—	22.90	0.40	0.88	北京
15-2-410	奶油饼干	3.6	—	7.23	4.21	2.02	1.00	49	105	110	196.4	32	2.1	1.52	20.60	1.15	0.59	
15-2-411	牛奶饼干	0.2	—	1.13	0.31	0.68	0.14	6	102	129	399.0	30	2.9	1.55	2.67	0.15	0.60	青海
15-2-412	曲奇饼	1.3	—	6.04	3.26	2.36	0.42	45	64	67	174.6	19	1.9	0.31	12.80	0.12	0.29	北京
15-2-413	苏打饼干	0.4	—	1.01	0.63	0.38	…	…	69	82	312.2	20	1.6	0.35	39.33	0.18	—	武汉
15-2-414	维夫饼干	1.4	—	0.71	0.42	0.29	…	58	63	—	281.8	24	2.4	0.54	10.10	0.11	0.46	北京
休闲食品																		
15-3-001	菠萝豆	0.1	—	0.41	0.29	0.12	…	19	100	38	30.0	4	9.0	2.01	4.10	0.06	2.63	北京
15-3-002	空心果	—	—	1.40	—	—	—	114	53	40	5.8	28	4.9	0.56	—	0.13	0.36	兰州
15-3-003	马铃薯片(油炸)[油炸土豆片]	6.4	…	5.22	4.90	0.32	…	11	88	620	60.9	34	1.2	1.42	0.40	0.28	0.18	
15-3-004	酥香兰花豆	1.5	—	8.13	—	—	—	59	157	508	109.8	40	2.3	2.43	8.87	1.30	0.82	甘肃

Notes

饮料类

Beverages

本类食物包括了软饮料、茶叶、冷饮食品等。软饮料又称非酒精饮料，系指经包装的乙醇含量小于0.5%(m/V)的饮料制品。参考相关的行业标准，将本类食物分成以下几个亚类。

1.碳酸饮料：又称汽水，系指在一定条件下充入二氧化碳气的制品。成品中的二氧化碳气的含量（20℃时体积倍数）不低于2.0倍。碳酸饮料包括果汁型、果味型、可乐型、低热量型、其它型等。

2.果汁（浆）及果汁饮料：指以新鲜或冷藏水果为原料，经加工制成的制品，包括果汁、果浆、浓缩果汁、浓缩果浆、果肉饮料、果汁饮料、果粒果汁饮料、水果饮料浓浆、水果饮料。

3.蔬菜汁及蔬菜汁饮料：用新鲜或冷藏蔬菜（包括可食的根、茎、叶、花、果实、食用菌、食用藻类及蕨类）为原料，经加工制成的制品。包括蔬菜汁、蔬菜汁饮料、复合果蔬汁、发酵蔬菜汁饮料、食用菌饮料、藻类饮料、蕨类饮料。

4.含乳饮料：系指以鲜乳或乳制品为原料（发酵或未经发酵），经加工制成的制品，包括配制型含乳饮料、发酵型含乳饮料。

5.植物蛋白饮料：指用蛋白质含量较高的植物果实、种子或核果类、坚果类的果仁等为原料，经加工制成的制品，包括豆乳类饮料、椰子乳饮料、杏仁乳类饮料、其它植物蛋白饮料。成品中蛋白质含量不低于0.5%(m/V)。

6.茶及茶饮料：茶饮料是指用水浸泡茶叶，经抽提、过滤、澄清等工艺制成的茶汤或在茶汤中加入水、糖液、酸味剂、食用香精、果汁或植（谷）物抽提液等调制加工而成的制品。包括茶、果汁茶、果味茶及其它茶饮料。茶叶至今无统一的分类，通用的是根据采制工艺和茶叶品质等特点分为绿茶、红茶、乌龙茶、白茶、花茶和紧压茶等6类。

7.固体饮料：以糖、食品添加剂、果汁或植物抽提物等为原料，加工制成的粉末状、颗粒状或块状的制品。成品水分不高于5%(m/m)。

8.冰棒、冰激凌类：主要指冰棍、冰激凌、冰糕、雪糕、布丁冰激凌、奶昔、冰激凌蛋卷、杏仁奶冻、果汁冰等。此类食品，由于制造方法和添加料不同，成分变化较大。其主要原料是稀奶油、脱脂乳、白糖和食用明胶等。本节中这类食物较少。

9.其它：指上述各类不能包括的其它饮料类食品，如矿泉水、纯净水等。

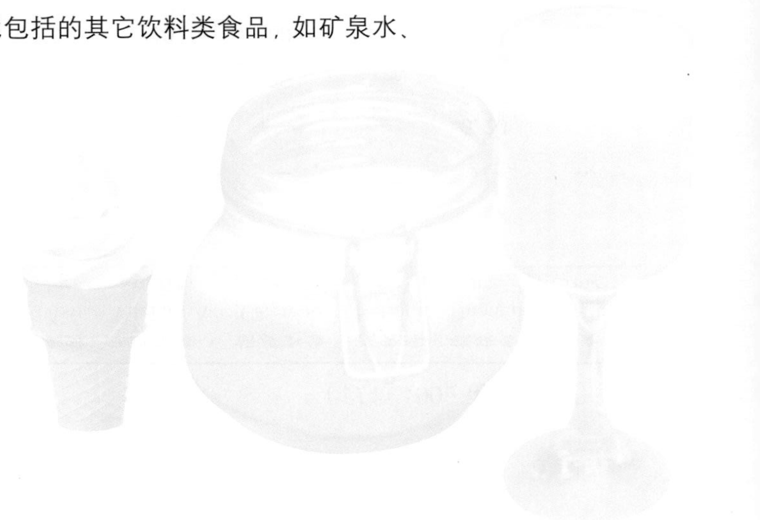

饮料类 Beverages

（以每 100g 可食部计）

编码 Code	食物名称 Food name	食部 Edible %	水分 Water g	能量 Energy kcal	能量 Energy kJ	蛋白质 Protein g	脂肪 Fat g	碳水化合物 CHO g	不溶性纤维 Dietary fiber g	胆固醇 Cholesterol mg	灰分 Ash g	总维生素 A Vitamin A μgRE	胡萝卜素 Carotene μg	视黄醇 Retinol μg	硫胺素 Thiamin mg	核黄素 Riboflavin mg
碳酸饮料																
16-1-001	百令可乐	100	93.1	28	116	0.2	0.1	6.5	—	—	0.1	…	—	…	…	…
16-1-002	冰川可乐	100	88.7	45*	187*	…	…	11.2	—	—	0.1	—	—	—	0.20	…
16-1-003	橙珍（易拉罐装）	100	93.8	25*	104*	0.1	…	6.1	—	—	…	8	50	—	0.08	0.13
16-1-004	橙汁汽水	100	94.9	20*	85*	…	…	5.1	—	—	Tr	10	60	—	…	0.02
16-1-005	柠檬汽水	100	90.5	38*	159*	—	—	9.5	—	—	Tr	—	—	—	—	—
16-1-006	特制柠檬汽水	100	87.5	50*	209*	…	…	12.5	—	—	…	—	—	—	0.21	…
16-1-007	特制汽水	100	89.5	42*	176*	…	…	10.5	—	—	…	7	40	—	…	0.03
16-1-008	维尔康运动饮料	100	88.9	45*	188*	…	0.1	11.0	—	—	…	—	—	—	0.05	0.02
果汁及果汁饮料																
16-2-001	VC 橘汁	100	76.4	95	397	0.1	0.2	23.2	—	—	0.1	—	—	—	Tr	Tr
16-2-002	浓缩橘汁	100	41.3	235	984	0.8	0.3	57.3	—	—	0.3	122	730	—	0.04	0.02
16-2-003	鲜橘汁（纸盒）	100	92.5	30*	126*	0.1	…	7.4	—	—	…	3	20	—	0.04	—
16-2-004	橘子汁	100	70.1	119*	499*	…	0.1	29.6	—	—	0.2	2	10	—	—	…
16-2-005	刺玫汁（纸盒）	100	91.9	32*	136*	…	…	8.1	—	—	…	—	—	—	0.02	0.01
16-2-006	甘蔗汁	100	83.1	65	273	0.4	0.1	16.0	0.6	—	0.4	2	10	—	0.01	0.02
16-2-007	红果汁	100	61.0	157*	655*	…	0.2	38.7	—	—	0.1	—	—	—	0.15	…
16-2-008	柠檬汁	100	93.1	27	112	0.9	0.2	5.5	0.3	—	0.3	—	—	—	0.01	0.02
16-2-009	沙棘果汁	100	87.5	47	197	0.9	0.5	10.6	1.7	—	0.5	—	—	—	…	…
16-2-010	乌梅汁	100	66.0	133	556	0.2	0.1	32.8	…	—	0.9	—	—	—	0.01	0.01
16-2-011	原汁沙棘	100	86.3	48*	199*	2.6	—	9.3	0	—	1.8	0	…	0	…	…

（以每 100g 可食部计）

编码 Code	食物名称 Food name	尼克酸 Niacin mg	维生素C Vitamin C mg	维生素E (Vitamin E) Total mg	α-E mg	(β+γ)-E mg	δ-E mg	钙 Ca mg	磷 P mg	钾 K mg	钠 Na mg	镁 Mg mg	铁 Fe mg	锌 Zn mg	硒 Se μg	铜 Cu mg	锰 Mn mg	备注 Remark
碳酸饮料																		
16-1-001	百令可乐	…	—	—	—	—	—	43	4	1	22.7	1	0.3	0.19	…	0.06	0.07	青海
16-1-002	冰川可乐	…	…	—	—	—	—	—	…	1	11.4	4	0.1	0.03	…	…	…	北京
16-1-003	橙珍(易拉罐装)	1.3	…	—	—	—	—	8	1	5	5.3	2	0.1	…	…	…	…	北京
16-1-004	橙汁汽水	…	…	—	—	—	—	10	Tr	3	8.1	2	0.1	0.02	…	0.08	…	
16-1-005	柠檬汽水	—	…	—	—	—	—	9	Tr	…	3.3	4	…	…	…	0.07	—	武汉
16-1-006	特制柠檬汽水	…	…	—	—	—	—	8	1	2	4.4	1	0.1	0.02	…	…	…	北京
16-1-007	特制汽水	0.7	…	—	—	—	—	8	1	4	5.8	2	0.1	0.02	…	…	…	北京
16-1-008	维尔康运动饮料	…	…	—	—	—	—	6	…	5	5.0	2	…	0.24	…	0.03	0.02	北京
果汁及果汁饮料																		
16-2-001	VC 橘汁	Tr	187	—	—	—	—	4	1	25	4.4	3	0.3	0.10	0.15	0.02	0.02	江西
16-2-002	浓缩橘汁	0.3	80	0.04	—	—	—	21	8	140	4.4	23	0.7	0.13	0.79	0.15	0.13	江西
16-2-003	鲜橘汁(纸盒)	—	…	—	—	—	—	7	…	3	4.2	1	0.1	0.01	…	…	…	北京
16-2-004	橘子汁	…	2	—	—	—	—	4	…	6	18.6	2	0.1	0.03	…	…	…	北京
16-2-005	刺玫汁(纸盒)	…	…	—	—	—	—	6	…	6	4.4	3	…	0.20	…	0.01	…	北京
16-2-006	甘蔗汁	0.2	2	—	—	—	—	14	14	95	3.0	4	0.4	1.00	0.13	0.14	0.80	福建
16-2-007	红果汁	0.1	…	—	—	—	—	5	1	10	19.1	4	0.3	0.03	…	…	…	北京
16-2-008	柠檬汁	0.1	11	—	—	—	—	24	Tr	120	1.2	12	0.1	0.09	4.15	0.04	0.06	广东
16-2-009	沙棘果汁	…	8	—	—	—	—	10	3	53	5.4	1	15.2	0.08	0.51	0.05	0.10	
16-2-010	乌梅汁	…	…	—	—	—	—	6	…	7	24.3	4	0.5	0.04	0.02	…	0.01	北京
16-2-011	原汁沙棘	0.1	…	3.40	1.33	0.44	1.63	42	0	81	396.8	44	6.0	0.87	1.49	Tr	0.36	青海

饮料类 Beverages

（以每100g可食部计）

编码 Code	食物名称 Food name	食部 Edible %	水分 Water g	能量 Energy kcal	能量 Energy kJ	蛋白质 Protein g	脂肪 Fat g	碳水化合物 CHO g	不溶性纤维 Dietary fiber g	胆固醇 Cholesterol mg	灰分 Ash g	总维生素A Vitamin A μgRE	胡萝卜素 Carotene μg	视黄醇 Retinol μg	硫胺素 Thiamin mg	核黄素 Riboflavin mg
蔬菜汁饮料																
16-3-001	胡萝卜素王	100	67.1	131	549	0.1	0.2	32.5	0.5	—	0.1	450	2700	…	…	0.62
含乳饮料																
16-4-001	果味奶	100	95.5	20	85	0.9	0.8	2.4	—	18	0.4	—	—	Tr	0.01	0.07
16-4-002	喜乐(乳酸饮料)	100	86.8	53	220	0.9	0.2	11.8	—	38	0.3	2	—	2	0.01	0.02
植物蛋白饮料																
16-5-001	巧克力豆奶	100	90.4	39	164	2.9	0.5	5.8	—	—	0.4	…	—	…	0.01	0.03
16-5-002	杏仁露	100	89.7	46	192	0.9	1.1	8.1	—	52	0.2	—	—	—	Tr	0.02
茶叶及茶饮料																
16-6-101	茶砖[砖茶]	100	7.8	283	1185	14.5	4.0	66.7	38.8	—	7.0	317	1900	…	0.01	0.24
16-6-102	茶砖(小)	100	6.6	308	1288	15.1	4.0	68.9	32.1	—	5.4	—	—	—	0.01	0.53
16-6-103	红茶	100	7.3	324	1355	26.7	1.1	59.2	14.8	—	5.7	645	3870	—	…	0.17
16-6-104	花茶	100	7.4	316	1323	27.1	1.2	58.1	17.7	—	6.2	885	5310	—	0.06	0.17
16-6-105	甲级龙井	100	6.1	331	1384	33.3	2.7	48.9	11.1	—	9.0	888	5330	—	0.19	0.09
16-6-106	绿茶	100	7.5	328	1370	34.2	2.3	50.3	15.6	—	5.7	967	5800	—	0.02	0.35
16-6-107	石榴花茶	100	6.4	343	1433	10.5	2.9	74.2	11.2	—	6.0	262	1570	—	0.17	0.12
16-6-108	柿叶茶	100	3.6	321	1344	25.8	1.9	59.1	17.7	—	9.6	—	—	—	—	1.37
16-6-109	铁观音茶	100	6.2	334	1395	22.8	1.3	65.0	14.7	—	4.7	432	2590	—	0.19	0.17
16-6-110	珠茶	100	5.3	334	1398	28.7	1.7	58.3	14.6	—	6.0	—	—	—	…	0.20
16-6-201	茶水	100	99.8	0*	2*	0.1	…	0	—	—	0.1	—	—	—	…	…

饮料类 Beverages

（以每100g可食部计）

编码 Code	食物名称 Food name	尼克酸 Niacin mg	维生素C Vitamin C mg	维生素E(Vitamin E) Total mg	α-E mg	(β+γ)-E mg	δ-E mg	钙 Ca mg	磷 P mg	钾 K mg	钠 Na mg	镁 Mg mg	铁 Fe mg	锌 Zn mg	硒 Se μg	铜 Cu mg	锰 Mn mg	备注 Remark
蔬菜汁饮料																		
16-3-001	胡萝卜素王	1.0	12	—	—	—	—	7	…	31	72.5	1	0.2	0.10	0.05	0.03	…	北京
含乳饮料																		
16-4-001	果味奶	Tr	—	—	—	—	—	88	39	63	37.4	5	0.1	0.17	6.52	Tr	Tr	青岛
16-4-002	喜乐(乳酸饮料)	…	Tr	2.81	—	—	—	14	23	20	53.8	2	0.1	0.04	0.89	…	0.01	广东
植物蛋白饮料																		
16-5-001	巧克力豆奶	0.2	…	6.00	4.15	1.85	…	17	36	57	25.4	19	0.4	0.18	0.43	0.07	0.04	青岛
16-5-002	杏仁露	—	1	—	—	—	—	4	1	1	9.2	—	—	0.02	0.17	—	—	河北
茶叶及茶饮料																		
16-6-101	茶砖[砖茶]	1.9	…	—	—	—	—	277	157	844	15.1	217	14.9	4.38	9.40	2.07	46.50	
16-6-102	茶砖(小)	Tr	—	—	—	—	—	334	182	624	84.6	151	13.4	2.39	12.20	1.50	125.50	青海
16-6-103	红茶	6.2	8	5.47	2.80	2.67	…	378	390	1934	13.6	183	28.1	3.97	56.00	2.56	49.80	
16-6-104	花茶	…	26	12.73	10.59	2.14	…	454	338	1643	8.0	192	17.8	3.98	8.53	2.08	16.95	
16-6-105	甲级龙井	8.6	—	5.94	0.15	5.41	0.38	402	542	2812	54.4	224	23.7	5.88	16.65	1.71	8.12	山东
16-6-106	绿茶	8.0	19	9.57	5.41	3.91	0.25	325	191	1661	28.2	196	14.4	4.34	3.18	1.74	32.60	
16-6-107	石榴花茶	4.0	—	6.86	3.52	0.48	2.86	1143	165	2455	36.6	206	24.2	2.36	14.65	1.40	3.18	山东
16-6-108	柿叶茶	—	866	—	—	—	—	—	—	—	—	—	—	—	—	—	—	陕西
16-6-109	铁观音茶	18.5	—	16.59	13.81	2.10	0.68	416	251	1462	7.8	131	9.4	2.35	13.80	1.02	13.98	北京
16-6-110	珠茶	6.6	44	16.69	13.14	…	3.55	203	352	739	13.3	202	40.4	3.13	5.60	1.42	63.37	浙江
16-6-201	茶水	…	—	—	—	—	—	2	1	6	3.9	3	0.1	0.03	0.08	0.01	0.12	

饮料类 Beverages

（以每100g可食部计）

编码 Code	食物名称 Food name	食部 Edible %	水分 Water g	能量 Energy kcal	能量 Energy kJ	蛋白质 Protein g	脂肪 Fat g	碳水化合物 CHO g	不溶性纤维 Dietary fiber g	胆固醇 Cholesterol mg	灰分 Ash g	总维生素A Vitamin A μgRE	胡萝卜素 Carotene μg	视黄醇 Retinol μg	硫胺素 Thiamin mg	核黄素 Riboflavin mg
固体饮料																
16-7-001	宝宝福	100	2.1	390*	1632*	0.2	…	97.3	—	—	0.4	—	—	—	0.13	1.19
16-7-002	冰激凌粉	100	2.5	396	1658	14.5	3.5	76.7	—	86	2.8	62	—	62	0.08	0.41
16-7-003	固体橘子饮料	100	2.2	391*	1635*	0.2	…	97.5	—	—	0.1	—	—	—	0.07	0.05
16-7-004	可可粉	100	7.5	349	1459	20.9	8.4	54.5	14.3	—	8.7	22	—	22	0.05	0.16
16-7-005	麦乳精	100	2.0	429	1796	8.5	9.7	77.0	—	—	2.8	113	—	113	0.05	0.30
16-7-006	山楂晶	100	3.6	386	1614	0.1	0.2	95.9	—	—	0.2	—	—	—	0.32	1.34
16-7-007	酸梅晶	100	1.2	394*	1650*	0.2	…	98.4	—	—	0.2	—	—	—	0.21	0.69
16-7-008	鲜橘晶	100	3.7	385*	1610*	0.3	…	95.9	—	—	0.1	—	—	—	0.11	0.09
16-7-009	猕猴桃晶	100	2.2	390*	1632*	0.4	…	97.1	—	—	0.3	—	—	—	0.09	0.11
16-7-010	橘子晶	100	2.8	390	1633	0.2	0.4	96.5	—	—	0.1	3	20	—	0.18	1.45
棒冰、冰激凌类																
16-8-001	冰棍	100	88.3	47	197	0.8	0.2	10.5	—	—	0.2	…	—	…	0.01	0.01
16-8-002	冰砖	100	69.6	153	639	2.9	6.8	20.0	—	—	0.7	20	—	20	0.01	0.04
16-8-003	冰激凌	100	74.4	127	529	2.4	5.3	17.3	—	—	0.6	48	—	48	0.01	0.03
16-8-004	大雪糕	100	82.2	74	310	2.2	0.9	14.3	—	—	0.4	35	—	35	0.03	0.08
16-8-005	三明治冰激凌	100	64.0	169	706	7.4	5.6	22.2	—	—	0.8	68	—	68	0.03	0.21
16-8-006	双棒雪糕	100	69.7	137	574	2.3	3.6	23.9	—	—	0.5	45	—	45	0.01	0.02
16-8-007	娃娃头	100	55.8	215	900	9.8	8.6	24.6	—	—	1.2	60	—	60	0.05	0.26
16-8-008	紫雪糕	100	59.4	228	954	2.6	13.7	23.6	—	—	0.7	26	—	26	0.01	0.03
其它																
16-9-001	红景天饮料	100	91.8	33	137	0	0	8.2	0	—	Tr	—	—	—	—	0

（以每100g可食部计）

编码 Code	食物名称 Food name	尼克酸 Niacin mg	维生素C Vitamin C mg	维生素E (Vitamin E) Total mg	α-E mg	(β+γ)-E mg	δ-E mg	钙 Ca mg	磷 P mg	钾 K mg	钠 Na mg	镁 Mg mg	铁 Fe mg	锌 Zn mg	硒 Se μg	铜 Cu mg	锰 Mn mg	备注 Remark
固体饮料																		
16-7-001	宝宝福	0.2	31	—	—	—	—	29	5	96	22.6	10	12.6	0.11	…	0.03	0.10	
16-7-002	冰激凌粉	0.3	—	—	—	—	—	539	320	235	180.6	123	1.2	1.09	0.10	0.06	0.04	北京
16-7-003	固体橘子饮料	0.8	63	—	—	—	—	54	3	3	10.7	6	0.2	…	—	0.02	—	武汉
16-7-004	可可粉	1.4	—	6.33	3.72	2.61	…	74	623	360	23.0	5	1.0	1.12	3.98	1.45	0.15	上海
16-7-005	麦乳精	0.7	…	0.44	0.29	0.15	…	145	218	355	177.8	70	4.1	1.56	3.32	0.26	0.26	
16-7-006	山楂晶	0.6	…	—	—	—	—	37	3	32	57.7	8	1.7	0.15	…	0.01	0.01	北京
16-7-007	酸梅晶	0.2	5	—	—	—	—	29	4	50	11.5	6	6.8	1.56	…	0.07	0.05	北京
16-7-008	鲜橘晶	0.3	18	—	—	—	—	24	2	1	6.2	Tr	0.5	2.92	—	0.15	—	武汉
16-7-009	猕猴桃晶	0.5	…	—	—	—	—	28	4	96	2.2	11	1.6	…	2.25	0.11	…	
16-7-010	橘子晶	0.4	3	—	—	—	—	14	…	3	33.0	1	0.7	0.43	…	0.01	…	北京
棒冰、冰激凌类																		
16-8-001	冰棍	0.2	—	0.11	…	…	0.11	31	13	…	20.4	…	0.9	…	0.25	0.02	0.10	
16-8-002	冰砖	0.2	—	0.73	0.22	0.35	0.16	140	72	141	43.5	12	0.4	0.37	1.50	…	…	
16-8-003	冰激凌	0.2	—	0.24	0.24	…	…	126	67	125	54.2	12	0.5	0.37	1.73	0.02	0.05	
16-8-004	大雪糕	Tr	—	2.01	0.21	1.80	…	80	34	42	83.5	6	0.6	0.30	0.92	0.02	0.05	青海
16-8-005	三明治冰激凌	0.1	—	1.22	0.93	0.21	0.08	196	79	162	179.5	16	2.0	2.10	0.29	0.08	0.06	青海
16-8-006	双棒雪糕	0.1	—	0.78	0.23	0.55	…	100	21	94	51.1	9	0.8	0.33	1.80	…	0.02	北京
16-8-007	娃娃头	Tr	—	2.44	1.88	0.51	0.05	147	130	57	199.8	32	1.2	0.58	2.60	0.09	0.19	青海
16-8-008	紫雪糕	0.2	—	4.47	0.63	3.58	0.26	168	64	124	65.9	16	0.8	0.60	3.35	0.04	0.08	
其它																		
16-9-001	红景天饮料	…	Tr	—	—	—	—	1	84	1	10.3	3	0.3	0.06	…	0.03	…	青海

Notes

含酒精饮料

Liquor and Alcoholic Beverages

含酒精饮料是指酒精（乙醇）含量在0.5%～65.0%（V/V）的饮料。结合行业标准，分为3个亚类。

1.发酵酒：指以粮谷、水果、乳类等为原料，主要经酵母发酵等工艺制成的酒精含量小于24%（V/V）的饮料酒，包括啤酒、葡萄酒、果酒、黄酒及其它发酵酒。

2.蒸馏酒：指以粮谷、薯类、水果等为主要原料，经发酵、蒸馏、陈酿、勾兑制成的、酒精度在18%～60%（V/V）的饮料酒，包括白酒、白兰地、威士忌、俄得克（伏特加）、老姆酒（朗姆酒）和其它蒸馏酒。

3.露酒（配制酒）：指以发酵酒、蒸馏酒或食用酒精为酒基，加入可食用的辅料或食品添加剂，进行调配、混合或再加工制成的、已改变了其原酒基风格的饮料酒，包括植物类露酒、动物类露酒等。

含酒精饮料 Liquor and alcoholic beverages

（以每 100g 可食部计）

编码 Code	食物名称 Food name	酒精 Alcohol Vol%(ml)	酒精 Alcohol Weight(g)	能量 Energy kcal	能量 Energy kJ	蛋白质 Protein g	灰分 Ash g	硫胺素 Thiamin mg	核黄素 Riboflavin mg	尼克酸 Niacin mg	钙 Ca mg	磷 P mg	钾 K mg	钠 Na mg	镁 Mg mg	铁 Fe mg	锌 Zn mg	硒 Se μg	铜 Cu mg	锰 Mn mg	备注 Remark
发酵酒																					
17-1-101	啤酒(X̄)	5.3	4.3	32	134	0.4	0.2	0.15	0.04	1.1	13	12	47	11.4	6	0.4	0.30	0.64	0.03	0.01	
17-1-102	北京啤酒	5.4	4.3	32	134	0.4	0.4	—	0.03	—	—	2	85	—	—	—	0.29	—	—	—	北京
17-1-103	北京特制啤酒(6度)	6.0	4.8	35	146	0.4	0.1	0.20	0.01	—	—	7	25	2.5	1	—	—	—	—	—	北京
17-1-104	楚天啤酒(2.6度)	2.6	2.1	16	67	0.4	0.1	0.27	0.07	—	6	13	21	2.6	8	—	—	—	0.03	—	武汉
17-1-105	酒泉啤酒	4.6	3.7	28	117	0.4	0.1	—	0.04	1.0	11	9	4	—	2	—	0.46	0.94	0.02	0.01	甘肃
17-1-106	麦饭石啤酒	4.2	3.3	25	105	0.5	0.4	—	0.02	—	67	—	97	44.9	—	—	—	—	—	—	河北
17-1-107	美雪啤酒	5.8	4.6	34	142	0.4	0.2	—	0.02	—	—	—	97	14.2	—	—	—	1.50	—	—	河北
17-1-108	秦海啤酒	6.0	4.8	36	151	0.5	0.1	—	0.02	—	—	—	117	24.9	—	—	—	—	—	—	河北
17-1-109	清爽型啤酒(6度)	6.0	4.8	35	146	0.4	1.0	0.24	0.01	—	4	6	25	4.3	6	—	—	—	—	—	北京
17-1-110	特制啤酒(5度)	5.0	4.0	30	126	0.4	0.1	0.24	0.01	—	4	6	25	4.3	6	—	—	—	—	—	北京
17-1-111	维生素C啤酒	11.0	10.8	77	322	0.3	0.1	—	0.01	—	2	12	29	1.7	3	0.6	—	0.06	0.05	—	北京
17-1-112	武汉啤酒(3.2度)	3.2	2.5	19	79	0.3	0.1	0.03	0.11	—	7	22	26	0.9	13	—	—	—	0.03	—	武汉
17-1-113	五星啤酒	5.5	4.4	32	134	0.3	0.1	—	0.01	—	—	—	75	25.0	—	—	0.25	—	—	—	北京
17-1-114	行吟阁啤酒(3.2度)	3.2	2.5	19	79	0.3	0.1	0.03	0.11	—	—	15	21	4.2	8	—	—	—	—	—	武汉
17-1-201	葡萄酒(X̄)	12.9	10.2	72	301	0.1	0.1	0.02	0.03	—	21	3	33	1.6	5	0.6	0.08	0.12	0.05	0.04	
17-1-202	白葡萄酒	11.9	9.4	66	276	0.1	0.1	0.01	0.04	—	18	2	35	1.6	3	2.0	0.02	0.06	0.06	0.01	
17-1-203	红葡萄酒	13.2	10.5	74	310	0.1	0.1	0.04	0.01	—	20	4	27	1.7	8	0.2	0.08	0.11	0.02	0.04	
17-1-204	玫瑰香葡萄酒(15度)	15.0	12.1	85	356	0.1	0.1	—	—	—	31	6	38	1.1	6	0.3	0.15	0.20	—	0.06	北京
17-1-301	黄酒	10.0	8.6	66	276	1.6	0.3	0.02	0.05	0.5	41	21	26	5.2	15	0.6	0.52	0.66	0.07	0.27	
17-1-302	贡米佳酿(14度)	14.0	11.3	79*	331*	—	0.5	0.02	0.02	—	90	26	49	—	30	0.3	0.50	—	0.02	0.33	北京
17-1-303	加饭黄酒	5.5	4.4	37	155	1.6	—	0.01	0.10	—	12	29	2	1.5	30	0.1	0.33	1.20	0.03	0.03	浙江
17-1-304	江米酒	15.0	12.1	91	381	1.6	0.1	0.03	0.01	—	16	9	—	1.0	6	0.1	0.70	0.30	0.01	0.32	北京

含酒精饮料 Liquor and alcoholic beverages

（以每100g可食部计）

编码 Code	食物名称 Food name	酒精 Alcohol Vol%(ml)	酒精 Alcohol Weight(g)	能量 Energy kcal	能量 Energy kJ	蛋白质 Protein g	灰分 Ash g	硫胺素 Thiamin mg	核黄素 Riboflavin mg	尼克酸 Niacin mg	钙 Ca mg	磷 P mg	钾 K mg	钠 Na mg	镁 Mg mg	铁 Fe mg	锌 Zn mg	硒 Se μg	铜 Cu mg	锰 Mn mg	备注 Remark
17-1-305	糯香酒(6.4度)	6.4	5.1	36*	151*	—	0.1	—	—	—	9	12	7	1.3	6	—	—	—	0.29	—	武汉
17-1-306	善酿酒	—	13.0	99	414	2.0	—	0.01	0.10	—	—	—	1	0.4	4	—	0.49	1.30	0.04	0.20	浙江
17-1-307	绍兴黄酒(15度)	15.0	12.1	85*	356*	—	0.2	—	0.04	—	15	30	69	4.2	—	1.3	0.39	0.26	—	0.50	北京
17-1-308	元红黄酒	5.5	4.4	36	151	1.3	—	0.01	0.08	—	17	20	1	1.7	20	0.1	0.85	1.00	0.03	0.30	浙江
蒸馏酒																					
17-2-101	碧绿酒	41.0	34.2	239*	1000*	—	Tr	—	—	—	5	Tr	1	1.3	2	—	0.03	—	0.24	—	武汉
17-2-102	崇明老白酒	50.0	42.6	298*	1247*	—	0.1	0.02	0.03	0.3	1	14	5	7.6	1	0.3	0.74	—	0.01	0.02	上海
17-2-103	低度汉酒(37.2度)	37.2	30.8	216*	904*	—	—	—	—	—	—	—	—	—	1	—	—	—	0.08	—	武汉
17-2-104	二锅头(58度)	58.0	50.1	351*	1469*	—	0.2	0.05	—	—	1	—	—	0.5	1	0.1	0.04	—	0.02	—	北京
17-2-105	甘州大曲	52.3	44.6	312*	1305*	—	—	—	—	—	—	2	—	—	1	Tr	0.13	—	0.02	0.01	甘肃
17-2-106	汉口白酒(49.6度)	49.6	42.1	295*	1234*	—	—	—	—	—	2	—	—	0.1	—	—	—	—	—	—	武汉
17-2-107	汉口小麦酒(40.7度)	40.7	33.9	237*	992*	—	—	—	—	—	—	—	—	0.7	2	—	—	—	0.08	—	武汉
17-2-108	黄鹤楼酒(39度)	39.0	32.4	227*	950*	—	—	—	—	—	—	—	—	—	—	—	0.01	—	0.11	—	武汉
17-2-109	精制小麦酒	40.8	34.0	238*	996*	—	—	—	—	—	—	—	—	0.8	—	—	—	—	0.03	—	武汉
17-2-110	景泰大曲	53.9	43.4	304*	1272*	—	—	—	—	—	—	—	—	—	—	—	—	—	—	—	甘肃
17-2-111	景泰二曲	50.9	41.0	287*	1201*	—	—	—	—	—	—	—	—	—	—	—	—	—	—	—	甘肃
17-2-112	酒泉酒	56.9	49.0	343*	1435*	—	—	—	—	—	10	6	20	—	7	0.9	0.08	—	0.01	0.05	甘肃
17-2-113	凉州曲酒	52.8	45.0	315*	1318*	—	—	—	—	—	2	2	—	0.3	—	0.1	—	—	—	—	甘肃
17-2-114	宁河大曲	52.5	44.8	314*	1314*	—	—	—	—	—	—	—	—	—	—	—	—	—	—	—	甘肃
17-2-115	宁河二曲	52.6	44.9	314*	1314*	—	—	—	—	—	—	—	—	—	—	—	—	—	—	—	甘肃
17-2-116	曲酒(55度)	55.0	47.2	330*	1381*	—	—	—	—	—	—	—	—	—	—	—	—	—	—	—	北京
17-2-117	三粮小麦(55度)	55.0	47.2	330*	1381*	—	—	—	—	—	4	—	—	0.1	—	—	—	—	0.08	—	武汉
17-2-118	丝路春酒	52.8	45.0	315*	1318*	—	—	—	—	—	—	—	—	—	—	—	—	—	—	—	甘肃

含酒精饮料 Liquor and alcoholic beverages

（以每100g可食部计）

编码 Code	食物名称 Food name	酒精 Alcohol Vol%(ml)	酒精 Alcohol Weight(g)	能量 Energy kcal	能量 Energy kJ	蛋白质 Protein g	灰分 Ash g	硫胺素 Thiamin mg	核黄素 Riboflavin mg	尼克酸 Niacin mg	钙 Ca mg	磷 P mg	钾 K mg	钠 Na mg	镁 Mg mg	铁 Fe mg	锌 Zn mg	硒 Se μg	铜 Cu mg	锰 Mn mg	备注 Remark
17-2-119	特制汉酒(59.9度)	59.9	52.0	364*	1523*	—	—	—	—	—	—	—	—	0.2	2	—	—	—	0.09	—	武汉
17-2-120	特制三粮酒(56.2度)	56.2	48.4	339*	1418*	—	—	—	—	—	—	—	9	—	1	—	—	—	0.12	—	武汉
17-2-121	乌林春酒(青稞酒)	57.5	49.0	343*	1435*	—	—	—	—	—	5	—	—	0.4	1	0.1	0.18	—	0.01	—	甘肃
17-2-122	五酿春(44.4度)	44.4	37.2	260*	1088*	—	—	—	—	—	2	—	—	0.1	—	—	—	—	0.06	—	甘肃
17-2-123	小麦酒(48度)	48.0	40.5	284*	1188*	—	—	—	—	—	—	—	—	0.6	—	—	—	—	0.04	—	武汉
17-2-124	小麦酒(50度)	50.0	42.4	297*	1243*	—	—	—	—	—	—	—	—	0.3	—	—	—	—	0.05	—	武汉
17-2-125	燕岭春(57度)	57.0	49.1	344*	1439*	—	—	0.04	—	—	—	—	—	—	—	—	0.13	—	—	—	北京
17-2-126	醉流霞(57度)	57.0	49.1	344*	1439*	—	—	0.05	—	—	3	—	—	0.8	1	0.1	0.09	—	0.03	—	北京
露酒																					
17-3-101	蜜酒	14.9	12.0	84*	351*	—	—	—	—	—	—	—	—	—	—	—	—	—	—	—	甘肃
17-3-102	双喜沙棘酒	14.1	11.4	80*	335*	—	—	0.01	—	—	—	—	—	—	—	—	—	—	—	—	甘肃
17-3-103	香雪酒	5.5	4.4	37	155	1.5	—	0.01	0.07	—	25	44	2	1.4	25	0.1	0.44	1.20	0.03	—	浙江
17-3-104	中华沙棘酒	10.0	8.1	57*	238*	—	—	—	—	—	—	—	—	—	—	—	—	—	—	—	甘肃

糖、蜜饯类

Sugars and Preserves

该类所包括的食物均为含糖较多或经糖淹制的食品，分成糖、糖果、蜜饯三个亚类。

1.糖：主要指食用白糖、红糖、蔗糖转化糖、玉米糖浆、蜂蜜和其它糖代用品。

2.糖果：可分为两大类，以糖为主要成分的糖基糖果和以巧克力为主要成分的巧克力基糖果。糖基糖果包括牛轧糖、太妃糖、奶油硬糖、果汁软糖、酥糖和凝胶糖等。巧克力基糖果包括涂巧克力的糖果和巧克力条等。

3.蜜饯类：包括果脯、蜜饯等传统食品。按照制作工艺，含水但不带汁的称为果脯，如苹果脯、梨脯等。蜜饯指用浓糖浆浸渍的果品。

凉果也是我国传统食品，一般凉果保持了原果的整体形状，表面较干，有的呈盐霜状如柿饼。在本书中，将凉果归到“水果类及制品”中。

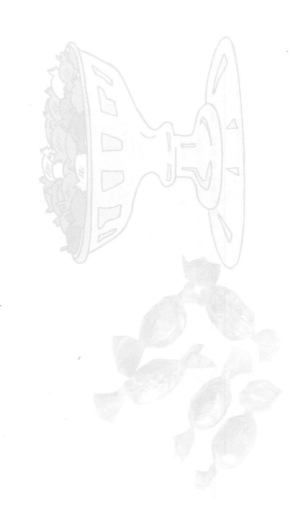

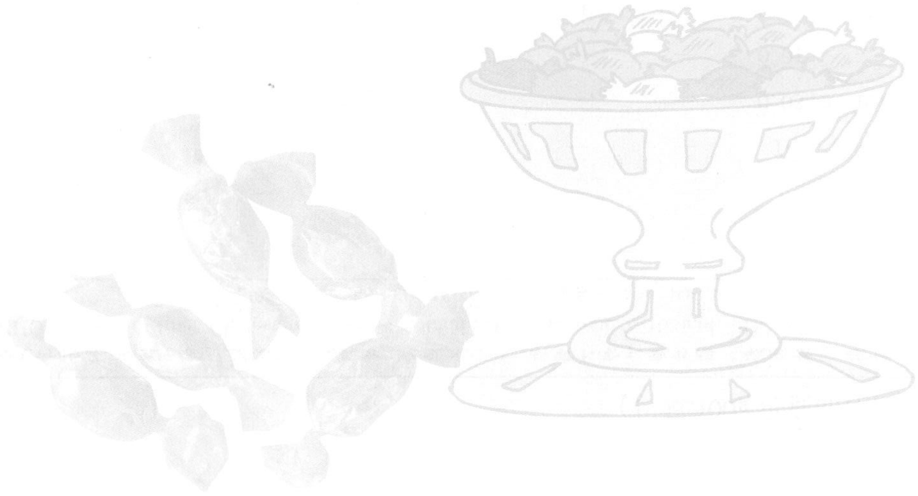

糖、蜜饯类 Sugars and preserves

（以每100g可食部计）

编码 Code	食物名称 Food name	食部 Edible %	水分 Water g	能量 Energy kcal	能量 Energy kJ	蛋白质 Protein g	脂肪 Fat g	碳水化合物 CHO g	不溶性纤维 Dietary fiber g	胆固醇 Cholesterol mg	灰分 Ash g	总维生素A Vitamin A μgRE	胡萝卜素 Carotene μg	视黄醇 Retinol μg	硫胺素 Thiamin mg	核黄素 Riboflavin mg
糖																
18-1-001	白砂糖	100	Tr	400*	1672*	…	…	99.9	…	—	0.1	—	—	—	…	…
18-1-002	绵白糖	100	0.9	396*	1657*	0.1	…	98.9	—	—	0.1	—	—	—	Tr	—
18-1-003	冰糖	100	0.6	397*	1662*	…	…	99.3	…	—	0.1	—	—	—	0.03	0.03
18-1-004	红糖	100	1.9	389*	1628*	0.7	…	96.6	—	—	0.8	—	—	—	0.01	—
18-1-005	麦芽糖	100	12.8	331	1383	0.2	0.2	82.0	0	—	4.8	0	0	—	0.10	0.17
18-1-006	蜂蜜	100	22.0	321	1343	0.4	1.9	75.6	—	—	0.1	—	—	—	…	0.05
糖果																
18-2-001	花生牛轧糖	100	6.5	432	1807	4.9	12.3	75.4	0	—	0.9	—	—	—	0.06	0.01
18-2-002	胶姆糖	69	7.7	368*	1540*	0.1	—	91.9	—	—	0.3	—	—	—	0.04	0.07
18-2-003	马蹄软糖	100	10.1	359*	1501*	0.1	—	89.6	—	—	0.2	—	—	—	0.04	0.02
18-2-004	棉花糖	100	19.5	321*	1342*	4.9	—	75.3	—	—	0.3	—	—	—	0.04	0.01
18-2-005	奶糖	100	5.6	407	1705	2.5	6.6	84.5	…	—	0.8	—	—	—	0.08	0.17
18-2-006	泡泡糖	68	9.7	360*	1506*	0.2	—	89.8	—	—	0.3	—	—	—	0.04	0.09
18-2-007	巧克力	100	1.0	589	2463	4.3	40.1	53.4	1.5	—	1.2	—	—	—	0.06	0.08
18-2-008	巧克力(酒芯)	100	13.8	401	1679	1.3	12.0	72.2	0.4	—	0.7	—	—	—	0.06	0.34
18-2-009	巧克力(维夫)[朱古力威化]	100	2.1	575	2405	8.2	38.4	49.7	1.2	—	1.6	—	—	—	0.08	0.07
18-2-010	山楂球	100	6.6	371*	1551*	0.5	—	92.6	0.9	—	0.3	—	—	—	0.04	…
18-2-011	什锦糖果	100	0.3	399	1668	0.3	0.2	98.9	0	—	0.3	—	—	—	0.01	…
18-2-012	水晶糖	100	1.0	395	1654	0.2	0.2	98.2	0.1	—	0.4	—	—	—	0.04	0.05
18-2-013	酥糖	100	3.3	444	1856	6.0	13.9	75.6	4.0	—	1.2	—	—	—	0.10	0.04
18-2-014	酸三色糖	100	0.7	397*	1662*	Tr	0.4	98.4	Tr	—	0.5	—	—	—	…	—
18-2-015	鲜桃果汁糖	100	0.4	397*	1661*	Tr	0.2	98.8	Tr	—	0.6	32	190	—	—	0.05

糖、蜜饯类 Sugars and preserves

（以每100g可食部计）

编码 Code	食物名称 Food name	尼克酸 Niacin mg	维生素C Vitamin C mg	维生素E(Vitamin E) Total mg	α-E mg	(β+γ)-E mg	δ-E mg	钙 Ca mg	磷 P mg	钾 K mg	钠 Na mg	镁 Mg mg	铁 Fe mg	锌 Zn mg	硒 Se μg	铜 Cu mg	锰 Mn mg	备注 Remark
糖																		
18-1-001	白砂糖	…	…	—	—	—	—	20	8	5	0.4	3	0.6	0.06	—	0.04	0.09	江西
18-1-002	绵白糖	0.2	—	—	—	—	—	6	3	2	2.0	2	0.2	0.07	0.38	0.02	0.08	
18-1-003	冰糖	…	—	—	—	—	—	23	…	1	2.7	2	1.4	0.21	—	0.03	…	
18-1-004	红糖	0.3	—	—	—	—	—	157	11	240	18.3	54	2.2	0.35	4.20	0.15	0.27	
18-1-005	麦芽糖	2.1	—	—	—	—	—	—	—	—	—	—	—	—	—	—	—	北京
18-1-006	蜂蜜	0.1	3	—	—	—	—	4	3	28	0.3	2	1.0	0.37	0.15	0.03	0.07	
糖果																		
18-2-001	花生牛轧糖	0.5	—	11.29	8.92	2.01	0.36	29	123	73	168.1	17	3.6	2.12	0.04	0.23	0.22	青海
18-2-002	胶姆糖	0.5	—	—	—	—	—	22	5	4	—	7	…	0.09	—	0.02	—	武汉
18-2-003	马蹄软糖	0.2	—	—	—	—	—	26	4	2	—	4	1.1	1.16	—	0.18	—	武汉
18-2-004	棉花糖	0.3	…	—	—	—	—	19	4	2	94.6	3	…	…	—	0.11	—	武汉
18-2-005	奶糖	0.6	—	—	—	—	—	50	26	75	222.5	20	3.4	0.29	0.94	0.14	0.09	
18-2-006	泡泡糖	0.5	—	—	—	—	—	6	4	…	20.6	3	…	0.08	—	0.03	—	
18-2-007	巧克力	1.4	—	1.62	…	1.14	0.48	111	114	254	111.8	56	1.7	1.02	1.20	0.23	0.61	
18-2-008	巧克力(酒芯)	0.2	—	2.64	0.29	1.66	0.69	128	55	76	35.6	88	2.3	0.44	1.20	1.28	0.28	北京
18-2-009	巧克力(维夫)[朱古力威化]	0.4	—	11.66	3.82	6.16	1.68	61	128	292	111.2	69	5.5	1.36	—	0.30	0.93	北京
18-2-010	山楂球	0.7	—	—	—	—	—	58	10	88	160.4	20	2.3	…	—	0.27	—	武汉
18-2-011	什锦糖果	…	—	—	—	—	—	8	3	14	180.1	3	2.5	4.06	…	0.09	0.20	青海
18-2-012	水晶糖	…	—	—	—	—	—	—	5	9	107.8	13	3.0	1.17	0.04	0.03	0.05	北京
18-2-013	酥糖	3.5	—	4.85	1.60	3.25	…	186	135	148	45.0	62	6.0	1.52	1.14	0.30	0.50	
18-2-014	酸三色糖	0.1	—	—	—	—	—	10	2	11	154.7	9	2.3	0.08	…	0.12	0.05	北京
18-2-015	鲜桃果汁糖	2.3	—	—	—	—	—	14	3	20	172.1	11	1.9	0.09	0.89	0.11	0.05	北京

糖、蜜饯类 Sugars and preserves

（以每 100g 可食部计）

编码 Code	食物名称 Food name	食部 Edible %	水分 Water g	能量 Energy kcal	能量 Energy kJ	蛋白质 Protein g	脂肪 Fat g	碳水化合物 CHO g	不溶性纤维 Dietary fiber g	胆固醇 Cholesterol mg	灰分 Ash g	总维生素 A Vitamin A μgRE	胡萝卜素 Carotene μg	视黄醇 Retinol μg	硫胺素 Thiamin mg	核黄素 Riboflavin mg
18-2-016	芝麻南糖	100	4. 2	548	2292	4. 8	35. 6	54. 4	4. 7	—	1. 0	—	—	—	0. 13	0. 10
蜜饯																
18-3-001	海棠脯	100	25. 8	290	1214	0. 6	0. 2	72. 6	2. 2	—	0. 8	10	60	—	0. 02	0. 05
18-3-002	李广杏脯	100	23. 7	293	1226	2. 8	0. 3	72. 1	4. 6	—	1. 1	80	480	—	—	0. 03
18-3-003	南瓜果脯	100	15. 4	337	1411	0. 9	0. 2	83. 3	0. 7	—	0. 2	—	—	—	0. 01	—
18-3-004	苹果脯	100	14. 2	340	1421	0. 6	0. 1	84. 9	1. 6	—	0. 2	12	70	—	0. 01	0. 09
18-3-005	青梅果脯	100	20. 0	314	1314	1. 2	0. 6	77. 4	2. 9	—	0. 8	2	10	—	…	0. 33
18-3-006	桃脯	100	19. 2	315	1317	1. 4	0. 4	77. 6	2. 4	—	1. 4	8	50	—	0. 01	0. 12
18-3-007	西瓜脯	100	18. 7	311	1300	0. 7	0. 2	77. 5	2. 0	—	2. 9	3	20	—	0. 01	0. 03
18-3-008	杏脯	100	15. 3	333	1393	0. 8	0. 6	82. 0	1. 8	—	1. 3	157	940	—	0. 02	0. 09
18-3-009	金糕	100	55. 0	178	746	0. 2	0. 3	44. 0	0. 6	—	0. 5	3	20	—	0. 18	0. 07
18-3-010	金糕条[山楂条]	100	22. 6	303	1268	0. 6	0. 6	74. 6	1. 6	—	1. 6	10	60	—	0. 02	0. 08
18-3-011	山楂果丹皮	100	16. 7	326	1364	1. 0	0. 8	80. 0	2. 6	—	1. 5	25	150	—	0. 02	0. 03

（以每100g可食部计）

编码 Code	食物名称 Food name	尼克酸 Niacin mg	维生素C Vitamin C mg	维生素E (Vitamin E) Total mg	α-E mg	(β+γ)-E mg	δ-E mg	钙 Ca mg	磷 P mg	钾 K mg	钠 Na mg	镁 Mg mg	铁 Fe mg	锌 Zn mg	硒 Se μg	铜 Cu mg	锰 Mn mg	备注 Remark
18-2-016	芝麻南糖	2.1	—	4.36	…	4.23	0.13	—	167	148	33.5	127	10.3	10.26	0.90	0.62	0.77	北京
蜜饯																		
18-3-001	海棠脯	0.3	Tr	1.11	0.95	0.08	0.08	19	10	144	200.5	12	3.1	0.27	0.29	0.19	0.13	
18-3-002	李广杏脯	1.5	8	—	—	—	—	397	26	409	146.5	49	12.3	3.47	6.67	6.13	0.23	敦煌
18-3-003	南瓜果脯	—	7	—	—	—	—	176	15	5	16.4	15	Tr	0.12	7.83	10.36	0.09	甘肃
18-3-004	苹果脯	0.1	…	0.44	0.44	…	…	9	12	67	12.8	5	1.6	0.16	0.16	0.12	0.05	
18-3-005	青梅果脯	0.1	4	0.88	—	—	—	106	12	23	222.8	11	4.0	0.16	0.23	0.43	0.08	
18-3-006	桃脯	0.8	6	6.25	6.18	0.07	…	96	32	286	243.0	29	10.4	0.18	1.41	0.22	0.32	
18-3-007	西瓜脯	0.4	13	—	—	—	—	253	21	1040	529.3	57	11.0	2.10	3.55	0.04	0.09	敦煌
18-3-008	杏脯	0.6	6	0.61	0.61	…	…	68	22	266	213.3	12	4.8	0.56	1.69	0.26	0.13	
18-3-009	金糕	0.1	4	0.42	0.29	0.05	0.08	49	9	93	34.3	7	1.8	0.10	0.30	0.07	0.04	北京
18-3-010	金糕条[山楂条]	0.3	10	4.54	3.12	0.60	0.82	42	18	302	192.1	13	6.3	0.41	1.86	0.17	0.14	
18-3-011	山楂果丹皮	0.7	3	1.85	0.85	0.55	0.45	52	41	312	115.5	66	11.6	0.73	0.59	0.51	0.35	

Notes

油脂类

Fats and Oils

术语油（Oil）和脂（Fat）分别指室温下的状态是液态还是固态。根据来源不同，本书将油脂类食物分为动物油脂和植物油两类。由于来源不同，其性状和稳定性均有所不同，营养价值也不同。

1.动物油脂：动物脂肪包括猪脂和牛、羊等动物体脂、乳脂，以及海洋鱼类的脂肪。乳脂，又称奶油，一般指牛乳脂，因与乳类有密切的联系，在食物分类上，归入到“乳类及制品”中。动物脂肪由于脂肪酸饱和度较高，在常温下一般呈固态或半固态。

2.植物油：包括豆油、菜籽油、花生油、棉籽油、芝麻油、核桃油、棕榈油等。植物油的主要原料为大豆、玉米、菜籽、葵花籽等或坚果。植物油由于含不饱和脂肪酸较多，大部分在常温下为液态。

市场常见的油脂类一般有：

(1)以植物原料提取的食用油脂：可分为二级油、一级油、高级烹调油和色拉油；

(2)经过深加工制得的专用油脂，如氢化油、起酥油、人造奶油、煎炸油、焙烤专用油、可可脂及其代用品等；

(3)富含功能性成分的油脂和特种油：如小麦胚芽油、亚麻油、沙棘油、米糠油、鱼油等；

(4)突出调味功能的芝麻香油等。

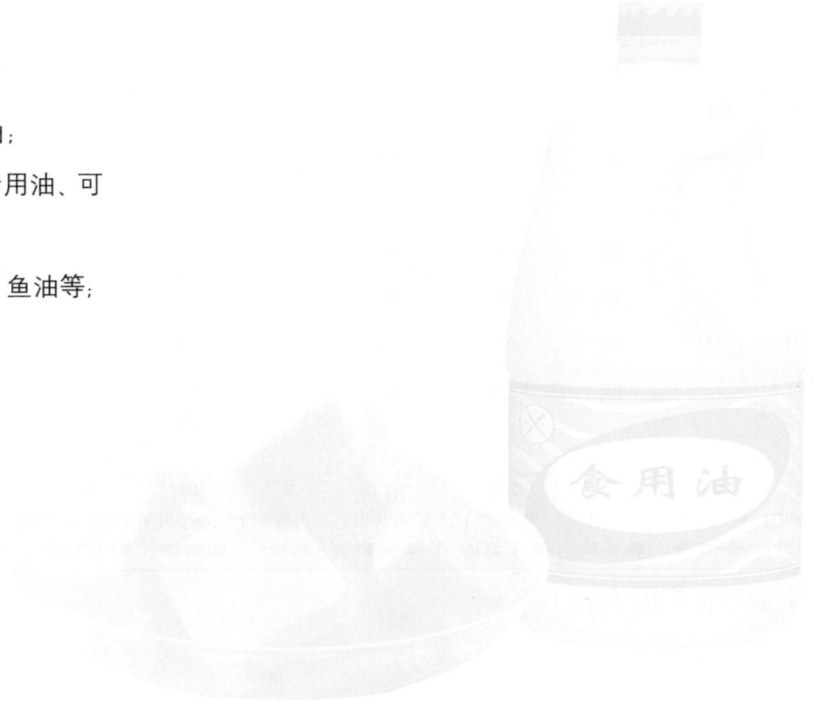

油脂类 Fats and oils

（以每 100g 可食部计）

编码 Code	食物名称 Food name	食部 Edible %	水分 Water g	能量 Energy kcal	能量 Energy kJ	蛋白质 Protein g	脂肪 Fat g	碳水化合物 CHO g	不溶性纤维 Dietary fiber g	胆固醇 Cholesterol mg	灰分 Ash g	总维生素 A Vitamin A μgRE	胡萝卜素 Carotene μg	视黄醇 Retinol μg	硫胺素 Thiamin mg	核黄素 Riboflavin mg
动物油脂																
19-1-001	牛油	100	6.2	835*	3494*	—	92.0	1.8	—	153	—	54	—	54	—	—
19-1-002	牛油（炼）	100	0.2	898*	3757*	…	99.7	0.1	—	135	…	89	—	89	…	0.03
19-1-003	鸭油（炼）	100	0.3	897*	3753*	…	99.7	0	—	83	—	71	—	71	—	—
19-1-004	羊油	100	4.0	824*	3448*	—	88.0	8.0	—	110	—	33	—	33	—	—
19-1-005	羊油（炼）	100	0.1	895*	3745*	—	99.0	0.9	—	107	—	—	—	—	—	—
19-1-006	猪油（板油）	100	4.0	827*	3460*	…	88.7	7.2	—	110	0.1	89	—	89	—	—
19-1-007	猪油（炼）	100	0.2	897*	3753*	…	99.6	0.2	—	93	…	27	—	27	0.02	0.03
植物油																
19-2-001	菜籽油［青油］	100	0.1	899*	3761*	…	99.9	0	—	—	…	—	—	—	…	…
19-2-002	茶油	100	0.1	899*	3761*	…	99.9	0	—	—	…	—	—	—	…	Tr
19-2-003																
19-2-004	豆油	100	0.1	899*	3761*	…	99.9	0	—	—	…	—	—	—	…	Tr
19-2-005	红花油	100	Tr	899*	3696*	Tr	99.9	0	0	0	—	0	Tr	0	Tr	Tr
19-2-006	胡麻油	100	…	900*	3766*	—	100.0	0	—	—	Tr	—	—	—	—	—
19-2-007	花生油	100	0.1	899*	3761*	…	99.9	0	—	—	0.1	—	—	—	…	Tr
19-2-008	混合油（菜＋棕）	100	Tr	900*	3766*	—	99.9	0.1	—	—	—	—	—	—	—	0.09
19-2-009	葵花子油	100	0.1	899*	3761*	…	99.9	0	—	—	…	—	—	—	…	…
19-2-010	辣椒油	100	…	900*	3766*	—	100.0	0	—	—	—	38	230	—	—	—
19-2-011																
19-2-012	麦胚油	100	Tr	899*	3696*	Tr	99.9	0	0	0	—	0	Tr	0	Tr	Tr
19-2-013	棉籽油	100	0.1	899*	3761*	…	99.8	0.1	—	—	…	—	—	—	…	…
19-2-014	色拉油	100	0.2	898*	3757*	…	99.8	0	—	—	…	—	—	—	…	…

（以每 100g 可食部计）

编码 Code	食物名称 Food name	尼克酸 Niacin mg	维生素C Vitamin C mg	维生素E(Vitamin E) Total mg	α-E mg	(β+γ)-E mg	δ-E mg	钙 Ca mg	磷 P mg	钾 K mg	钠 Na mg	镁 Mg mg	铁 Fe mg	锌 Zn mg	硒 Se μg	铜 Cu mg	锰 Mn mg	备注 Remark
动物油脂																		
19-1-001	牛油	—	—	—	—	—	—	9	9	3	9.4	1	3.0	0.79	—	0.01	…	北京
19-1-002	牛油(炼)	0.2	—	4.60	—	—	—	—	—	—	—	—	—	—	—	—	—	
19-1-003	鸭油(炼)	—	—	—	—	—	—	—	—	—	—	—	—	—	—	—	—	北京
19-1-004	羊油	—	—	1.08	1.08	…	…	…	18	12	13.2	1	1.0	…	—	0.06	…	北京
19-1-005	羊油(炼)	—	—	—	—	—	—	—	—	—	—	—	—	—	—	—	—	甘肃
19-1-006	猪油(板油)	—	—	21.83	0.63	15.00	6.20	…	10	14	138.5	1	2.1	0.80	—	0.05	0.63	
19-1-007	猪油(炼)	…	—	5.21	5.21	…	…	—	—	—	—	—	—	—	—	—	—	
植物油																		
19-2-001	菜籽油[青油]	Tr	—	60.89	10.81	38.21	11.87	9	9	2	7.0	3	3.7	0.54	—	0.18	0.11	
19-2-002	茶油	…	—	27.90	1.45	10.30	16.15	5	8	2	0.7	2	1.1	0.34	—	0.03	1.17	
19-2-003																		
19-2-004	豆油	Tr	—	93.08	…	57.55	35.53	13	7	3	4.9	3	2.0	1.09	—	0.16	0.43	
19-2-005	红花油	Tr	0	—	—	—	—	Tr	Tr	Tr	Tr	Tr	Tr	Tr	Tr	Tr	Tr	UK
19-2-006	胡麻油	—	—	—	—	—	—	3	5	Tr	0.6	1	0.2	0.30	—	0.02	0.03	甘肃
19-2-007	花生油	Tr	—	42.06	17.45	19.31	5.30	12	15	1	3.5	2	2.9	0.48	—	0.15	0.33	
19-2-008	混合油(菜+棕)	0.1	—	12.04	2.18	9.20	0.66	75	—	2	10.5	24	4.1	1.27	—	0.12	—	武汉
19-2-009	葵花子油	…	—	54.60	38.35	13.41	2.84	2	4	1	2.8	4	1.0	0.11	—	…	0.02	
19-2-010	辣椒油	—	—	87.24	10.09	59.01	18.14	—	—	—	—	—	—	—	—	—	—	北京
19-2-011																		
19-2-012	麦胚油	Tr	0	—	—	—	—	Tr	Tr	Tr	Tr	Tr	Tr	Tr	Tr	Tr	Tr	UK
19-2-013	棉籽油	Tr	—	86.45	19.31	67.14	…	17	16	1	4.5	1	2.0	0.74	—	0.08	…	
19-2-014	色拉油	Tr	—	24.01	9.25	12.40	2.36	18	1	3	5.1	1	1.7	0.23	—	0.05	0.01	

油脂类 Fats and oils

（以每 100g 可食部计）

编码 Code	食物名称 Food name	食部 Edible %	水分 Water g	能量 Energy kcal	能量 Energy kJ	蛋白质 Protein g	脂肪 Fat g	碳水化合物 CHO g	不溶性纤维 Dietary fiber g	胆固醇 Cholesterol mg	灰分 Ash g	总维生素 A Vitamin A μgRE	胡萝卜素 Carotene μg	视黄醇 Retinol μg	硫胺素 Thiamin mg	核黄素 Riboflavin mg
19-2-015	椰子油	100	Tr	899*	3696*	Tr	99.9	0	0	0	—	0	Tr	0	Tr	Tr
19-2-016	玉米油	100	0.2	895*	3745*	…	99.2	0.5	—	—	0.1	—	—	—	…	…
19-2-017	芝麻油[香油]	100	0.1	898*	3757*	…	99.7	0.2	—	—	…	—	—	—	…	…
19-2-018	棕榈油	100	…	900*	3766*	—	100.0	0	—	—	—	18	110	—	—	—
19-2-019	橄榄油	100	Tr	899*	3696*	Tr	99.9	0	0	0	—	0	—	0	Tr	Tr

（以每100g可食部计）

编码 Code	食物名称 Food name	尼克酸 Niacin mg	维生素C Vitamin C mg	维生素E(Vitamin E) Total mg	α-E mg	(β+γ)-E mg	δ-E mg	钙 Ca mg	磷 P mg	钾 K mg	钠 Na mg	镁 Mg mg	铁 Fe mg	锌 Zn mg	硒 Se μg	铜 Cu mg	锰 Mn mg	备注 Remark
19-2-015	椰子油	Tr	0	—	—	—	—	Tr	Tr	Tr	Tr	Tr	Tr	Tr	Tr	Tr	Tr	UK
19-2-016	玉米油	…	—	50.94	14.42	35.13	1.39	1	18	2	1.4	3	1.4	0.26	—	0.23	0.04	
19-2-017	芝麻油[香油]	Tr	—	68.53	1.77	64.65	2.11	9	4	…	1.1	3	2.2	0.17	—	0.05	0.76	
19-2-018	棕榈油	—	—	15.24	12.62	2.62	…	…	8	…	1.3	…	3.1	0.08	—	…	0.01	北京
19-2-019	橄榄油	Tr	0	—	—	—	—	Tr	Tr	—	Tr	Tr	0.4	Tr	Tr	Tr	Tr	UK

Notes

调味品

Condiments

传统意义上的调味品指具有咸、甜、酸、苦、辣、鲜等味道的产品。现在，调味品的范畴已大大扩展，许多改善口味、色泽、质地的产品以及小菜等都归入调味品类。调味品根据生产工艺和用途可分为发酵型调味品如醋、酱油、豆瓣酱、面酱、腐乳、味精、料酒等；非发酵型调味品如盐、琼脂、淀粉、酵母、咸菜、糖等；香辛料，包括干制品如芥末、豆蔻、大茴香、陈皮、桂皮、花椒等和鲜品如姜、葱、蒜、鲜辣椒、香菜等。这些食品已在前面的食物类中包括的，此处不再介绍。

根据所包含食物的品种，将该类食物分为酱油、醋、酱、腐乳、咸菜类、香辛料和盐、味精及其它等几个亚类。

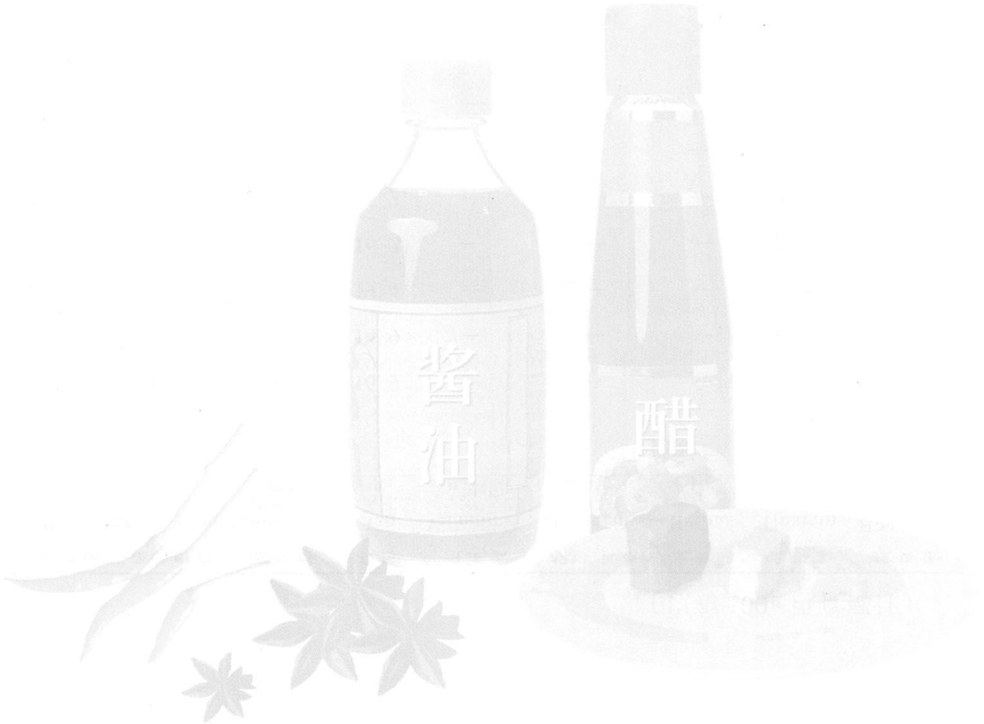

调味品类 Condiments

（以每100g 可食部计）

编码 Code	食物名称 Food name	食部 Edible %	水分 Water g	能量 Energy kcal	能量 Energy kJ	蛋白质 Protein g	脂肪 Fat g	碳水化合物 CHO g	不溶性纤维 Dietary fiber g	胆固醇 Cholesterol mg	灰分 Ash g	总维生素A Vitamin A μgRE	胡萝卜素 Carotene μg	视黄醇 Retinol μg	硫胺素 Thiamin mg	核黄素 Riboflavin mg
酱油																
20-1-001	酱油(X̄)	100	67.3	63	265	5.6	0.1	10.1	0.2	—	16.9	—	—	—	0.05	0.13
20-1-002	酱油(高级)	100	67.5	71	299	8.4	0.2	9.0	…	—	14.9	—	—	—	0.01	0.05
20-1-003	酱油(一级)	100	64.8	66	277	8.3	0.6	6.9	—	—	19.4	—	—	—	0.03	0.25
20-1-004	酱油(三级)	100	74.2	40	169	6.8	0.4	2.4	—	—	16.2	—	—	—	0.01	0.02
20-1-005	酱油(冬菇)	100	75.2	39	161	3.5	0.1	5.9	—	—	15.3	—	—	—	0.01	0.17
20-1-006	酱油(多味)	100	58.2	86	361	7.8	0.4	12.9	—	—	20.7	—	—	—	Tr	…
20-1-007	酱油(三鲜)	100	74.3	41	171	3.4	0.1	6.6	—	—	15.6	—	—	—	…	0.17
20-1-008	酱油(晒制)	100	64.6	70	294	9.4	0.6	6.8	—	—	18.6	—	—	—	Tr	0.02
20-1-009	酱油(特母)	100	70.8	55*	232*	6.7	…	7.2	0.1	—	15.3	—	—	—	0.09	0.05
20-1-010	酱油(味精)	100	71.6	51	215	6.9	0.1	5.7	…	—	15.7	—	—	—	0.04	0.05
醋																
20-2-001	醋(X̄)	100	90.6	31	128	2.1	0.3	4.9	…	—	2.1	—	—	—	0.03	0.05
20-2-002	白醋	100	99.4	6	24	0.1	0.6	0	—	—	0.7	—	—	—	…	…
20-2-003	陈醋	100	66.0	114	475	9.8	0.3	17.9	…	—	6.0	…	…	—	0.11	0.16
20-2-004	甘醋	100	88.2	37*	156*	2.8	…	6.5	…	—	2.5	—	—	—	0.02	0.07
20-2-005	黑醋	100	73.1	91	379	3.7	0.2	18.5	—	—	4.5	—	—	—	0.02	0.03
20-2-006	五香醋	100	95.9	14*	59*	0.5	…	3.0	—	—	0.6	—	—	—	—	0.04
20-2-007	香醋	100	79.7	68	285	3.8	0.1	13.0	—	—	3.4	—	—	—	0.03	0.13
20-2-008	熏醋	100	86.8	43	180	3.0	0.4	6.9	0.1	—	2.9	—	—	—	0.01	0.03
酱																
20-3-101	豆瓣酱	100	46.6	181	757	13.6	6.8	17.1	1.5	—	15.9	—	—	—	0.11	0.46

（以每 100g 可食部计）

编码 Code	食物名称 Food name	尼克酸 Niacin mg	维生素 C Vitamin C mg	维生素 E (Vitamin E) Total mg	α-E mg	(β+γ)-E mg	δ-E mg	钙 Ca mg	磷 P mg	钾 K mg	钠 Na mg	镁 Mg mg	铁 Fe mg	锌 Zn mg	硒 Se μg	铜 Cu mg	锰 Mn mg	备注 Remark
酱油																		
20-1-001	酱油(X̄)	1.7	—	—	—	—	—	66	204	337	5757.0	156	8.6	1.17	1.39	0.06	1.11	
20-1-002	酱油(高级)	1.5	—	—	—	—	—	30	38	430	4056.0	130	3.0	1.12	5.32	0.06	0.83	北京
20-1-003	酱油(一级)	1.7	—	—	—	—	—	27	173	848	4861.1	130	7.0	2.13	3.75	0.07	1.05	
20-1-004	酱油(三级)	—	—	—	—	—	—	14	19	200	1903.0	—	2.0	0.48	9.40	0.01	0.54	保定
20-1-005	酱油(冬菇)	1.1	—	—	—	—	—	18	16	220	2057.0	50	1.3	0.14	2.31	0.05	0.08	甘肃
20-1-006	酱油(多味)	1.5	—	—	—	—	—	79	227	602	4050.0	66	4.5	1.50	3.75	0.06	—	湖北
20-1-007	酱油(三鲜)	0.8	—	—	—	—	—	58	57	118	2462.0	30	1.7	2.71	0.54	0.05	0.43	甘肃
20-1-008	酱油(晒制)	2.2	—	—	—	—	—	47	171	457	3836.3	53	7.0	0.18	1.86	0.06	—	武汉
20-1-009	酱油(特母)	—	—	—	—	—	—	33	20	509	4580.0	93	3.9	0.92	6.19	0.04	1.68	北京
20-1-010	酱油(味精)	3.8	—	—	—	—	—	589	24	572	5843.2	106	3.8	0.81	3.51	0.08	1.00	北京
醋																		
20-2-001	醋(X̄)	1.4	—	—	—	—	—	17	96	351	262.1	13	6.0	1.25	2.43	0.04	2.97	
20-2-002	白醋	Tr	—	—	—	—	—	26	Tr	12	225.9	5	2.2	…	0.35	0.11	—	武汉
20-2-003	陈醋	7.4	…	0.76	0.63	0.13	…	125	124	715	836.0	132	13.9	4.38	1.00	0.82	7.97	青海
20-2-004	甘醋	1.3	—	—	—	—	—	42	269	187	460.0	98	9.7	2.39	1.71	0.01	4.18	青岛
20-2-005	黑醋	5.8	—	0.27	—	—	—	45	262	286	349.5	94	—	0.73	1.53	0.14	—	甘肃
20-2-006	五香醋	0.6	—	—	—	—	—	105	32	116	185.0	—	5.2	0.30	0.62	0.06	—	郑州
20-2-007	香醋	1.5	—	—	—	—	—	37	—	117	183.9	92	2.9	7.79	5.18	0.05	1.14	
20-2-008	熏醋	0.2	—	—	—	—	—	41	320	276	444.0	82	4.8	2.15	3.24	0.07	2.36	
酱																		
20-3-101	豆瓣酱	2.4	—	0.57	…	0.48	0.09	53	154	772	6012.0	125	16.4	1.47	10.20	0.62	1.37	福州

调味品类 Condiments

（以每100g可食部计）

编码 Code	食物名称 Food name	食部 Edible %	水分 Water g	能量 Energy kcal	能量 Energy kJ	蛋白质 Protein g	脂肪 Fat g	碳水化合物 CHO g	不溶性纤维 Dietary fiber g	胆固醇 Cholesterol mg	灰分 Ash g	总维生素A Vitamin A μgRE	胡萝卜素 Carotene μg	视黄醇 Retinol μg	硫胺素 Thiamin mg	核黄素 Riboflavin mg
20-3-102	豆瓣酱(辣油)	100	47.9	188	788	7.9	5.9	27.0	2.2	—	11.3	—	—	—	0.04	0.26
20-3-103	豆瓣辣酱	100	64.5	73	306	3.6	2.4	12.9	7.2	—	16.6	417	2500	—	0.02	0.20
20-3-104	花生酱	100	0.5	600	2510	6.9	53.0	25.3	3.0	—	14.3	—	—	—	0.01	0.15
20-3-105	黄酱[大酱]	100	50.6	138	576	12.1	1.2	21.3	3.4	—	14.8	13	80	—	0.05	0.28
20-3-106	酱油膏	100	54.7	99	415	13.0	0.7	10.2	…	—	21.4	—	—	—	0.08	0.05
20-3-107	辣椒酱[辣椒糊]	100	71.2	36	151	0.8	2.8	3.2	2.6	—	22.0	132	790	—	0.01	0.09
20-3-108	麻辣酱	100	52.3	145	605	5.8	5.1	21.4	5.0	—	15.4	37	220	—	Tr	0.16
20-3-109	牛肉辣瓣酱	100	59.0	129	540	9.7	6.1	9.4	1.1	—	15.8	99	240	59	Tr	0.26
20-3-110	蒜蓉辣酱	100	59.2	96	400	4.8	0.6	19.6	3.7	—	15.8	162	970	—	0.03	0.10
20-3-111	甜面酱	100	53.9	139	580	5.5	0.6	28.5	1.4	—	11.5	5	30	—	0.03	0.14
20-3-112	五香豆豉	100	22.7	270	1131	24.1	3.0	39.7	5.9	—	10.5	—	—	—	0.02	0.09
20-3-113	香油辣酱	100	71.3	67	281	2.1	3.6	9.8	6.4	—	13.2	350	2100	—	Tr	0.16
20-3-114	芝麻酱	100	0.3	630	2636	19.2	52.7	22.7	5.9	—	5.1	17	100	—	0.16	0.22
20-3-115	郫县辣酱	100	51.4	106	445	4.0	1.0	24.8	8.9	—	18.8	173	1040	—	0.04	0.22
20-3-201	草莓酱	100	32.5	270	1129	0.8	0.2	66.3	0.2	—	0.2	—	—	—	0.15	0.10
20-3-202	番茄酱	100	75.8	85	355	4.9	0.2	16.9	2.1	—	2.2	—	—	—	0.03	0.03
20-3-203	柠檬酱	100	30.1	283	—	0.6	5.1	62.7	0.2	—	—	Tr	Tr	—	Tr	0.02
20-3-204	苹果酱	100	30.4	278	1163	0.4	0.1	69.0	0.3	—	0.1	—	—	—	0.28	0.02
20-3-205	桃酱	100	31.2	274	1148	0.4	0.2	68.0	0.5	—	0.2	—	—	—	0.01	0.01
20-3-206	杏酱	100	28.3	286	1198	0.2	0.3	70.9	0.4	—	0.3	5	30	—	0.10	0.07
腐乳																
20-4-001	腐乳(白)[酱豆腐]	100	68.3	135	564	10.9	8.2	4.8	0.9	—	7.8	22	130	—	0.03	0.04
20-4-002	腐乳(臭)[臭豆腐]	100	66.4	132	550	11.6	7.9	3.9	0.8	—	10.2	20	120	—	0.02	0.09

（以每 100g 可食部计）

编码 Code	食物名称 Food name	尼克酸 Niacin mg	维生素 C Vitamin C mg	维生素 E (Vitamin E) Total mg	α-E mg	(β+γ)-E mg	δ-E mg	钙 Ca mg	磷 P mg	钾 K mg	钠 Na mg	镁 Mg mg	铁 Fe mg	锌 Zn mg	硒 Se μg	铜 Cu mg	锰 Mn mg	备注 Remark
20-3-102	豆瓣酱(辣油)	1. 3	—	18. 20	7. 31	8. 85	2. 04	66	104	549	2201. 5	84	9. 9	1. 43	…	0. 28	0. 74	杭州
20-3-103	豆瓣辣酱	1. 5	—	13. 62	5. 47	6. 62	1. 53	207	37	234	1268. 7	33	5. 3	0. 20	30. 39	0. 13	0. 34	
20-3-104	花生酱	2. 0	—	2. 09	0. 41	1. 58	0. 10	67	90	99	2340. 0	21	7. 2	2. 96	1. 54	0. 45	—	武汉
20-3-105	黄酱[大酱]	2. 4	—	14. 12	0. 71	10. 33	3. 08	70	160	508	3606. 1	48	7. 0	1. 25	12. 26	0. 48	1. 11	
20-3-106	酱油膏	2. 3	—	—	—	—	—	46	374	460	7700. 0	158	8. 6	0. 95	2. 96	0. 14	0. 88	福州
20-3-107	辣椒酱[辣椒糊]	1. 1	—	2. 87	2. 18	0. 27	0. 42	117	30	222	8027. 6	91	3. 8	0. 26	0. 52	0. 12	0. 30	
20-3-108	麻辣酱	2. 0	—	0. 98	0. 47	…	0. 51	186	105	366	3222. 5	37	13. 0	1. 21	3. 47	0. 26	—	武汉
20-3-109	牛肉辣瓣酱	3. 1	—	2. 90	1. 49	0. 88	0. 53	65	104	243	3037. 5	23	8. 5	1. 87	3. 00	0. 32	—	武汉
20-3-110	蒜蓉辣酱	0. 9	—	16. 28	3. 62	9. 74	2. 92	71	54	308	3236. 3	26	11. 0	1. 54	6. 55	0. 29	1. 03	
20-3-111	甜面酱	2. 0	—	2. 16	2. 03	0. 13	…	29	76	189	2097. 2	26	3. 6	1. 38	5. 81	0. 12	0. 73	
20-3-112	五香豆豉	0. 6	—	40. 69	13. 46	16. 65	10. 58	29	43	715	263. 8	202	3. 7	2. 37	4. 55	1. 04	3. 17	济南
20-3-113	香油辣酱	1. 5	—	2. 62	0. 53	1. 60	0. 49	10	36	201	1491. 9	27	12. 8	0. 73	1. 52	0. 26	—	
20-3-114	芝麻酱	5. 8	—	35. 09	9. 57	23. 21	2. 31	1170	626	342	38. 5	238	50. 3	4. 01	4. 86	0. 97	1. 64	
20-3-115	郫县辣酱	2. 1	—	8. 33	6. 35	1. 33	0. 65	106	125	585	5658. 1	121	11. 8	0. 56	1. 23	0. 35	0. 76	北京
20-3-201	草莓酱	0. 2	1	0. 49	0. 49	…	…	44	8	52	8. 7	4	2. 1	0. 50	1. 10	0. 09	0. 13	北京
20-3-202	番茄酱	5. 6	…	4. 45	4. 20	0. 25	…	28	117	989	37. 1	37	1. 1	0. 70	0. 40	0. 33	0. 28	北京
20-3-203	柠檬酱	Tr	Tr	—	—	—	—	9	15	11	65. 0	2	0. 5	1. 30	—	0. 30	—	UK
20-3-204	苹果酱	…	1	—	—	—	—	2	3	26	11. 0	3	1. 3	0. 08	…	0. 03	…	北京
20-3-205	桃酱	0. 5	3	0. 43	0. 43	…	…	5	11	62	14. 2	6	1. 3	…	…	0. 08	…	北京
20-3-206	杏酱	0. 2	1	0. 31	0. 31	…	…	6	4	113	5. 0	5	0. 4	0. 04	…	0. 03	0. 03	北京
腐乳																		
20-4-001	腐乳(白)[酱豆腐]	1. 0	—	8. 40	0. 06	5. 47	2. 87	61	74	84	2460. 0	75	3. 8	0. 69	1. 51	0. 16	0. 69	北京
20-4-002	腐乳(臭)[臭豆腐]	0. 6	—	9. 18	0. 90	5. 08	3. 20	75	126	96	2012. 0	90	6. 9	0. 96	0. 48	0. 16	0. 99	

调味品类 Condiments

（以每100g可食部计）

编码 Code	食物名称 Food name	食部 Edible %	水分 Water g	能量 Energy kcal	能量 Energy kJ	蛋白质 Protein g	脂肪 Fat g	碳水化合物 CHO g	不溶性纤维 Dietary fiber g	胆固醇 Cholesterol mg	灰分 Ash g	总维生素A Vitamin A μgRE	胡萝卜素 Carotene μg	视黄醇 Retinol μg	硫胺素 Thiamin mg	核黄素 Riboflavin mg
20-4-003	腐乳(红)[酱豆腐]	100	61.2	153	638	12.0	8.1	8.2	0.6	—	10.5	15	90	—	0.02	0.21
20-4-004	桂林腐乳	100	60.1	206	861	7.3	11.3	19.2	1.0	—	2.1	22	130	—	0.03	0.06
20-4-005	糟豆腐乳[糟乳]	100	57.5	157	657	11.7	7.4	11.2	0.6	—	12.2	—	—	—	0.02	0.02
咸菜类																
20-5-001	八宝菜	100	72.3	78	327	4.6	1.4	13.4	3.2	—	8.3	—	—	—	0.17	0.03
20-5-002	冬菜	100	68.4	52	215	3.5	0.3	10.1	2.8	—	17.7	12	70	—	0.02	0.09
20-5-003	狗芽菜	100	81.3	27	114	1.3	0.1	6.5	2.4	—	10.8	—	—	—	0.06	0.03
20-5-004	桂花大头菜[佛手疙瘩]	100	65.3	54	228	3.2	0.4	10.4	1.8	—	20.7	—	—	—	0.03	0.06
20-5-005	合锦菜	100	68.3	83*	347*	6.0	—	16.7	3.9	—	9.0	3	20	—	0.08	0.02
20-5-006	姜(糟)	100	67.7	30	126	1.6	0.8	4.8	1.4	—	25.1	—	—	—	…	0.13
20-5-007	酱包瓜	100	59.2	112*	470*	4.7	…	24.8	2.8	—	11.3	—	—	—	0.01	0.05
20-5-008	酱大头菜	100	74.8	41	172	2.4	0.3	8.4	2.4	—	14.1	—	—	—	0.03	0.08
20-5-009	酱甘露[地蚕,甘露子]	100	75.6	41	169	2.2	0.3	8.2	1.9	—	13.7	—	—	—	0.03	0.08
20-5-010	酱黄瓜	100	76.2	26	108	3.0	0.3	3.4	1.2	—	17.1	30	180	—	0.06	0.01
20-5-011	酱萝卜	100	76.1	33	138	3.5	0.4	4.5	1.3	—	15.5	—	—	—	0.05	0.09
20-5-012	酱蘑菇	100	59.0	122	510	5.4	0.2	25.0	0.7	—	10.4	—	—	—	0.05	0.15
20-5-013	酱苤蓝丝	100	73.4	42*	175*	5.5	…	5.7	1.5	—	15.4	—	—	—	0.08	0.05
20-5-014	酱莴笋	100	83.0	25	106	2.3	0.2	4.1	1.0	—	10.4	…	…	—	0.06	0.05
20-5-015	芥菜干	100	24.9	196	818	13.3	0.8	47.5	27.4	—	13.5	150	900	—	…	0.40
20-5-016	金钱萝卜	100	73.5	45	190	1.6	0.3	10.1	2.1	—	14.5	43	260	—	0.01	0.02
20-5-017	辣萝卜条	100	77.8	41	169	1.4	0.5	8.5	1.8	—	11.8	17	100	—	0.03	0.06
20-5-018	萝卜干	100	67.7	67	279	3.3	0.2	14.6	3.4	—	14.2	—	—	—	0.04	0.09
20-5-019	乳黄瓜[嫩黄瓜]	100	81.3	36	149	1.7	0.3	7.4	1.8	—	9.3	—	—	—	0.03	0.03

（以每100g可食部计）

编码 Code	食物名称 Food name	尼克酸 Niacin mg	维生素C Vitamin C mg	维生素E(Vitamin E) Total mg	α-E mg	(β+γ)-E mg	δ-E mg	钙 Ca mg	磷 P mg	钾 K mg	钠 Na mg	镁 Mg mg	铁 Fe mg	锌 Zn mg	硒 Se μg	铜 Cu mg	锰 Mn mg	备注 Remark
20-4-003	腐乳(红)[酱豆腐]	0.5	—	7.24	0.72	3.68	2.84	87	171	81	3091.0	78	11.5	1.67	6.73	0.20	1.16	
20-4-004	桂林腐乳	0.4	—	13.22	0.30	8.55	4.37	302	75	283	3000.0	81	10.2	2.62	1.32	0.86	0.90	北京
20-4-005	糟豆腐乳[糟乳]	—	—	8.99	3.40	4.60	0.99	62	320	282	7410.0	111	22.5	3.06	—	0.32	2.01	合肥
咸菜类																		
20-5-001	八宝菜	0.2	…	1.11	—	—	—	110	77	109	2843.2	38	4.8	0.53	2.20	0.18	0.50	北京
20-5-002	冬菜	0.9	…	—	—	—	—	135	81	443	7228.6	—	11.4	0.98	1.65	0.13	0.66	
20-5-003	狗芽菜	—	—	0.21	0.14	…	0.07	125	15	341	2777.4	29	4.4	0.41	—	0.09	0.28	合肥
20-5-004	桂花大头菜[佛手疙瘩]	0.8	…	—	—	—	—	257	44	170	6060.6	77	7.5	0.65	1.80	0.11	0.52	北京
20-5-005	合锦菜	2.0	…	0.99	0.46	0.45	0.08	102	85	129	3077.3	40	2.6	0.74	2.40	0.10	0.48	北京
20-5-006	姜(糟)	0.8	…	—	—	—	—	39	2	387	9686.0	125	4.4	0.50	1.54	0.18	3.11	福州
20-5-007	酱包瓜	0.6	—	1.93	0.38	1.55	…	15	60	136	2523.2	55	4.2	0.40	2.82	0.09	0.84	济南
20-5-008	酱大头菜	0.8	5	0.16	0.15	0.01	…	77	41	268	4623.7	57	6.7	0.78	1.40	0.14	0.57	
20-5-009	酱甘露[地蚕,甘露子]	0.7	5	0.83	0.74	0.09	…	54	52	260	2839.0	59	6.4	0.64	1.96	0.17	0.86	
20-5-010	酱黄瓜	0.9	…	—	—	—	—	52	73	299	3769.5	17	3.7	0.89	2.42	0.09	0.64	
20-5-011	酱萝卜	0.8	…	—	—	—	—	102	60	373	6880.8	38	3.8	0.61	1.99	0.11	0.56	
20-5-012	酱蘑菇	2.0	—	1.79	0.88	0.25	0.66	30	18	250	400.0	52	1.8	0.54	0.48	0.25	0.97	山东
20-5-013	酱苤蓝丝	0.9	…	0.15	—	—	—	38	120	147	4981.3	52	2.7	1.04	2.40	0.03	0.63	北京
20-5-014	酱莴笋	0.6	…	—	—	—	—	28	32	302	4665.1	41	3.1	0.42	0.93	0.26	0.34	
20-5-015	芥菜干	0.6	…	—	—	—	—	1542	100	883	3333.0	263	39.3	1.70	2.20	0.40	9.33	福建
20-5-016	金钱萝卜	0.3	Tr	0.99	0.02	0.88	0.09	158	33	365	3232.5	29	9.4	0.78	—	0.30	—	武汉
20-5-017	辣萝卜条	0.5	…	—	—	—	—	118	34	150	2650.9	23	3.3	0.34	1.45	0.12	0.28	
20-5-018	萝卜干	0.9	17	—	—	—	—	53	65	508	4203.0	44	3.4	1.27	—	0.25	0.87	
20-5-019	乳黄瓜[嫩黄瓜]	0.3	7	0.21	0.18	0.03	…	44	21	220	3087.1	33	3.1	0.55	1.57	0.29	0.24	

调味品类 Condiments

（以每 100g 可食部计）

编码 Code	食物名称 Food name	食部 Edible %	水分 Water g	能量 Energy kcal	能量 Energy kJ	蛋白质 Protein g	脂肪 Fat g	碳水化合物 CHO g	不溶性纤维 Dietary fiber g	胆固醇 Cholesterol mg	灰分 Ash g	总维生素A Vitamin A μgRE	胡萝卜素 Carotene μg	视黄醇 Retinol μg	硫胺素 Thiamin mg	核黄素 Riboflavin mg
20-5-020	什锦菜	100	78.9	38	158	2.9	0.5	6.2	1.6	—	11.5	—	—	—	0.03	0.02
20-5-021	酸芥菜	100	90.3	21	88	1.2	0.1	4.9	2.1	—	3.5	—	—	—	0.01	0.10
20-5-022	蒜头(酱)	73	67.2	109	456	4.4	0.1	23.9	2.6	—	4.4	—	—	—	0.04	0.04
20-5-023	蒜头(甜)[糖蒜]	74	66.1	117	490	2.1	0.2	27.6	1.7	—	4.0	—	—	—	0.04	0.06
20-5-024	甜辣黄瓜	100	62.7	102	426	2.8	0.2	22.8	1.2	—	11.5	—	—	—	0.07	0.03
20-5-025	甜酸皎头	100	73.7	98	409	0.5	0.5	23.0	0.4	—	2.3	—	—	—	Tr	Tr
20-5-026	五香大头菜	100	72.0	57	239	4.6	0.2	11.5	4.5	—	11.7	10	60	—	0.11	—
20-5-027	咸沙葱[蒙古韭]	100	88.2	28	119	2.4	0.8	3.8	1.8	—	4.8	—	—	—	0.05	0.18
20-5-028	洋姜(腌)[菊芋,鬼子姜]	100	74.0	36*	149*	2.6	…	6.8	1.0	—	16.6	—	—	—	0.17	0.06
20-5-029	榨菜	100	75.0	33	139	2.2	0.3	6.5	2.1	—	16.0	82	490	—	0.03	0.06
20-5-030	蕨菜(腌)	100	89.9	26	108	2.5	0.3	4.4	2.2	—	2.9	53	320	—	—	0.05
20-5-031	腌芥菜头[水芥,水疙瘩]	100	70.5	44	184	2.8	0.1	9.3	2.7	—	17.3	—	—	—	0.07	0.02
20-5-032	腌芥菜头(煮)[煮芥,煮疙瘩]	100	70.7	30	125	2.1	0.2	5.9	2.0	—	21.1	2	10	—	…	0.02
20-5-033	腌韭菜花	100	79.0	17	72	1.3	0.3	2.8	1.0	—	16.6	28	170	—	0.04	0.06
20-5-034	腌龙须菜	100	67.7	71*	296*	1.4	Tr	17.3	2.0	—	13.6	—	—	—	0.01	0.04
20-5-035	腌雪里红	100	77.1	29	120	2.4	0.2	5.4	2.1	—	14.9	8	50	—	0.05	0.07
香辛料																
20-6-001	八角［大料，大茴香］	100	11.8	281	1177	3.8	5.6	75.4	43.0	—	3.4	7	40	—	0.12	0.28
20-6-002	胡椒粉	100	10.2	361	1511	9.6	2.2	76.9	2.3	—	1.1	10	60	—	0.09	0.06
20-6-003	花椒	100	11.0	316	1320	6.7	8.9	66.5	28.7	—	6.9	23	140	—	0.12	0.43
20-6-004	黄毛籽	100	7.6	330	1380	21.0	15.6	50.4	48.1	—	5.4	—	—	—	—	—
20-6-005	芥茉	100	7.2	490	2051	23.6	29.9	35.3	7.2	—	4.0	32	190	—	0.17	0.38
20-6-006	苦豆子	100	13.5	270	1131	4.6	2.4	72.3	29.4	—	7.2	—	—	—	0.14	0.65

（以每 100g 可食部计）

编码 Code	食物名称 Food name	尼克酸 Niacin mg	维生素 C Vitamin C mg	维生素 E (Vitamin E) Total mg	α-E mg	(β+γ)-E mg	δ-E mg	钙 Ca mg	磷 P mg	钾 K mg	钠 Na mg	镁 Mg mg	铁 Fe mg	锌 Zn mg	硒 Se μg	铜 Cu mg	锰 Mn mg	备注 Remark
20-5-020	什锦菜	—	—	0.18	0.14	0.04	…	21	62	399	4092.7	23	4.5	0.74	—	0.05	0.63	合肥
20-5-021	酸芥菜	0.6	—	0.88	0.88	…	…	51	22	126	1164.0	25	1.4	0.56	2.48	0.09	0.33	广东
20-5-022	蒜头(酱)	—	—	0.50	0.10	0.40	…	6	73	450	3503.1	24	3.6	0.75	—	0.07	0.36	合肥
20-5-023	蒜头(甜)[糖蒜]	0.2	—	0.71	0.20	0.51	…	38	44	174	692.2	13	1.3	0.44	0.80	0.11	0.23	
20-5-024	甜辣黄瓜	0.4	…	—	—	—	—	96	53	157	—	27	4.1	0.47	0.80	0.09	0.42	北京
20-5-025	甜酸皎头	0.4	—	0.01	0.01	…	…	68	6	55	809.0	7	4.2	—	1.01	0.33	—	武汉
20-5-026	五香大头菜	—	—	—	—	—	—	—	—	—	—	—	—	—	—	—	—	甘肃
20-5-027	咸沙葱[蒙古韭]	0.4	…	—	—	—	—	457	10	604	1712.4	98	—	0.70	3.90	0.49	0.61	内蒙古
20-5-028	洋姜(腌)[菊芋,鬼子姜]	1.4	…	—	—	—	—	244	69	340	5443.3	60	6.8	0.55	2.10	0.14	0.77	北京
20-5-029	榨菜	0.5	2	—	—	—	—	155	41	363	4252.6	54	3.9	0.63	1.93	0.14	0.35	
20-5-030	蕨菜(腌)	1.6	—	—	—	—	—	115	33	13	990.6	9	4.5	1.62	8.74	5.63	0.12	甘肃
20-5-031	腌芥菜头[水芥,水疙瘩]	0.8	…	—	—	—	—	87	41	284	7250.7	17	2.9	0.46	1.66	0.15	0.40	
20-5-032	腌芥菜头(煮)[煮芥,煮疙瘩]	0.7	…	—	—	—	—	174	45	297	6834.5	46	5.8	0.55	1.90	0.09	0.43	北京
20-5-033	腌韭菜花	0.7	—	0.25	0.24	0.01	…	76	31	94	5184.0	22	5.3	0.25	2.60	0.08	0.28	
20-5-034	腌龙须菜	0.4	…	0.93	0.33	0.60	…	8	70	1237	1103.0	192	6.4	0.97	1.74	0.04	0.41	山东
20-5-035	腌雪里红	0.7	4	0.27	0.24	0.03	…	294	36	369	3304.2	40	5.5	0.74	0.77	0.51	0.46	
香辛料																		
20-6-001	八角[大料,大茴香]	0.9	—	1.11	—	—	—	41	64	202	14.7	68	6.3	0.62	3.08	0.63	7.42	
20-6-002	胡椒粉	1.8	—	—	—	—	—	2	172	154	4.9	128	9.1	1.23	7.64	0.32	0.79	北京
20-6-003	花椒	1.6	—	2.47	1.16	1.24	0.07	639	69	204	47.4	111	8.4	1.90	1.96	1.02	3.33	
20-6-004	黄毛籽	—	—	—	—	—	—	868	539	604	42.7	323	15.9	2.56	20.49	1.38	3.03	甘肃
20-6-005	芥茉	4.8	—	9.83	—	—	—	656	530	366	7.8	321	17.2	3.62	69.01	0.63	3.05	甘肃
20-6-006	苦豆子	1.6	—	54.55	—	—	—	332	97	26	28.1	44	4.5	0.92	13.72	0.37	0.77	甘肃

调味品类 Condiments

（以每 100g 可食部计）

编码 Code	食物名称 Food name	食部 Edible %	水分 Water g	能量 Energy kcal	能量 Energy kJ	蛋白质 Protein g	脂肪 Fat g	碳水化合物 CHO g	不溶性纤维 Dietary fiber g	胆固醇 Cholesterol mg	灰分 Ash g	总维生素A Vitamin A μgRE	胡萝卜素 Carotene μg	视黄醇 Retinol μg	硫胺素 Thiamin mg	核黄素 Riboflavin mg
20-6-007	辣椒粉	100	9.4	290	1214	15.2	9.5	57.7	43.5	—	8.2	3123	18740	—	0.01	0.82
20-6-008	全料蒸肉粉	100	7.8	343	1434	8.9	1.2	74.3	0.4	—	7.8	—	—	—	0.01	0.32
20-6-009	五香粉	100	12.4	359	1500	1.0	8.0	73.3	5.3	—	5.3	—	—	—	…	0.03
20-6-010	茴香籽[小茴香籽]	100	8.9	318	1332	14.5	11.8	55.5	33.9	—	9.3	53	320	—	0.04	0.36
盐、味精及其它																
20-7-101	湖盐[青盐]	100	1.2	11	47	0.1	0	2.7	…	—	96.0	—	—	—	…	…
20-7-102	精盐	100	0.1	0*	0*	…	…	0	…	—	99.9	—	—	—	—	—
20-7-103	土盐	100	0.2	0*	0*	…	…	0	…	—	99.8	—	—	—	—	—
20-7-201	味精	100	0.2	268	1122	40.1	0.2	26.5	—	—	33.0	—	—	—	0.08	0
20-7-301	酵母(鲜)	100	71.6	106*	444*	2.6	Tr	23.9	—	—	1.9	—	—	—	0.09	0.81
20-7-302	酵母(干)	100	4.4	372	1556	47.6	1.7	45.5	7.9	—	0.8	0	0	—	6.56	3.35

（以每 100g 可食部计）

编码 Code	食物名称 Food name	尼克酸 Niacin mg	维生素 C Vitamin C mg	维生素 E (Vitamin E) Total mg	α-E mg	(β+γ)-E mg	δ-E mg	钙 Ca mg	磷 P mg	钾 K mg	钠 Na mg	镁 Mg mg	铁 Fe mg	锌 Zn mg	硒 Se μg	铜 Cu mg	锰 Mn mg	备注 Remark
20-6-007	辣椒粉	7.6	—	15.33	10.64	4.08	0.61	146	374	1358	100.0	223	20.7	1.52	8.00	0.95	1.46	
20-6-008	全料蒸肉粉	1.1	—	—	—	—	—	52	125	140	1678.8	31	6.5	2.30	60.78	0.28	—	武汉
20-6-009	五香粉	1.5	—	9.59	0.06	0.30	9.23	181	66	1138	27.2	88	34.4	2.79	5.73	1.25	—	武汉
20-6-010	茴香籽[小茴香籽]	7.1	—	0.70	0.70	…	…	751	336	1104	79.6	336	0.9	3.46	1.98	1.76	3.14	
盐、味精及其它																		
20-7-101	湖盐[青盐]	…	…	—	—	—	—	552	0	192	36494.5	463	25.4	0.65	0.30	0.38	0.56	青海
20-7-102	精盐	—	—	—	—	—	—	22	—	14	39311.0	2	1.0	0.24	1.00	0.14	0.29	
20-7-103	土盐	—	—	—	—	—	—	49	11	30	39000.0	248	2.6	0.09	3.62	0.20	0.09	
20-7-201	味精	0.3	—	—	—	—	—	100	4	4	8160.0	7	1.2	0.31	0.98	0.12	0.67	
20-7-301	酵母(鲜)	4.3	—	250.75	…	246.22	4.53	9	409	448	13.6	54	7.1	3.08	2.82	20.12	0.63	山东
20-7-302	酵母(干)	45.2	0	—	—	—	—	106	1893	—	—	—	18.2	—	—	—	—	北京

表二 食物氨基酸含量

Table 2 Amino Acid Content of Foods

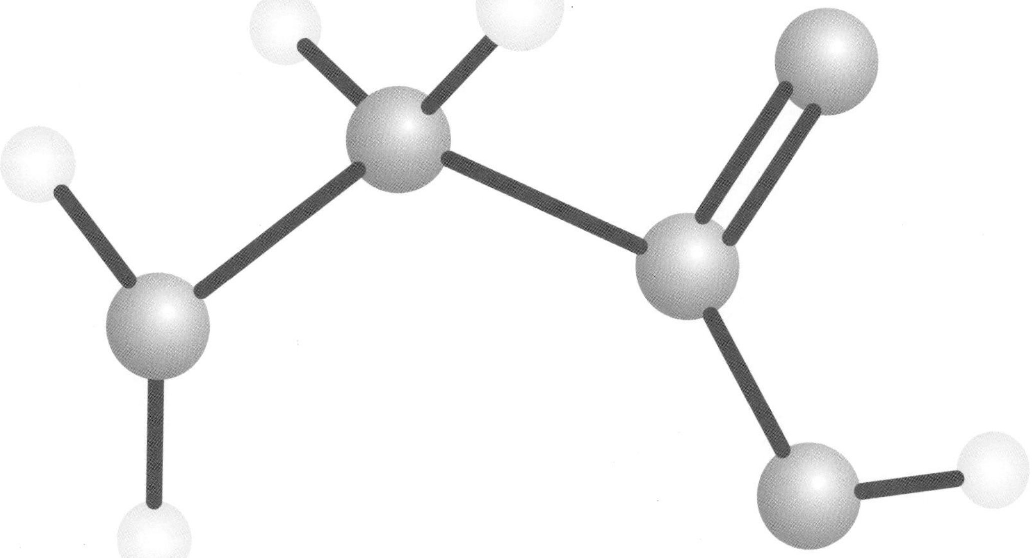

Notes

氨基酸

氨基酸是组成一切蛋白质的最基本的单位，目前已知道的有20多种，一般具有相同的基础结构，即

$$\mathrm{R{-}\underset{\underset{\displaystyle NH_2}{|}}{CH}{-}COOH}$$

一、氨基酸的命名

氨基酸可看作是羧酸烃基上的氢原子被氨基取代而形成的取代酸，称为氨基某酸。氨基的位置常采用希腊字母α、β、γ等标示在氨基酸名称前面。另外，氨基酸的俗名还是比较常用的。俗名一般多按其来源或某些性质来命名。例如氨基乙酸，因其具有甜味，故命名为甘氨酸。

20种氨基酸的R结构和名称、缩写式见下表。脯氨酸、羟脯氨酸和牛黄酸为全结构。

二、氨基酸的分类

氨基酸存在两种异构体：L型和D型。人体蛋白质中的氨基酸均为L型，只有微生物体内才有D型存在。氨基酸的分类和命名有多种方法，常见的有以下两种。

1. 根据氨基酸与羧酸的关系分类

（1）脂肪族氨基酸：按分子中的氨基或羧基数目分类，如一氨基一羧基酸、二氨基一羧基酸等。

（2）芳香族氨基酸：如苯丙氨基酸、酪氨酸等。

（3）杂环类氨基酸：如脯氨酸、组氨酸、色氨酸。

（4）碱性氨基酸：具有两个碱基，如组氨酸、赖氨酸、精氨酸。

（5）酸性氨基酸：具有两个羧基，如天冬氨酸和谷氨酸。

（6）支链氨基酸：包括亮氨酸、异亮氨酸、缬氨酸。

2. 根据其营养/生理作用分类

（1）必需氨基酸（essential amino acid，EAA）：即不能在体内合成或合成的速度远不能适应机体需要的氨基酸。一般来说，人体必需的氨基酸有赖氨酸、亮氨酸、异亮氨酸、蛋氨酸、苯丙氨酸、苏氨酸、色氨酸、缬氨酸及组氨酸（婴儿必需）和精氨酸（半必需）。

（2）非必需氨基酸：除上述9种必需氨基酸之外，其它均为非必需氨基酸，如甘氨酸、丙氨酸、丝氨酸、胱氨酸、脯氨酸、天冬酰胺、谷氨酰胺、天冬氨酸和谷氨酸等。

（3）条件必需氨基酸：如酪氨酸、半胱氨酸。

常见氨基酸表达形式和R结构

	名称	英文名称	常见缩写形式	R部分结构
1	甘氨酸	Glycine	Gly	H—
2	丙氨酸	Alanine	Ala	CH_3—
3	缬氨酸	Valine	Val	$(CH_3)_2CH$—
4	亮氨酸	Leucine	Leu	$(CH_3)_2CH{-}CH_2$—

续表

	名称	英文名称	常见缩写形式	R 部分结构
5	异亮氨酸	Isoleucine	Ile	$CH_3—CH_2$ $\rangle CH—$ CH_3
6	丝氨酸	Serine	Ser	$HO—CH_2—$
7	苏氨酸	Threonine	Thr	HO $\rangle CH—$ CH_3
8	半胱氨酸	Cysteine	Cys	$HS—CH_2$
9	胱氨酸	Cystine	Cys-Cys	$S—CH_2—$ | $S—CH_2—$
10	蛋氨酸	Methionine	Met	$CH_3—S—CH_2—CH_2—$
11	苯丙氨酸	Phenylalanine	Phe	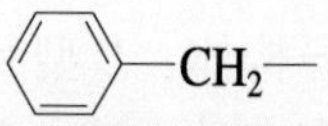
12	酪氨酸	Tyrosine	Tyr	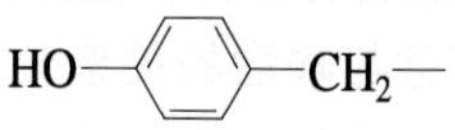
13	色氨酸	Tryptophane	Trp	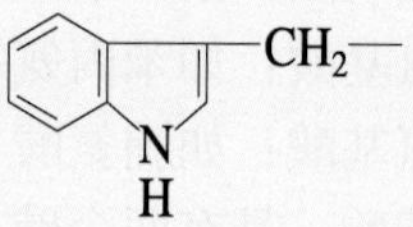
14	组氨酸	Histidine	His	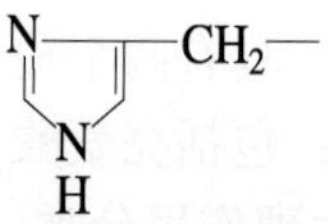
15	赖氨酸	Lysine	Lys	$NH_2—CH_2—CH_2—CH_2—CH_2—$
16	精氨酸	Arginine	Arg	NH_2 NH—$CH_2—CH_2—CH_2—$ C ‖ NH
17	天冬氨酸	Aspartic acid	Asp	O $\rangle C—CH_2—$ HO
18	天冬酰胺	Asparagine	Asn	O $\rangle C—CH_2—$ NH_2
19	谷氨酸	Glutamic acid	Glu	O $\rangle C—CH_2—CH_2—$ HO
20	谷氨酰胺	Glutamine	Gln	O $\rangle C—CH_2—CH_2—$ NH_2

续表

	名称	英文名称	常见缩写形式	R 部分结构
21	脯氨酸	Proline	Pro	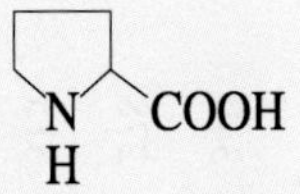
22	羟脯氨酸	Hydroxproline	Hyp	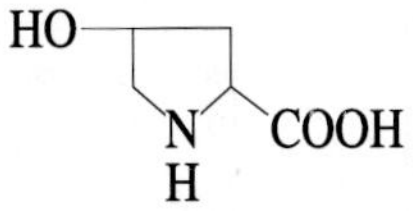
23	牛磺酸	Taurine	—	$H_2N—CH_2—CH_2—SO_3H$

注：脯氨酸、羟脯氨酸、牛磺酸为全结构

食物氨基酸含量 Amino acid content of foods

(mg/100g 可食部)

编码 Code	食物名称 Food name	水分 Water g	蛋白质 Protein g	异亮氨酸 Ile	亮氨酸 Leu	赖氨酸 Lys	含硫氨基酸(SAA) Total	蛋氨酸 Met	胱氨酸 Cys	芳香族氨基酸(AAA) Total	苯丙氨酸 Phe	酪氨酸 Tyr	苏氨酸 Thr
谷类及制品													
01-1-201	小麦粉(标准粉)	12.7	11.2	414	789	288	405	144	261	877	528	349	318
01-1-202	小麦粉(富强粉,特一粉)	12.7	10.3	385	718	234	368	162	206	806	528	278	258
01-1-203	小麦粉(特二粉)	12.0	10.4	367	765	290	420	58	362	793	478	315	398
01-1-205	麸皮	14.5	15.8	483	944	608	422	156	266	1127	671	456	499
01-1-301	挂面(X̄)	12.3	10.3	374	712	229	402	143	259	793	479	314	272
01-1-302	挂面(标准粉)	12.4	10.1	368	686	229	352*	100*	252	839	463	376	256
01-1-303	挂面(富强粉)	12.7	9.6	355	681	208	445	179	266	756	464	292	269
01-1-304	挂面(精制龙须面)	11.9	11.2	399	769	249	151	151	…	785	510	275	292
01-1-305	面条(X̄)	28.5	8.3	246	284	180	307	106	201	396	214	182	…
01-1-306	面条(标准粉,切面)	29.7	8.5	177	415	142	300*	100*	200*	437	274	163	170
01-1-308	面条(特粉,切面)	27.5	7.3	314	436	218	314	112	202	355	154	201	261
01-1-312	通心面[通心粉]	11.8	11.9	426	894	264	373*	173	200*	923	553	370	335
01-1-402	空锅饼	29.4	8.6	330	684	216	386	48	338	732	456	276	279
01-1-403	烙饼(标准粉)	36.4	7.5	196	426	146	300*	100*	200*	449	253	196	174
01-1-409	油条	21.8	6.9	247	523	114	269	99	170	617	358	259	165
01-1-501	水面筋	63.5	23.5	826	1584	446	798	280	418	2048	1119	670	572
01-1-502	油面筋	7.1	26.9	948	1831	421	741	341	507	1720	1216	753	641
01-2-103	粳米(标三)	13.9	7.2	378	521	229	260*	100*	160	734	383	351	212
01-2-105	粳米(特等)	16.2	7.3	247	509	221	298	144	154	601	335	266	222
01-2-201	籼米(标一)	13.0	7.7	228	453	253	326	130	196	621	349	272	245
01-2-202	籼米(标准)[机米]	12.6	7.9	319	611	270	268*	100*	168	729	397	332	269
01-2-204	早籼	10.2	9.9	336	692	314	393	207	186	758	421	337	278

食物氨基酸含量 Amino acid content of foods

（mg/100g 可食部）

编码 Code	食物名称 Food name	色氨酸 Trp	缬氨酸 Val	精氨酸 Arg	组氨酸 His	丙氨酸 Ala	天冬氨酸 Asp	谷氨酸 Glu	甘氨酸 Gly	脯氨酸 Pro	丝氨酸 Ser	备注 Remark
谷类及制品												
01-1-201	小麦粉（标准粉）	139	528	501	233	393	544	3806	445	1218	520	
01-1-202	小麦粉（富强粉，特一粉）	131	467	408	200	324	409	3625	372	1017	439	
01-1-203	小麦粉（特二粉）	123	503	329	251	390	505	2886	469	1457	535	
01-1-205	麸皮	201	767	1026	393	728	1058	3072	771	866	645	甘肃
01-1-301	挂面（X̄）	123	440	417	212	351	456	3654	347	1221	437	
01-1-302	挂面（标准粉）	109	396	431	236	377	453	3621	371	1248	438	
01-1-303	挂面（富强粉）	110	430	364	178	298	387	3342	325	1048	395	
01-1-304	挂面（精制龙须面）	151	495	455	223	377	529	3998	344	1367	477	
01-1-305	面条（X̄）	76	343	238	152	260	334	2034	282	926	373	
01-1-306	面条（标准粉，切面）	98	300*	242	118	210	267	1947	229	1100*	307	北京
01-1-308	面条（特粉，切面）	53	386	233	185	310	401	2121	335	752	439	青海
01-1-312	通心面［通心粉］	131	549	432	226	376	505	3168	462	1565	599	福州
01-1-402	空锅饼	61	399	366	201	318	405	2322	363	1073	460	青海
01-1-403	烙饼（标准粉）	85	…	232	118	206	273	2214	232	…	287	北京
01-1-409	油条	96	…	254	147	230	262	2735	264	…	300	
01-1-501	水面筋	232	910	845	528	596	783	8168	729	2872	979	
01-1-502	油面筋	362	1000	848	500	638	903	8975	796	3498	1124	
01-2-103	粳米（标三）	129	383	486	133	373	590	1211	289	297	286	北京
01-2-105	粳米（特等）	124	360	532	137	348	522	1168	279	273	315	
01-2-201	籼米（标一）	128	426	394	139	354	581	1112	285	…	343	
01-2-202	籼米（标准）［机米］	156	448	638	161	436	655	1378	336	318	369	
01-2-204	早籼	142	450	670	187	478	735	1466	348	373	400	

食物氨基酸含量 Amino acid content of foods

（mg/100g 可食部）

编码 Code	食物名称 Food name	水分 Water g	蛋白质 Protein g	异亮氨酸 Ile	亮氨酸 Leu	赖氨酸 Lys	含硫氨基酸(SAA) Total	蛋氨酸 Met	胱氨酸 Cys	芳香族氨基酸(AAA) Total	苯丙氨酸 Phe	酪氨酸 Tyr	苏氨酸 Thr
01-2-208	晚籼(标一)	13.5	7.9	332	637	282	401	178	223	761	422	339	262
01-2-211	籼稻谷(红)	13.4	7.0	240	540	230	160	160	…	580	330	250	280
01-2-212	黑米	14.3	9.4	398	810	357	721	287	434	847	483	364	341
01-2-304	紫红糯米[血糯米]	13.8	8.3	337	644	332	312	149	163	458	458	…	301
01-2-305	粳糯米	13.8	7.9	315	631	300	316	162	154	789	441	348	268
01-2-306	籼糯米	12.3	7.9	315	631	300	316	162	154	789	441	348	268
01-2-406	籼米粉(干,细)	12.3	8.0	289	568	264	178	178	…	617	361	256	248
01-3-102	玉米(白,干)	11.7	8.8	319	1016	265	388	154	234	720	421	299	266
01-3-103	玉米(黄,干)	13.2	8.7	315	1004	262	384	153	231	713	417	296	263
01-3-104	玉米面(白)	13.4	8.0	287	913	238	349	139	210	648	379	269	239
01-3-105	玉米面(黄)	12.1	8.1	294	935	244	357	142	215	663	388	275	245
01-3-107	玉米糁(黄)	12.8	7.9	286	912	238	348	138	210	647	378	269	239
01-4-201	肚里黄	11.6	8.8	326	627	344	338	28	310	759	469	290	317
01-4-202	青稞	12.4	8.1	215	513	175	102	57	45	322	550	267	249
01-5-101	小米	11.6	9.0	392	1166	176	512	291	221	753	494	259	327
01-5-202	黄米	11.1	9.7	407	1240	284	577	279	298	891	552	339	341
01-9-001	高粱米	10.3	10.4	459	1506	231	496	251	245	990	655	335	334
01-9-002	糜子(带皮)	9.4	10.6	530	1473	257	485	210	275	1106	708	398	432
01-9-005	荞麦	13.0	9.3	321	638	568	548	155	393	981	596	385	299
01-9-006	荞麦(带皮)	13.6	9.5	328	652	580	560	158	402	1002	609	393	306
01-9-008	薏米[薏仁米,苡米]	11.2	12.8	505	1773	233	348	348	…	1145	645	500	242
薯类、淀粉及制品													
02-1-101	马铃薯[土豆,洋芋]	79.8	2.0	58	94	82	45	24	21	120	67	53	51

（mg/100g 可食部）

编码 Code	食物名称 Food name	色氨酸 Trp	缬氨酸 Val	精氨酸 Arg	组氨酸 His	丙氨酸 Ala	天冬氨酸 Asp	谷氨酸 Glu	甘氨酸 Gly	脯氨酸 Pro	丝氨酸 Ser	备注 Remark
01-2-208	晚籼(标一)	123	457	633	173	430	691	1402	328	391	348	
01-2-211	籼稻谷(红)	93	360	520	180	410	620	1170	270	500	360	江西
01-2-212	黑米	118	495	716	227	504	816	1606	369	497	419	
01-2-304	紫红糯米[血糯米]	…	472	706	210	463	755	1336	…	315	398	上海
01-2-305	粳糯米	125	463	640	176	472	697	1387	351	349	370	
01-2-306	籼糯米	125	463	640	176	472	697	1387	351	349	370	浙江
01-2-406	籼米粉(干,细)	110	442	519	190	417	682	1470	346	404	392	福建
01-3-102	玉米(白,干)	81	443	387	211	613	532	1626	296	661	346	
01-3-103	玉米(黄,干)	80	438	383	209	606	526	1608	293	653	342	
01-3-104	玉米面(白)	73	398	348	190	551	478	1461	266	593	311	北京
01-3-105	玉米面(黄)	74	408	356	194	564	490	1497	273	608	318	
01-3-107	玉米糁(黄)	72	398	348	190	550	478	1460	266	593	310	
01-4-201	肚里黄	43	463	455	198	385	570	2157	383	996	401	青海
01-4-202	青稞	45	297	437	308	199	512	2639	212	965	466	青海
01-5-101	小米	178	483	315	168	803	682	1871	245	658	408	
01-5-202	黄米	185	542	357	213	925	769	1518	245	836	522	
01-9-001	高粱米	…	562	361	151	962	686	2541	309	782	482	
01-9-002	糜子(带皮)	253	735	439	240	1136	816	…	320	829	658	甘肃
01-9-005	荞麦	182	427	826	222	407	792	1533	413	543	417	
01-9-006	荞麦(带皮)	186	436	844	227	415	809	1566	421	554	426	甘肃
01-9-008	薏米[薏仁米,苡米]	…	781	449	206	1216	842	3192	313	1337	481	
薯类、淀粉及制品												
02-1-101	马铃薯[土豆,洋芋]	29	87	71	27	60	356	270	52	49	64	

食物氨基酸含量 Amino acid content of foods

(mg/100g 可食部)

编码 Code	食物名称 Food name	水分 Water g	蛋白质 Protein g	异亮氨酸 Ile	亮氨酸 Leu	赖氨酸 Lys	含硫氨基酸(SAA) Total	蛋氨酸 Met	胱氨酸 Cys	芳香族氨基酸(AAA) Total	苯丙氨酸 Phe	酪氨酸 Tyr	苏氨酸 Thr
02-1-103	马铃薯粉	12.0	7.2	228	315	271	78	57	21	250	197	53	188
02-1-201	甘薯(白心)[红皮山芋]	72.6	1.4	49	80	80	45	20	25	113	71	42	57
02-1-202	甘薯(红心)[山芋,红薯]	73.4	1.1	39	63	63	35	15	20	89	56	33	45
02-1-203	甘薯片[白薯干]	12.1	4.7	145	222	110	41	41	…	308	197	111	317
02-2-106	桂花藕粉	13.6	0.4	35	27	30	…	…	…	…	…	…	14
干豆类及制品													
03-1-101	黄豆[大豆]	10.2	35.0	1853	2819	2237	902	385	517	3013	1844	1169	1435
03-1-102	黑豆[黑大豆]	9.9	36.0	1463	2681	1955	398	398	…	2884	1690	1194	1363
03-1-201	黄豆粉	6.7	32.7	1531	2512	2034	778	372	406	2774	1789	985	1147
03-1-203	豆浆粉	1.5	19.7	973	1700	1270	490	145	345	1801	1039	762	873
03-1-204	豆粕	11.5	42.5	1546	2754	1796	888	269	619	3272	1945	1327	1427
03-1-205	豆粕(膨化)[大豆蛋白]	9.3	36.6	1751	2946	2269	299	299	…	3006	1903	1103	1431
03-1-302	豆腐(北)	80.0	12.2	461	754	586	300	147	153	869	507	362	386
03-1-303	豆腐(南)[南豆腐]	87.9	6.2	238	439	349	…	…	…	478	300	178	206
03-1-304	豆腐(内酯)	89.2	5.0	245	413	323	140	60	80	448	265	183	198
03-1-401	豆浆	96.4	1.8	89	169	139	61	33	28	204	111	93	75
03-1-402	豆奶[豆乳]	94.0	2.4	61	109	106	98	39	59	169	92	77	63
03-1-501	豆腐丝	58.4	21.5	822	1331	981	350	120	230	1424*	824	600*	484
03-1-503	豆腐丝(油)	38.2	24.2	1141	1815	1352	381	151	230	1737*	1137	600*	682
03-1-505	豆腐皮	16.5	44.6	2188	3703	2686	513	…	513	3870	2328	1542	1822
03-1-506	油豆腐	58.8	17.0	793	1359	956	381	163	218	1510	861	649	581
03-1-507	腐竹	7.9	44.6	2082	3518	2646	1058	502	556	3707	2318	1389	1470
03-1-509	千张[百页]	52.0	24.5	1031	1719	1389	603	248	355	2119	1241	878	830

（mg/100g 可食部）

编码 Code	食物名称 Food name	色氨酸 Trp	缬氨酸 Val	精氨酸 Arg	组氨酸 His	丙氨酸 Ala	天冬氨酸 Asp	谷氨酸 Glu	甘氨酸 Gly	脯氨酸 Pro	丝氨酸 Ser	备注 Remark
02-1-103	马铃薯粉	…	321	155	75	222	1375	867	216	192	181	北京
02-1-201	甘薯(白心)[红皮山芋]	24	71	71	27	59	218	120	48	66	70	
02-1-202	甘薯(红心)[山芋,红薯]	19	56	56	21	46	172	95	37	52	55	
02-1-203	甘薯片[白薯干]	52	225	154	…	197	667	365	133	…	…	
02-2-106	桂花藕粉	52	38	16	…	20	34	39	25	…	18	上海
干豆类及制品												
03-1-101	黄豆[大豆]	455	1726	2840	968	1542	3997	6258	1600	1863	1846	
03-1-102	黑豆[黑大豆]	370	1704	2665	840	1392	4214	6004	1449	2612	1797	
03-1-201	黄豆粉	454	1744	2367	695	1435	3578	6207	1348	1564	1547	
03-1-203	豆浆粉	348	938	1598	535	915	2508	4492	902	936	1082	浙江
03-1-204	豆粕	519	1706	2614	838	1536	4031	6924	1477	1776	1776	山东
03-1-205	豆粕(膨化)[大豆蛋白]	481	1882	2602	930	1678	4099	7081	1525	1694	1761	北京
03-1-302	豆腐(北)	167	463	663	323	522	1098	2531	588	522	571	
03-1-303	豆腐(南)[南豆腐]	91	278	419	157	213	636	1097	228	316	287	
03-1-304	豆腐(内酯)	110	268	390	134	220	589	998	201	210	265	
03-1-401	豆浆	34	90	179	55	94	242	429	87	115	106	
03-1-402	豆奶[豆乳]	44	83	135	41	59	186	284	72	136	94	
03-1-501	豆腐丝	218	883	1440	403	718	1694	2936	637	701	838	
03-1-503	豆腐丝(油)	326	1194	1997	565	992	2359	4092	877	973	883	北京
03-1-505	豆腐皮	571	2161	3521	1096	1870	5406	9649	1893	1953	2367	
03-1-506	油豆腐	234	825	1382	375	679	1816	3107	635	682	784	
03-1-507	腐竹	572	2107	3654	1257	1835	4775	7649	2012	2264	2098	
03-1-509	千张[百页]	…	1067	1566	599	888	2227	3713	858	1060	1152	

食物氨基酸含量 Amino acid content of foods

(mg/100g 可食部)

编码 Code	食物名称 Food name	水分 Water g	蛋白质 Protein g	异亮氨酸 Ile	亮氨酸 Leu	赖氨酸 Lys	含硫氨基酸(SAA) Total	蛋氨酸 Met	胱氨酸 Cys	芳香族氨基酸(AAA) Total	苯丙氨酸 Phe	酪氨酸 Tyr	苏氨酸 Thr
03-1-510	豆腐干($\bar{X}$)	65.2	16.2	703	1278	936	349	118	231	1335	756	579	583
03-1-516	豆腐干(香干)	69.2	15.8	767	1367	977	359	164	195	1426	863	563	615
03-1-517	豆腐干(小香干)	61.0	17.9	895	1553	1079	329	151	178	1587	1002	585	691
03-1-518	豆腐干(熏干)	67.5	15.8	677	1115	786	…	…	…	1191*	691	500*	449
03-1-522	素鸡	64.3	16.5	793	1393	1016	377	168	209	1501	926	575	640
03-1-524	素什锦	65.3	14.0	550	858	873	360*	160	200*	1356*	856	500*	366
03-1-525	炸素虾	3.4	27.6	1121	1906	1357	500*	200*	300*	1793	1193	600*	736
03-1-526	烤麸	68.6	20.4	586	1203	261	536	179	357	1271	762	509	411
03-2-101	绿豆	12.3	21.6	976	1761	1626	489	269	220	2102	1412	690	779
03-2-102	绿豆面	9.6	20.8	1165	1954	1757	333	333	…	2178	1652	526	756
03-3-101	赤小豆[小豆,红小豆]	12.6	20.2	841	1529	1410	498	309	189	1623	1084	539	644
03-4-101	花豆(红)	14.8	19.1	800	1411	1377	332	…	332	1614	948	666	769
03-4-102	花豆(紫)	13.2	17.2	798	1392	1385	283	…	283	1595	931	664	749
03-4-103	芸豆(白)	14.4	23.4	1103	1975	1606	593	254	339	2142	1342	800	1045
03-4-104	芸豆(红)	11.1	21.4	1078	1812	1512	326	326	…	2151	1362	789	905
03-4-105	芸豆(虎皮)	10.2	22.5	1205	2002	1691	…	…	…	2371	1519	852	981
03-4-106	芸豆(杂,带皮)	9.8	22.4	1106	1855	1559	343	343	…	2245	1439	806	934
03-5-101	蚕豆	13.2	21.6	859	1433	1379	131	…	322	657	803	810	815
03-5-102	蚕豆(带皮)	11.5	24.6	1006	1822	1707	575	216	359	1967	1135	832	946
03-5-103	蚕豆(去皮)	11.3	25.4	924	1609	1362	560*	200*	360	1705	905	800	731
03-5-104	马牙大豆	9.6	27.2	1088	2069	1796	500	46	454	2411	1171	1240	1038
03-5-105	脑豆	10.7	23.4	1116	1825	1601	234	234	…	2177	1505	672	884
03-9-101	扁豆	9.9	25.3	1142	1862	1620	292	292	…	2232	1376	856	918
03-9-102	扁豆(白)	19.4	19.0	887	1758	1252	163	…	163	1713	1052	661	683

（mg/100g 可食部）

编码 Code	食物名称 Food name	色氨酸 Trp	缬氨酸 Val	精氨酸 Arg	组氨酸 His	丙氨酸 Ala	天冬氨酸 Asp	谷氨酸 Glu	甘氨酸 Gly	脯氨酸 Pro	丝氨酸 Ser	备注 Remark
03-1-510	豆腐干(X̄)	233	737	1124	389	665	1760	2906	583	536	814	
03-1-516	豆腐干(香干)	237	831	1224	357	667	1878	3313	626	620	849	
03-1-517	豆腐干(小香干)	230	1010	1400	347	729	2107	3863	707	715	927	杭州
03-1-518	豆腐干(熏干)	189	717	1163	362	599	1479	2558	536	605	565	北京
03-1-522	素鸡	234	899	1270	366	694	1938	3331	655	605	860	
03-1-524	素什锦	277	613	843	226	459	1267	2248	487	533	464	北京
03-1-525	炸素虾	254	600*	2200	576	972	2511	4305	892	1072	1044	北京
03-1-526	烤麸	293	618	515	322	405	520	5978	475	2890	782	上海
03-2-101	绿豆	246	1189	1577	647	999	2671	4188	886	999	1135	
03-2-102	绿豆面	…	1432	1715	500	1120	2796	4600	995	847	1189	郑州
03-3-101	赤小豆[小豆,红小豆]	172	923	1370	569	810	2099	3000	703	576	891	
03-4-101	花豆(红)	986	926	1595	469	859	2129	3529	846	792	911	甘肃
03-4-102	花豆(紫)	880	937	1752	461	828	2112	3485	825	806	896	甘肃
03-4-103	芸豆(白)	337	1365	1462	666	963	2704	3656	902	803	1341	甘肃
03-4-104	芸豆(红)	319	1309	1411	632	894	2522	3558	836	760	1250	
03-4-105	芸豆(虎皮)	328	1491	1731	715	…	2778	4076	947	840	1406	甘肃
03-4-106	芸豆(杂,带皮)	335	1385	1436	652	917	2630	3702	857	…	1292	甘肃
03-5-101	蚕豆	167	1053	2386	643	1041	2415	3409	955	869	1136	青海
03-5-102	蚕豆(带皮)	198	1262	2206	605	1108	2834	3958	1080	1132	1240	
03-5-103	蚕豆(去皮)	227	1019	2028	456	891	2319	3767	848	…	929	
03-5-104	马牙大豆	200	1224	2784	680	1225	3280	4960	1149	1251	1397	青海
03-5-105	脑豆	400	1381	2522	640	1004	2710	4162	943	919	1195	甘肃
03-9-101	扁豆	283	1327	1900	590	1034	2720	4068	972	915	1236	甘肃
03-9-102	扁豆(白)	225	1060	1410	561	860	2340	3476	838	868	922	上海

食物氨基酸含量 Amino acid content of foods

（mg/100g 可食部）

编码 Code	食物名称 Food name	水分 Water g	蛋白质 Protein g	异亮氨酸 Ile	亮氨酸 Leu	赖氨酸 Lys	含硫氨基酸(SAA) Total	蛋氨酸 Met	胱氨酸 Cys	芳香族氨基酸(AAA) Total	苯丙氨酸 Phe	酪氨酸 Tyr	苏氨酸 Thr
03-9-202	豇豆	10.9	19.3	1018	1730	1493	389	389	…	1827	1399	428	745
03-9-301	豌豆	10.4	20.3	831	1440	1398	571	218	353	1528	938	590	719
蔬菜类及其制品													
04-1-101	白萝卜[莱菔]	93.4	0.9	21	27	31	23	11	12	32	18	14	23
04-1-102	变萝卜[红皮萝卜]	91.6	1.2	33	41	37	42	22	20	44	26	18	29
04-1-201	胡萝卜(红)[金笋,丁香萝卜]	89.2	1.0	38	50	47	41	19	22	48	29	19	34
04-2-101	扁豆[月亮菜]	88.3	2.7	85	150	120	46	25	21	139	79	60	120
04-2-106	荷兰豆	91.9	2.5	66	146	38	…	…	…	140	82	58	64
04-2-109	毛豆[青豆,菜用大豆]	69.6	13.1	584	1089	811	304	106	198	1067	593	474	525
04-2-111	豌豆(带荚)[回回豆]	70.2	7.4	271	492	490	173	46	127	553	279	274	278
04-2-113	油豆角[多花菜豆]	92.2	2.4	91	187	169	13	13	…	163	103	60	87
04-2-116	豇豆	90.3	2.9	101	175	147	54	28	26	180	106	74	106
04-2-201	发芽豆	66.1	12.4	397	652	630	112	…	112	740	417	323	351
04-2-202	黄豆芽	88.8	4.5	191	248	189	109	36	73	286	191	95	141
04-2-203	绿豆芽	94.6	2.1	85	111	85	57	33	24	155	110	45	64
04-2-204	豌豆苗	89.6	4.0	200	328	276	96	53	43	303	152	151	206
04-3-101	茄子($\bar{X}$)	93.4	1.1	32	47	55	24	7	17	76	46	30	29
04-3-102	茄子(绿皮)	92.8	1.0	43	42	59	24	7	17	59	38	21	35
04-3-104	茄子(紫皮,长)	93.1	1.0	38	48	44	13	…	13	95	52	43	30
04-3-105	番茄[西红柿]	94.4	0.9	13	20	23	17	6	11	34	20	14	20
04-3-110	辣椒(青,尖)	91.9	1.4	40	61	63	77	40	37	96	50	46	51
04-3-111	甜椒[灯笼椒,柿子椒]	93.0	1.0	28	41	45	25	25	…	58	31	27	32
04-3-112	甜椒(脱水)	10.5	7.6	304	444	340	122	122	…	632	398	234	411

(mg/100g 可食部)

编码 Code	食物名称 Food name	色氨酸 Trp	缬氨酸 Val	精氨酸 Arg	组氨酸 His	丙氨酸 Ala	天冬氨酸 Asp	谷氨酸 Glu	甘氨酸 Gly	脯氨酸 Pro	丝氨酸 Ser	备注 Remark
03-9-202	豇豆	…	1292	1453	551	1001	2331	4170	952	707	1029	
03-9-301	豌豆	197	942	1923	521	856	2260	3598	825	891	889	
蔬菜类及其制品												
04-1-101	白萝卜[莱菔]	7	31	35	13	26	49	106	17	14	18	
04-1-102	变萝卜[红皮萝卜]	9	51	…	13	39	84	262	22	…	31	
04-1-201	胡萝卜(红)[金笋,丁香萝卜]	10	54	42	14	57	126	230	31	31	39	
04-2-101	扁豆[月亮菜]	31	106	122	62	123	301	296	79	103	121	
04-2-106	荷兰豆	…	73	110	51	120	548	490	43	…	108	广东
04-2-109	毛豆[青豆,菜用大豆]	135	601	894	358	591	1654	2474	569	641	710	
04-2-111	豌豆(带荚)[回回豆]	90	386	644	193	334	824	1287	316	168	324	
04-2-113	油豆角[多花菜豆]	22	96	143	84	125	252	304	80	143	142	哈尔滨
04-2-116	豇豆	29	127	137	83	133	426	354	105	82	130	
04-2-201	发芽豆	120	464	952	259	447	987	1524	375	298	431	上海
04-2-202	黄豆芽	56	199	247	107	185	879	426	126	167	173	
04-2-203	绿豆芽	22	127	130	53	66	505	121	41	66	67	
04-2-204	豌豆苗	52	239	270	111	244	707	520	213	142	205	
04-3-101	茄子(X̄)	10	46	51	20	39	118	145	34	28	31	
04-3-102	茄子(绿皮)	5	49	54	21	43	114	190	36	39	39	
04-3-104	茄子(紫皮,长)	…	55	…	13	35	121	184	31	…	36	
04-3-105	番茄[西红柿]	5	15	18	12	17	84	311	14	17	23	
04-3-110	辣椒(青,尖)	20	58	47	20	50	207	211	55	58	68	
04-3-111	甜椒[灯笼椒,柿子椒]	10	36	45	14	36	135	165	36	37	44	
04-3-112	甜椒(脱水)	100	482	450	203	352	1670	1231	321	430	411	兰州

食物氨基酸含量 Amino acid content of foods

(mg/100g 可食部)

编码 Code	食物名称 Food name	水分 Water g	蛋白质 Protein g	异亮氨酸 Ile	亮氨酸 Leu	赖氨酸 Lys	含硫氨基酸(SAA) Total	蛋氨酸 Met	胱氨酸 Cys	芳香族氨基酸(AAA) Total	苯丙氨酸 Phe	酪氨酸 Tyr	苏氨酸 Thr
04-3-113	葫子	92.2	0.7	35	37	30	21	10	11	60	46	14	21
04-3-202	菜瓜[生瓜,白瓜]	95.0	0.6	18	26	23	10	4	6	27	15	12	17
04-3-203	冬瓜	96.6	0.4	12	17	11	7	3	4	23	14	9	7
04-3-206	葫芦[长瓜,蒲瓜]	95.3	0.7	9	14	14	13	5	8	28	14	14	20
04-3-208	黄瓜[胡瓜]	95.8	0.8	19	33	33	24	11	13	34	19	15	20
04-3-212	苦瓜[凉瓜,癞瓜]	93.4	1.0	29	50	70	9	9	…	100	60	40	68
04-3-213	南瓜[倭瓜,番瓜]	93.5	0.7	19	21	25	12	5	7	39	17	22	19
04-3-216	丝瓜	94.3	1.0	27	46	47	9	9	…	51	26	25	28
04-4-101	大蒜[蒜头]	66.6	4.5	106	185	194	55	55	…	231	125	106	109
04-4-103	大蒜(紫皮)	63.8	5.2	123	214	224	63	63	…	268	145	123	126
04-4-104	青蒜	90.4	2.4	88	151	107	44	44	…	189	89	100	90
04-4-106	蒜苗	88.9	2.1	61	102	97	48	22	26	107	62	45	67
04-4-201	大葱	91.0	1.7	67	111	100	31	31	…	138	73	65	58
04-4-202	大葱(红皮)	86.2	2.4	70	107	98	63	63	…	139	100	39	61
04-4-205	小葱	92.7	1.6	…	123	113	22	22	…	120	61	59	79
04-4-301	洋葱[葱头]	89.2	1.1	32	49	45	29	29	…	64	46	18	28
04-4-302	洋葱(白皮,脱水)	9.1	5.5	160	262	279	102	102	…	439	273	166	153
04-4-401	韭菜	91.8	2.4	88	158	120	48	21	27	150	94	56	82
04-5-103	大白菜(青白口)	95.1	1.4	34	55	46	28	10	18	39	39	…	41
04-5-104	大白菜(小白口)	95.2	1.3	37	55	55	34	13	21	75	49	26	41
04-5-106	酸白菜[酸菜]	95.2	1.1	40	62	65	9	9	…	63	37	26	44
04-5-107	小白菜	94.5	1.5	51	97	79	23	9	14	96	55	41	57
04-5-112	油菜	92.9	1.8	55	93	89	18	18	…	99	58	41	51
04-5-116	油菜薹[菜薹]	92.4	3.2	91	157	153	19	…	19	152	76	76	104

(mg/100g 可食部)

编码 Code	食物名称 Food name	色氨酸 Trp	缬氨酸 Val	精氨酸 Arg	组氨酸 His	丙氨酸 Ala	天冬氨酸 Asp	谷氨酸 Glu	甘氨酸 Gly	脯氨酸 Pro	丝氨酸 Ser	备注 Remark
04-3-113	葫子	9	45	30	17	33	60	175	22	14	32	甘肃
04-3-202	菜瓜[生瓜,白瓜]	6	20	23	9	15	34	193	17	12	17	
04-3-203	冬瓜	4	14	19	5	8	31	111	8	10	9	
04-3-206	葫芦[长瓜,蒲瓜]	12	21	23	9	20	114	69	15	14	13	
04-3-208	黄瓜[胡瓜]	6	23	20	10	23	33	205	27	22	26	
04-3-212	苦瓜[凉瓜,癞瓜]	13	56	90	23	49	43	97	39	88	43	
04-3-213	南瓜[倭瓜,番瓜]	10	26	29	11	38	81	105	22	18	23	
04-3-216	丝瓜	9	37	50	18	43	86	159	31	25	35	
04-4-101	大蒜[蒜头]	106	153	901	63	121	390	717	118	113	129	
04-4-103	大蒜(紫皮)	123	177	1041	73	140	451	828	136	130	149	
04-4-104	青蒜	21	198	109	41	137	298	536	113	128	148	
04-4-106	蒜苗	17	72	87	29	96	166	419	53	44	81	
04-4-201	大葱	19	77	69	30	68	115	245	61	96	74	
04-4-202	大葱(红皮)	33	96	347	35	72	188	613	72	…	72	甘肃
04-4-205	小葱	25	93	101	39	108	185	282	89	61	79	
04-4-301	洋葱[葱头]	15	44	159	16	33	86	281	33	…	32	
04-4-302	洋葱(白皮,脱水)	98	225	858	93	191	452	1351	200	209	168	甘肃
04-4-401	韭菜	28	82	90	30	128	172	302	100	91	87	
04-5-103	大白菜(青白口)	10	53	50	18	52	98	284	40	44	44	
04-5-104	大白菜(小白口)	12	53	63	21	79	112	454	39	40	53	
04-5-106	酸白菜[酸菜]	…	59	47	18	75	103	370	47	28	50	
04-5-107	小白菜	23	75	65	26	81	130	226	67	78	54	
04-5-112	油菜	23	63	68	31	78	167	215	56	178	54	
04-5-116	油菜薹[菜薹]	44	133	126	54	155	244	576	116	88	104	

食物氨基酸含量 Amino acid content of foods

(mg/100g 可食部)

编码 Code	食物名称 Food name	水分 Water g	蛋白质 Protein g	异亮氨酸 Ile	亮氨酸 Leu	赖氨酸 Lys	含硫氨基酸(SAA) Total	蛋氨酸 Met	胱氨酸 Cys	芳香族氨基酸(AAA) Total	苯丙氨酸 Phe	酪氨酸 Tyr	苏氨酸 Thr
04-5-201	甘蓝[圆白菜,卷心菜]	93.2	1.5	37	51	52	29	10	19	69	35	34	39
04-5-202	菜花[花椰菜]	92.4	2.1	77	112	114	59	30	29	129	73	56	84
04-5-205	芥菜[雪里红,雪菜]	91.5	2.0	87	157	119	54	28	26	129	95	34	81
04-5-206	芥菜(大叶)[盖菜]	94.6	1.8	37	80	76	33	17	16	88	46	42	59
04-5-301	菠菜[赤根菜]	91.2	2.6	100	182	147	36	18	18	192	108	84	114
04-5-305	胡萝卜缨(红)	82.2	1.7	129	202	148	56	23	33	276	169	107	150
04-5-307	萝卜缨(白)	90.7	2.6	144	250	189	90	38	52	318	192	126	173
04-5-311	芹菜(白茎)[旱芹,药芹]	94.2	0.8	30	48	42	15	6	9	56	30	26	31
04-5-315	生菜(叶用莴苣)	95.8	1.3	31	49	43	10	…	10	51	32	19	36
04-5-316	甜菜叶	92.2	1.8	38	81	53	32	15	17	91	48	43	54
04-5-317	香菜[芫荽]	90.5	1.8	82	132	104	17	…	17	123	66	57	85
04-5-319	苋菜(绿)	90.2	2.8	156	263	193	40	…	40	327	182	145	123
04-5-321	茼蒿[蓬蒿菜,艾菜]	93.0	1.9	74	126	111	49	28	21	143	83	60	81
04-5-322	茴香[小茴香]	91.2	2.5	95	176	146	88	43	45	179	121	58	117
04-5-323	荠菜[蓟菜,菱角菜]	90.6	2.9	115	201	116	64	40	24	214	112	102	119
04-5-324	莴笋[莴苣]	95.5	1.0	22	30	25	18	…	18	38	19	19	25
04-5-326	蕹菜[空心菜,藤藤菜]	92.9	2.2	45	141	95	17	17	…	117	61	56	68
04-5-401	竹笋	92.8	2.6	78	126	113	55	26	29	388	79	309	76
04-5-403	鞭笋[马鞭笋]	90.1	2.6	78	126	113	55	26	29	388	79	309	76
04-5-404	春笋	91.4	2.4	72	116	104	51	24	27	358	73	285	70
04-5-406	黑笋(干)	14.4	17.6	603	1093	748	126	126	…	1905	513	1392	804
04-5-407	毛笋[毛竹笋]	93.1	2.2	66	106	95	47	22	25	328	67	261	64
04-5-410	百合(干)	10.3	6.7	209	378	276	168	78	90	444	267	177	175
04-5-411	百合(脱水)	9.9	8.1	214	364	292	199	97	102	502	302	200	180

(mg/100g 可食部)

编码 Code	食物名称 Food name	色氨酸 Trp	缬氨酸 Val	精氨酸 Arg	组氨酸 His	丙氨酸 Ala	天冬氨酸 Asp	谷氨酸 Glu	甘氨酸 Gly	脯氨酸 Pro	丝氨酸 Ser	备注 Remark
04-5-201	甘蓝[圆白菜,卷心菜]	20	53	74	29	56	111	318	31	…	40	
04-5-202	菜花[花椰菜]	36	115	94	38	135	215	315	73	84	104	
04-5-205	芥菜[雪里红,雪菜]	…	130	93	38	107	161	257	97	80	70	
04-5-206	芥菜(大叶)[盖菜]	24	65	50	28	75	116	253	60	49	54	
04-5-301	菠菜[赤根菜]	36	120	134	56	134	225	333	135	101	102	
04-5-305	胡萝卜缨(红)	80	198	95	65	134	358	478	144	203	120	甘肃
04-5-307	萝卜缨(白)	78	221	139	75	170	397	498	166	220	149	甘肃
04-5-311	芹菜(白茎)[旱芹,药芹]	12	50	30	14	34	125	118	33	34	30	
04-5-315	生菜(叶用莴苣)	16	42	50	16	44	85	117	38	29	32	
04-5-316	甜菜叶	29	54	52	28	67	107	221	67	43	58	USA
04-5-317	香菜[芫荽]	24	105	94	40	98	246	194	78	191	91	
04-5-319	苋菜(绿)	35	228	172	63	186	305	347	175	121	123	
04-5-321	茼蒿[蓬蒿菜,艾菜]	24	102	92	33	90	203	206	89	77	72	
04-5-322	茴香[小茴香]	42	145	110	51	126	263	280	118	117	108	
04-5-323	荠菜[蓟菜,菱角菜]	45	146	92	89	146	257	294	134	103	119	
04-5-324	莴笋[莴苣]	14	36	21	10	27	132	266	20	27	25	
04-5-326	蕹菜[空心菜,藤藤菜]	48	85	94	23	106	173	182	84	78	74	
04-5-401	竹笋	36	106	102	43	106	283	247	85	68	85	上海
04-5-403	鞭笋[马鞭笋]	36	106	102	43	106	283	247	85	68	85	杭州
04-5-404	春笋	33	98	94	40	98	261	228	78	63	78	
04-5-406	黑笋(干)	…	540	1037	289	713	1480	1958	700	1270	883	福建
04-5-407	毛笋[毛竹笋]	30	90	86	37	90	239	209	72	58	72	
04-5-410	百合(干)	…	330	564	84	217	566	696	239	…	248	
04-5-411	百合(脱水)	…	373	583	95	200	601	836	230	…	252	兰州

食物氨基酸含量 Amino acid content of foods

(mg/100g 可食部)

编码 Code	食物名称 Food name	水分 Water g	蛋白质 Protein g	异亮氨酸 Ile	亮氨酸 Leu	赖氨酸 Lys	含硫氨基酸(SAA) Total	蛋氨酸 Met	胱氨酸 Cys	芳香族氨基酸(AAA) Total	苯丙氨酸 Phe	酪氨酸 Tyr	苏氨酸 Thr
04-5-413	菊苣	93.8	1.3	…	…	…	24	…	…	93	…	…	…
04-5-414	芦笋[石刁柏,龙须菜]	93.0	1.4	28	51	48	33	15	18	48	24	24	36
04-6-002	豆瓣菜[西洋菜,水田芥]	94.5	2.9	87	165	147	52	17	35	198	122	76	103
04-6-004	藕[莲藕]	80.5	1.9	44	65	60	71	39	32	67	33	34	59
04-6-006	水芹菜	96.2	1.4	47	74	67	27	10	17	74	33	41	51
04-6-007	茭白[茭笋,茭粑]	92.2	1.2	39	66	61	16	…	16	80	48	32	39
04-6-008	荸荠[马蹄,地栗]	83.6	1.2	23	58	54	28	15	13	62	26	36	35
04-6-009	莼菜(瓶装)[花案菜]	94.5	1.4	44	86	81	18	9	9	86	45	41	49
04-7-104	山药[薯蓣,大薯]	84.8	1.9	74	114	61	46	22	24	99	54	45	54
04-7-201	芋头[芋艿,毛芋]	78.6	2.2	75	171	85	58	19	39	205	108	97	92
04-7-301	姜[黄姜]	87.0	1.3	57	90	35	15	15	…	107	60	47	92
04-8-026	黄麻叶	87.7	4.7	221	388	219	105	65	40	359	212	147	164
04-8-032	马兰头[马兰,鸡儿肠,路边菊]	91.4	2.4	84	141	113	17	…	17	142	81	61	87
04-8-055	香椿[香椿芽]	85.2	1.7	59	112	95	32	16	16	106	63	43	64
04-8-071	苜蓿[草头,金花菜]	81.8	3.9	251	440	296	213	163	50	364	226	138	205
菌藻类													
05-1-005	猴头菇(罐装)	92.3	2.0	67	133	99	43	20	23	…	…	…	73
05-1-008	金针菇[智力菇]	90.2	2.4	69	92	71	54	32	22	129	58	71	75
05-1-009	金针菇(罐装)	91.6	1.0	28	66	50	33	15	18	38	24	14	38
05-1-011	蘑菇(鲜蘑)	92.4	2.7	99	114	95	75	54	21	102	66	36	73
05-1-012	蘑菇(干)	13.7	21.0	851	1372	888	370	…	370	1625	1033	592	942
05-1-013	木耳(干)[黑木耳,云耳]	15.5	12.1	510	…	…	238	…	238	826	435	391	505
05-1-014	木耳(水发)[黑木耳,云耳]	91.8	1.5	63	…	…	29	…	29	90	54	36	63

食物氨基酸含量 Amino acid content of foods

（mg/100g 可食部）

编码 Code	食物名称 Food name	色氨酸 Trp	缬氨酸 Val	精氨酸 Arg	组氨酸 His	丙氨酸 Ala	天冬氨酸 Asp	谷氨酸 Glu	甘氨酸 Gly	脯氨酸 Pro	丝氨酸 Ser	备注 Remark
04-5-413	菊苣	…	…	…	…	…	…	…	…	…	…	USA
04-5-414	芦笋[石刁柏,龙须菜]	14	41	25	18	43	215	203	40	68	59	
04-6-002	豆瓣菜[西洋菜,水田芥]	…	120	212	148	110	205	534	105	81	91	广东
04-6-004	藕[莲藕]	26	57	48	32	81	573	211	38	53	62	
04-6-006	水芹菜	21	67	78	31	61	289	244	53	…	51	上海
04-6-007	茭白[茭笋,茭粑]	16	49	51	18	54	93	89	39	37	44	
04-6-008	荸荠[马蹄,地栗]	19	49	101	22	41	337	76	37	18	63	
04-6-009	莼菜(瓶装)[花案菜]	6	61	71	31	78	276	122	48	56	75	杭州
04-7-104	山药[薯蓣,大薯]	28	64	169	27	83	144	292	52	30	115	
04-7-201	芋头[芋艿,毛芋]	42	112	109	40	115	293	254	114	83	125	
04-7-301	姜[黄姜]	17	43	86	27	46	239	212	69	63	80	
04-8-026	黄麻叶	30	248	248	110	256	567	493	214	246	182	USA
04-8-032	马兰头[马兰,鸡儿肠,路边菊]	29	109	115	39	118	232	223	102	80	75	
04-8-055	香椿[香椿芽]	…	73	90	27	77	172	388	69	52	83	
04-8-071	苜蓿[草头,金花菜]	36	266	242	101	274	533	497	229	206	190	甘肃
菌藻类												
05-1-005	猴头菇(罐装)	30	105	95	39	106	142	172	68	80	89	
05-1-008	金针菇[智力菇]	41	85	63	30	116	105	245	66	76	67	
05-1-009	金针菇(罐装)	20	44	48	18	44	72	87	43	35	43	浙江
05-1-011	蘑菇(鲜蘑)	32	100	83	36	159	166	403	87	101	71	
05-1-012	蘑菇(干)	…	1230	…	395	1343	1854	3306	1071	873	998	甘肃
05-1-013	木耳(干)[黑木耳,云耳]	155	468	557	259	663	955	1075	467	407	465	
05-1-014	木耳(水发)[黑木耳,云耳]	19	58	69	32	82	118	133	58	50	58	

食物氨基酸含量 Amino acid content of foods

（mg/100g 可食部）

编码 Code	食物名称 Food name	水分 Water g	蛋白质 Protein g	异亮氨酸 Ile	亮氨酸 Leu	赖氨酸 Lys	含硫氨基酸(SAA) Total	蛋氨酸 Met	胱氨酸 Cys	芳香族氨基酸(AAA) Total	苯丙氨酸 Phe	酪氨酸 Tyr	苏氨酸 Thr
05-1-015	平菇[糙皮侧耳,青蘑]	92.5	1.9	77	105	93	48	20	28	128	67	61	72
05-1-019	香菇[香蕈,冬菇]	91.7	2.2	212	117	68	…	…	…	140	77	63	83
05-1-020	香菇(干)[香蕈,冬菇]	12.3	20.0	1657	1144	882	560	247	313	1027	608	419	741
05-1-024	银耳(干)[白木耳]	14.6	10.0	…	…	478	458	203	255	991	436	555	540
05-2-001	发菜(干)[仙菜]	11.1	20.2	844	1415	1047	810	413	397	1522	876	646	979
05-2-004	海带(浸)[江白菜,昆布]	94.1	1.1	64	79	64	49	49	…	77	44	33	40
05-2-007	苔菜(干)[苔条,条浒苔]	23.7	19.0	560	1315	865	729	566	163	1330	915	414	794
05-2-008	紫菜(干)	12.7	26.7	683	1848	1086	785	659	126	1774	1061	713	1103
水果类及制品													
06-1-101	苹果(X̄)	85.9	0.2	9	12	10	11	3	8	21	11	10	7
06-1-103	国光苹果	85.9	0.3	14	18	15	17	5	12	32	17	15	11
06-1-104	旱苹果	90.8	0.4	18	24	20	22	6	16	42	22	20	14
06-1-108	红玉苹果	84.7	0.2	9	12	10	11	3	8	21	11	10	7
06-1-110	黄香蕉苹果	85.6	0.3	14	18	15	17	5	12	32	17	15	11
06-1-112	金元帅苹果	86.2	0.2	9	12	10	11	3	8	21	11	10	7
06-1-118	倭锦苹果	85.8	0.2	9	12	10	11	3	8	21	11	10	7
06-1-201	梨(X̄)	85.8	0.4	12	14	12	24	14	10	28	14	14	14
06-1-206	红肖梨	89.1	0.2	6	7	6	12	7	5	14	7	7	7
06-1-207	锦丰梨	85.5	0.2	6	7	6	12	7	5	14	7	7	7
06-1-209	库尔勒梨	85.9	0.1	3	4	3	7	4	3	8	4	4	4
06-1-210	莱阳梨	84.8	0.3	9	11	9	19	11	8	22	11	11	11
06-1-212	明月梨	85.9	0.3	9	11	9	19	11	8	22	11	11	11
06-1-213	木梨	91.0	0.4	10	12	10	…	…	…	20	11	9	11

(mg/100g 可食部)

编码 Code	食物名称 Food name	色氨酸 Trp	缬氨酸 Val	精氨酸 Arg	组氨酸 His	丙氨酸 Ala	天冬氨酸 Asp	谷氨酸 Glu	甘氨酸 Gly	脯氨酸 Pro	丝氨酸 Ser	备注 Remark
05-1-015	平菇[糙皮侧耳,青蘑]	23	86	68	35	122	160	288	74	80	74	
05-1-019	香菇[香蕈,冬菇]	39	95	71	38	96	143	284	78	…	86	上海
05-1-020	香菇(干)[香蕈,冬菇]	222	689	850	285	797	1451	2859	675	651	754	
05-1-024	银耳(干)[白木耳]	115	449	1023	185	583	996	1156	538	463	578	
05-2-001	发菜(干)[仙菜]	169	1705	1518	581	1259	1826	2465	1023	943	884	
05-2-004	海带(浸)[江白菜,昆布]	7	57	66	13	68	88	122	65	58	44	
05-2-007	苔菜(干)[苔条,条浒苔]	175	997	992	257	1362	2254	2262	1001	859	752	浙江
05-2-008	紫菜(干)	398	1375	1478	225	2207	2089	2082	1389	757	1083	
水果类及制品												
06-1-101	苹果(X̄)	7	14	6	3	9	45	20	8	7	9	
06-1-103	国光苹果	11	21	9	5	14	68	30	12	11	14	
06-1-104	旱苹果	14	28	12	6	18	90	40	16	14	18	兰州
06-1-108	红玉苹果	7	14	6	3	9	45	20	8	7	9	敦煌
06-1-110	黄香蕉苹果	11	21	9	5	14	68	30	12	11	14	
06-1-112	金元帅苹果	7	14	6	3	9	45	20	8	7	9	
06-1-118	倭锦苹果	7	14	6	3	9	45	20	8	7	9	
06-1-201	梨(X̄)	18	20	12	10	12	46	20	12	14	12	
06-1-206	红肖梨	9	10	6	5	6	23	10	6	7	6	北京
06-1-207	锦丰梨	9	10	6	5	6	23	10	6	7	6	
06-1-209	库尔勒梨	5	5	3	3	3	12	5	3	4	3	敦煌
06-1-210	莱阳梨	14	15	9	8	9	35	15	9	11	9	
06-1-212	明月梨	14	15	9	8	9	35	15	9	11	9	
06-1-213	木梨	…	19	7	10	11	…	20	10	…	13	上海

食物氨基酸含量 Amino acid content of foods

(mg/100g 可食部)

编码 Code	食物名称 Food name	水分 Water g	蛋白质 Protein g	异亮氨酸 Ile	亮氨酸 Leu	赖氨酸 Lys	含硫氨基酸(SAA) Total	蛋氨酸 Met	胱氨酸 Cys	芳香族氨基酸(AAA) Total	苯丙氨酸 Phe	酪氨酸 Tyr	苏氨酸 Thr
06-1-214	苹果梨	85.4	0.2	6	7	6	12	7	5	14	7	7	7
06-1-220	香梨	85.8	0.3	9	11	9	19	11	8	22	11	11	11
06-1-224	鸭梨	88.3	0.2	6	7	6	12	7	5	14	7	7	7
06-1-227	鳄梨	74.3	2.0	71	123	94	58	37	21	117	68	49	66
06-1-301	红果[山里红,大山楂]	73.0	0.5	…	28	24	10	…	10	17	17	…	18
06-1-302	红果(干)	11.1	4.3	195	294	233	…	…	…	256	175	81	144
06-1-901	海棠果[楸子]	79.9	0.3	6	7	6	…	…	…	15	7	8	5
06-1-906	酸刺	70.7	2.8	116	179	165	83	30	53	229	132	97	109
06-2-101	桃(X̄)	86.4	0.9	22	36	25	25	16	9	42	25	17	26
06-2-108	蜜桃	88.7	0.9	14	22	22	13	6	7	25	15	10	20
06-2-109	蒲桃	88.7	0.5	27	59	12	1	1	…	26	26	…	…
06-2-114	桃(糖水罐头)	84.9	0.3	7	13	13	…	…	…	14	8	6	10
06-2-201	李子	90.0	0.7	18	25	26	6	2	4	20	12	8	19
06-2-202	李子杏	89.9	1.0	23	36	33	12	…	12	34	24	10	23
06-2-302	枣(干)	26.9	3.2	74	87	58	79	44	35	131	92	39	57
06-2-309	酒枣	61.7	1.6	42	59	45	43	27	16	126	70	56	36
06-2-310	蜜枣	13.4	1.3	31	55	42	15	…	15	61	37	24	37
06-2-902	樱桃	88.0	1.1	32	47	29	26	16	10	49	31	18	29
06-2-903	樱桃(野,白刺)	18.8	11.4	273	434	269	397	229	168	557	337	220	278
06-3-101	葡萄(X̄)	88.7	0.5	8	11	13	15	7	8	24	14	10	13
06-3-103	巨峰葡萄	87.0	0.4	6	9	10	12	5	7	19	11	8	10
06-3-104	马奶子葡萄	89.6	0.5	8	11	13	15	7	8	24	14	10	13
06-3-106	紫葡萄	88.4	0.7	11	15	18	21	9	12	34	20	14	18
06-3-107	葡萄干	11.6	2.5	…	…	97	41	…	41	50	…	50	84

食物氨基酸含量 Amino acid content of foods

（mg/100g 可食部）

编码 Code	食物名称 Food name	色氨酸 Trp	缬氨酸 Val	精氨酸 Arg	组氨酸 His	丙氨酸 Ala	天冬氨酸 Asp	谷氨酸 Glu	甘氨酸 Gly	脯氨酸 Pro	丝氨酸 Ser	备注 Remark
06-1-214	苹果梨	9	10	6	5	6	23	10	6	7	6	
06-1-220	香梨	14	15	9	8	9	35	15	9	11	9	甘肃
06-1-224	鸭梨	9	10	6	5	6	23	10	6	7	6	
06-1-227	鳄梨	21	97	59	29	119	283	207	83	77	81	USA
06-1-301	红果[山里红,大山楂]	…	36	14	6	24	56	68	16	12	20	
06-1-302	红果(干)	…	…	…	72	201	615	400	186	150	…	
06-1-901	海棠果[楸子]	…	9	3	2	5	29	14	5	…	6	
06-1-906	酸刺	24	150	229	58	126	269	585	181	180	136	甘肃
06-2-101	桃(X)	7	26	19	12	29	357	61	19	34	27	
06-2-108	蜜桃	7	20	15	8	24	…	49	14	20	26	
06-2-109	蒲桃	4	33	30	20	…	111	70	38	…	23	广东
06-2-114	桃(糖水罐头)	1	10	8	5	12	…	25	8	7	11	北京
06-2-201	李子	2	21	17	10	33	267	58	14	57	35	
06-2-202	李子杏	…	36	18	12	33	356	64	19	12	23	郑州
06-2-302	枣(干)	…	88	69	22	59	411	120	57	…	60	
06-2-309	酒枣	…	60	43	13	38	…	…	38	361	41	甘肃
06-2-310	蜜枣	…	…	39	18	47	240	113	39	138	44	杭州
06-2-902	樱桃	9	31	27	13	36	179	88	26	38	35	
06-2-903	樱桃(野,白刺)	165	531	1031	128	1501	570	1064	436	940	415	甘肃
06-3-101	葡萄(X)	6	13	38	8	18	20	46	11	11	13	
06-3-103	巨峰葡萄	5	11	31	7	14	16	37	9	9	10	
06-3-104	马奶子葡萄	6	13	38	8	18	20	46	11	11	13	甘肃
06-3-106	紫葡萄	8	19	54	12	25	28	64	15	15	18	
06-3-107	葡萄干	29	…	268	54	90	141	201	91	…	89	敦煌

食物氨基酸含量 Amino acid content of foods

(mg/100g 可食部)

编码 Code	食物名称 Food name	水分 Water g	蛋白质 Protein g	异亮氨酸 Ile	亮氨酸 Leu	赖氨酸 Lys	含硫氨基酸(SAA) Total	蛋氨酸 Met	胱氨酸 Cys	芳香族氨基酸(AAA) Total	苯丙氨酸 Phe	酪氨酸 Tyr	苏氨酸 Thr
06-3-301	柿	80.6	0.4	14	21	20	6	2	4	20	14	6	16
06-3-904	桑葚(干)	10.7	21.1	707	1421	895	541	324	217	1237	797	440	682
06-3-907	沙棘	71.0	0.9	43	61	64	17	10	7	88	50	38	42
06-3-909	中华猕猴桃[毛叶猕猴桃]	83.4	0.8	26	30	16	12	6	6	38	18	20	24
06-3-910	草莓[洋莓,凤阳草莓]	91.3	1.0	24	45	31	17	8	9	39	22	17	27
06-4-101	橙	87.4	0.8	17	26	28	14	6	8	31	17	14	15
06-4-201	柑橘(X̄)	86.9	0.7	15	23	24	12	5	7	27	15	12	13
06-4-204	金橘[金枣]	84.7	1.0	21	32	34	18	8	10	39	21	18	19
06-4-206	蜜橘	88.2	0.8	17	26	28	14	6	8	31	17	14	15
06-4-207	三湖红橘	88.5	0.8	17	26	28	14	6	8	31	17	14	15
06-4-210	早橘	85.6	1.2	25	39	41	21	9	12	46	25	21	23
06-4-211	橘饼	5.4	0.6	10	14	…	…	…	…	10	10	…	14
06-4-301	柚[文旦]	89.0	0.8	19	29	30	45	45	…	58	17	41	48
06-5-001	芭蕉[甘蕉,板蕉,牙蕉]	68.9	1.2	46	78	43	…	…	…	70	58	12	48
06-5-002	菠萝[凤梨,地菠萝]	88.4	0.5	15	23	2	…	…	…	…	…	…	22
06-5-006	桂圆	81.4	1.2	26	45	37	12	12	…	50	22	28	98
06-5-007	桂圆(干)	26.9	5.0	127	189	82	…	…	…	145	111	34	361
06-5-008	桂圆肉	17.7	4.6	136	248	91	…	…	…	282	196	86	175
06-5-010	荔枝	81.9	0.9	22	34	33	5	5	…	33	18	15	95
06-5-011	芒果[抹猛果,望果]	90.6	0.6	16	26	36	…	…	…	34	20	14	20
06-5-012	木瓜[番木瓜]	92.2	0.4	14	20	9	…	…	…	25	19	6	11
06-5-013	人参果	77.1	0.6	32	27	33	4	4	…	36	21	15	19
06-5-014	香蕉[甘蕉]	75.8	1.4	42	86	60	37	37	…	72	46	26	49
06-5-015	杨梅[树梅,山杨梅]	92.0	0.8	41	66	65	26	16	10	77	40	37	34

(mg/100g 可食部)

编码 Code	食物名称 Food name	色氨酸 Trp	缬氨酸 Val	精氨酸 Arg	组氨酸 His	丙氨酸 Ala	天冬氨酸 Asp	谷氨酸 Glu	甘氨酸 Gly	脯氨酸 Pro	丝氨酸 Ser	备注 Remark
06-3-301	柿	…	16	17	6	16	32	35	14	15	14	
06-3-904	桑葚(干)	159	942	1392	258	827	3570	2453	828	609	799	浙江
06-3-907	沙棘	18	59	32	28	42	410	88	39	100	58	
06-3-909	中华猕猴桃[毛叶猕猴桃]	14	34	30	12	40	…	88	26	32	22	
06-3-910	草莓[洋莓,凤阳草莓]	9	29	43	15	51	176	…	31	30	50	
06-4-101	橙	3	20	66	9	23	91	51	18	93	23	
06-4-201	柑橘(X)	2	18	58	8	20	79	44	16	82	20	
06-4-204	金橘[金枣]	3	26	82	11	29	113	63	22	117	29	
06-4-206	蜜橘	3	20	66	9	23	91	51	18	93	23	
06-4-207	三湖红橘	3	20	66	9	23	91	51	18	93	23	江西
06-4-210	早橘	4	31	99	13	35	136	76	27	140	35	浙江
06-4-211	橘饼	…	…	…	…	19	53	23	18	…	19	武汉
06-4-301	柚[文旦]	5	41	25	18	48	184	81	23	59	37	福建
06-5-001	芭蕉[甘蕉,板蕉,牙蕉]	8	…	30	46	59	166	113	59	31	53	广东
06-5-002	菠萝[凤梨,地菠萝]	2	5	22	13	…	99	60	23	25	30	
06-5-006	桂圆	11	47	58	31	107	156	178	34	58	50	
06-5-007	桂圆(干)	9	125	121	33	365	332	578	99	236	132	福建
06-5-008	桂圆肉	…	207	94	52	310	455	985	193	138	191	广东
06-5-010	荔枝	5	31	22	17	91	129	137	36	56	33	
06-5-011	芒果[抹猛果,望果]	…	20	30	28	60	44	81	19	17	27	广东
06-5-012	木瓜[番木瓜]	…	17	6	18	17	157	38	19	9	12	广东
06-5-013	人参果	…	20	28	29	23	39	48	17	24	24	广东
06-5-014	香蕉[甘蕉]	6	72	60	89	44	157	172	43	49	51	
06-5-015	杨梅[树梅,山杨梅]	4	46	39	36	46	96	109	50	64	49	

食物氨基酸含量 Amino acid content of foods

(mg/100g 可食部)

编码 Code	食物名称 Food name	水分 Water g	蛋白质 Protein g	异亮氨酸 Ile	亮氨酸 Leu	赖氨酸 Lys	含硫氨基酸(SAA) Total	蛋氨酸 Met	胱氨酸 Cys	芳香族氨基酸(AAA) Total	苯丙氨酸 Phe	酪氨酸 Tyr	苏氨酸 Thr
06-5-017	椰子	51.8	4.0	125	246	148	25	25	…	271	180	91	136
06-5-018	枇杷	89.3	0.8	38	46	44	8	4	4	38	20	18	26
06-5-019	橄榄(白榄)	83.1	0.8	18	28	20	11	11	…	42	16	26	47
06-5-020	余甘子[油甘子]	86.6	0.3	7	10	2	4	4	…	14	8	6	9
06-6-101	白金瓜	93.0	0.4	5	6	6	…	…	…	13	7	6	…
06-6-102	白兰瓜	93.2	0.6	42	52	43	33	14	19	69	43	26	35
06-6-104	黄河蜜瓜	95.0	0.4	9	10	8	5	5	…	24	15	9	11
06-6-105	金塔寺瓜	96.9	0.6	39	53	42	30	13	17	68	42	26	28
06-6-107	麻醉瓜	95.2	0.7	43	56	48	42	15	27	69	43	26	32
06-6-108	甜瓜[香瓜]	92.9	0.4	10	17	15	7	2	5	20	11	9	12
06-6-201	西瓜(X̄)	93.3	0.6	18	18	18	11	4	7	24	14	10	13
坚果、种子类													
07-1-001	白果(干)[银杏]	9.9	13.2	425	622	364	349	349	…	759	425	334	501
07-1-003	核桃(鲜)	49.8	12.8	505	915	389	191	…	191	992	543	449	461
07-1-004	核桃(干)[胡桃]	5.2	14.9	632	1183	494	553	227	326	1272	735	537	517
07-1-005	毛核桃	57.6	12.0	581	1032	599	357	…	357	1162	701	461	514
07-1-007	山核桃(熟)[小核桃]	2.2	7.9	233	526	259	121	…	121	635	391	244	226
07-1-008	栗子(鲜)[板栗]	52.0	4.2	167	323	242	208	100	108	391	225	166	175
07-1-011	松子(生)	3.0	12.6	490	939	500	568	281	287	1009	482	527	351
07-1-013	松子仁	0.8	13.4	400	879	556	482	260	222	1001	475	526	402
07-1-014	杏仁	5.6	22.5	923	…	730	…	…	…	1745	1192	723	716
07-1-024	榛子(干)	7.4	20.0	681	1396	677	221	221	…	1480	927	553	420
07-2-002	花生(鲜)[落花生,长生果]	48.3	12.0	307	693	453	95	…	95	810	497	313	236

（mg/100g 可食部）

编码 Code	食物名称 Food name	色氨酸 Trp	缬氨酸 Val	精氨酸 Arg	组氨酸 His	丙氨酸 Ala	天冬氨酸 Asp	谷氨酸 Glu	甘氨酸 Gly	脯氨酸 Pro	丝氨酸 Ser	备注 Remark
06-5-017	椰子	8	195	150	140	206	338	865	178	147	210	广东
06-5-018	枇杷	2	…	24	14	34	154	96	26	32	34	
06-5-019	橄榄（白榄）	4	29	19	12	66	145	225	39	35	103	福建
06-5-020	余甘子［油甘子］	2	11	5	5	14	48	79	3	14	13	福建
06-6-101	白金瓜	…	10	…	4	28	45	104	10	8	11	武汉
06-6-102	白兰瓜	10	62	35	19	98	…	277	40	23	48	
06-6-104	黄河蜜瓜	9	22	…	6	60	43	…	15	…	24	甘肃
06-6-105	金塔寺瓜	…	54	32	15	57	70	156	33	29	33	兰州
06-6-107	麻醉瓜	18	61	37	18	98	99	212	36	27	42	兰州
06-6-108	甜瓜［香瓜］	2	14	23	6	28	41	112	15	10	15	
06-6-201	西瓜（X̄）	4	20	66	9	15	33	96	12	11	14	
坚果、种子类												
07-1-001	白果（干）［银杏］	197	698	1457	197	486	956	1320	455	865	577	河北
07-1-003	核桃（鲜）	151	612	2021	312	540	1211	2160	600	489	609	甘肃
07-1-004	核桃（干）［胡桃］	198	770	2599	383	668	1562	3166	764	549	753	
07-1-005	毛核桃	…	698	2285	394	732	1656	3446	728	580	686	甘肃
07-1-007	山核桃（熟）［小核桃］	…	362	…	161	341	645	1288	362	238	302	杭州
07-1-008	栗子（鲜）［板栗］	78	226	353	123	288	678	617	227	138	206	
07-1-011	松子（生）	…	667	2365	282	744	1071	2793	550	887	703	哈尔滨
07-1-013	松子仁	161	500	2080	246	633	1199	2557	600	608	744	北京
07-1-014	杏仁	…	…	2004	558	1062	2359	4613	1283	1005	938	
07-1-024	榛子（干）	…	814	2311	530	1206	1651	2325	714	…	655	哈尔滨
07-2-002	花生（鲜）［落花生，长生果］	114	388	…	262	408	1105	1833	594	554	449	北京

食物氨基酸含量 Amino acid content of foods

(mg/100g 可食部)

编码 Code	食物名称 Food name	水分 Water g	蛋白质 Protein g	异亮氨酸 Ile	亮氨酸 Leu	赖氨酸 Lys	含硫氨基酸(SAA) Total	蛋氨酸 Met	胱氨酸 Cys	芳香族氨基酸(AAA) Total	苯丙氨酸 Phe	酪氨酸 Tyr	苏氨酸 Thr
07-2-003	花生(炒)	4.1	21.7	725	1400	752	515	232	283	1826	1058	768	543
07-2-004	花生仁(生)	6.9	24.8	829	1600	860	588	265	323	2087	1209	878	620
07-2-005	花生仁(炒)	1.8	23.9	799	1542	829	568	256	312	2011	1165	846	598
07-2-007	葵花子(炒)	2.0	22.6	839	1323	680	890	474	416	1438	942	496	735
07-2-008	葵花子仁	7.8	19.1	826	1081	610	631	312	319	1193	750	443	690
07-2-009	莲子(干)	9.5	17.2	672	1166	977	292	292	…	1262	731	531	613
07-2-012	南瓜子仁	9.2	33.2	1003	1862	959	1000*	500*	500*	2315	1304	1011	860
07-2-013	西瓜子(炒)	4.3	32.7	1023	1881	805	1454	983	471	2217	1372	845	904
07-2-015	西瓜子仁	9.2	32.4	1056	1571	727	375	…	375	1734	1053	681	883
07-2-017	芝麻(黑)	5.7	19.1	715	1314	616	1142	574	568	1528	830	698	718
畜肉类及制品													
08-1-101	猪肉(肥瘦)(X̄)	46.8	13.2	519	913	904	338	181	157	794	464	330	467
08-1-103	猪肉(后臀尖)	54.0	14.6	772	1355	1496	538	286	252	1160	582	578	763
08-1-104	猪肉(后肘)	57.6	17.0	907	1123	1862	598	172	426	1349	659	690	987
08-1-106	猪肉(里脊)	70.3	20.2	842	1505	1623	502	502	…	1362	748	614	770
08-1-107	猪肉(奶脯)[软五花,猪夹心]	56.8	7.7	292	531	621	147	39	108	419	193	226	341
08-1-108	猪肉(奶面)[硬五花]	53.0	13.6	508	917	1032	519	310	209	822	426	396	608
08-1-109	猪肉(前肘)	56.2	17.3	705	1267	1459	503	169	334	1112	541	571	765
08-1-110	猪肉(瘦)	71.0	20.3	922	1694	1521	674	420	254	1600	889	711	926
08-1-111	猪肉(腿)	67.6	17.9	787	1533	1489	673	452	221	1437	764	673	794
08-1-112	猪肉(猪脖)	31.1	8.0	264	462	470	…	…	…	422	231	191	243
08-1-113	猪大肠	73.6	6.9	245	514	457	120	…	120	449	251	198	274
08-1-114	猪大排	58.8	18.3	684	1234	1388	698	417	281	1106	574	532	818

(mg/100g 可食部)

编码 Code	食物名称 Food name	色氨酸 Trp	缬氨酸 Val	精氨酸 Arg	组氨酸 His	丙氨酸 Ala	天冬氨酸 Asp	谷氨酸 Glu	甘氨酸 Gly	脯氨酸 Pro	丝氨酸 Ser	备注 Remark
07-2-003	花生(炒)	200	846	2474	460	858	2379	4037	1150	811	968	
07-2-004	花生仁(生)	229	967	2827	526	980	2719	4614	1314	926	1106	
07-2-005	花生仁(炒)	220	932	2725	507	945	2621	4446	1267	893	1066	北京
07-2-007	葵花子(炒)	321	1107	1907	522	969	1944	5017	1159	778	825	
07-2-008	葵花子仁	365	1068	1857	534	956	1800	…	1102	677	770	上海
07-2-009	莲子(干)	305	840	1405	395	824	1746	3777	791	529	1062	
07-2-012	南瓜子仁	638	1427	4306	710	1310	2518	5021	1416	796	1355	上海
07-2-013	西瓜子(炒)	600*	1351	4680	742	1450	2743	5669	1691	809	1282	
07-2-015	西瓜子仁	631	1329	4579	752	1514	2611	5145	1567	765	1225	上海
07-2-017	芝麻(黑)	379	979	2494	505	974	1734	3330	1020	668	859	
畜肉类及制品												
08-1-101	猪肉(肥瘦)(X̄)	152	589	737	360	668	951	1527	709	537	426	
08-1-103	猪肉(后臀尖)	163	828	985	726	916	1331	2027	711	623	626	
08-1-104	猪肉(后肘)	138	980	1328	744	1179	1153	2157	1020	874	819	
08-1-106	猪肉(里脊)	227	854	1170	701	1102	1601	2818	725	678	695	
08-1-107	猪肉(奶脯)[软五花,猪夹心]	119	747	448	265	420	619	880	517	356	278	北京
08-1-108	猪肉(奶面)[硬五花]	260	594	793	454	693	1120	1939	640	462	477	
08-1-109	猪肉(前肘)	133	787	1004	538	886	1434	2397	753	657	620	
08-1-110	猪肉(瘦)	267	1050	1255	735	1153	1850	3126	864	905	778	
08-1-111	猪肉(腿)	265	806	1066	695	1045	1661	2818	875	663	716	
08-1-112	猪肉(猪脖)	94	287	337	219	321	513	825	264	231	…	北京
08-1-113	猪大肠	…	332	457	143	408	550	972	550	373	301	
08-1-114	猪大排	349	799	1067	610	933	1508	2609	861	621	642	

食物氨基酸含量 Amino acid content of foods

（mg/100g 可食部）

编码 Code	食物名称 Food name	水分 Water g	蛋白质 Protein g	异亮氨酸 Ile	亮氨酸 Leu	赖氨酸 Lys	含硫氨基酸(SAA) Total	蛋氨酸 Met	胱氨酸 Cys	芳香族氨基酸(AAA) Total	苯丙氨酸 Phe	酪氨酸 Tyr	苏氨酸 Thr
08-1-117	猪蹄筋	62.4	35.3	527	1506	1392	489	282	207	1365	1054	311	770
08-1-120	猪肘棒	55.5	16.5	595	1009	1087	629	352	277	856	448	408	627
08-1-202	猪肚	78.2	15.2	508	1002	865	412	229	183	917	519	398	572
08-1-203	猪肺	83.1	12.2	404	992	726	399	187	212	832	503	329	420
08-1-204	猪肝	70.7	19.3	783	1671	1273	720	424	296	1598	919	679	809
08-1-205	猪脑	78.0	10.8	328	768	621	186	…	186	771	512	259	403
08-1-207	猪舌[猪口条]	63.7	15.7	611	1108	1132	540	325	215	1000	553	447	586
08-1-208	猪肾[猪腰子]	78.8	15.4	614	1257	953	509	268	241	1185	677	508	618
08-1-211	猪心	76.0	16.6	702	1359	1221	629	387	242	1216	673	543	686
08-1-301	叉烧肉	49.2	23.8	1110	1877	2011	836	534	302	1971	987	984	1085
08-1-303	酱汁肉	24.0	15.5	451	903	867	800*	500*	300*	1341	704	637	451
08-1-304	腊肉(培根)	63.1	22.3	1027	1745	1753	743	446	297	1803	937	866	957
08-1-308	咸肉	40.4	16.5	738	1302	1425	549	278	271	1347	704	643	688
08-1-310	猪肝(卤煮)	56.4	26.4	1074	2000	2083	400*	200*	200*	2319	1417	902	1401
08-1-312	猪蹄(熟)	55.8	23.6	336	1171	939	209	…	209	1083	647	436	688
08-1-314	猪肉松(X)	9.4	23.4	1038	1859	1766	651	307	344	2144	1232	912	1035
08-1-315	福建式肉松	3.6	25.1	1052	1970	1952	806	423	383	2938	1821	1117	1055
08-1-316	老年保健肉松	5.1	35.8	1793	2931	2720	508	…	508	2676	1334	1342	1641
08-1-317	太仓肉松	24.4	38.6	1640	2723	2754	428	…	428	3934	2377	1557	1575
08-1-401	茶肠	52.4	9.0	426	806	726	201	201	…	658	400	258	339
08-1-402	大腊肠	54.9	12.9	568	1012	1121	…	…	…	1028	564	464	590
08-1-403	大肉肠	57.0	12.0	570	993	1069	…	…	…	1012	540	472	574
08-1-405	儿童肠	49.8	13.1	520	1055	1001	289	289	…	922	538	384	392
08-1-406	风干肠	55.8	12.4	581	952	1009	…	…	…	886	492	394	560

(mg/100g 可食部)

编码 Code	食物名称 Food name	色氨酸 Trp	缬氨酸 Val	精氨酸 Arg	组氨酸 His	丙氨酸 Ala	天冬氨酸 Asp	谷氨酸 Glu	甘氨酸 Gly	脯氨酸 Pro	丝氨酸 Ser	备注 Remark
08-1-117	猪蹄筋	47	1452	3204	363	3786	2417	4394	…	5262	1375	
08-1-120	猪肘棒	236	683	1076	489	897	1306	2034	934	492	567	北京
08-1-202	猪肚	94	655	948	280	866	1163	2023	1332	909	584	
08-1-203	猪肺	97	703	705	270	899	958	1449	1236	844	509	
08-1-204	猪肝	265	1067	1100	474	1171	1619	2407	1041	1071	864	
08-1-205	猪脑	85	620	436	234	596	797	1227	493	320	513	
08-1-207	猪舌[猪口条]	186	707	1034	402	1004	1260	2271	1028	653	600	
08-1-208	猪肾[猪腰子]	235	792	885	366	974	1261	1785	906	712	612	
08-1-211	猪心	231	810	1020	391	985	1398	2383	797	726	649	
08-1-301	叉烧肉	290	1181	1574	844	1433	2249	3483	1239	754	907	
08-1-303	酱汁肉	202	695	750	412	745	996	1532	865	417	401	上海
08-1-304	腊肉(培根)	337	1096	1418	892	1234	2009	3290	1060	635	818	上海
08-1-308	咸肉	247	800	1013	558	856	1511	2502	616	505	538	杭州
08-1-310	猪肝(卤煮)	538	1742	1832	719	1996	2725	4102	1667	1249	1440	北京
08-1-312	猪蹄(熟)	56	639	1859	328	2157	1732	2330	4227	2461	914	
08-1-314	猪肉松(X)	312	1206	1430	698	1377	2186	3850	1028	714	876	
08-1-315	福建式肉松	363	1295	1431	812	1289	2157	4202	1039	679	899	上海
08-1-316	老年保健肉松	484	2025	2382	1152	2302	3763	6371	1882	1218	1397	上海
08-1-317	太仓肉松	400*	1846	2101	1096	1966	3186	4000*	1458	1013	1307	上海
08-1-401	茶肠	137	373	530	258	566	706	1246	366	…	401	哈尔滨
08-1-402	大腊肠	148	628	885	519	810	1204	2234	910	528	528	北京
08-1-403	大肉肠	166	632	812	486	786	1168	2144	819	449	507	北京
08-1-405	儿童肠	147	452	764	410	740	888	1375	604	400*	488	哈尔滨
08-1-406	风干肠	166	618	726	416	781	1145	2073	630	408	494	北京

食物氨基酸含量 Amino acid content of foods

（mg/100g 可食部）

编码 Code	食物名称 Food name	水分 Water g	蛋白质 Protein g	异亮氨酸 Ile	亮氨酸 Leu	赖氨酸 Lys	含硫氨基酸(SAA) Total	蛋氨酸 Met	胱氨酸 Cys	芳香族氨基酸(AAA) Total	苯丙氨酸 Phe	酪氨酸 Tyr	苏氨酸 Thr
08-1-407	广东香肠	33.5	18.0	900	1535	1770	…	…	…	1487	877	610	913
08-1-408	红果肠	51.4	10.2	460	788	837	…	…	…	720	421	299	469
08-1-409	火腿肠	57.4	14.0	644	1096	1101	467	280	187	1132	588	544	601
08-1-411	松江肠	30.4	12.3	540	1030	950	236	236	…	916	517	399	507
08-1-412	蒜肠	52.5	7.5	273	613	530	122	122	419	228	191	274	
08-1-413	香肠	19.2	24.1	1106	1901	2015	849	408	441	1978	1090	888	1098
08-1-414	香肠(罐头)	60.7	7.9	282	505	533	161	161	…	251	251	…	278
08-1-416	小泥肠	56.4	11.3	544	906	952	…	…	…	846	476	370	534
08-1-419	方腿	73.9	16.2	746	1268	1274	540	324	216	1310	681	629	695
08-1-421	金华火腿	48.7	16.4	755	1283	1289	547	328	219	1326	689	637	704
08-1-422	圆腿	70.9	18.4	847	1440	1447	613	368	245	1488	773	715	790
08-2-101	牛肉(肥瘦)(X̄)	72.8	19.9	888	1595	1733	749	487	262	1513	817	696	913
08-2-102	牛肉(腑肋)	75.1	18.6	925	1283	1861	496	40	456	1217	526	691	983
08-2-103	牛肉(后腿)	74.9	20.9	941	1770	1928	641	247	394	1706	971	735	995
08-2-105	牛肉(里脊)	73.2	22.2	1078	1951	2106	492	42	450	2006	1216	790	1115
08-2-106	牛肉(前腿)	74.9	19.2	840	1538	1622	547	204	343	1551	938	613	844
08-2-107	牛肉(前腱)	72.2	20.3	976	1700	1800	380	49	331	1342	664	678	925
08-2-109	牛蹄筋	62.0	34.1	563	1098	957	143	50	93	1004*	704	300*	618
08-2-110	牛蹄筋(泡发)	93.6	6.0	110	241	207	50	12	38	219	157	62	137
08-2-202	牛大肠	85.9	11.0	368	716	574	574	277	297	700	425	275	296
08-2-203	牛肚	83.4	14.5	533	990	878	270	…	270	997	561	436	512
08-2-204	牛肺	78.6	16.5	559	1492	1184	713	320	393	1311	848	463	674
08-2-205	牛肝	68.7	19.8	879	1816	1469	896	535	361	1827	1083	744	845
08-2-206	牛脑	75.1	12.5	360	855	662	236	…	236	902	579	323	458

(mg/100g 可食部)

编码 Code	食物名称 Food name	色氨酸 Trp	缬氨酸 Val	精氨酸 Arg	组氨酸 His	丙氨酸 Ala	天冬氨酸 Asp	谷氨酸 Glu	甘氨酸 Gly	脯氨酸 Pro	丝氨酸 Ser	备注 Remark
08-1-407	广东香肠	188	990	1305	813	1201	1879	3525	1182	778	760	
08-1-408	红果肠	182	507	607	340	678	949	1752	520	355	422	北京
08-1-409	火腿肠	212	688	890	560	775	1261	2065	665	399	513	
08-1-411	松江肠	106	527	692	342	651	972	1620	520	2984	510	哈尔滨
08-1-412	蒜肠	74	387	457	203	573	542	1522	…	388	245	北京
08-1-413	香肠	342	1228	1563	890	1522	2295	4132	1407	884	987	
08-1-414	香肠(罐头)	120	313	433	185	357	601	866	332	267	243	北京
08-1-416	小泥肠	176	584	724	380	792	1101	2028	672	486	484	北京
08-1-419	方腿	245	796	1030	648	897	1460	2390	770	461	594	上海
08-1-421	金华火腿	248	806	1043	656	908	1478	2419	779	467	601	浙江
08-1-422	圆腿	278	904	1170	736	1018	1658	2714	874	524	675	上海
08-2-101	牛肉(肥瘦)(X̄)	219	978	1257	679	1143	1819	3197	931	902	766	
08-2-102	牛肉(腑肋)	63	1030	1442	709	1396	1536	2498	1509	706	937	
08-2-103	牛肉(后腿)	178	1008	1365	774	1263	1798	2511	1016	923	897	
08-2-105	牛肉(里脊)	59	1238	1629	949	1477	1269	2893	1664	1240	1027	青海
08-2-106	牛肉(前腿)	162	925	1187	680	1101	1718	2483	938	783	752	
08-2-107	牛肉(前腱)	155	1022	1396	684	1282	1871	3317	1190	905	835	
08-2-109	牛蹄筋	45	889	2495	263	2809	1812	3391	2000*	3791	943	北京
08-2-110	牛蹄筋(泡发)	163	189	530	59	601	401	707	1209	872	220	青海
08-2-202	牛大肠	…	491	497	139	719	730	1418	1186	836	338	郑州
08-2-203	牛肚	85	695	922	258	835	1130	2042	1189	821	556	
08-2-204	牛肺	124	1121	1060	468	1471	1451	2182	1717	1054	759	
08-2-205	牛肝	229	1197	1211	524	1188	1748	2450	1271	965	854	
08-2-206	牛脑	115	566	567	285	586	873	1378	498	440	618	甘肃

食物氨基酸含量 Amino acid content of foods

(mg/100g 可食部)

编码 Code	食物名称 Food name	水分 Water g	蛋白质 Protein g	异亮氨酸 Ile	亮氨酸 Leu	赖氨酸 Lys	含硫氨基酸(SAA) Total	蛋氨酸 Met	胱氨酸 Cys	芳香族氨基酸(AAA) Total	苯丙氨酸 Phe	酪氨酸 Tyr	苏氨酸 Thr
08-2-207	牛舌	66.7	17.0	696	1355	1333	740	492	248	1255	768	487	683
08-2-208	牛肾	78.3	15.6	718	1370	1066	706	384	322	1375	804	571	703
08-2-209	牛心	77.2	15.4	682	1414	1301	621	375	246	1273	761	512	701
08-2-301	酱牛肉	50.7	31.4	1424	2489	2592	793	462	331	2325	1306	1019	1340
08-2-302	煨牛肉(罐头)	70.1	16.7	639	1015	1076	500*	300*	200*	1114*	514	600*	800
08-2-304	咖哩牛肉干	13.3	45.9	2244	4215	4281	1843	971	872	3937	2312	1625	2323
08-2-305	牛肉松	2.7	8.2	267	556	333	318	138	180	613	336	277	217
08-3-101	羊肉(肥瘦)(X̄)	65.7	19.0	795	1494	1605	633	403	230	1376	739	637	862
08-3-103	羊肉(后腿)	75.8	19.5	828	1313	1751	571	263	308	1484	823	661	909
08-3-104	羊肉(颈)	71.0	21.3	834	1493	1639	519	215	304	1492	859	633	994
08-3-105	羊肉(里脊)	75.4	20.5	843	1589	1832	529	211	318	1107	429	678	1055
08-3-106	羊肉(前腿)	75.7	18.6	606	1215	1578	617	431	186	647	…	647	822
08-3-107	羊肉(青羊)	75.3	21.3	1057	2010	2050	349	…	349	1596	840	756	1095
08-3-108	羊肉(瘦)	74.2	20.5	858	1612	1731	683	435	248	1485	797	688	930
08-3-109	羊肉(胸脯)	73.6	19.4	828	1464	1606	348	30	318	1184	589	595	854
08-3-112	羊蹄筋(泡发)	89.5	8.4	148	333	384	131	62	69	347	184	163	284
08-3-202	羊肚	81.7	12.2	306	703	643	318	160	158	637	381	256	365
08-3-203	羊肺	77.7	16.2	449	1243	1107	268	…	268	1104	733	371	620
08-3-204	羊肝	69.7	17.9	761	1586	1231	…	…	…	1522	940	582	772
08-3-206	羊舌	60.9	19.4	660	1516	1292	358	…	358	1323	782	541	739
08-3-207	羊肾	78.2	16.6	575	1312	1055	536	98	438	1230	702	528	705
08-3-208	羊心	77.7	13.8	610	1238	1220	246	…	246	1082	698	384	657
08-3-301	腊羊肉	47.8	26.1	1252	2223	2620	…	…	…	1706	856	850	1399
08-3-302	羊肉(熟)	61.7	23.2	984	1709	1762	809	456	353	1746	898	848	1019

（mg/100g 可食部）

编码 Code	食物名称 Food name	色氨酸 Trp	缬氨酸 Val	精氨酸 Arg	组氨酸 His	丙氨酸 Ala	天冬氨酸 Asp	谷氨酸 Glu	甘氨酸 Gly	脯氨酸 Pro	丝氨酸 Ser	备注 Remark
08-2-207	牛舌	…	827	1082	397	1007	1445	2709	1066	738	676	
08-2-208	牛肾	185	902	958	421	951	1361	2062	967	703	705	
08-2-209	牛心	145	844	990	402	988	1433	2631	772	669	647	
08-2-301	酱牛肉	508	1610	2177	937	2044	2912	5204	2438	1952	1229	
08-2-302	煨牛肉(罐头)	151	655	1072	288	786	1127	2217	1200 *	1094	892	北京
08-2-304	咖哩牛肉干	336	1671	3016	1574	3110	4730	8005	1946	675	1993	青海
08-2-305	牛肉松	98	324	295	195	349	491	1921	376	814	338	北京
08-3-101	羊肉(肥瘦)($\bar{X}$)	207	917	1200	500	1092	1732	2975	1047	947	707	
08-3-103	羊肉(后腿)	197	923	1219	526	1046	1695	1745	942	813	711	
08-3-104	羊肉(颈)	236	927	1229	497	1166	1940	3279	948	1087	789	
08-3-105	羊肉(里脊)	224	957	1236	605	1033	1739	2668	971	919	729	
08-3-106	羊肉(前腿)	224	833	721	481	2066	1830	2927	1618	930	761	
08-3-107	羊肉(青羊)	172	1220	1459	710	1412	2167	3827	1122	944	848	甘肃
08-3-108	羊肉(瘦)	223	989	1295	539	1178	1869	3210	1130	1022	763	
08-3-109	羊肉(胸脯)	136	888	1136	555	1039	1702	2894	790	692	726	
08-3-112	羊蹄筋(泡发)	21	287	624	87	682	570	784	2060	1273	280	青海
08-3-202	羊肚	67	526	741	180	689	841	1525	1188	769	431	
08-3-203	羊肺	102	948	997	412	1022	1356	1918	1410	897	662	
08-3-204	羊肝	225	1024	874	468	965	1595	2319	977	797	767	
08-3-206	羊舌	123	921	1292	350	1174	1589	2839	1730	1018	920	甘肃
08-3-207	羊肾	180	808	822	418	899	1403	1917	915	1473	742	
08-3-208	羊心	130	825	977	381	895	1362	2315	748	574	563	
08-3-301	腊羊肉	…	1436	1754	827	1464	2249	3141	1467	1312	905	甘肃
08-3-302	羊肉(熟)	260	1173	1586	688	1630	2161	3495	…	1091	906	上海

食物氨基酸含量 Amino acid content of foods

（mg/100g 可食部）

编码 Code	食物名称 Food name	水分 Water g	蛋白质 Protein g	异亮氨酸 Ile	亮氨酸 Leu	赖氨酸 Lys	含硫氨基酸(SAA) Total	蛋氨酸 Met	胱氨酸 Cys	芳香族氨基酸(AAA) Total	苯丙氨酸 Phe	酪氨酸 Tyr	苏氨酸 Thr
08-3-303	羊肉串(电烤)	52.8	26.4	1224	2114	2068	876	544	332	1311*	500*	811	1081
08-3-304	羊肉串(烤)	58.7	26.0	1198	1944	2214	886	502	384	1372	634	738	1189
08-3-305	羊肉串(炸)	57.4	18.3	770	1331	1285	599	389	210	1424	806	618	661
08-3-307	羊肉手抓	62.9	27.3	1097	2123	2275	865	456	409	1756	917	839	1271
08-3-308	山羊肉(酱)	45.7	25.4	1003	1752	1809	846	477	369	1699	929	770	1021
08-4-101	驴肉(瘦)	73.8	21.5	913	1590	1783	667*	300*	367	1575	977	598	892
08-4-301	驴肉(酱)	61.4	33.7	1382	2412	2455	625*	325	300*	2216	1205	1011	1226
08-4-302	驴肉(卤)	63.1	27.7	1085	2025	2167	525	45	480	1867	1068	799	1165
08-4-303	驴肉(煮)	57.7	27.0	1170	2040	2123	237	45	192	1881	1053	828	1154
08-5-101	马肉	74.1	20.1	940	1703	1916	302	…	302	1511	807	704	1061
08-5-201	马心	76.3	18.9	761	1565	1452	276	…	276	1307	730	577	830
08-5-301	马肉(卤)	61.9	30.5	1489	2717	2936	712	194	518	2531	1460	1071	1573
08-9-001	狗肉	76.0	16.8	668	1157	1124	…	…	…	1157	645	512	668
08-9-002	骆驼蹄	72.2	25.6	449	1100	1464	231	…	231	966	690	276	558
08-9-003	骆驼掌	21.9	72.8	3282	8352	4649	2486	1365	1121	6632	3311	3321	3800
08-9-004	兔肉	76.2	19.7	889	1571	1603	847	526	321	1681	885	796	835
禽肉类及制品													
09-1-101	鸡(X)	69.0	19.3	812	1366	1422	642	450	192	1313	728	585	747
09-1-102	鸡(土鸡,家养)	73.5	20.8	767	1516	1627	…	…	…	1180	626	554	791
09-1-105	华青鸡	70.7	19.6	866	1499	1650	390	48	342	1307	679	628	882
09-1-106	沙鸡	70.5	20.0	1138	2188	2105	330	330	…	1957	1171	786	1107
09-1-107	乌骨鸡	73.9	22.3	798	1643	1794	525	525	…	1354	706	648	716
09-1-111	鸡爪	56.4	23.9	…	1226	1194	381	193	188	926	573	353	668

(mg/100g 可食部)

编码 Code	食物名称 Food name	色氨酸 Trp	缬氨酸 Val	精氨酸 Arg	组氨酸 His	丙氨酸 Ala	天冬氨酸 Asp	谷氨酸 Glu	甘氨酸 Gly	脯氨酸 Pro	丝氨酸 Ser	备注 Remark
08-3-303	羊肉串(电烤)	327	1261	1796	678	1454	2689	4305	1359	988	935	北京
08-3-304	羊肉串(烤)	340	1160	1502	755	1272	2934	3843	1206	1089	807	青海
08-3-305	羊肉串(炸)	220	863	1230	576	1029	1516	2598	1020	797	582	北京
08-3-307	羊肉手抓	193	1251	1657	727	1456	2208	3483	1523	1241	953	青海
08-3-308	山羊肉(酱)	272	1138	1499	633	1448	2124	3599	1550	1157	881	北京
08-4-101	驴肉(瘦)	314	1031	1400	775	1107	1633	2496	1098	878	622	
08-4-301	驴肉(酱)	300*	1469	2156	876	1836	2524	4545	1523	1031	1036	北京
08-4-302	驴肉(卤)	202	1180	1748	725	1678	2331	4090	1946	1474	1074	青海
08-4-303	驴肉(煮)	…	1212	1521	777	1588	2190	3912	1103	694	986	河北
08-5-101	马肉	232	1049	1203	687	1061	1598	2038	952	980	679	甘肃
08-5-201	马心	175	879	1009	504	977	1500	2321	781	767	695	甘肃
08-5-301	马肉(卤)	281	1575	2120	1076	2049	3083	3225	1975	1577	1355	青海
08-9-001	狗肉	300	679	1090	…	912	1313	2314	957	734	590	
08-9-002	骆驼蹄	39	1314	246	246	2485	1324	2310	4858	2681	768	甘肃
08-9-003	骆驼掌	357	3985	7653	1237	4217	7794	1411	6777	1668	7124	甘肃
08-9-004	兔肉	286	1008	1351	632	1135	1708	2913	909	752	733	
禽肉类及制品												
09-1-101	鸡($\bar{X}$)	226	844	1111	527	1007	1556	2574	864	768	667	
09-1-102	鸡(土鸡,家养)	206	706	1161	540	956	1587	2141	692	1125	750	
09-1-105	华青鸡	27	912	1286	527	1197	1801	3099	1312	933	868	青海
09-1-106	沙鸡	219	1313	1513	633	1519	2264	3838	1126	944	963	甘肃
09-1-107	乌骨鸡	280	724	1516	583	1795	1845	3061	926	1543	1064	江西
09-1-111	鸡爪	129	751	2072	310	2531	1715	2923	564	2795	782	上海

食物氨基酸含量 Amino acid content of foods

(mg/100g 可食部)

编码 Code	食物名称 Food name	水分 Water g	蛋白质 Protein g	异亮氨酸 Ile	亮氨酸 Leu	赖氨酸 Lys	含硫氨基酸(SAA) Total	蛋氨酸 Met	胱氨酸 Cys	芳香族氨基酸(AAA) Total	苯丙氨酸 Phe	酪氨酸 Tyr	苏氨酸 Thr
09-1-204	鸡血	87.0	7.8	274	678	567	…	…	…	855	584	271	337
09-1-205	鸡肫[鸡胗]	73.1	19.2	865	1452	1351	212	…	212	1288	724	564	818
09-1-301	扒鸡	56.0	29.6	1037	1742	2289	310	310	…	1753	1205	548	995
09-1-302	烤鸡	59.0	22.4	1044	1794	1893	728	417	311	1719	909	810	941
09-1-303	肯德鸡[炸鸡]	49.4	20.3	912	1536	1535	…	…	…	1635	922	713	854
09-1-307	鸡肉松	4.9	7.2	285	584	279	409	169	240	578	334	244	254
09-2-101	鸭(X̄)	63.9	15.5	673	1242	1289	529	319	210	1236	623	613	687
09-2-104	鸭胸脯肉	78.6	15.0	651	1202	1247	512	309	203	1196	603	593	665
09-2-105	鸭皮	28.1	6.5	215	473	464	287	120	167	467	267	200	256
09-2-106	鸭翅	70.6	16.5	517	864	870	471	316	155	1033	473	560	490
09-2-107	鸭掌	64.7	26.9	1308	2416	2716	152	…	152	2378	1236	1142	1872
09-2-201	鸭肠	77.0	14.2	532	1074	987	544	371	173	1079	569	510	811
09-2-202	鸭肝	76.3	14.5	609	1208	981	497	315	182	1115	640	475	562
09-2-205	鸭舌[鸭条]	62.6	16.6	681	1295	1380	579	313	266	1247	664	583	951
09-2-206	鸭心	74.5	12.8	582	1036	984	445	274	171	940	544	396	553
09-2-210	鸭胰	72.6	21.7	869	1721	1491	676	363	313	1949	915	1034	1310
09-2-211	鸭肫	77.8	17.9	726	1216	1138	702	509	193	1060	607	453	698
09-2-301	北京烤鸭	38.2	16.6	734	1265	1226	500	339	161	1229	658	571	686
09-2-302	北京填鸭	45.0	9.3	404	745	773	318	192	126	742	374	368	412
09-2-304	酱鸭	53.6	18.9	700*	1000*	1600*	500*	200*	300*	850*	300*	550	605
09-2-306	盐水鸭(熟)	51.7	16.6	669	1243	1591	366*	266	100*	1143*	300*	843	611
09-9-001	鸽	66.6	16.5	848	1508	1513	388	388	…	1397	714	683	807
09-9-002	鹌鹑	75.1	20.2	783	1378	1192	623	392	231	1479	743	736	785

（mg/100g 可食部）

编码 Code	食物名称 Food name	色氨酸 Trp	缬氨酸 Val	精氨酸 Arg	组氨酸 His	丙氨酸 Ala	天冬氨酸 Asp	谷氨酸 Glu	甘氨酸 Gly	脯氨酸 Pro	丝氨酸 Ser	备注 Remark
09-1-204	鸡血	259	482	361	388	513	618	702	283	218	280	
09-1-205	鸡肫[鸡胗]	…	869	1344	421	1036	1698	3021	1214	813	730	
09-1-301	扒鸡	322	1209	1855	654	1333	2377	3938	1501	982	789	北京
09-1-302	烤鸡	353	1128	1543	660	1364	2116	3450	1625	1084	837	
09-1-303	肯德鸡[炸鸡]	…	907	1170	537	1064	1719	3593	968	646	774	北京
09-1-307	鸡肉松	96	411	277	157	344	493	1986	357	569	317	北京
09-2-101	鸭(X̄)	213	766	932	432	905	1372	2395	795	732	575	
09-2-104	鸭胸脯肉	206	741	902	418	876	1328	2317	769	708	556	山东
09-2-105	鸭皮	47	269	541	190	599	659	973	1080	592	303	北京
09-2-106	鸭翅	280	619	976	258	1132	1083	1826	1812	1008	492	北京
09-2-107	鸭掌	112	1442	1844	1084	1512	3072	4766	1318	1390	1196	北京
09-2-201	鸭肠	164	676	867	290	737	1472	2137	864	766	588	北京
09-2-202	鸭肝	238	798	908	375	852	1114	1743	651	620	590	
09-2-205	鸭舌[鸭条]	122	746	1039	538	894	1465	2687	1106	909	726	北京
09-2-206	鸭心	180	634	703	327	738	1106	1800	562	445	477	北京
09-2-210	鸭胰	402	1301	1393	511	1076	2287	2925	1122	1206	1089	北京
09-2-211	鸭肫	165	744	995	352	1133	1385	2695	1314	774	644	
09-2-301	北京烤鸭	177	566	1028	431	941	1442	2329	912	681	573	
09-2-302	北京填鸭	128	459	559	259	543	823	1437	477	439	345	北京
09-2-304	酱鸭	230	716	700	369	800*	1462	2339	1000*	600*	644	上海
09-2-306	盐水鸭(熟)	200*	702	704	320	805	1260	1901	984	592	561	上海
09-9-001	鸽	152	814	1371	415	1082	1494	…	796	987	711	
09-9-002	鹌鹑	311	910	949	380	914	1484	2373	517	649	750	

食物氨基酸含量 Amino acid content of foods

（mg/100g 可食部）

编码 Code	食物名称 Food name	水分 Water g	蛋白质 Protein g	异亮氨酸 Ile	亮氨酸 Leu	赖氨酸 Lys	含硫氨基酸(SAA) Total	蛋氨酸 Met	胱氨酸 Cys	芳香族氨基酸(AAA) Total	苯丙氨酸 Phe	酪氨酸 Tyr	苏氨酸 Thr
乳类及制品													
10-1-101	牛乳(X̄)	89.8	3.0	119	253	214	96	67	29	239	117	122	104
10-1-102	牛乳(美国牛)	88.6	2.9	115	245	207	93	65	28	231	113	118	101
10-1-104	牛乳(德国牛)	88.1	3.1	123	262	221	99	69	30	247	121	126	108
10-1-301	人乳	87.6	1.3	52	112	70	38	17	21	75	36	39	45
10-2-102	全脂加糖奶粉	1.2	22.5	1077	2248	1878	647	287	360	1823	781	1042	1126
10-2-103	全脂牛奶粉	2.3	20.1	1046	1543	1523	495	189	306	1933	987	946	1161
10-2-201	全脂羊乳粉	1.4	18.8	869	1677	1160	231	…	231	1545	910	635	863
10-3-001	酸奶(X̄)	84.7	2.5	111	203	163	20	…	20	201	96	105	94
10-3-002	酸奶(高蛋白)	86.6	3.2	142	259	208	26	…	26	257	123	134	121
10-3-003	酸奶(脱脂)	85.5	3.3	146	267	215	26	…	26	266	127	139	124
10-3-004	酸奶(中脂)	85.8	2.7	120	219	176	22	…	22	217	104	113	102
10-3-005	酸奶(果料)	84.4	3.1	137	251	202	25	…	25	249	119	130	117
10-3-006	酸奶(橘味,脱脂)	87.6	3.2	142	259	208	26	…	26	257	123	134	121
10-4-004	奶疙瘩[奶酪干,干酸奶]	8.9	55.1	2742	5766	4135	2362*	1362	1000*	5525	2823	2702	2597
10-4-007	曲拉	8.2	39.1	2180	3341	3320	1146	604	542	4830	1932	2898	1977
10-9-001	炼乳(甜,罐头)	26.2	8.0	380	717	522	261	183	78	698	349	349	296
蛋类及制品													
11-1-102	鸡蛋(白皮)	75.8	12.7	619	1030	837	598	357	241	1096	612	484	568
11-1-103	鸡蛋(红皮)	73.8	12.8	624	1038	843	603	360	243	1105	617	488	573
11-1-104	鸡蛋(土鸡)	72.6	14.4	608	1031	860	1390	183	1207	1153	663	490	596
11-1-105	鸡蛋白	84.4	11.6	543	919	708	636	414	222	1041	640	401	438
11-1-107	鸡蛋黄	51.5	15.2	835	1132	963	616	324	292	1114	588	526	661

食物氨基酸含量 Amino acid content of foods

（mg/100g 可食部）

编码 Code	食物名称 Food name	色氨酸 Trp	缬氨酸 Val	精氨酸 Arg	组氨酸 His	丙氨酸 Ala	天冬氨酸 Asp	谷氨酸 Glu	甘氨酸 Gly	脯氨酸 Pro	丝氨酸 Ser	备注 Remark
乳类及制品												
10-1-101	牛乳（$\bar{X}$）	39	139	87	64	86	185	546	47	305	148	
10-1-102	牛乳（美国牛）	38	134	84	62	83	179	528	45	295	143	南昌
10-1-104	牛乳（德国牛）	41	143	90	66	89	191	564	48	315	153	南昌
10-1-301	人乳	17	57	38	29	39	89	189	23	97	46	北京
10-2-102	全脂加糖奶粉	83	1405	694	646	736	1529	3695	463	2391	1059	青海
10-2-103	全脂牛奶粉	191	1189	715	553	690	1632	3665	424	2063	1374	
10-2-201	全脂羊乳粉	333	1342	…	442	517	1303	3712	292	1968	857	陕西
10-3-001	酸奶（$\bar{X}$）	38	121	74	58	73	169	461	42	186	118	
10-3-002	酸奶（高蛋白）	48	155	95	74	94	217	590	53	238	150	北京
10-3-003	酸奶（脱脂）	50	160	98	76	97	223	608	55	245	155	
10-3-004	酸奶（中脂）	41	131	80	62	79	183	498	45	201	127	上海
10-3-005	酸奶（果料）	47	150	92	71	91	210	571	52	230	146	
10-3-006	酸奶（橘味，脱脂）	48	155	95	74	94	217	590	53	238	150	上海
10-4-004	奶疙瘩［奶酪干，干酸奶］	618	3768	1726	1453	1949	4184	6000*	1095	6058	3052	
10-4-007	曲拉	155	2503	1418	1067	1626	3373	5487	859	2466	2349	青海
10-9-001	炼乳（甜，罐头）	85	470	223	192	233	553	1681	143	834	365	
蛋类及制品												
11-1-102	鸡蛋（白皮）	219	688	725	266	639	1133	1541	384	429	854	
11-1-103	鸡蛋（红皮）	220	694	730	268	644	1142	1553	387	433	860	
11-1-104	鸡蛋（土鸡）	143	521	763	282	666	1212	1598	398	150	910	青海
11-1-105	鸡蛋白	165	654	628	217	600	1056	1492	339	407	695	
11-1-107	鸡蛋黄	239	805	959	309	686	1470	1597	397	597	975	

食物氨基酸含量 Amino acid content of foods

(mg/100g 可食部)

编码 Code	食物名称 Food name	水分 Water g	蛋白质 Protein g	异亮氨酸 Ile	亮氨酸 Leu	赖氨酸 Lys	含硫氨基酸(SAA) Total	蛋氨酸 Met	胱氨酸 Cys	芳香族氨基酸(AAA) Total	苯丙氨酸 Phe	酪氨酸 Tyr	苏氨酸 Thr
11-1-108	鸡蛋黄(乌骨鸡)	57.8	15.2	800*	1078	907	584	301	283	1231	616	616	402
11-1-201	鸡蛋粉[全蛋粉]	2.5	43.4	1850	2881	2624	2200*	1000*	1200*	3036	2030	1006	1707
11-1-202	鸡蛋黄粉	4.6	31.6	1300	2131	2066	1300*	700*	600*	2185	1333	852	1314
11-1-203	松花蛋(鸡蛋)	66.4	14.8	669	1067	644	753	500	253	1428	822	606	548
11-2-101	鸭蛋	70.3	12.6	583	1062	864	761	500	261	1281	711	570	694
11-2-201	松花蛋(鸭蛋)[皮蛋]	68.4	14.2	618	1109	815	720	487	233	1405	792	613	728
11-2-202	咸鸭蛋	61.3	12.7	662	1107	914	837	543	294	1245	725	520	711
11-3-101	鹅蛋	69.3	11.1	636	994	976	313	313	…	1074	671	403	555
11-3-102	鹅蛋白	87.2	8.9	520	840	800	210	…	210	1160	750	410	590
11-3-103	鹅蛋黄	50.1	15.5	840	1340	1260	350	350	…	1160	730	430	660
11-4-101	鹌鹑蛋	73.0	12.8	566	1003	816	612	361	251	1062	583	479	606
11-4-201	鹌鹑蛋(五香罐头)	74.4	11.6	549	913	741	…	…	…	460	460	…	482
鱼虾蟹贝类													
12-1-101	白条鱼(裸鱼)	76.8	16.6	780	1470	1671	667	285	382	1370	758	612	829
12-1-102	草鱼[白鲩,草包鱼]	77.3	16.6	751	1310	1474	621	413	208	1185	667	518	687
12-1-103	赤眼鳟[金目鱼]	76.5	18.1	706	1055	1181	579	370	209	975	483	492	707
12-1-104	鳡鱼[猴鱼]	76.0	17.5	714	1318	1569	443	443	…	1167	664	503	734
12-1-105	胡子鲇[塘虱(鱼)]	72.6	15.4	698	1274	1532	430	430	…	1102	631	471	772
12-1-107	黄鳝[鳝鱼]	78.0	18.0	769	1322	1471	733	476	257	1407	803	604	771
12-1-108	黄鳝丝	83.2	15.4	655	1079	1369	710	383	327	1558	930	628	…
12-1-111	鲤鱼[鲤拐子]	76.7	17.6	745	1270	1432	681	473	208	1177	651	526	693
12-1-113	罗非鱼(莫桑比克)[非洲黑鲫鱼]	80.9	16.0	721	1248	1383	709	483	226	1174	659	515	692
12-1-114	泥鳅	76.6	17.9	711	1244	1433	370	370	…	1156	613	543	765

食物氨基酸含量 Amino acid content of foods

（mg/100g 可食部）

编码 Code	食物名称 Food name	色氨酸 Trp	缬氨酸 Val	精氨酸 Arg	组氨酸 His	丙氨酸 Ala	天冬氨酸 Asp	谷氨酸 Glu	甘氨酸 Gly	脯氨酸 Pro	丝氨酸 Ser	备注 Remark
11-1-108	鸡蛋黄(乌骨鸡)	182	800*	836	294	744	1030	1435	323	712	1043	江西
11-1-201	鸡蛋粉[全蛋粉]	612	2140	2416	874	1725	3714	4674	1071	1105	2588	北京
11-1-202	鸡蛋黄粉	352	1449	1942	664	1208	2641	3332	740	872	2126	北京
11-1-203	松花蛋(鸡蛋)	200*	847	619	257	660	1226	1682	407	400*	782	
11-2-101	鸭蛋	210	722	693	256	583	1093	1621	408	397	980	
11-2-201	松花蛋(鸭蛋)[皮蛋]	224	811	754	346	669	1178	1822	470	492	1017	
11-2-202	咸鸭蛋	223	728	649	288	601	1210	1653	412	383	1015	
11-3-101	鹅蛋	…	815	797	242	528	1182	1602	403	564	…	
11-3-102	鹅蛋白	…	770	480	210	480	1010	1520	370	370	500	河北
11-3-103	鹅蛋黄	…	960	1110	370	700	1460	1960	480	760	…	河北
11-4-101	鹌鹑蛋	198	724	714	279	601	1104	1529	393	453	852	
11-4-201	鹌鹑蛋(五香罐头)	…	662	802	273	542	935	1218	330	347	693	北京
鱼虾蟹贝类												
12-1-101	白条鱼(裸鱼)	110	601	1057	409	1048	1809	2825	946	202	764	青海
12-1-102	草鱼[白鲩,草包鱼]	170	899	966	445	1006	1537	2436	939	677	639	
12-1-103	赤眼鳟[金目鱼]	246	845	953	430	1006	1567	2314	641	600*	580	上海
12-1-104	鳡鱼[猴鱼]	…	805	1096	312	1207	1619	1891	1267	784	684	青岛
12-1-105	胡子鲇[塘虱(鱼)]	…	737	1306	584	920	1496	1755	1039	641	641	广东
12-1-107	黄鳝[鳝鱼]	250	844	1300	409	1128	1638	2676	1231	785	696	
12-1-108	黄鳝丝	196	825	1707	420	895	1498	2171	791	468	612	上海
12-1-111	鲤鱼[鲤拐子]	222	863	1041	420	1055	1668	2444	964	731	649	
12-1-113	罗非鱼(莫桑比克)[非洲黑鲫鱼]	166	806	965	391	910	1648	2376	916	589	599	福州
12-1-114	泥鳅	172	812	871	356	963	1528	2508	879	754	661	

食物氨基酸含量 Amino acid content of foods

（mg/100g 可食部）

编码 Code	食物名称 Food name	水分 Water g	蛋白质 Protein g	异亮氨酸 Ile	亮氨酸 Leu	赖氨酸 Lys	含硫氨基酸(SAA) Total	蛋氨酸 Met	胱氨酸 Cys	芳香族氨基酸(AAA) Total	苯丙氨酸 Phe	酪氨酸 Tyr	苏氨酸 Thr
12-1-115	青鱼[青皮鱼,青鳞鱼,青混]	73.9	20.1	904	1535	1822	850	546	304	1453	806	647	828
12-1-116	乌鳢[黑鱼,石斑鱼,生鱼]	78.7	18.5	894	1451	1670	742	556	186	1264	718	546	804
12-1-118	湟鱼(裸鲤鱼)	71.3	17.1	741	1377	1577	555	217	338	1263	710	553	792
12-1-119	湟鱼(裸鱼)	76.7	17.8	860	1578	1834	774	381	393	1513	841	672	894
12-1-120	鲇鱼[胡子鲇,鲢胡,旺虾]	78.0	17.3	754	1348	1574	849	593	256	1269	742	527	779
12-1-122	鲢鱼[白鲢,胖子,连子鱼]	77.4	17.8	731	1243	1523	722	493	229	1241	696	545	736
12-1-123	鲫鱼[喜头鱼,海附鱼]	75.4	17.1	771	1334	1478	758	516	242	1255	704	551	739
12-1-124	鲮鱼[雪鲮]	77.7	18.4	914	1558	1562	569	569	…	1571	777	794	734
12-1-126	鳊鱼[鲂鱼,武昌鱼]	73.1	18.3	847	1626	1855	627	442	185	1446	802	644	919
12-1-128	鳙鱼[胖头鱼,摆佳鱼,花鲢鱼]	76.5	15.3	672	1108	1351	400	400	…	1058	586	472	636
12-1-129	鳜鱼[桂鱼,花鲫鱼]	74.5	19.9	861	1579	1845	612	612	…	1690	897	793	955
12-1-130	鳟鱼[虹鳟]	77.0	18.6	890	1695	1870	322	…	322	1560	957	603	968
12-1-203	带鱼[白带鱼,刀鱼]	73.3	17.7	746	1313	1417	588	391	197	1262	685	577	719
12-1-204	堤鱼	66.9	17.6	705	1193	1574	309	309	…	1053	561	492	780
12-1-205	丁香鱼(干)	36.3	37.5	1635	3066	2981	903	903	…	2938	1529	1409	1628
12-1-206	狗母鱼[大头狗母鱼]	76.5	16.7	638	1135	1259	342	342	…	1040	568	472	711
12-1-208	海鳗[鲫勾]	74.6	18.8	887	1616	1653	781	524	257	1427	776	651	935
12-1-209	红娘鱼[翼红娘鱼]	76.1	18.0	792	1385	1506	429	429	…	1267	705	562	818
12-1-211	黄鱼(大黄花鱼)	77.7	17.7	741	1362	1507	606	402	204	1244	671	573	762
12-1-212	黄鱼(小黄花鱼)	77.9	17.9	749	1378	1525	612	406	206	1258	679	579	770
12-1-213	黄鲂[赤虹,老板鱼]	77.8	18.5	624	1024	1086	325	325	…	1003	540	463	614
12-1-215	绿鳍马面豚[面包鱼,橡皮鱼]	78.9	18.1	867	1566	1058	696	465	231	1519	834	685	848
12-1-216	梅童鱼[大头仔鱼,丁珠鱼]	74.8	18.9	796	1395	1510	688	480	208	1169	608	561	746
12-1-219	蛇鲻[沙梭鱼]	73.5	20.8	896	1534	1861	608	608	…	1445	785	660	921

（mg/100g 可食部）

编码 Code	食物名称 Food name	色氨酸 Trp	缬氨酸 Val	精氨酸 Arg	组氨酸 His	丙氨酸 Ala	天冬氨酸 Asp	谷氨酸 Glu	甘氨酸 Gly	脯氨酸 Pro	丝氨酸 Ser	备注 Remark
12-1-115	青鱼[青皮鱼,青鳞鱼,青混]	244	964	1077	603	1175	1784	2789	919	670	711	
12-1-116	乌鳢[黑鱼,石斑鱼,生鱼]	174	945	1168	410	1120	1822	2880	1073	758	686	
12-1-118	湟鱼(裸鲤鱼)	92	585	964	486	1053	1695	2610	839	193	714	青海
12-1-119	湟鱼(裸鱼)	104	605	1165	401	1192	2037	2885	896	196	866	青海
12-1-120	鲇鱼[胡子鲇,鲢胡,旺虾]	156	821	1088	372	969	1483	2523	977	698	655	
12-1-122	鲢鱼[白鲢,胖子,连子鱼]	189	878	1060	465	984	1750	2816	897	740	656	
12-1-123	鲫鱼[喜头鱼,海附鱼]	178	862	1031	418	973	1761	2539	979	630	641	
12-1-124	鲮鱼[雪鲮]	208	873	984	453	974	1702	2717	765	…	657	
12-1-126	鳊鱼[鲂鱼,武昌鱼]	170	935	1261	513	1246	2117	3336	1213	741	812	
12-1-128	鳙鱼[胖头鱼,摆佳鱼,花鲢鱼]	150	758	972	329	944	1301	2016	944	636	708	
12-1-129	鳜鱼[桂鱼,花鲫鱼]	190	953	1248	437	1265	2023	3397	1115	606	868	
12-1-130	鳟鱼[虹鳟]	168	1276	1099	583	1247	1964	2852	1002	724	765	
12-1-203	带鱼[白带鱼,刀鱼]	207	810	1042	363	1042	1616	2669	1111	617	629	
12-1-204	堤鱼	205	929	1140	857	960	1317	2236	867	780	623	厦门
12-1-205	丁香鱼(干)	459	2132	2300	803	2063	3146	5410	1805	1717	1447	福州
12-1-206	狗母鱼[大头狗母鱼]	189	833	1051	416	823	1312	2367	747	692	577	厦门
12-1-208	海鳗[鲫勾]	205	971	1169	442	1115	2134	2504	1109	755	778	
12-1-209	红娘鱼[翼红娘鱼]	256	978	1253	410	1090	1521	2709	787	767	693	
12-1-211	黄鱼(大黄花鱼)	200	857	1118	393	1090	1685	2742	996	567	672	
12-1-212	黄鱼(小黄花鱼)	202	867	1130	397	1102	1705	2772	1008	573	680	
12-1-213	黄鲂[赤虹,老板鱼]	150	853	1364	408	942	1556	2055	1426	1070	618	
12-1-215	绿鳍马面豚[面包鱼,橡皮鱼]	248	990	888	779	1120	1807	2905	951	614	738	
12-1-216	梅童鱼[大头仔鱼,丁珠鱼]	192	865	1059	343	1000	1681	2825	823	564	651	
12-1-219	蛇鲻[沙梭鱼]	207	1087	1351	462	1298	1781	2898	1173	893	775	青岛

食物氨基酸含量 Amino acid content of foods

（mg/100g 可食部）

编码 Code	食物名称 Food name	水分 Water g	蛋白质 Protein g	异亮氨酸 Ile	亮氨酸 Leu	赖氨酸 Lys	含硫氨基酸(SAA) Total	蛋氨酸 Met	胱氨酸 Cys	芳香族氨基酸(AAA) Total	苯丙氨酸 Phe	酪氨酸 Tyr	苏氨酸 Thr
12-1-220	舌鳎[花纹舌头，舌头鱼]	79.8	17.7	735	1286	1484	349	349	…	1129	628	501	703
12-1-221	油抒[香梭鱼]	74.2	15.9	692	1208	1425	317	317	…	1110	561	549	690
12-1-222	颚针鱼[针量鱼]	66.5	20.2	460	1380	1700	480	480	…	1260	710	550	770
12-1-223	鲅鱼[马鲛鱼，燕鲅鱼，巴鱼]	72.5	21.2	931	1594	1734	676	412	264	1452	776	676	901
12-1-224	鲅鱼（咸）[咸马胶]	52.8	23.3	989	1930	1707	353	353	…	1867	1020	847	1108
12-1-225	鲆[片口鱼，比目鱼]	75.9	20.8	1021	1499	1855	820	586	234	1476	801	675	881
12-1-226	鲈鱼[鲈花]	76.5	18.6	901	1577	1512	…	…	…	1413	767	646	915
12-1-227	鲐鱼[青鲐鱼，鲐巴鱼，青砖鱼]	69.1	19.9	1019	1665	1789	575	575	…	1505	808	697	914
12-1-231	鲚鱼（小）[小凤尾鱼]	72.7	15.5	530	1007	1244	402	402	…	1125	587	538	645
12-1-232	鲨鱼[真鲨，白斑角鲨]	73.3	22.2	970	1566	1609	848	585	263	1516	872	644	916
12-1-233	鲳鱼[平鱼，银鲳，刺鲳]	72.8	18.5	833	1364	1507	714	504	210	1212	644	568	739
12-1-234	鲷[黑鲷，铜盆鱼，大目鱼]	75.2	17.9	766	1353	1146	556	556	…	1337	658	679	943
12-1-236	鲽[比目鱼，凸眼鱼]	74.6	21.1	970	1715	1941	553	553	…	1523	812	711	869
12-1-238	鳓鱼[快鱼，力鱼]	71.9	20.7	985	1673	1844	755	514	241	1404	805	599	900
12-1-239	鳕鱼[鳕狭，明太鱼]	77.4	20.4	862	1437	1523	808*	608	200*	1327	741	586	814
12-1-240	鮸鱼[鳖鱼]	77.6	20.2	976	1655	1854	819	577	242	1555	838	717	943
12-1-301	鱼片干	20.2	46.1	1761	3872	3684	1518	1087	431	3335	1885	1450	2026
12-2-105	东方对虾[中国对虾]	78.0	18.3	745	1428	1433	697	508	189	1344	679	665	720
12-2-106	对虾	76.5	18.6	757	1451	1457	708	516	192	1366	690	676	732
12-2-107	海虾	79.3	16.8	735	1297	1365	197	…	197	1279	685	594	658
12-2-108	河虾	78.1	16.4	…	1573	1406	492	492	…	1283	683	600	694
12-2-109	基围虾	75.2	18.2	699	1250	1615	315	315	…	1364	764	600	611
12-2-110	江虾[沼虾]	77.0	10.3	567	974	921	224	224	…	1093	626	467	376
12-2-111	龙虾	77.6	18.9	860	1509	1745	812	569	243	1590	837	753	772

食物氨基酸含量 Amino acid content of foods

（mg/100g 可食部）

编码 Code	食物名称 Food name	色氨酸 Trp	缬氨酸 Val	精氨酸 Arg	组氨酸 His	丙氨酸 Ala	天冬氨酸 Asp	谷氨酸 Glu	甘氨酸 Gly	脯氨酸 Pro	丝氨酸 Ser	备注 Remark
12-1-220	舌鳎[花纹舌头,舌头鱼]	191	845	1102	360	1041	1550	2473	1066	754	687	
12-1-221	油抒[香梭鱼]	184	815	1067	364	963	1475	2570	824	716	625	福建
12-1-222	颚针鱼[针量鱼]	240	960	1260	890	1280	1650	2610	1470	1000	680	青岛
12-1-223	鲅鱼[马鲛鱼,燕鲅鱼,巴鱼]	261	1041	1308	591	1219	1957	3111	1041	784	732	
12-1-224	鲅鱼(咸)[咸马胶]	…	1111	1021	1530	1529	2125	2483	1368	984	1027	广东
12-1-225	鲆[片口鱼,比目鱼]	197	1063	1345	454	1237	2024	3200	1082	782	675	青岛
12-1-226	鲈鱼[鲈花]	181	1004	1435	403	…	1215	2558	1344	1024	811	
12-1-227	鲐鱼[青鲐鱼,鲐巴鱼,青砖鱼]	228	1192	1192	662	1191	1912	3090	1007	641	754	
12-1-231	鲚鱼(小)[小凤尾鱼]	282	672	986	298	934	1434	2232	938	…	606	
12-1-232	鲨鱼[真鲨,白斑角鲨]	259	1054	1305	533	1180	1879	2846	1140	766	789	
12-1-233	鲳鱼[平鱼,银鲳,刺鲳]	224	894	1111	347	1089	1676	2638	1086	670	637	
12-1-234	鲷[黑鲷,铜盆鱼,大目鱼]	…	962	1015	336	1030	1508	2403	984	951	737	福建
12-1-236	鲽[比目鱼,凸眼鱼]	293	1061	1140	417	1219	1918	2843	1038	654	745	
12-1-238	鳓鱼[快鱼,力鱼]	240	1113	1348	424	1271	2087	3374	1124	701	727	
12-1-239	鳕鱼[鳕狭,明太鱼]	200	913	1109	336	1031	1253	2765	1125	538	770	北京
12-1-240	鮸鱼[鳘鱼]	232	1023	1222	429	1360	2102	3271	1152	794	818	
12-1-301	鱼片干	654	2364	2786	884	2634	4633	10617	1874	1179	1756	
12-2-105	东方对虾[中国对虾]	216	828	1834	394	1271	1643	2966	1904	1267	703	福建
12-2-106	对虾	220	841	1864	400	1292	1670	3015	1936	1288	715	
12-2-107	海虾	171	739	1471	385	1000	1755	2729	1327	761	625	
12-2-108	河虾	…	846	1155	390	1240	1891	3027	1064	721	728	
12-2-109	基围虾	…	701	1392	…	918	1698	1914	1344	949	563	广东
12-2-110	江虾[沼虾]	118	496	716	331	1183	912	1025	696	…	515	哈尔滨
12-2-111	龙虾	258	931	2163	460	1029	1905	3200	796	660	744	北京

食物氨基酸含量 Amino acid content of foods

（mg/100g 可食部）

编码 Code	食物名称 Food name	水分 Water g	蛋白质 Protein g	异亮氨酸 Ile	亮氨酸 Leu	赖氨酸 Lys	含硫氨基酸(SAA) Total	蛋氨酸 Met	胱氨酸 Cys	芳香族氨基酸(AAA) Total	苯丙氨酸 Phe	酪氨酸 Tyr	苏氨酸 Thr
12-2-116	螯虾	80.1	14.8	602	1155	1159	563	410	153	1087	549	538	583
12-2-201	虾米[海米,虾仁]	37.4	43.7	2066	3306	3499	2102	1494	608	3551	2006	1545	1718
12-3-001	海蟹	77.1	13.8	533	934	868	481	277	204	938	444	494	578
12-3-002	河蟹	75.8	17.5	676	1184	1101	610	351	259	1189	563	626	733
12-3-003	踞缘青蟹[青蟹]	79.8	14.6	564	988	919	509	293	216	991	469	522	611
12-3-004	梭子蟹	77.5	15.9	614	1076	1000	554	319	235	1080	511	569	666
12-4-103	蛏子	88.4	7.3	256	447	423	178	178	…	529	287	242	302
12-4-104	蛏干[蛏子缢,蛏青子]	12.2	46.5	2216	3960	3470	1106	1106	…	3866	1911	1955	2403
12-4-105	赤贝	84.9	13.9	557	1045	983	…	…	…	569	…	569	653
12-4-106	河蚌	85.3	10.9	439	667	1042	313	231	82	708	352	356	510
12-4-107	河蚬[蚬子]	88.5	7.0	282	428	669	201	148	53	454	226	228	328
12-4-108	牡蛎[海蛎子]	82.0	5.3	222	357	366	204	148	56	410	203	207	225
12-4-109	生蚝	87.1	10.9	398	720	657	215	215	…	704	369	335	415
12-4-111	扇贝(鲜)	84.2	11.1	401	857	851	486	347	139	806	454	352	432
12-4-112	扇贝(干)[干贝]	27.4	55.6	1327	4179	4502	1280	1280	…	3291	1788	1503	1963
12-4-114	银蚶[蚶子]	82.7	12.2	441	845	741	343*	200*	143	767*	200*	567	458
12-4-115	贻贝(鲜)[淡菜,壳菜]	79.9	11.4	435	674	857	552*	252	300*	793	384	409	498
12-4-116	贻贝(干)[淡菜,壳菜]	15.6	47.8	2080	3488	4020	2358	1247	1111	4229	2071	2158	2550
12-4-201	蛤蜊(X̄)	84.1	10.1	406	618	966	290	214	76	655	326	329	473
12-4-202	花蛤蜊	87.2	7.7	310	471	736	221	163	58	499	248	251	360
12-4-303	黄螺[东风螺]	70.7	19.8	524	1107	921	447*	347	100*	1215	745	470	605
12-4-304	螺蛳	83.3	7.5	277	486	378	252	120	132	537	297	240	305
12-4-306	田螺	82.0	11.0	374	764	692	335	125	210	743	390	353	482
12-4-307	香海螺	61.6	22.7	950	1780	1620	630	630	…	1660	840	820	1090

（mg/100g 可食部）

编码 Code	食物名称 Food name	色氨酸 Trp	缬氨酸 Val	精氨酸 Arg	组氨酸 His	丙氨酸 Ala	天冬氨酸 Asp	谷氨酸 Glu	甘氨酸 Gly	脯氨酸 Pro	丝氨酸 Ser	备注 Remark
12-2-116	螯虾	175	669	1483	318	1028	1329	2399	1540	1025	569	上海
12-2-201	虾米[海米,虾仁]	497	2169	4513	754	2356	4411	7438	2654	2026	1495	
12-3-001	海蟹	193	647	1126	356	727	1162	1885	739	625	511	
12-3-002	河蟹	244	820	1428	451	922	1474	2390	938	792	648	
12-3-003	踞缘青蟹[青蟹]	204	684	1192	376	769	1230	1994	782	661	540	福建
12-3-004	梭子蟹	222	745	1298	410	837	1339	2171	852	720	589	
12-4-103	蛏子	89	283	460	101	607	653	970	450	…	298	
12-4-104	蛏干[蛏子缢,蛏青子]	442	2260	3574	839	3616	4723	7368	2779	2479	2212	福建
12-4-105	赤贝	147	635	…	…	791	1137	1910	592	694	527	山东
12-4-106	河蚌	130	506	810	280	561	880	1252	545	371	420	
12-4-107	河蚬[蚬子]	83	325	520	180	360	565	804	350	238	270	福州
12-4-108	牡蛎[海蛎子]	53	248	…	…	287	521	766	324	240	252	
12-4-109	生蚝	…	416	650	568	478	1039	1438	619	339	402	广东
12-4-111	扇贝(鲜)	101	395	716	187	628	1068	1749	931	…	462	山东
12-4-112	扇贝(干)[干贝]	537	2218	5058	953	2105	5288	8710	6773	2331	2268	
12-4-114	银蚶[蚶子]	142	473	400*	400*	609	1213	1695	560	385	453	浙江
12-4-115	贻贝(鲜)[淡菜,壳菜]	157	485	743	195	523	913	1260	636	…	460	
12-4-116	贻贝(干)[淡菜,壳菜]	621	2325	2100*	876	2601	5194	6992	2960	…	2309	
12-4-201	蛤蜊(X̄)	120	469	750	260	519	815	1160	505	344	390	
12-4-202	花蛤蜊	92	358	572	198	396	622	885	385	262	297	福建
12-4-303	黄螺[东风螺]	181	662	1805	204	910	1161	2165	1166	920	600	福州
12-4-304	螺蛳	84	318	491	131	432	668	1020	466	214	281	济南
12-4-306	田螺	131	473	782	185	626	970	1554	532	318	416	上海
12-4-307	香海螺	300	1110	1820	450	1430	2180	3360	1330	1030	1030	青岛

食物氨基酸含量 Amino acid content of foods

(mg/100g 可食部)

编码 Code	食物名称 Food name	水分 Water g	蛋白质 Protein g	异亮氨酸 Ile	亮氨酸 Leu	赖氨酸 Lys	含硫氨基酸(SAA) Total	蛋氨酸 Met	胱氨酸 Cys	芳香族氨基酸(AAA) Total	苯丙氨酸 Phe	酪氨酸 Tyr	苏氨酸 Thr
12-9-003	海参(水浸)	93.5	6.0	183	271	157	109	63	46	327	162	165	323
12-9-004	海蜇皮	76.5	3.7	105	164	175	112	61	51	116	69	47	138
12-9-005	海蜇头	69.0	6.0	185	263	221	165	66	99	183	114	69	169
12-9-006	墨鱼[曼氏无针乌贼]	79.2	15.2	645	1114	1084	564	332	232	1044	536	508	632
12-9-007	墨鱼(干)[曼氏无针乌贼]	24.8	65.3	2470	4221	4881	1507	1507	…	4111	1865	2246	2649
12-9-010	鱿鱼(水浸)	81.4	17.0	709	1288	1213	151	…	151	1163	626	537	723
婴幼儿食品													
13-3-001	豆奶粉	2.7	19.0	552	986	776	308*	108	200*	975	612	363	346
13-3-003	健儿粉	8.1	7.1	251	551	244	359	139	220	635	336	299	195
13-3-005	乳儿糕	10.3	11.7	396	654	262	425*	225	200*	832	474	358	295
13-3-007	婴儿营养粉[婴宝*5410*]	6.0	17.0	608	1099	711	400*	200*	200*	1044	641	403	492
小吃、甜饼													
14-1-001	艾窝窝	52.1	4.3	136	288	116	142	40	102	309	173	136	115
14-1-002	白水羊头	61.9	22.4	693	1469	1306	530	355	175	1456	820	636	775
14-1-004	炒肝	84.8	2.8	105	243	201	110*	60*	50*	127	127	…	122
14-1-006	豆腐脑(带卤)	88.1	2.6	71	153	122	100*	50*	50*	177	82	95	69
14-1-012	栗羊羹	24.1	3.7	176	302	163	…	…	…	212	212	…	135
14-1-015	凉面	59.8	4.8	184	383	115	218	59	159	366	262	104	148
14-1-017	驴打滚	48.5	8.2	316	589	297	192	88	104	630	379	251	266
14-1-020	蜜三刀	10.3	4.4	149	298	64	193	56	137	339	224	115	114
14-1-022	年糕	60.9	3.3	130	279	161	160*	60*	100*	266	159	107	109
14-1-023	酿皮	72.4	4.4	78	155	43	100	36	64	199	125	74	62
14-1-024	青稞炒面	6.8	11.8	382	748	393	283	40	243	995	543	452	376

(mg/100g 可食部)

编码 Code	食物名称 Food name	色氨酸 Trp	缬氨酸 Val	精氨酸 Arg	组氨酸 His	丙氨酸 Ala	天冬氨酸 Asp	谷氨酸 Glu	甘氨酸 Gly	脯氨酸 Pro	丝氨酸 Ser	备注 Remark
12-9-003	海参(水浸)	31	245	617	114	480	692	963	1185	606	326	
12-9-004	海蜇皮	14	129	292	19	221	349	527	662	237	152	
12-9-005	海蜇头	20	225	419	28	319	460	698	993	326	185	
12-9-006	墨鱼[曼氏无针乌贼]	156	657	1328	326	759	1408	2254	723	808	585	
12-9-007	墨鱼(干)[曼氏无针乌贼]	586	2592	8540	1369	3702	6105	9924	4345	3981	2584	福建
12-9-010	鱿鱼(水浸)	182	715	1004	302	864	1669	2737	834	699	658	
婴幼儿食品												
13-3-001	豆奶粉	116	528	943	249	633	1280	2197	443	732	600	江西
13-3-003	健儿粉	100	344	483	152	309	478	1471	195	624	321	北京
13-3-005	乳儿糕	141	548	489	158	386	611	2918	384	1082	425	
13-3-007	婴儿营养粉[婴宝*5410*]	280	713	1030	308	693	1368	2461	532	…	670	
小吃、甜饼												
14-1-001	艾窝窝	60	194	249	83	189	288	656	151	153	171	北京
14-1-002	白水羊头	122	1010	1404	496	1448	1856	2784	2364	1426	836	北京
14-1-004	炒肝	45	186	223	64	267	264	525	327	536	140	北京
14-1-006	豆腐脑(带卤)	32	93	125	50	98	216	420	111	96	93	北京
14-1-012	栗羊羹	22	205	311	104	182	386	703	164	134	166	
14-1-015	凉面	24	214	159	106	176	210	1929	188	64	256	青海
14-1-017	驴打滚	117	387	449	187	348	733	1339	306	331	363	北京
14-1-020	蜜三刀	9	183	133	81	136	180	1504	151	504	200	青海
14-1-022	年糕	49	185	209	79	158	317	629	317	99	162	北京
14-1-023	酿皮	24	106	54	43	78	94	764	80	259	105	青海
14-1-024	青稞炒面	134	550	503	226	488	684	2422	464	1211	462	青海

食物氨基酸含量 Amino acid content of foods

（mg/100g 可食部）

编码 Code	食物名称 Food name	水分 Water g	蛋白质 Protein g	异亮氨酸 Ile	亮氨酸 Leu	赖氨酸 Lys	含硫氨基酸(SAA) Total	蛋氨酸 Met	胱氨酸 Cys	芳香族氨基酸(AAA) Total	苯丙氨酸 Phe	酪氨酸 Tyr	苏氨酸 Thr
14-1-030	甜醅	50.6	7.8	185	365	187	72	55	17	409	268	141	180
14-1-031	豌豆黄	63.7	7.5	248	459	453	95	…	95	759	447	312	219
14-1-033	油茶	76.3	2.4	69	161	…	79	28	51	167	108	59	62
14-1-034	油炸豆瓣	8.1	25.1	1111	1921	1620	539	210	329	2076	1188	888	951
14-2-103	蛋清蛋糕	17.8	6.5	285	436	247	192	121	71	402	276	126	210
14-2-104	宫廷蛋糕	19.5	7.4	331	611	328	447	172	275	642	401	241	297
14-2-106	奶油蛋糕	21.9	7.2	314	494	271	206	130	76	461	322	139	233
14-2-107	西式蛋糕	24.5	7.8	352	661	359	450	149	301	710	436	274	314
14-2-201	月饼(百寿宴点)	16.9	5.1	192	305	113	96	61	35	281	196	85	137
14-2-205	月饼(唐王赏月)	15.1	8.0	302	479	177	150	96	54	441	308	133	215
14-2-207	月饼(香油果馅)	8.3	6.3	237	377	140	119	76	43	347	242	105	170
14-2-305	鹅油卷	10.0	8.4	330	604	170	235	146	89	568	345	223	210
14-2-308	核桃薄脆	3.3	9.8	273	454	130	112	62	50	488*	288	200*	179
14-2-310	黑洋酥	2.3	4.2	116	234	140	82	82	…	444	272	172	156
14-2-311	混糖糕点	5.3	7.9	292	529	144	145	83	62	493	327	166	209
14-2-313	夹心酥饼	9.8	5.3	179	359	115	113	30	83	414	261	153	145
14-2-314	江米条	4.0	5.7	216	354	80	96	96	…	343	214	129	136
14-2-316	京式黄酥	4.1	6.0	238	336	69	148	80	68	293	207	86	118
14-2-318	廖花糖	7.0	7.2	202	409	171	351	175	176	469	282	187	227
14-2-329	芝麻桃酥	4.9	7.0	226	464	141	251	29	222	530	332	198	180
14-2-331	茯苓夹饼	10.0	4.4	139	283	110	130	69	61	316	180	136	124
速食食品													
15-2-101	蛋片	6.7	8.1	372	700	353	472	165	307	714	459	255	328

（mg/100g 可食部）

编码 Code	食物名称 Food name	色氨酸 Trp	缬氨酸 Val	精氨酸 Arg	组氨酸 His	丙氨酸 Ala	天冬氨酸 Asp	谷氨酸 Glu	甘氨酸 Gly	脯氨酸 Pro	丝氨酸 Ser	备注 Remark
14-1-030	甜醅	20	239	223	107	214	297	1293	200	620	220	青海
14-1-031	豌豆黄	68	338	589	146	281	718	1148	265	228	278	
14-1-033	油茶	33	89	79	46	81	105	846	90	264	106	
14-1-034	油炸豆瓣	…	1348	2298	621	1072	2663	4018	1050	1071	1211	甘肃
14-2-103	蛋清蛋糕	79	332	238	117	294	423	1175	192	…	310	北京
14-2-104	宫廷蛋糕	47	396	365	164	252	565	1432	269	608	481	青海
14-2-106	奶油蛋糕	75	366	258	135	304	467	1470	225	558	351	
14-2-107	西式蛋糕	17	423	401	178	382	603	1145	293	676	522	青海
14-2-201	月饼(百寿宴点)	50	235	239	107	204	344	970	173	239	177	北京
14-2-205	月饼(唐王赏月)	79	369	374	169	320	539	1521	271	374	278	北京
14-2-207	月饼(香油果馅)	62	291	295	133	252	425	1198	213	295	219	北京
14-2-305	鹅油卷	104	376	430	182	329	364	2334	266	644	342	北京
14-2-308	核桃薄脆	144	326	441	153	228	401	1797	232	497	252	北京
14-2-310	黑洋酥	94	260	512	118	242	360	854	233	131	190	上海
14-2-311	混糖糕点	115	342	378	166	262	392	2066	254	571	311	北京
14-2-313	夹心酥饼	22	219	196	103	168	233	1750	188	581	252	青海
14-2-314	江米条	62	277	249	101	266	315	977	166	231	186	北京
14-2-316	京式黄酥	74	263	147	76	189	191	1402	155	399	185	北京
14-2-318	廖花糖	131	300	633	145	301	47	1215	294	303	287	
14-2-329	芝麻桃酥	23	271	258	132	211	286	2364	236	766	316	青海
14-2-331	茯苓夹饼	43	162	467	97	191	314	1346	186	128	169	北京
速食食品												
15-2-101	蛋片	61	467	411	193	394	611	1312	315	765	544	青海

食物氨基酸含量 Amino acid content of foods

（mg/100g 可食部）

编码 Code	食物名称 Food name	水分 Water g	蛋白质 Protein g	异亮氨酸 Ile	亮氨酸 Leu	赖氨酸 Lys	含硫氨基酸(SAA) Total	蛋氨酸 Met	胱氨酸 Cys	芳香族氨基酸(AAA) Total	苯丙氨酸 Phe	酪氨酸 Tyr	苏氨酸 Thr
15-2-103	燕麦片	9.2	15.0	562	1071	523	650	295	355	1268	772	496	482
15-2-201	方便面	3.6	9.5	302	577	202	337	134	203	713	436	277	219
15-2-306	黄油面包	27.3	7.9	265	514	151	335	138	197	595	331	264	202
15-2-309	麦维面包	37.7	8.3	278	540	159	352	145	207	625	348	277	212
15-2-313	桦榕面包	25.8	8.9	275	554	168	369	60	309	641	396	245	228
15-2-401	饼干(X̄)	5.7	9.0	292	491	136	158	93	65	462	285	177	183
15-2-402	VC 饼干	5.5	10.8	351	589	164	190	112	78	553	341	212	220
15-2-403	饼干(强化锌)[富锌饼干]	3.3	11.0	357	600	167	194	114	80	564	348	216	224
15-2-407	钙王饼干	3.1	7.8	284	550	138	328	74	254	876	436	440	218
15-2-408	高蛋白饼干	5.6	11.0	357	600	167	194	114	80	564	348	216	224
15-2-411	牛奶饼干	4.3	8.1	274	544	147	271	63	208	798	401	397	230
饮料类													
16-2-011	原汁沙棘	86.3	2.6	31	105	41	28	6	22	139	67	72	48
16-6-101	茶砖[砖茶]	7.8	14.5	562	1097	824	457	261	196	1355	714	641	612
16-6-102	茶砖(小)	6.6	15.1	542	1066	787	447	259	188	1337	699	638	590
16-6-103	红茶	7.3	26.7	934	1671	1381	436	237	199	1700	988	712	874
16-6-104	花茶	7.4	27.1	948	1696	1402	443	241	202	1726	1003	723	887
16-6-108	柿叶茶	3.6	25.8	902	1614	1335	422	229	193	1642	954	688	844
16-6-110	珠茶	5.3	28.7	1003	1796	1485	469	255	214	1827	1062	765	939
16-7-002	冰激凌粉	2.5	14.5	589	1226	1044	368	263	105	1288	648	640	558
16-7-003	固体橘子饮料	2.2	0.2	2	3	4	16	16	…	20	4	16	4
16-7-004	可可粉	7.5	20.9	460	933	649	602	169	433	1442	708	734	568
16-7-008	鲜橘晶	3.7	0.3	3	3	2	14	14	…	20	2	18	5

（mg/100g 可食部）

编码 Code	食物名称 Food name	色氨酸 Trp	缬氨酸 Val	精氨酸 Arg	组氨酸 His	丙氨酸 Ala	天冬氨酸 Asp	谷氨酸 Glu	甘氨酸 Gly	脯氨酸 Pro	丝氨酸 Ser	备注 Remark
15-2-103	燕麦片	253	707	885	293	680	1251	3051	648	884	684	
15-2-201	方便面	116	341	362	222	256	335	3644	316	876	352	
15-2-306	黄油面包	83	325	223	143	239	288	2669	251	849	308	北京
15-3-309	麦维面包	87	342	234	150	251	303	2804	264	892	323	北京
15-2-313	桦榕面包	39	332	313	157	258	345	2697	286	894	388	青海
15-2-401	饼干(X)	100	333	239	141	247	311	2178	227	646	286	
15-2-402	VC 饼干	120	399	287	170	296	373	2614	273	776	344	北京
15-2-403	饼干(强化锌)[富锌饼干]	123	406	292	173	302	380	2662	278	790	350	北京
15-2-407	钙王饼干	51	353	279	158	261	346	2332	284	960	381	青海
15-2-408	高蛋白饼干	123	406	292	173	302	380	2662	278	790	350	
15-2-411	牛奶饼干	88	343	320	158	298	382	2692	362	1020	419	青海
饮料类												
16-2-011	原汁沙棘	42	42	32	15	380	172	231	47	123	57	青海
16-6-101	茶砖[砖茶]	87	753	727	283	766	1237	1583	705	689	643	
16-6-102	茶砖(小)	140	722	680	269	748	1186	1451	685	677	617	青海
16-6-103	红茶	…	1213	1229	470	1224	2032	3229	1051	828	948	
16-6-104	花茶	…	1231	1247	477	1242	2063	3278	1066	840	962	
16-6-108	柿叶茶	…	1172	1187	454	1183	1964	3120	1015	800	916	陕西
16-6-110	珠茶	…	1304	1321	505	1315	2185	3471	1129	890	1019	浙江
16-7-002	冰激凌粉	228	751	586	358	526	1096	2820	796	1570	693	北京
16-7-003	固体橘子饮料	…	14	3	8	2	37	11	4	6	6	武汉
16-7-004	可可粉	221	919	550*	350*	740	1419	2113	663	1500*	677	上海
16-7-008	鲜橘晶	…	16	2	18	2	22	9	2	10	8	武汉

食物氨基酸含量 Amino acid content of foods

（mg/100g 可食部）

编码 Code	食物名称 Food name	水分 Water g	蛋白质 Protein g	异亮氨酸 Ile	亮氨酸 Leu	赖氨酸 Lys	含硫氨基酸(SAA) Total	蛋氨酸 Met	胱氨酸 Cys	芳香族氨基酸(AAA) Total	苯丙氨酸 Phe	酪氨酸 Tyr	苏氨酸 Thr
16-8-003	冰激凌	74.4	2.4	104	211	159	…	…	…	164	97	67	90
16-8-004	大雪糕	82.2	2.2	57	114	92	98	27	71	282	56	226	52
16-8-006	双棒雪糕	69.7	2.3	86	192	139	26	26	…	142	92	50	86
16-8-007	娃娃头	55.8	9.8	235	458	373	196	113	83	267	189	78	218
16-8-008	紫雪糕	59.4	2.6	111	233	173	39	39	…	181	107	74	94
含酒精饮料													
17-1-101	啤酒(X̄)	95.9	0.4	6	7	7	4	1	3	13	7	6	4
17-1-103	北京特制啤酒(6度)	95.7	0.4	8	10	3	4	1	3	18	11	7	4
17-1-109	清爽型啤酒(6度)	96.6	0.4	6	8	6	2	1	1	12	7	5	4
17-1-110	特制啤酒(5度)	96.3	0.4	5	6	7	5	2	3	11	6	5	4
17-1-301	黄酒(X̄)	97.2	1.6	47	82	39	24	4	21	97	59	45	38
17-1-303	加饭黄酒	—	1.6	46	80	37	27	4	23	106	58	48	37
17-1-306	善酿酒	—	2.0	63	112	43	29	6	23	135	77	58	42
17-1-308	元红黄酒	—	1.3	40	75	33	22	4	18	84	46	38	34
糖、蜜饯类													
18-2-001	花生牛轧糖	6.5	4.9	198	325	128	209	66	143	190	144	46	169
18-2-007	巧克力	1.0	4.3	170	308	228	61	44	17	210	155	55	139
调味品类													
20-1-001	酱油(X̄)	67.3	5.6	288	398	342	118	…	118	515	331	184	227
20-1-002	酱油(高级)	67.5	8.4	320	448	354	100	100	…	509	291	218	258
20-1-003	酱油(一级)	64.8	8.3	316	443	350	99	99	…	503	287	216	255
20-1-005	酱油(冬菇)	75.2	3.5	180	249	214	74	…	74	322	207	115	142

（mg/100g 可食部）

编码 Code	食物名称 Food name	色氨酸 Trp	缬氨酸 Val	精氨酸 Arg	组氨酸 His	丙氨酸 Ala	天冬氨酸 Asp	谷氨酸 Glu	甘氨酸 Gly	脯氨酸 Pro	丝氨酸 Ser	备注 Remark
16-8-003	冰激凌	27	150	98	51	87	162	469	64	407	115	
16-8-004	大雪糕	0	68	28	30	47	96	253	28	112	70	青海
16-8-006	双棒雪糕	23	131	70	45	81	155	402	42	279	118	北京
16-8-007	娃娃头	3	266	209	121	253	421	1068	273	498	292	青海
16-8-008	紫雪糕	25	165	98	57	122	180	547	…	428	132	
含酒精饮料												
17-1-101	啤酒（X̄）	3	8	9	4	12	13	42	11	35	5	
17-1-103	北京特制啤酒（6 度）	3	13	12	5	15	16	56	12	36	6	北京
17-1-109	清爽型啤酒（6 度）	2	9	6	4	11	13	46	11	31	6	北京
17-1-110	特制啤酒（5 度）	…	8	9	4	10	11	37	10	29	5	北京
17-1-301	黄酒（X̄）	1	67	89	27	82	100	298	68	91	54	
17-1-303	加饭黄酒	13	65	82	28	80	97	347	76	120	57	浙江
17-1-306	善酿酒	18	87	102	31	103	123	441	85	133	60	浙江
17-1-308	元红黄酒	8	57	78	22	69	85	274	66	…	46	浙江
糖、蜜饯类												
18-2-001	花生牛轧糖	10	299	105	84	458	278	1408	283	496	237	青海
18-2-007	巧克力	26	217	122	79	126	267	623	76	251	164	
调味品类												
20-1-001	酱油（X̄）	32	378	240*	122	413	464	1203	246	264	258	
20-1-002	酱油（高级）	45	399	246	130	353	740	1363	282	415	298	北京
20-1-003	酱油（一级）	45	394	243	129	349	731	1347	279	410	295	
20-1-005	酱油（冬菇）	20	236	210*	76	258	290	752	154	165	161	甘肃

食物氨基酸含量 Amino acid content of foods

(mg/100g 可食部)

编码 Code	食物名称 Food name	水分 Water g	蛋白质 Protein g	异亮氨酸 Ile	亮氨酸 Leu	赖氨酸 Lys	含硫氨基酸(SAA) Total	蛋氨酸 Met	胱氨酸 Cys	芳香族氨基酸(AAA) Total	苯丙氨酸 Phe	酪氨酸 Tyr	苏氨酸 Thr
20-1-006	酱油(多味)	58.2	7.8	376	470	396	106	106	…	479	308	171	238
20-1-007	酱油(三鲜)	74.3	3.4	175	242	208	72	…	72	313	201	112	138
20-1-009	酱油(特母)	70.8	6.7	255	358	282	80	80	…	406	232	174	206
20-2-001	醋(X)	90.6	2.1	99	…	55	65	…	65	82	82	…	61
20-2-003	陈醋	66.0	9.8	204	465	216	389	284	105	303	218	85	224
20-2-006	五香醋	95.9	0.5	18	28	12	63	36	27	50	39	11	11
20-3-101	豆瓣酱	46.6	13.6	553	739	491	151	151	…	987	499	488	437
20-3-102	豆瓣酱(辣油)	47.9	7.9	378	569	303	176	72	104	590	334	256	274
20-3-103	豆瓣辣酱	64.5	3.6	167	260	188	81	35	46	271	161	110	138
20-3-105	黄酱[大酱]	50.6	12.1	584	734	426	115	115	…	323	…	323	440
20-3-106	酱油膏	54.7	13.0	431	586	590	107	107	…	…	…	…	463
20-3-107	辣椒酱[辣椒糊]	71.2	0.8	39	55	55	…	…	…	61	45	16	41
20-3-111	甜面酱	53.9	5.5	177	352	75	212	93	119	233	233	…	171
20-3-113	香油辣酱	71.3	2.1	88	133	…	73	20	53	146	95	51	93
20-3-114	芝麻酱	0.3	19.2	739	1342	525	719	414	305	1795	965	830	654
20-4-002	腐乳(臭)[臭豆腐]	66.4	11.6	643	1120	442	202	94	108	902	528	374	309
20-4-003	腐乳(红)[酱豆腐]	61.2	12.0	682	1101	633	297	139	158	1134	667	467	442
20-5-008	酱大头菜	74.8	2.4	53	75	71	42	18	24	70	44	26	26
20-5-009	酱甘露[地蚕,甘露子]	75.6	2.2	93	139	82	34	19	15	131	83	48	67
20-5-010	酱黄瓜	76.2	3.0	128	175	126	41	15	26	130	106	24	93
20-5-018	萝卜干	67.7	3.3	104	139	133	34	34	…	185	75	110	286
20-5-029	榨菜	75.0	2.2	47	79	83	46	20	26	54	35	19	36
20-5-035	腌雪里红	77.1	2.4	81	144	120	19	…	19	165	97	68	96
20-6-003	花椒	11.0	6.7	224	377	306	235	74	161	358	161	197	220

（mg/100g 可食部）

编码 Code	食物名称 Food name	色氨酸 Trp	缬氨酸 Val	精氨酸 Arg	组氨酸 His	丙氨酸 Ala	天冬氨酸 Asp	谷氨酸 Glu	甘氨酸 Gly	脯氨酸 Pro	丝氨酸 Ser	备注 Remark
20-1-006	酱油(多味)	20*	482	320	130	250*	379	1023	204	521	286	湖北
20-1-007	酱油(三鲜)	19	229	250*	74	251	282	731	150	160	156	甘肃
20-1-009	酱油(特母)	36	318	196	104	281	590	1087	225	331	238	北京
20-2-001	醋(X)	…	160	…	17	…	90	…	…	…	59	
20-2-003	陈醋	144	204	255	157	421	189	2670	503	538	334	青海
20-2-006	五香醋	…	37	16	6	41	16	…	…	…	13	郑州
20-3-101	豆瓣酱	100*	662	499	189	491	1231	2469	493	300*	572	福州
20-3-102	豆瓣酱(辣油)	118	380	227	112	364	761	1356	315	395	336	杭州
20-3-103	豆瓣辣酱	73	179	141	61	176	385	640	160	188	161	
20-3-105	黄酱[大酱]	183	605	331	246	619	1184	2206	479	570	516	
20-3-106	酱油膏	180*	564	339	162	652	917	2046	465	719	504	福州
20-3-107	辣椒酱[辣椒糊]	…	48	71	17	47	122	215	51	50	43	
20-3-111	甜面酱	88	233	107	83	208	600*	700*	187	200*	230	
20-3-113	香油辣酱	23	120	…	41	112	299	347	98	97	100	
20-3-114	芝麻酱	342	935	2122	497	888	1597	3855	1170	651	847	
20-4-002	腐乳(臭)[臭豆腐]	183	507	506	202	651	898	1345	342	424	410	
20-4-003	腐乳(红)[酱豆腐]	153	702	478	243	784	1092	1962	521	539	508	
20-5-008	酱大头菜	…	80	57	31	86	110	346	50	82	61	
20-5-009	酱甘露[地蚕,甘露子]	18	110	79	24	98	128	622	80	…	91	
20-5-010	酱黄瓜	24	141	48	21	146	225	469	104	139	111	
20-5-018	萝卜干	18	161	228	45	164	162	518	102	135	96	
20-5-029	榨菜	29	69	35	25	152	113	…	48	37	78	
20-5-035	腌雪里红	40	117	107	45	125	195	369	95	83	96	
20-6-003	花椒	61	268	478	86	261	644	863	307	309	285	

食物氨基酸含量 Amino acid content of foods

（mg/100g 可食部）

编码 Code	食物名称 Food name	水分 Water g	蛋白质 Protein g	异亮氨酸 Ile	亮氨酸 Leu	赖氨酸 Lys	含硫氨基酸(SAA) Total	蛋氨酸 Met	胱氨酸 Cys	芳香族氨基酸(AAA) Total	苯丙氨酸 Phe	酪氨酸 Tyr	苏氨酸 Thr
20-6-004	黄毛籽	7.6	21.0	1024	1603	963	1056	408	648	1689	1075	614	810
20-6-005	芥茉	7.2	23.6	825	1434	1185	238	238	…	1393	844	549	864
20-6-007	辣椒粉	9.4	15.2	578	899	727	611	212	399	1093	705	388	586
20-6-010	茴香籽[小茴香籽]	8.9	14.5	541	881	759	401	147	254	994	599	395	525

（mg/100g 可食部）

编码 Code	食物名称 Food name	色氨酸 Trp	缬氨酸 Val	精氨酸 Arg	组氨酸 His	丙氨酸 Ala	天冬氨酸 Asp	谷氨酸 Glu	甘氨酸 Gly	脯氨酸 Pro	丝氨酸 Ser	备注 Remark
20-6-004	黄毛籽	359	1249	1819	526	1181	1979	5269	1401	987	1051	甘肃
20-6-005	芥茉	300	984	1378	584	892	1325	3488	1030	1432	876	甘肃
20-6-007	辣椒粉	166	737	1062	292	633	1723	2523	763	1153	622	
20-6-010	茴香籽[小茴香籽]	237	709	722	306	675	1469	2364	808	760	658	

表三 食物脂肪酸含量

Table 3 Fatty Acid Content of Foods

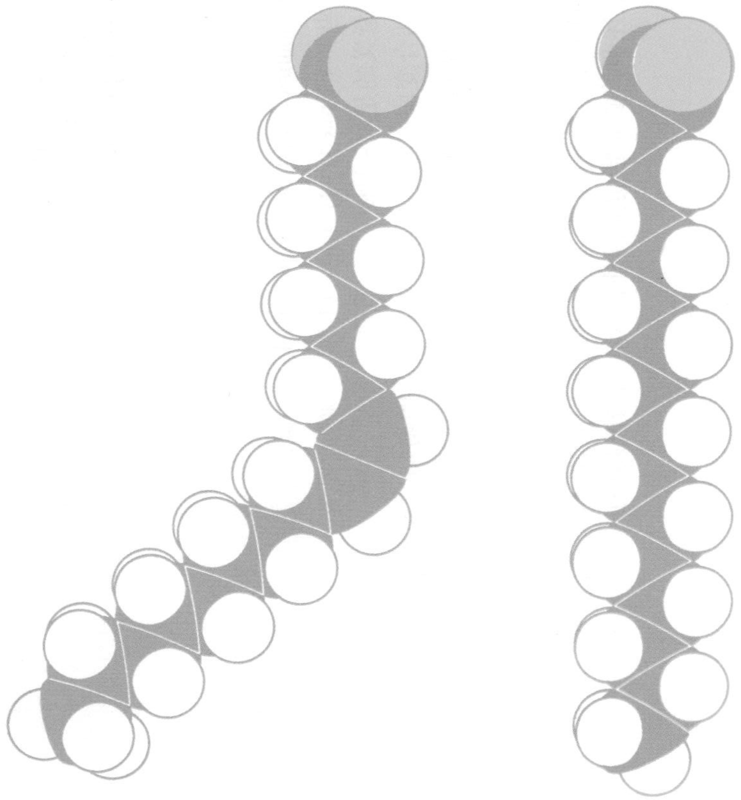

脂肪酸

脂肪酸（fatty acid，FA）的化学形式为R-COOH，式中的R为由碳原子所组成的烷基链。自然界中的脂肪酸主要是含双数碳原子的脂肪酸。

一、脂肪酸的命名和表达

脂肪酸分子上的碳原子用阿拉伯数字编号定位通常有两种顺序相反的系统：“Δ编号系统”，从羧基（—COOH）碳原子算起；而“n或ω编号系统”，从甲基（CH_3—）的碳原子算起。

如：	CH_3	—CH_2	—CH_2	—CH_2	—CH_2	—COOH
Δ编号系统	6	5	4	3	2	1
n或ω编号系统	1	2	3	4	5	6

与上述排序方式相对应，对脂肪酸的表达也存在两种形式。以棕榈油酸为例，如果以“Δ编号系统”定位，则表示为$\Delta^9$16:1；如果以“n或ω编号系统”定位，表示为16:1，n-7。目前通常使用的是后一种表达方法。

脂肪酸的表示方式也常常简化为只包括碳原子与不饱和键的数目，如棕榈酸为16个碳的脂肪酸，其中没有不饱和键，故以16:0表示；而油酸含有18个碳和一个不饱和键（即一个烯），以18:1表示。在本书的食物脂肪酸含量表中即是采用这种方式。

二、脂肪酸的分类

常见的分类方法有三种：

1. 按碳链的长短分类

（1）短链脂肪酸：碳原子数为2～6个。

（2）中链脂肪酸：碳原子数为8～12个。

（3）长链脂肪酸：碳原子数为14～26个。

2. 按脂肪酸的饱和程度分类

（1）饱和脂肪酸（saturated fatty acid，SFA）：碳原子链中不含有不饱和键。

（2）单不饱和脂肪酸（monounsaturated fatty acid，MUFA）：碳原子链中含有一个不饱和键。

（3）多不饱和脂肪酸（polyunsaturated fatty acid，PUFA）：碳原子链中含两个及两个以上不饱和键。在多不饱和脂肪酸中，有重要生物学意义的是n－3和n－6系列。

脂肪酸的不饱和键能与氢结合变成饱和键，随着饱和程度的增加，油脂可由液态变为固态，这一过程称为氢化。氢化可以使大部分不饱和脂肪酸变为饱和，并呈顺式与反式两类。

3. 根据其营养/生理作用分类

（1）必需脂肪酸（essential fatty acid，EFA）：包括亚油酸和α-亚麻酸，它们在体内不能被合成。

（2）非必需脂肪酸：除上述两种必需脂肪酸以外，其它脂肪酸均属此类。

三、食物中的脂肪酸

一类食物中脂肪组成相近，如猪油在不同食品中可能含量不同，但其组成是一样的。

动物性脂肪如猪油、奶油、牛油等含饱和脂肪酸 40% ~60%。植物性油脂则含丰富的不饱和脂肪酸，饱和脂肪酸仅占 10% ~20%，但椰子油含饱和脂肪酸较高。

常见脂肪酸见下表。

附：常见脂肪酸的结构和表达形式

常见脂肪酸的结构和表达形式

系统名（化学名称）(Systematic name)	通俗名 (Common name)	简写符号 (Shorthand nomenclature)	常用缩写形式
1. 饱和脂肪酸 (Saturated)			
短链的 (Short-chain)			
丁酸 (Butanoic)	酪酸 (Butyric)	4:0	
己酸 (Hexanoic)	羊油酸 (Caproic)	6:0	
中链的 (Medium-chain)			
辛酸 (Octanoic)	羊脂酸 (Caprylic)	8:0	
葵酸 (Decanoic)	羊蜡酸 (Capric)	10:0	
十一酸 (Henedecanoic)	(Undecylic)	11:0	
十二酸 (Dodecanoic)	月桂酸 (Lauric)	12:0	
十三酸 (Tridecanoic)	(Tridecylic)	13:0	
长链的 (Long-chain)			
十四酸 (Tetradecanoic)	［肉］豆蔻酸 (Myristic)	14:0	
十五酸 (Pentadecanoic)	(Pentadecylic)	15:0	
十六酸 (Hexadecanoic)	棕榈酸（软脂酸）(Palmitic)	16:0	PA
十七酸 (Heptadecanoic)	珠光脂酸或真珠酸 (Margaric)	17:0	
十八酸 (Octadecanoic)	硬脂酸 (Stearic)	18:0	SA
十九酸 (Nonadecanoic)	(Nondecylic)	19:0	

系统名（化学名称） (Systematic name)	通俗名 (Common name)	简写符号 (Shorthand nomenclature)	常用缩写形式
二十酸 (Eicosanoic)	花生酸 (Arachidic)	20:0	
二十二酸 (Docosanoic)	山萮酸 (Behenic)	22:0	
2. 单不饱和脂肪酸 (Monounsaturated)			
十四碳-9-烯酸（顺） (cis-9-Tetradecenoic)	肉豆蔻油酸 (Myristoleic)	14:1（n-5）	
十五碳-10-烯酸 (10-Pentadecenoic)		15:1（n-5）	
十六碳-9-烯酸（顺） (cis-9-Hexadecenoic)	棕榈油酸 (Palmitoleic)	16:1（n-7）	POA
十七碳-10-烯酸 (10-Heptadecenoic)		17:1（n-7）	
十八碳-9-烯酸（顺） (cis-9-Octadecenoic)	油酸 (Oleic)	18:1（n-9）	OA
十八碳-9-烯酸（反） (trans-9-Octadecenoic)	反油酸 (Elaidic)	18:1（n-9）trans	
二十碳-9-烯酸（顺） (cis-9-Eicosenoic)	鳕油酸 (Gadoleic)	20:1（n-11）	
二十二碳-13-烯酸（顺） (cis-13-Docosenoic)	芥子酸 (Erucic)	22:1（n-9）	
二十二碳-13-烯酸（反） (trans-13-Docosenoic)	蔓菁酸 (Brassidic)	22:1（n-9）trans	
3. 多不饱和脂肪酸 (Polyunsaturated)			
十八碳-9，12-二烯酸（顺，顺） (cis，cis-9，12-Octadecadienoic)	亚油酸 (Linoleic)	18:2（n-6）	LA
十八碳-9，12，15-三烯酸（全顺） (all cis-9，12，15- Octadecatrienoic)	α-亚麻酸 (α-Linolenic)	18:3（n-3）	ALA
十八碳-6，9，12-三烯酸（全顺） (all cis-6，9，12- Octadecatrienoic)	γ-亚麻酸 (γ-Linolenic)	18:3（n-6）	GLA
十八碳-6，9，9-三烯酸（顺，顺，反） (cis6，cis9，13trans- Octadecatrienoic)	哥伦比酸 (Columbinic)	18:3（n-9）	
二十碳-11，14-二烯酸（全顺） (cis，cis-11，14-Eicosadienoic)		20:2（n-6）	
二十碳-5，8，11-三烯酸（全顺） (all cis-5，8，11-Eicosatrienoic)	“蜜”酸 (“Mead”)	20:3（n-9）	MA

续表

系统名（化学名称） (Systematic name)	通俗名 (Common name)	简写符号 (Shorthand nomenclature)	常用缩写形式
二十碳-8，11，14-三烯酸（全顺） (all cis-8，11，14-Eicosatrienoic)	二高-γ-亚麻酸 (Dihomo-γ-linolenic)	20:3（n-6）	DGLA
二十碳-5，8，11，14-四烯酸（全顺） (all cis-5，8，11，14-Eicosatetraenoic)	花生四烯酸 (Arachidonic)	20:4（n-6）	AA
二十碳-5，8，11，14，17-五烯酸（全顺） (all cis-5，8，11，14，17-Eicosapentaenoic)		20:5（n-3）	EPA
二十二碳-13，16，19-三烯酸（全顺） (all cis-13，16，19-Docosatrienoic)		22:3（n-3）	
二十二碳-7，10，13，16-四烯酸（全顺） (all cis-7，10，13，16-Docosatetraenoic)		22:4（n-6）	
二十二碳-7，10，13，16，19-五烯酸（全顺） (all cis-7，10，13，16，19-Docosapentaenoic)		22:5（n-3）	DPA
二十二碳-4，7，10，13，16，19-六烯酸（全顺） (all cis-4，7，10，13，16，19-Docosahexaenoic)		22:6（n-3）	DHA
二十四碳-15-烯酸（顺） (cis-15-Tetracosenoic)	神经酸 (Nervonic) 或鲨油酸 (Selacholeic)	24:1（n-9）	

注：cis：顺式；trans：反式

食物脂肪酸含量 Fatty acid content of foods

编码 Code	食物名称 Food name	脂肪 Fat g	脂肪酸 Fatty acid (g/100g 可食部) Total	饱和 SFA	单不饱和 MUFA	多不饱和 PUFA	未知 Un_k	饱和脂肪酸/总脂肪酸(%) Total	6:0	8:0	10:0	11:0	12:0	13:0	14:0	15:0	16:0	17:0	18:0	19:0	20:0	22:0
谷类及制品																						
01-1-201	小麦粉(标准粉)	1.5	1.0	0.3	0.2	0.5	0	30.3	…	…	…	…	…	…	1.0	0.1	26.5	0.1	2.6	…	…	…
01-1-202	小麦粉(富强粉,特一粉)	1.1	0.7	0.2	0.2	0.3	0	30.3	…	…	…	…	…	…	1.0	0.1	26.5	0.1	2.6	…	…	…
01-1-302	挂面(标准粉)	0.7	0.5	0.1	0.1	0.2	0	30.3	…	…	…	…	…	…	1.0	0.1	26.5	0.1	2.6	…	…	…
01-1-303	挂面(富强粉)	0.6	0.4	0.1	0.1	0.2	0	30.3	…	…	…	…	…	…	1.0	0.1	26.5	0.1	2.6	…	…	…
01-1-409	油条	17.6	11.8	0.5	7.5	2.2	1.5	4.4	…	…	…	…	…	…	…	…	3.1	…	1.0	0.3	…	…
01-1-502	油面筋	25.1	16.8	4.7	3.1	9.1	0	27.7	…	…	…	…	…	…	0.7	…	25.8	…	1.2	…	…	…
01-2-202	籼米(标准)[机米]	0.6	0.5	0.1	0.2	0.2	0	26.2	…	…	…	…	…	…	0.5	…	22.3	…	3.4	…	…	…
01-2-212	黑米	2.5	2.1	0.7	1.0	0.3	0	35.1	…	0.9	…	…	…	0.6	0.8	0.2	30.1	…	1.8	…	0.7	…
01-3-104	玉米面(白)	4.5	3.8	0.6	1.1	2.2	0	15.3	…	…	…	…	…	…	…	…	13.4	…	1.9	…	…	…
01-5-102	小米面	2.1	1.8	0.6	0.3	0.9	0	35.6	…	…	…	…	…	…	…	…	30.5	…	5.1	…	…	…
01-9-005	荞麦	2.3	1.7	0.5	0.9	0.2	0	33.2	…	0.4	…	…	…	0.6	0.2	…	25.4	…	2.5	…	2.1	2.0
薯类、淀粉及制品																						
02-1-202	甘薯(红心)[山芋,红薯]	0.2						18.9	…	…	…	…	1.4	…	…	…	13.0	…	4.5	…	…	…
02-2-107	魔芋精粉[鬼芋粉,南星粉]	0.1						47.4	…	…	…	…	…	…	0.6	…	39.6	…	7.2	…	…	…
干豆类及制品																						
03-1-101	黄豆[大豆]	16.0	14.9	2.4	3.5	9.1	0	16.0	…	…	…	…	…	…	0.1	Tr	10.8	…	3.4	…	1.4	0.3
03-1-102	黑豆[黑大豆]	15.9	14.8	2.3	4.1	8.4	0	15.5	…	…	…	…	…	…	0.1	…	11.1	0.1	3.9	…	…	0.3
03-1-103	青豆[青大豆]	16.0	14.9	2.8	4.6	7.5	0	18.9	…	…	…	…	0.1	…	0.3	…	12.7	…	4.7	…	0.6	0.5
03-1-201	黄豆粉	18.3	17.0	2.8	3.7	10.8	0	16.4	…	…	…	…	…	…	0.1	…	11.6	…	3.8	…	0.4	0.5
03-1-202	豆腐花[豆腐粉]	2.6	2.4	0.4	0.6	1.5	0	16.3	…	…	…	…	…	…	0.1	…	12.3	…	3.4	…	0.2	0.3
03-1-203	豆浆粉	9.4	8.7	1.4	2.0	5.2	0.1	15.7	…	…	…	…	…	…	0.1	…	10.2	…	3.8	1.6	…	…

注:表中空缺处表示未计算该项数值。

编码 Code	食物名称 Food name	单不饱和脂肪酸/总脂肪酸(%) Total	14:1	15:1	16:1	17:1	18:1	20:1	22:1	多不饱和脂肪酸/总脂肪酸(%) Total	16:2	18:2	18:3	20:2	20:3	20:4	20:5	22:3	22:4	22:5	22:6	未知 (%)	备注 Remark
谷类及制品																							
01-1-201	小麦粉(标准粉)	24.1	…	0.2	1.2	0.1	22.1	0.5	…	44.8	…	42.5	2.3	…	…	…	…	…	…	…	…	0.8	
01-1-202	小麦粉(富强粉,特一粉)	24.1	…	0.2	1.2	0.1	22.1	0.5	…	44.8	…	42.5	2.3	…	…	…	…	…	…	…	…	0.8	
01-1-302	挂面(标准粉)	24.1	…	0.2	1.2	0.1	22.1	0.5	…	44.8	…	42.5	2.3	…	…	…	…	…	…	…	…	0.8	
01-1-303	挂面(富强粉)	24.1	…	0.2	1.2	0.1	22.1	0.5	…	44.8	…	42.5	2.3	…	…	…	…	…	…	…	…	0.8	
01-1-409	油条	63.8	…	…	0.3	…	13.6	…	49.9	19.0	…	12.5	6.5	…	…	…	…	…	…	…	…	12.8	
01-1-502	油面筋	18.3	…	…	…	…	18.3	…	…	54.0	…	53.5	0.5	…	…	…	…	…	…	…	…	0	
01-2-202	籼米(标准)[机米]	39.4	…	…	…	…	39.4	…	…	33.1	…	31.7	1.4	…	…	…	…	…	…	…	…	1.3	
01-2-212	黑米	48.0	…	…	…	…	47.5	0.5	…	16.3	…	16.1	0.2	…	…	…	…	…	…	…	…	0.6	
01-3-104	玉米面(白)	28.4	…	…	…	…	28.4	…	…	56.3	…	54.0	2.3	…	…	…	…	…	…	…	…	0	北京
01-5-102	小米面	14.6	…	…	0.9	…	13.7	…	…	49.8	…	28.7	21.1	…	…	…	…	…	…	…	…	0	济南
01-9-005	荞麦	51.6	…	…	…	…	46.9	4.7	…	14.6	…	14.6	…	…	…	…	…	…	…	…	…	0.6	
薯类、淀粉及制品																							
02-1-202	甘薯(红心)[山芋,红薯]	29.3	…	…	…	…	29.3	…	…	30.9	…	30.9	…	…	…	…	…	…	…	…	…	20.9	
02-2-107	魔芋精粉[鬼芋粉,南星粉]	23.1	…	…	…	…	23.1	…	…	28.5	…	25.7	2.8	…	…	…	…	…	…	…	…	1.0	
干豆类及制品																							
03-1-101	黄豆[大豆]	23.4	…	…	0.2	…	23.2	…	…	61.1	…	52.9	8.2	…	…	…	…	…	…	…	…	0	
03-1-102	黑豆[黑大豆]	28.0	…	…	0.1	…	27.9	…	…	56.6	…	49.2	7.4	…	…	…	…	…	…	…	…	0	
03-1-103	青豆[青大豆]	30.9	…	…	0.5	…	30.4	…	…	50.4	…	43.1	6.6	…	…	…	0.7	…	…	…	…	0	
03-1-201	黄豆粉	21.7	…	…	…	…	21.4	0.3	…	63.5	…	51.8	11.7	…	…	…	…	…	…	…	…	0	
03-1-202	豆腐花[豆腐粉]	23.0	…	…	0.9	…	22.1	…	…	60.7	…	52.4	8.3	…	…	…	…	…	…	…	…	0	北京
03-1-203	豆浆粉	23.3	…	…	0.4	…	22.9	…	…	59.9	…	52.0	7.9	…	…	…	…	…	…	…	…	1.1	浙江

食物脂肪酸含量 Fatty acid content of foods

编码 Code	食物名称 Food name	脂肪 Fat g	脂肪酸 Fatty acid (g/100g 可食部) Total	饱和 SFA	单不饱和 MUFA	多不饱和 PUFA	未知 Un_k	饱和脂肪酸/总脂肪酸(%) Total	6:0	8:0	10:0	11:0	12:0	13:0	14:0	15:0	16:0	17:0	18:0	19:0	20:0	22:0
03-1-301	豆腐(X̄)	3.7	3.4	0.6	0.8	2.1	0	16.5	…	…	…	…	…	…	…	…	11.9	…	3.0	1.4	0.2	…
03-1-302	豆腐(北)	4.8	4.5	0.7	1.0	2.7	0	16.5	…	…	…	…	…	…	…	…	11.9	…	3.0	1.4	0.2	…
03-1-303	豆腐(南)[南豆腐]	2.5	2.3	0.4	0.5	1.4	0	16.5	…	…	…	…	…	…	…	…	11.9	…	3.0	1.4	0.2	…
03-1-304	豆腐(内酯)	1.9	1.8	0.3	0.4	1.1	0	16.5	…	…	…	…	…	…	…	…	11.9	…	3.0	1.4	0.2	…
03-1-305	豆腐脑[老豆腐]	0.8	0.7	0.1	0.2	0.5	0	16.5	…	…	…	…	…	…	…	…	11.9	…	3.0	1.4	0.2	…
03-1-401	豆浆	0.7	0.7	0.2	0.1	0.4	0	24.0	…	…	…	0.2	0.7	…	…	…	14.5	…	7.7	…	0.9	…
03-1-402	豆奶[豆乳]	1.5	1.4	0.2	0.3	0.9	0.1	11.6	…	…	…	…	Tr	…	0.4	…	10.3	…	Tr	…	0.3	0.6
03-1-501	豆腐丝	10.5	9.8	1.5	2.1	6.1	0	15.8	…	…	…	…	…	…	0.1	Tr	11.7	…	2.4	0.2	1.4	…
03-1-504	豆腐卷	11.6	10.8	1.8	2.5	6.5	0	16.3	…	…	…	…	…	…	0.1	…	12.3	…	3.4	…	0.2	0.3
03-1-505	豆腐皮	17.4	16.2	2.6	3.7	9.8	0	16.3	…	…	…	…	…	…	0.1	…	12.3	…	3.4	…	0.2	0.3
03-1-506	油豆腐	17.6	16.4	3.0	3.0	10.4	0	18.6	…	…	…	…	…	…	0.2	…	1.65	…	1.9	…	…	…
03-1-507	腐竹	21.7	20.2	3.0	4.7	12.4	0.1	14.8	…	…	…	…	Tr	…	0.1	Tr	10.9	…	3.8	…	…	…
03-1-509	千张[百页]	16.0	14.9	2.4	3.4	9.0	0	16.3	…	…	…	…	…	…	0.1	…	12.3	…	3.4	…	0.2	0.3
03-1-510	豆腐干(X̄)	3.6	3.3	0.5	0.7	2.1	0	15.8	…	…	…	…	…	…	0.1	Tr	11.7	…	2.4	0.2	1.4	…
03-1-512	豆腐干(臭干)	4.6	4.3	0.7	0.9	2.7	0	16.0	…	…	…	…	…	…	0.2	…	11.7	…	3.3	…	0.1	0.7
03-1-516	豆腐干(香干)	7.8	7.3	1.1	1.5	4.5	0	15.8	…	…	…	…	…	…	0.1	Tr	11.7	…	2.4	0.2	1.4	…
03-1-517	豆腐干(小香干)	9.1	8.5	1.3	2.0	5.1	0	15.9	…	…	…	…	…	…	0.1	…	11.5	…	3.2	1.0	0.1	…
03-1-521	素火腿	13.2	12.3	2.4	2.7	7.1	0	19.9	…	…	…	…	Tr	…	0.1	…	15.0	0.1	4.1	…	0.6	…
03-1-522	素鸡	12.5	11.6	1.8	2.5	7.5	0	15.2	…	…	…	…	…	…	0.1	…	11.4	…	3.2	0.3	0.2	…
03-1-523	素鸡丝卷	13.7	12.7	1.8	2.6	8.3	0	14.4	…	…	…	…	…	…	…	…	10.8	…	3.6	…	…	…
03-1-526	烤麸	0.3	0.2	0	0	0.2	0	17.0	…	…	…	…	…	…	0.1	…	16.9	…	Tr	…	…	…
03-2-101	绿豆	0.8	0.6	0.2	0.1	0.3	0	32.0	…	…	…	…	0.2	…	0.3	…	23.6	…	5.5	…	1.3	1.1
03-2-102	绿豆面	0.7	0.5	0.2	0.1	0.3	0	32.0	…	…	…	…	0.2	…	0.3	…	23.6	…	5.5	…	1.3	1.1
03-3-101	赤小豆[小豆,红小豆]	0.6	0.5	0.1	0.1	0.3	0	15.6	…	0.1	…	…	…	…	…	…	8.9	0.1	4.6	…	1.9	…

食物脂肪酸含量 Fatty acid content of foods

编码 Code	食物名称 Food name	单不饱和脂肪酸/总脂肪酸(%) Total	14:1	15:1	16:1	17:1	18:1	20:1	22:1	多不饱和脂肪酸/总脂肪酸(%) Total	16:2	18:2	18:3	20:2	20:3	20:4	20:5	22:3	22:4	22:5	22:6	未知(%)	备注 Remark
03-1-301	豆腐[X̄]	21.8	…	…	0.4	…	21.4	…	…	60.7	…	51.9	8.8	…	…	…	…	…	…	…	…	1.0	
03-1-302	豆腐(北)	21.8	…	…	0.4	…	21.4	…	…	60.7	…	51.9	8.8	…	…	…	…	…	…	…	…	1.0	
03-1-303	豆腐(南)[南豆腐]	21.8	…	…	0.4	…	21.4	…	…	60.7	…	51.9	8.8	…	…	…	…	…	…	…	…	1.0	
03-1-304	豆腐(内酯)	21.8	…	…	0.4	…	21.4	…	…	60.7	…	51.9	8.8	…	…	…	…	…	…	…	…	1.0	
03-1-305	豆腐脑[老豆腐]	21.8	…	…	0.4	…	21.4	…	…	60.7	…	51.9	8.8	…	…	…	…	…	…	…	…	1.0	河北
03-1-401	豆浆	21.1	…	…	1.5	…	19.6	…	…	54.2	…	45.9	8.3	…	…	…	…	…	…	…	…	0.7	
03-1-402	豆奶[豆乳]	22.8	…	…	…	…	22.8	…	…	61.7	…	52.1	9.6	…	…	…	…	…	…	…	…	3.9	
03-1-501	豆腐丝	21.3	…	Tr	0.1	…	21.2	…	…	62.5	…	54.0	8.5	…	…	…	…	…	…	…	…	0.4	
03-1-504	豆腐卷	23.0	…	…	0.9	…	22.1	…	…	60.7	…	52.4	8.3	…	…	…	…	…	…	…	…	0	山东
03-1-505	豆腐皮	23.0	…	…	0.9	…	22.1	…	…	60.7	…	52.4	8.3	…	…	…	…	…	…	…	…	0	
03-1-506	油豆腐	18.1	…	…	…	…	18.1	…	…	63.3	…	56.5	6.8	…	…	…	…	…	…	…	…	0	
03-1-507	腐竹	23.2	…	Tr	…	…	23.2	…	…	61.3	…	51.4	9.9	…	…	…	…	…	…	…	…	0.7	
03-1-509	千张[百页]	23.0	…	…	0.9	…	22.1	…	…	60.7	…	52.4	8.3	…	…	…	…	…	…	…	…	0	
03-1-510	豆腐干[X̄]	21.3	…	Tr	0.1	…	21.2	…	…	62.5	…	54.0	8.5	…	…	…	…	…	…	…	…	0.4	
03-1-512	豆腐干(臭干)	22.0	…	…	…	…	20.8	…	1.2	63.1	…	52.9	10.2	…	…	…	…	…	…	…	…	0	
03-1-516	豆腐干(香干)	21.3	…	Tr	0.1	…	21.2	…	…	62.5	…	54.0	8.5	…	…	…	…	…	…	…	…	0.4	
03-1-517	豆腐干(小香干)	23.3	…	…	0.4	…	22.9	…	…	60.6	…	52.5	8.1	…	…	…	…	…	…	…	…	0.2	杭州
03-1-521	素火腿	22.4	…	…	Tr	0.1	22.3	…	…	57.6	…	47.3	10.3	…	…	…	…	…	…	…	…	0.1	青岛
03-1-522	素鸡	21.5	…	…	0.6	…	20.9	…	…	64.4	…	54.7	9.7	…	…	…	…	…	…	…	…	0	
03-1-523	素鸡丝卷	20.3	…	…	…	…	20.3	…	…	65.3	…	55.4	9.9	…	…	…	…	…	…	…	…	0	哈尔滨
03-1-526	烤麸	17.6	…	…	…	…	17.6	…	…	65.4	…	60.5	4.9	…	…	…	…	…	…	…	…	0	上海
03-2-101	绿豆	12.0	…	…	…	…	12.0	…	…	55.0	…	40.7	14.3	…	…	…	…	…	…	…	…	1.0	
03-2-102	绿豆面	12.0	…	…	…	…	12.0	…	…	55.0	…	40.7	14.3	…	…	…	…	…	…	…	…	1.0	郑州
03-3-101	赤小豆[小豆,红小豆]	15.4	…	…	…	…	15.4	…	…	69.2	…	65.0	4.2	…	…	…	…	…	…	…	…	0	

食物脂肪酸含量 Fatty acid content of foods

编码 Code	食物名称 Food name	脂肪 Fat g	脂肪酸 Fatty acid (g/100g 可食部)					饱和脂肪酸/总脂肪酸(%)														
			Total	饱和 SFA	单不饱和 MUFA	多不饱和 PUFA	未知 Un_k	Total	6:0	8:0	10:0	11:0	12:0	13:0	14:0	15:0	16:0	17:0	18:0	19:0	20:0	22:0
03-5-102	蚕豆(带皮)	1.1	0.9	0.1	0.2	0.5	0	17.4	…	…	…	…	…	…	0.3	…	14.5	…	2.4	…	0.2	…
03-5-103	蚕豆(去皮)	1.6	1.2	0.2	0.3	0.7	0	17.4	…	…	…	…	…	…	0.3	…	14.5	…	2.4	…	0.2	…
03-5-104	马牙大豆	0.9	0.7	0.3	0.4	0	0	45.7	…	0.7	…	0.6	…	…	13.9	…	…	29.9	…	…	0.6	…
03-9-102	扁豆(白)	1.3	1.0	0.2	0.1	0.6	0	23.2	…	…	…	…	…	…	…	0.2	15.8	…	6.3	…	…	0.9
03-9-201	眉豆[饭豇豆]	1.1	0.9	0.2	0.1	0.5	0	29.3	…	…	…	…	…	…	…	…	19.3	…	4.0	…	1.4	4.6
03-9-202	豇豆	1.2	0.9	0.3	0.2	0.5	0	33.5	…	…	…	…	…	…	0.1	…	26.5	…	4.5	…	1.1	1.3
03-9-301	豌豆	1.1	0.9	0.2	0.2	0.5	0	19.6	…	…	…	…	…	…	0.4	0.1	15.0	…	3.7	…	0.3	0.1
03-9-302	豌豆(花)	1.0	0.8	0.2	0.2	0.5	0	19.6	…	…	…	…	…	…	0.4	0.1	15.0	…	3.7	…	0.3	0.1
蔬菜类及制品																						
04-2-202	黄豆芽	1.6	1.3	0.3	0.4	0.7	0	19.9	…	…	…	…	…	…	…	…	13.6	…	5.0	…	0.5	0.8
04-2-203	绿豆芽	0.1	0.1	0	0	0	0	30.4	…	…	…	…	…	…	0.4	…	19.1	…	7.3	…	0.9	2.7
04-5-410	百合(干)	0.5	0.4	0	0.2	0.1	0	7.5	…	…	…	…	…	…	…	…	6.2	…	1.3	…	…	…
菌藻类																						
05-1-011	蘑菇(鲜蘑)	0.1	0.1	0	0	0.1	0	23.5	…	…	…	…	…	…	0.5	0.5	14.3	…	3.5	…	…	4.7
05-1-012	蘑菇(干)	4.6	3.7	0.9	0.1	2.6	0.1	23.5	…	…	…	…	…	…	0.5	0.5	14.3	…	3.5	…	…	4.7
05-1-013	木耳(干)[黑木耳,云耳]	1.5	1.2	0.3	0.4	0.5	0	23.1	…	…	…	…	…	…	0.5	…	17.6	0.4	4.6	…	…	…
05-1-014	木耳(水发)[黑木耳,云耳]	0.2	0.2	0	0.1	0.1	0	23.1	…	…	…	…	…	…	0.5	…	17.6	0.4	4.6	…	…	…
05-1-020	香菇(干)[香蕈,冬菇]	1.2	1.0	0.1	0.1	0.7	0	13.2	…	…	…	…	…	0.1	0.2	0.7	11.2	…	1.0	…	…	…
05-1-024	银耳(干)[白木耳]	1.4	1.1	0.5	0.6	0	0	43.9	…	0.7	…	0.4	0.6	0.1	0.4	0.8	33.0	1.4	5.8	…	0.7	…
05-2-007	苔菜(干)[苔条,条浒苔]	0.4	0.3	0.2	0.1	0.1	0	53.9	…	…	…	…	…	…	0.4	…	8.5	…	19.9	1.2	23.9	…
水果类及制品																						
06-1-302	红果(干)	2.2	1.8	0.3	0.4	1.0	0	17.6	…	…	…	…	…	…	Tr	…	14.9	…	2.7	…	…	…

食物脂肪酸含量 Fatty acid content of foods

编码 Code	食物名称 Food name	单不饱和脂肪酸/总脂肪酸(%) Total	14:1	15:1	16:1	17:1	18:1	20:1	22:1	多不饱和脂肪酸/总脂肪酸(%) Total	16:2	18:2	18:3	20:2	20:3	20:4	20:5	22:3	22:4	22:5	22:6	未知 (%)	备注 Remark
03-5-102	蚕豆(带皮)	23.3	…	…	…	…	23.3	…	…	58.8	…	53.9	4.9	…	…	…	…	…	…	…	…	0.5	
03-5-103	蚕豆(去皮)	23.3	…	…	…	…	23.3	…	…	58.8	…	53.9	4.9	…	…	…	…	…	…	…	…	0.5	
03-5-104	马牙大豆	50.4	…	…	…	48.8	1.6	…	…	3.9	…	3.4	…	0.5	…	…	…	…	…	…	…	0	青海
03-9-102	扁豆(白)	14.8	…	…	3.7	…	11.1	…	…	59.0	…	48.0	11.0	…	…	…	…	…	…	…	…	3.0	上海
03-9-201	眉豆[饭豇豆]	13.2	…	…	0.5	…	12.7	…	…	57.5	…	34.7	22.8	…	…	…	…	…	…	…	…	0	广东
03-9-202	豇豆	16.2	…	…	…	…	16.2	…	…	49.9	…	32.3	17.6	…	…	…	…	…	…	…	…	0.4	
03-9-301	豌豆	22.0	…	…	0.1	…	21.7	0.1	0.1	58.4	0.1	46.8	11.5	…	…	…	…	…	…	…	…	0	
03-9-302	豌豆(花)	22.0	…	…	0.1	…	21.7	0.1	0.1	58.4	0.1	46.8	11.5	…	…	…	…	…	…	…	…	0	
蔬菜类及制品																							
04-2-202	黄豆芽	28.7	…	…	0.8	…	27.9	…	…	51.1	…	46.1	5.0	…	…	…	…	…	…	…	…	0.3	
04-2-203	绿豆芽	15.6	…	…	0.9	…	14.2	…	0.5	48.6	…	17.9	23.7	…	…	…	…	…	7.0	…	…	5.4	
04-5-410	百合(干)	59.1	…	…	0.7	…	58.4	…	…	32.8	…	31.9	0.9	…	…	…	…	…	…	…	…	0.6	
菌藻类																							
05-1-011	蘑菇(鲜蘑)	3.9	…	…	…	…	3.9	…	…	70.9	…	69.7	1.2	…	…	…	…	…	…	…	…	1.7	
05-1-012	蘑菇(干)	3.9	…	…	…	…	3.9	…	…	70.9	…	69.7	1.2	…	…	…	…	…	…	…	…	1.7	甘肃
05-1-013	木耳(干)[黑木耳,云耳]	32.1	…	…	0.7	…	30.7	0.7	…	44.8	…	41.0	3.8	…	…	…	…	…	…	…	…	0	
05-1-014	木耳(水发)[黑木耳,云耳]	32.1	…	…	0.7	…	30.7	0.7	…	44.8	…	41.0	3.8	…	…	…	…	…	…	…	…	0	
05-1-020	香菇(干)[香蕈,冬菇]	12.1	…	…	3.0	…	9.1	…	…	74.5	…	60.2	14.3	…	…	…	…	…	…	…	…	0.2	
05-1-024	银耳(干)[白木耳]	54.3	0.3	0.8	…	0.3	52.9	…	…	0.9	…	0.2	0.7	…	…	…	…	…	…	…	…	0.9	
05-2-007	苔菜(干)[苔条,条浒苔]	17.1	…	…	3.3	…	12.8	…	1.0	17.7	…	3.7	14.0	…	…	…	…	…	…	…	…	11.3	浙江
水果类及制品																							
06-1-302	红果(干)	24.1	…	…	…	…	24.1	…	…	56.5	…	50.7	5.8	…	…	…	…	…	…	…	…	1.8	

食物脂肪酸含量 Fatty acid content of foods

编码 Code	食物名称 Food name	脂肪 Fat g	脂肪酸 Fatty acid (g/100g 可食部) Total	饱和 SFA	单不饱和 MUFA	多不饱和 PUFA	未知 Un_k	饱和脂肪酸/总脂肪酸(%) Total	6:0	8:0	10:0	11:0	12:0	13:0	14:0	15:0	16:0	17:0	18:0	19:0	20:0	22:0
06-2-302	枣(干)	0.5	0.4	0.1	0.1	0.1	0	17.4	…	…	…	…	0.8	…	0.8	…	12.5	…	2.9	…	0.4	…
06-3-904	桑葚(干)	6.1	4.9	0.6	0.3	4.0	0	12.9	…	…	…	…	…	…	…	…	9.5	…	3.4	…	…	…
06-5-017	椰子	12.1	9.7	8.5	0.9	0.3	0	88.0	…	8.5	6.9	…	37.0	…	20.8	…	11.7	…	3.1	…	…	…
坚果、种子类																						
07-1-004	核桃(干)[胡桃]	58.8	56.2	4.8	8.8	42.8	0	8.5	…	…	…	…	…	…	Tr	…	5.3	…	2.7	…	0.5	…
07-1-007	山核桃(熟)[小核桃]	50.8	48.6	3.6	36.0	8.7	0.2	7.4	…	…	…	…	…	…	…	…	5.4	…	2.0	…	…	…
07-1-008	栗子(鲜)[板栗]	0.7	0.7	0.1	0.2	0.4	0	14.5	…	…	…	…	…	…	…	…	14.5	…	…	…	…	…
07-1-012	松子(炒)	58.5	55.9	7.4	22.2	26.3	0	13.3	…	0.8	…	…	0.1	0.3	0.7	…	7.8	…	2.9	…	0.7	…
07-1-013	松子仁	70.6	67.5	9.0	26.8	31.7	0	13.3	…	0.8	…	…	0.1	0.3	0.7	…	7.8	…	2.9	…	0.7	…
07-1-025	榛子(炒)	50.3	48.1	10.0	11.4	25.7	1	20.8	…	…	…	…	Tr	…	Tr	Tr	4.6	…	1.9	…	12.6	1.7
07-2-002	花生(鲜)[落花生,长生果]	25.4	24.2	4.8	9.3	9.3	0.7	19.8	…	…	…	…	Tr	…	0.1	…	12.4	…	3.7	…	1.0	2.6
07-2-003	花生(炒)	48.0	45.6	9.0	17.6	17.6	1.4	19.8	…	…	…	…	Tr	…	0.1	…	12.4	…	3.7	…	1.0	2.6
07-2-004	花生仁(生)	44.3	42.1	8.3	16.3	16.3	1.3	19.8	…	…	…	…	Tr	…	0.1	…	12.4	…	3.7	…	1.0	2.6
07-2-005	花生仁(炒)	44.4	42.2	8.4	16.3	16.3	1.3	19.8	…	…	…	…	Tr	…	0.1	…	12.4	…	3.7	…	1.0	2.6
07-2-007	葵花子(炒)	52.8	50.5	6.9	10.1	33.0	0.5	13.6	…	…	…	…	…	…	0.3	Tr	8.3	…	4.3	0.2	0.2	0.3
07-2-008	葵花子仁	53.4	51.1	4.5	6.9	39.4	0.2	8.9	…	…	…	…	…	…	…	…	4.9	…	3.4	…	…	0.6
07-2-009	莲子(干)	2.0	1.9	0.8	0.3	0.6	0	45.1	…	…	0.2	…	…	0.3	1.2	0.4	30.2	…	2.1	…	1.1	9.6
07-2-011	南瓜子(炒)[白瓜子]	46.1	44.1	7.9	16.5	19.8	0	18.0	…	…	…	…	…	…	0.1	…	12.4	…	5.2	…	0.3	…
07-2-013	西瓜子(炒)	44.8	42.8	7.1	5.3	28.7	1.8	16.5	…	…	…	…	…	…	…	…	9.8	…	6.7	…	…	…
07-2-014	西瓜子(话梅味)	46.5	44.5	7.6	4.9	32.0	0	17.1	…	…	…	…	…	…	…	…	9.7	…	6.9	…	0.5	…
07-2-015	西瓜子仁	45.9	43.9	5.8	4.2	33.7	0.2	13.2	…	…	…	…	…	…	…	…	7.8	…	5.3	…	0.1	…
07-2-017	芝麻(黑)	46.1	44.1	6.3	16.5	20.8	0.4	14.2	…	…	…	…	…	…	…	…	8.7	…	5.1	…	0.4	…

编码 Code	食物名称 Food name	单不饱和脂肪酸/总脂肪酸(%) Total	14:1	15:1	16:1	17:1	18:1	20:1	22:1	多不饱和脂肪酸/总脂肪酸(%) Total	16:2	18:2	18:3	20:2	20:3	20:4	20:5	22:3	22:4	22:5	22:6	未知(%)	备注 Remark
06-2-302	枣(干)	36.9	…	…	7.5	…	29.4	…	…	35.1	…	34.2	0.9	…	…	…	…	…	…	…	…	10.6	
06-3-904	桑葚(干)	5.8	…	…	…	…	5.8	…	…	81.1	…	79.6	1.5	…	…	…	…	…	…	…	…	0.2	浙江
06-5-017	椰子	9.5	…	…	…	…	9.5	…	…	2.7	…	2.7	…	…	…	…	…	…	…	…	…	0	广东
坚果、种子类																							
07-1-004	核桃(干)[胡桃]	15.7	…	…	1.4	…	14.3	…	…	76.2	…	64.0	12.2	…	…	…	…	…	…	…	…	0	
07-1-007	山核桃(熟)[小核桃]	74.2	…	…	0.2	…	74.0	…	…	17.9	…	16.3	1.6	…	…	…	…	…	…	…	…	0.5	杭州
07-1-008	栗子(鲜)[板栗]	30.1	…	…	…	…	30.1	…	…	55.5	…	45.0	10.5	…	…	…	…	…	…	…	…	0	
07-1-012	松子(炒)	39.7	…	…	…	…	37.7	2.0	…	47.0	…	34.7	11.0	0.5	0.8	…	…	…	…	…	…	0	北京
07-1-013	松子仁	39.7	…	…	…	…	37.7	2.0	…	47.0	…	34.7	11.0	0.5	0.8	…	…	…	…	…	…	0	北京
07-1-025	榛子(炒)	23.7	…	…	0.2	…	23.5	…	…	53.4	…	49.9	3.5	…	…	…	…	…	…	…	…	2.1	北京
07-2-002	花生(鲜)[落花生,长生果]	38.6	…	…	0.1	…	38.4	0.1	…	38.6	…	37.7	0.9	…	…	…	…	…	…	…	…	3.0	北京
07-2-003	花生(炒)	38.6	…	…	0.1	…	38.4	0.1	…	38.6	…	37.7	0.9	…	…	…	…	…	…	…	…	3.0	
07-2-004	花生仁(生)	38.6	…	…	0.1	…	38.4	0.1	…	38.6	…	37.7	0.9	…	…	…	…	…	…	…	…	3.0	
07-2-005	花生仁(炒)	38.6	…	…	0.1	…	38.4	0.1	…	38.6	…	37.7	0.9	…	…	…	…	…	…	…	…	3.0	北京
07-2-007	葵花子(炒)	20.1	…	…	0.2	…	19.9	…	…	65.4	…	65.2	0.2	…	…	…	…	…	…	…	…	0.9	
07-2-008	葵花子仁	13.5	…	…	…	…	13.5	…	…	77.2	…	77.1	0.1	…	…	…	…	…	…	…	…	0.4	上海
07-2-009	莲子(干)	18.5	…	…	0.2	…	18.3	…	…	33.8	…	31.7	2.1	…	…	…	…	…	…	…	…	2.6	
07-2-011	南瓜子(炒)[白瓜子]	37.4	…	…	…	…	37.4	…	…	45.0	…	44.7	0.3	…	…	…	…	…	…	…	…	0	
07-2-013	西瓜子(炒)	12.3	…	…	0.7	…	11.6	…	…	67.0	…	67.0	…	…	…	…	…	…	…	…	…	4.2	
07-2-014	西瓜子(话梅味)	11.0	…	…	…	…	11.0	…	…	72.0	…	71.6	0.4	…	…	…	…	…	…	…	…	0	青岛
07-2-015	西瓜子仁	9.5	…	…	…	…	9.5	…	…	76.9	…	76.9	…	…	…	…	…	…	…	…	…	0.4	上海
07-2-017	芝麻(黑)	37.5	…	…	0.2	…	37.3	…	…	47.3	…	46.9	0.4	…	…	…	…	…	…	…	…	1.0	

食物脂肪酸含量 Fatty acid content of foods

编码 Code	食物名称 Food name	脂肪 Fat g	脂肪酸 Fatty acid (g/100g 可食部) Total	饱和 SFA	单不饱和 MUFA	多不饱和 PUFA	未知 Un_k	饱和脂肪酸/总脂肪酸(%) Total	6:0	8:0	10:0	11:0	12:0	13:0	14:0	15:0	16:0	17:0	18:0	19:0	20:0	22:0
畜肉类及制品																						
08-1-103	猪肉(后臀尖)	30.8	29.4	10.8	13.4	3.6	1.6	36.9	…	…	0.1	Tr	0.5	…	1.5	Tr	23.1	Tr	11.3	0.1	0.3	Tr
08-1-104	猪肉(后肘)	28.0	25.5	9.4	11.6	3.1	1.4	36.9	…	…	0.1	Tr	0.5	…	1.5	Tr	23.1	Tr	11.3	0.1	0.3	Tr
08-1-105	猪肉(肋条肉)	59.0	56.2	20.7	25.6	6.8	3	36.9	…	…	0.1	Tr	0.5	…	1.5	Tr	23.1	Tr	11.3	0.1	0.3	Tr
08-1-106	猪肉(里脊)	7.9	7.2	2.7	3.3	0.9	0.4	36.9	…	…	0.1	Tr	0.5	…	1.5	Tr	23.1	Tr	11.3	0.1	0.3	Tr
08-1-107	猪肉(奶脯)[软五花,猪夹心]	35.3	33.6	12.0	19.5	2.1	0	35.8	…	0.6	…	0.4	2.0	…	…	0.2	23.9	3.4	3.9	…	1.4	…
08-1-108	猪肉(奶面)[硬五花]	30.6	29.2	10.8	13.3	3.5	1.6	36.9	…	…	0.1	Tr	0.5	…	1.5	Tr	23.1	Tr	11.3	0.1	0.3	Tr
08-1-109	猪肉(前肘)	22.9	21.8	3.3	15.3	3.2	0	15.0	…	…	…	…	5.7	…	1.6	…	1.1	5.2	…	0.1	1.3	…
08-1-111	猪肉(腿)	12.8	11.6	4.3	5.3	1.4	0.6	36.9	…	…	0.1	Tr	0.5	…	1.5	Tr	23.1	Tr	11.3	0.1	0.3	Tr
08-1-112	猪肉(猪脖)	60.5	57.7	19.9	30.6	7.0	0.2	34.5	…	…	…	…	…	…	1.2	…	21.4	…	11.6	…	0.3	…
08-1-113	猪大肠	18.7	17.0	7.7	7.2	2.0	0.1	45.4	…	…	…	…	…	…	1.4	…	27.5	0.1	16.2	…	0.2	…
08-1-116	猪蹄	18.8	17.1	6.3	7.8	2.1	0.9	36.9	…	…	0.1	Tr	0.5	…	1.5	Tr	23.1	Tr	11.3	0.1	0.3	Tr
08-1-118	猪头皮	44.6	42.5	13.1	21.0	4.4	4.1	30.8	…	…	…	…	…	…	1.1	…	21.5	…	8.2	…	…	…
08-1-120	猪肘棒	16.0	14.6	5.1	7.8	1.6	0	35.1	…	…	0.1	Tr	0.1	…	1.5	Tr	24.0	…	9.1	…	0.1	0.2
08-1-202	猪肚	5.1	4.6	2.4	1.8	0.4	0	51.0	…	…	…	…	…	…	1.3	…	29.7	…	19.6	…	0.4	…
08-1-203	猪肺	3.9	3.5	1.5	1.5	0.4	0.1	42.3	…	…	…	…	…	…	1.1	0.1	27.1	…	13.8	…	0.2	…
08-1-204	猪肝	3.5	2.6	1.1	0.7	0.7	0.1	43.2	…	…	…	…	0.1	…	0.4	1.3	16.2	Tr	24.5	Tr	0.1	0.6
08-1-205	猪脑	9.8	5.5	2.4	2.7	0.4	0	43.7	…	…	…	…	…	…	0.4	…	21.2	…	22.1	…	…	…
08-1-207	猪舌[猪口条]	18.1	16.5	6.2	8.1	2.0	0.1	37.6	…	…	…	…	0.1	…	1.4	…	26.7	…	9.0	…	0.4	…
08-1-208	猪肾[猪腰子]	3.2	2.4	1.0	0.8	0.5	0.1	42.0	…	…	…	…	0.1	…	1.0	…	24.6	0.1	15.7	…	0.5	…
08-1-210	猪小肠	2.0	1.8	0.8	0.5	0.4	0.1	44.3	…	…	…	…	…	…	1.2	…	28.4	…	13.9	0.5	0.3	…
08-1-211	猪心	5.3	4.2	1.7	1.6	0.9	0	40.1	…	…	Tr	…	0.1	…	1.0	Tr	22.9	0.1	15.5	Tr	0.5	…
08-1-212	猪血	0.3	0.3	0.1	0.1	0	0	49.4	…	…	…	…	…	…	0.8	…	23.1	…	23.3	…	0.9	1.3

食物脂肪酸含量 Fatty acid content of foods

编码 Code	食物名称 Food name	单不饱和脂肪酸/总脂肪酸(%) Total	14:1	15:1	16:1	17:1	18:1	20:1	22:1	多不饱和脂肪酸/总脂肪酸(%) Total	16:2	18:2	18:3	20:2	20:3	20:4	20:5	22:3	22:4	22:5	22:6	未知 (%)	备注 Remark
畜肉类及制品																							
08-1-103	猪肉(后臀尖)	45.6	…	…	2.5	Tr	42.9	0.2	Tr	12.1	0.5	10.3	0.9	0.2	…	0.2	Tr	…	…	…	…	5.4	
08-1-104	猪肉(后肘)	45.6	…	…	2.5	Tr	42.9	0.2	Tr	12.1	0.5	10.3	0.9	0.2	…	0.2	Tr	…	…	…	…	5.4	
08-1-105	猪肉(肋条肉)	45.6	…	…	2.5	Tr	42.9	0.2	Tr	12.1	0.5	10.3	0.9	0.2	…	0.2	Tr	…	…	…	…	5.4	
08-1-106	猪肉(里脊)	45.6	…	…	2.5	Tr	42.9	0.2	Tr	12.1	0.5	10.3	0.9	0.2	…	0.2	Tr	…	…	…	…	5.4	
08-1-107	猪肉(奶脯)[软五花,猪夹心]	58.1	…	…	2.6	…	55.5	…	…	6.1	…	4.0	0.9	1.2	…	…	…	…	…	…	…	0	北京
08-1-108	猪肉(奶面)[硬五花]	45.6	…	…	2.5	Tr	42.9	0.2	Tr	12.1	0.5	10.3	0.9	0.2	…	0.2	Tr	…	…	…	…	5.4	
08-1-109	猪肉(前肘)	70.2	…	…	24.4	…	45.8	…	…	14.8	…	9.1	4.3	1.4	…	…	…	…	…	…	…	0	
08-1-111	猪肉(腿)	45.6	…	…	2.5	Tr	42.9	0.2	Tr	12.1	0.5	10.3	0.9	0.2	…	0.2	Tr	…	…	…	…	5.4	
08-1-112	猪肉(猪脖)	53.0	…	…	2.6	0.3	48.6	1.5	…	12.2	0.3	9.7	1.4	0.4	…	0.4	…	…	…	…	…	0.3	北京
08-1-113	猪大肠	42.2	…	…	1.3	0.1	40.6	0.2	…	11.8	…	10.4	1.1	0.2	…	0.1	…	…	…	…	…	0.6	
08-1-116	猪蹄	45.6	…	…	2.5	Tr	42.9	0.2	Tr	12.1	0.5	10.3	0.9	0.2	…	0.2	Tr	…	…	…	…	5.4	
08-1-118	猪头皮	49.3	…	…	0.8	…	48.5	…	…	10.3	…	10.3	…	…	…	…	…	…	…	…	…	9.6	合肥
08-1-120	猪肘棒	53.7	…	…	5.0	…	48.7	…	…	11.2	…	6.9	4.3	…	…	…	…	…	…	…	…	0	北京
08-1-202	猪肚	39.4	…	…	1.4	…	37.8	0.2	…	8.6	…	7.7	0.4	…	…	0.5	…	…	…	…	…	1.0	
08-1-203	猪肺	42.5	…	…	2.6	…	39.3	0.3	0.3	11.9	…	7.3	0.8	…	…	3.8	…	…	…	…	…	3.3	
08-1-204	猪肝	27.3	…	…	1.3	…	24.2	Tr	1.8	26.0	…	18.4	0.1	…	…	7.4	Tr	…	…	Tr	0.1	3.5	
08-1-205	猪脑	49.6	…	…	1.4	…	40.3	…	7.9	6.6	…	1.7	4.9	…	…	…	…	…	…	…	…	0.1	
08-1-207	猪舌[猪口条]	49.3	…	…	2.0	…	47.1	0.2	…	12.4	…	9.8	2.4	0.1	…	0.1	…	…	…	…	…	0.7	
08-1-208	猪肾[猪腰子]	33.1	…	…	1.3	…	31.5	…	0.3	21.6	…	15.7	0.9	…	1.4	3.6	…	…	…	…	…	3.3	
08-1-210	猪小肠	29.9	…	…	0.5	…	29.4	…	…	22.9	…	13.8	0.8	…	…	6.1	0.4	…	…	0.6	1.2	2.9	
08-1-211	猪心	38.4	…	…	1.5	…	36.6	0.2	0.1	20.8	…	16.8	0.5	Tr	…	3.3	…	…	…	0.1	0.1	0.7	
08-1-212	猪血	29.2	…	…	3.5	…	25.5	…	0.2	17.7	…	17.7	…	…	…	…	…	…	…	…	…	3.7	

食物脂肪酸含量 Fatty acid content of foods

编码 Code	食物名称 Food name	脂肪 Fat g	脂肪酸 Fatty acid (g/100g 可食部) Total	饱和 SFA	单不饱和 MUFA	多不饱和 PUFA	未知 Un_k	饱和脂肪酸/总脂肪酸(%) Total	6:0	8:0	10:0	11:0	12:0	13:0	14:0	15:0	16:0	17:0	18:0	19:0	20:0	22:0
08-1-301	叉烧肉	16.9	15.4	5.1	8.8	1.7	0	32.9	…	…	…	…	…	…	1.2	…	26.4	0.1	4.7	…	0.5	…
08-1-302	宫爆肉丁(罐头)	27.6	25.1	7.8	11.5	5.8	0	31.2	…	…	Tr	…	0.1	…	0.9	Tr	19.4	…	8.4	…	0.7	1.7
08-1-303	酱汁肉	50.4	48.0	13.8	24.6	7.8	1.8	28.7	…	…	…	…	…	…	1.1	…	18.4	0.7	8.5	…	…	…
08-1-304	腊肉(培根)	9.0	8.2	3.0	4.5	0.7	0	37.0	…	…	…	…	…	…	1.0	…	23.6	0.2	11.8	…	0.4	…
08-1-307	午餐肉	15.9	14.5	5.0	8.2	1.4	0	34.9	…	…	…	…	0.1	…	1.2	…	23.2	…	10.3	…	0.1	…
08-1-308	咸肉	36.0	32.8	12.1	14.9	4.0	1.8	36.9	…	…	0.1	Tr	0.5	…	1.5	Tr	23.1	Tr	11.3	0.1	0.3	Tr
08-1-309	珍珠里脊丝(罐头)	17.3	15.7	5.9	6.9	2.9	0	37.4	…	…	0.1	…	0.1	…	1.6	0.1	23.7	…	11.6	…	0.2	…
08-1-310	猪肝(卤煮)	8.3	6.2	3.0	2.5	0.7	0	48.2	…	…	…	…	0.3	…	0.8	…	23.1	…	24.0	…	…	…
08-1-312	猪蹄(熟)	17.0	15.5	4.4	9.7	1.4	0	28.6	…	…	…	…	0.1	…	1.2	Tr	20.4	…	6.9	…	…	…
08-1-313	猪肘棒(熟)	24.5	22.3	7.3	12.6	2.4	0	32.8	…	…	Tr	…	0.1	…	1.0	…	23.0	…	8.6	…	0.1	…
08-1-314	猪肉松(X̄)	11.5	10.5	3.0	4.9	2.4	0.2	28.3	…	…	…	…	…	…	0.7	…	17.8	…	8.4	1.4	…	…
08-1-315	福建式肉松	26.0	23.7	8.2	13.1	2.3	0.1	34.5	…	…	…	…	…	…	1.0	…	22.8	0.2	10.5	…	…	…
08-1-316	老年保健肉松	20.5	18.7	3.8	5.5	9.4	0	20.3	…	…	…	…	…	…	0.3	…	11.8	…	5.5	…	…	2.7
08-1-317	太仓肉松	8.3	7.6	2.6	4.0	0.9	0	34.0	…	…	…	…	…	…	0.9	…	22.6	0.2	10.3	…	…	…
08-1-401	茶肠	29.6	26.9	8.4	16.2	2.4	0	31.0	…	…	…	…	…	…	1.1	…	26.6	…	2.2	…	1.1	…
08-1-402	大腊肠	20.1	18.3	7.3	9.0	1.9	0.1	39.9	…	…	…	…	0.1	…	2.2	…	24.0	0.3	13.2	…	0.1	…
08-1-403	大肉肠	22.9	20.8	8.3	10.2	2.2	0.1	39.9	…	…	…	…	0.1	…	2.2	…	24.0	0.3	13.2	…	0.1	…
08-1-404	蛋清肠	22.8	20.7	8.4	10.5	1.8	0	40.4	…	…	…	…	0.1	…	1.4	Tr	25.3	…	13.4	…	0.2	…
08-1-405	儿童肠	19.6	17.8	5.5	10.8	1.6	0	31.0	…	…	…	…	…	…	1.1	…	26.6	…	2.2	…	1.1	…
08-1-406	风干肠	23.3	21.2	8.5	10.4	2.2	0.1	39.9	…	…	…	…	0.1	…	2.2	…	24.0	0.3	13.2	…	0.1	…
08-1-407	广东香肠	37.3	33.9	13.5	16.6	3.5	0.2	39.9	…	…	…	…	0.1	…	2.2	…	24.0	0.3	13.2	…	0.1	…
08-1-408	红果肠	15.3	13.9	5.6	6.8	1.4	0.1	39.9	…	…	…	…	0.1	…	2.2	…	24.0	0.3	13.2	…	0.1	…
08-1-409	火腿肠	10.4	9.5	3.8	4.6	1.0	0.1	39.9	…	…	…	…	0.1	…	2.2	…	24.0	0.3	13.2	…	0.1	…
08-1-410	腊肠	48.3	46.0	18.4	22.6	4.8	0.3	39.9	…	…	…	…	0.1	…	2.2	…	24.0	0.3	13.2	…	0.1	…

编码 Code	食物名称 Food name	单不饱和脂肪酸/总脂肪酸(%) Total	14:1	15:1	16:1	17:1	18:1	20:1	22:1	多不饱和脂肪酸/总脂肪酸(%) Total	16:2	18:2	18:3	20:2	20:3	20:4	20:5	22:3	22:4	22:5	22:6	未知(%)	备注 Remark
08-1-301	叉烧肉	57.5	…	…	2.6	0.1	54.8	…	…	10.8	…	10.0	0.3	Tr	…	0.5	…	…	…	…	…	0	
08-1-302	宫爆肉丁(罐头)	45.8	…	…	2.0	…	43.6	…	0.2	23.0	…	20.4	2.6	…	…	…	…	…	…	…	…	0	北京
08-1-303	酱汁肉	51.2	…	…	2.7	0.7	47.8	…	…	16.3	…	7.6	4.9	…	…	3.8	…	…	…	…	…	3.8	上海
08-1-304	腊肉(培根)	54.9	…	…	2.8	0.2	51.9	…	…	8.0	…	5.9	2.1	…	…	…	…	…	…	…	…	0.1	上海
08-1-307	午餐肉	56.4	…	…	3.6	…	52.6	…	0.2	9.8	…	7.8	2.0	…	…	…	…	…	…	…	…	0	北京
08-1-308	咸肉	45.6	…	…	2.5	Tr	42.9	0.2	Tr	12.1	0.5	10.3	0.9	0.2	…	0.2	Tr	…	…	…	…	5.4	杭州
08-1-309	珍珠里脊丝(罐头)	44.1	…	…	3.0	…	40.9	…	0.2	18.5	…	15.7	2.8	…	…	…	…	…	…	…	…	0	北京
08-1-310	猪肝(卤煮)	40.7	…	…	1.8	…	37.0	…	1.9	11.1	…	11.1	…	…	…	…	…	…	…	…	…	0	北京
08-1-312	猪蹄(熟)	62.5	…	…	5.9	…	56.4	…	0.2	8.9	…	8.9	…	…	…	…	…	…	…	…	…	0	
08-1-313	猪肘棒(熟)	56.3	…	…	3.5	…	52.8	…	…	10.9	…	3.9	7.0	…	…	…	…	…	…	…	…	0	北京
08-1-314	猪肉松($\bar{X}$)	46.5	…	…	4.2	0.4	37.7	2.1	2.1	23.4	…	20.0	2.5	0.2	…	0.7	…	…	…	…	…	1.8	
08-1-315	福建式肉松	55.4	…	…	2.2	0.2	53.0	…	…	9.6	…	7.5	1.8	…	…	0.3	…	…	…	…	…	0.5	上海
08-1-316	老年保健肉松	29.3	…	…	1.0	…	28.3	…	…	50.4	…	42.0	8.4	…	…	…	…	…	…	…	…	0	上海
08-1-317	太仓肉松	53.1	…	…	2.6	0.2	50.3	…	…	12.3	…	9.5	1.9	…	…	0.9	…	…	…	…	…	0.6	上海
08-1-401	茶肠	60.3	…	…	…	…	60.3	…	…	8.8	…	8.6	…	0.1	…	0.1	…	…	…	…	…	0	哈尔滨
08-1-402	大腊肠	49.0	…	…	2.8	…	46.1	0.1	…	10.4	…	9.6	0.7	…	…	0.1	…	…	…	…	…	0.7	北京
08-1-403	大肉肠	49.0	…	…	2.8	…	46.1	0.1	…	10.4	…	9.6	0.7	…	…	0.1	…	…	…	…	…	0.7	北京
08-1-404	蛋清肠	50.7	…	…	3.2	…	47.3	…	0.2	8.8	…	8.8	…	…	…	…	…	…	…	…	…	0.1	北京
08-1-405	儿童肠	60.3	…	…	…	…	60.3	…	…	8.8	…	8.6	…	0.1	…	0.1	…	…	…	…	…	0	哈尔滨
08-1-406	风干肠	49.0	…	…	2.8	…	46.1	0.1	…	10.4	…	9.6	0.7	…	…	0.1	…	…	…	…	…	0.7	北京
08-1-407	广东香肠	49.0	…	…	2.8	…	46.1	0.1	…	10.4	…	9.6	0.7	…	…	0.1	…	…	…	…	…	0.7	
08-1-408	红果肠	49.0	…	…	2.8	…	46.1	0.1	…	10.4	…	9.6	0.7	…	…	0.1	…	…	…	…	…	0.7	北京
08-1-409	火腿肠	49.0	…	…	2.8	…	46.1	0.1	…	10.4	…	9.6	0.7	…	…	0.1	…	…	…	…	…	0.7	
08-1-410	腊肠	49.0	…	…	2.8	…	46.1	0.1	…	10.4	…	9.6	0.7	…	…	0.1	…	…	…	…	…	0.7	广东

食物脂肪酸含量 Fatty acid content of foods

编码 Code	食物名称 Food name	脂肪 Fat g	脂肪酸 Fatty acid (g/100g 可食部) Total	饱和 SFA	单不饱和 MUFA	多不饱和 PUFA	未知 Un_k	饱和脂肪酸/总脂肪酸(%) Total	6:0	8:0	10:0	11:0	12:0	13:0	14:0	15:0	16:0	17:0	18:0	19:0	20:0	22:0
08-1-411	松江肠	26.5	24.1	7.5	14.5	2.1	0	31.0	…	…	…	…	…	…	1.1	…	26.6	…	2.2	…	1.1	…
08-1-412	蒜肠	25.4	23.1	9.2	11.3	2.4	0.2	39.9	…	…	…	…	0.1	…	2.2	…	24.0	0.3	13.2	…	0.1	…
08-1-413	香肠	40.7	37.0	14.8	18.1	3.9	0.3	39.9	…	…	…	…	0.1	…	2.2	…	24.0	0.3	13.2	…	0.1	…
08-1-415	小红肠	23.2	21.1	8.4	10.3	2.2	0.1	39.9	…	…	…	…	0.1	…	2.2	…	24.0	0.3	13.2	…	0.1	…
08-1-416	小泥肠	26.3	23.9	9.5	11.7	2.5	0.2	39.9	…	…	…	…	0.1	…	2.2	…	24.0	0.3	13.2	…	0.1	…
08-1-417	午餐肠	16.6	15.1	6.0	7.4	1.6	0.1	39.9	…	…	…	…	0.1	…	2.2	…	24.0	0.3	13.2	…	0.1	…
08-1-418	午餐肚	0.5	0.5	0.1	0.2	0.2	0	18.1	…	…	…	…	…	…	…	3.3	…	…	14.8	…	…	…
08-1-419	方腿	5.0	4.6	1.5	2.3	0.7	0.1	32.5	…	…	0.1	…	…	…	1.1	…	21.1	0.5	9.7	…	…	…
08-1-420	火腿	27.4	24.9	9.2	13.1	2.5	0.1	36.8	…	…	…	…	Tr	…	1.0	…	23.6	…	11.6	0.1	0.5	…
08-1-421	金华火腿	28.0	25.5	8.2	14.0	2.6	0.7	32.0	…	…	…	…	0.1	…	1.2	…	21.0	…	9.3	0.4	…	…
08-1-422	圆腿	6.5	5.9	2.2	3.1	0.6	0.1	36.7	…	…	…	…	…	…	1.1	…	24.1	0.2	10.9	0.4	…	…
08-2-101	牛肉(肥瘦)(X̄)	4.2	3.8	2.0	1.7	0.2	0	51.8	…	…	…	…	…	…	3.8	0.5	26.4	1.3	19.7	…	0.1	…
08-2-102	牛肉(腑肋)	5.4	4.9	2.6	2.1	0.2	0	51.8	…	…	…	…	…	…	3.8	0.5	26.4	1.3	19.7	…	0.1	…
08-2-103	牛肉(后腿)	2.0	1.8	0.9	0.8	0.1	0	51.8	…	…	…	…	…	…	3.8	0.5	26.4	1.3	19.7	…	0.1	…
08-2-104	牛肉(后腱)	1.0	0.9	0.5	0.4	0	0	51.8	…	…	…	…	…	…	3.8	0.5	26.4	1.3	19.7	…	0.1	…
08-2-105	牛肉(里脊)	0.9	0.8	0.4	0.4	0	0	51.8	…	…	…	…	…	…	3.8	0.5	26.4	1.3	19.7	…	0.1	…
08-2-106	牛肉(前腿)	1.8	1.6	0.9	0.7	0.1	0	51.8	…	…	…	…	…	…	3.8	0.5	26.4	1.3	19.7	…	0.1	…
08-2-107	牛肉(前腱)	1.3	1.2	0.6	0.5	0.1	0	51.8	…	…	…	…	…	…	3.8	0.5	26.4	1.3	19.7	…	0.1	…
08-2-108	牛肉(瘦)	2.3	2.1	1.1	0.9	0.1	0	51.8	…	…	…	…	…	…	3.8	0.5	26.4	1.3	19.7	…	0.1	…
08-2-109	牛蹄筋	0.5	0.5	0.1	0.3		0	30.2	…	…	…	…	…	…	1.7	0.2	23.2	…	5.1	…	…	…
08-2-110	牛蹄筋(泡发)	Tr						39.9	…	…	…	…	26.5	…	…	…	3.3	7.5	2.6	…	…	…
08-2-202	牛大肠	2.3	2.1	1.3	0.6	0.1	0.2	63.2	…	…	…	…	…	…	4.4	…	30.0	…	28.5	…	…	0.3
08-2-203	牛肚	1.6	1.5	0.6	0.6	0.1	0	43.9	…	…	…	…	…	…	2.2	…	22.6	…	18.6	0.5	…	…
08-2-204	牛肺	2.5	2.3	1.2	0.9	0.2	0.1	50.3	…	…	…	…	…	…	1.2	0.6	23.2	…	24.6	…	0.7	…

编码 Code	食物名称 Food name	单不饱和脂肪酸/总脂肪酸(%) Total	14:1	15:1	16:1	17:1	18:1	20:1	22:1	多不饱和脂肪酸/总脂肪酸(%) Total	16:2	18:2	18:3	20:2	20:3	20:4	20:5	22:3	22:4	22:5	22:6	未知(%)	备注 Remark
08-1-411	松江肠	60.3	…	…	…	…	60.3	…	…	8.8	…	8.6	…	0.1	…	0.1	…	…	…	…	…	0	哈尔滨
08-1-412	蒜肠	49.0	…	…	2.8	…	46.1	0.1	…	10.4	…	9.6	0.7	…	…	0.1	…	…	…	…	…	0.7	北京
08-1-413	香肠	49.0	…	…	2.8	…	46.1	0.1	…	10.4	…	9.6	0.7	…	…	0.1	…	…	…	…	…	0.7	
08-1-415	小红肠	49.0	…	…	2.8	…	46.1	0.1	…	10.4	…	9.6	0.7	…	…	0.1	…	…	…	…	…	0.7	
08-1-416	小泥肠	49.0	…	…	2.8	…	46.1	0.1	…	10.4	…	9.6	0.7	…	…	0.1	…	…	…	…	…	0.7	北京
08-1-417	午餐肠	49.0	…	…	2.8	…	46.1	0.1	…	10.4	…	9.6	0.7	…	…	0.1	…	…	…	…	…	0.7	
08-1-418	午餐肚	40.4	…	…	2.8	…	33.7	…	3.9	41.7	…	27.9	13.8	…	…	…	…	…	…	…	…	0	保定
08-1-419	方腿	51.2	…	…	3.1	0.6	47.5	…	…	14.5	…	9.0	3.3	…	…	2.2	…	…	…	…	…	1.8	上海
08-1-420	火腿	52.6	…	…	2.2	…	50.4	…	…	10.1	…	9.7	0.3	…	…	0.1	…	…	…	…	…	0.5	
08-1-421	金华火腿	55.0	…	…	3.8	…	51.2	…	…	10.3	…	9.2	0.8	…	…	0.3	…	…	…	…	…	2.7	浙江
08-1-422	圆腿	51.8	…	…	3.2	0.2	48.4	…	…	10.2	…	6.3	2.5	…	…	1.4	…	…	…	…	…	1.3	上海
08-2-101	牛肉(肥瘦)(X̄)	43.1	1.1	0.1	4.1	0.8	36.9	0.1	…	5.0	0.4	3.6	0.7	…	…	0.3	…	…	…	…	…	0.1	
08-2-102	牛肉(腑肋)	43.1	1.1	0.1	4.1	0.8	36.9	0.1	…	5.0	0.4	3.6	0.7	…	…	0.3	…	…	…	…	…	0.1	
08-2-103	牛肉(后腿)	43.1	1.1	0.1	4.1	0.8	36.9	0.1	…	5.0	0.4	3.6	0.7	…	…	0.3	…	…	…	…	…	0.1	
08-2-104	牛肉(后腱)	43.1	1.1	0.1	4.1	0.8	36.9	0.1	…	5.0	0.4	3.6	0.7	…	…	0.3	…	…	…	…	…	0.1	
08-2-105	牛肉(里脊)	43.1	1.1	0.1	4.1	0.8	36.9	0.1	…	5.0	0.4	3.6	0.7	…	…	0.3	…	…	…	…	…	0.1	青海
08-2-106	牛肉(前腿)	43.1	1.1	0.1	4.1	0.8	36.9	0.1	…	5.0	0.4	3.6	0.7	…	…	0.3	…	…	…	…	…	0.1	
08-2-107	牛肉(前腱)	43.1	1.1	0.1	4.1	0.8	36.9	0.1	…	5.0	0.4	3.6	0.7	…	…	0.3	…	…	…	…	…	0.1	
08-2-108	牛肉(瘦)	43.1	1.1	0.1	4.1	0.8	36.9	0.1	…	5.0	0.4	3.6	0.7	…	…	0.3	…	…	…	…	…	0.1	
08-2-109	牛蹄筋	69.5	…	…	8.6	…	60.9	…	…	…	…	…	…	…	…	…	…	…	…	…	…	0.3	北京
08-2-110	牛蹄筋(泡发)	47.5	…	…	17.5	…	30.0	…	…	12.6	…	8.8	1.8	2.0	…	…	…	…	…	…	…	0	青海
08-2-202	牛大肠	26.6	…	…	1.8	…	24.5	0.3	…	2.4	…	2.4	…	…	…	…	…	…	…	…	…	7.8	郑州
08-2-203	牛肚	43.3	…	…	3.4	…	39.7	0.2	…	9.8	…	7.4	0.4	…	…	2.0	…	…	…	…	…	3.0	
08-2-204	牛肺	37.7	…	…	2.9	…	33.1	0.8	0.9	8.3	…	4.9	3.4	…	…	…	…	…	…	…	…	3.7	

食物脂肪酸含量 Fatty acid content of foods

编码 Code	食物名称 Food name	脂肪 Fat g	脂肪酸 Fatty acid (g/100g 可食部) Total	饱和 SFA	单不饱和 MUFA	多不饱和 PUFA	未知 Un_k	饱和脂肪酸/总脂肪酸(%) Total	6:0	8:0	10:0	11:0	12:0	13:0	14:0	15:0	16:0	17:0	18:0	19:0	20:0	22:0
08-2-205	牛肝	3.9	2.9	1.6	0.8	0.5	0	54.6	…	…	…	…	0.1	…	1.1	0.2	28.9	…	24.1	…	0.2	…
08-2-206	牛脑	11.0	6.2	3.0	2.8	0.1	0.2	48.5	…	…	…	…	…	…	0.7	…	22.8	0.7	24.3	…	…	…
08-2-207	牛舌	13.3	12.2	5.7	5.6	0.5	0.4	46.7	…	…	0.1	…	0.2	…	3.7	0.8	25.7	…	15.9	…	0.3	…
08-2-208	牛肾	2.4	1.8	1.0	0.5	0.3	0	56.3	…	…	…	…	2.7	…	1.3	…	33.3	…	19.0	…	…	…
08-2-209	牛心	3.5	2.8	1.4	1.0	0.4	0	51.2	…	…	…	…	0.1	…	1.8	0.8	24.9	…	23.3	…	0.3	…
08-2-301	酱牛肉	11.9	10.9	5.5	4.6	0.9	0	50.3	…	…	0.1	…	0.1	…	3.6	0.6	27.2	0.6	18.1	…	…	…
08-2-302	煨牛肉(罐头)	11.0	10.1	5.6	3.5	1.0	0	55.3	…	…	2.2	0.2	2.9	…	9.8	2.4	25.9	…	11.6	…	0.1	0.2
08-2-303	牛肉干	40.0	38.1	38.1	0	0	0	100.0	…	…	…	…	…	…	3.6	…	32.9	…	63.5	…	…	…
08-2-305	牛肉松	15.7	14.4	2.5	3.6	8.2	0	17.5	…	…	…	…	…	…	0.2	…	12.4	…	4.9	…	…	…
08-3-101	羊肉(肥瘦)(X̄)	14.1	12.9	6.2	4.9	1.8	0	48.2	…	…	Tr	Tr	Tr	…	3.0	0.3	23.9	0.6	20.3	…	0.1	Tr
08-3-102	羊肉(冻)	24.4	22.4	18.5	2.1	1.7	0	82.7	…	…	…	…	…	…	9.0	…	41.0	…	31.4	…	1.3	…
08-3-103	羊肉(后腿)	3.4	3.1	1.5	1.2	0.4	0	48.2	…	…	Tr	Tr	Tr	…	3.0	0.3	23.9	0.6	20.3	…	0.1	Tr
08-3-104	羊肉(颈)	4.6	4.2	2.2	1.7	0.3	0	51.4	…	…	…	…	…	…	2.4	0.7	20.8	1.5	26.0	…	…	…
08-3-105	羊肉(里脊)	1.6	1.5	0.7	0.6	0.2	0	48.0	…	…	…	…	…	…	2.1	0.5	19.7	1.5	23.6	…	0.2	0.4
08-3-106	羊肉(前腿)	3.2	2.9	1.4	1.1	0.4	0	48.2	…	…	Tr	Tr	Tr	…	3.0	0.3	23.9	0.6	20.3	…	0.1	Tr
08-3-109	羊肉(胸脯)	6.2	5.7	2.9	2.4	0.4	0	50.2	…	…	…	…	…	…	2.1	0.7	20.1	2.0	25.3	…	…	…
08-3-110	山羊肉(冻)	24.5	22.4	19.7	1.7	1.1	0	87.6	…	…	…	…	…	…	5.5	…	41.7	…	36.8	…	3.6	…
08-3-112	羊蹄筋(泡发)	Tr						58.3	…	…	…	50.5	…	…	…	…	…	5.6	2.2	…	…	…
08-3-201	羊大肠	2.4	2.2	1.3	0.7	0.1	0.1	59.1	…	…	…	…	…	…	1.2	0.6	19.2	1.4	36.7	…	…	…
08-3-202	羊肚	3.4	3.1	0.9	1.5	0.7	0	29.1	…	…	…	…	13.5	…	…	6.0	2.1	3.6	2.6	…	1.3	…
08-3-203	羊肺	2.4	2.2	1.3	0.7	0.3	0	58.0	…	…	…	…	…	…	1.4	0.6	22.9	1.1	30.9	0.6	0.5	…
08-3-204	羊肝	3.6	2.7	1.3	1.1	0.3	0	47.4	…	…	…	…	…	…	0.3	…	15.8	…	28.6	…	2.7	…
08-3-205	羊脑	10.7	6.0	2.3	2.4	1.3	0	38.7	…	…	…	…	…	…	0.6	…	19.9	…	18.2	…	…	…
08-3-206	羊舌	14.2	13.0	6.6	5.9	0.5	0	51.0	…	…	…	…	…	…	3.5	…	26.1	0.1	21.3	…	…	…

编码 Code	食物名称 Food name	单不饱和脂肪酸/总脂肪酸(%) Total	14:1	15:1	16:1	17:1	18:1	20:1	22:1	多不饱和脂肪酸/总脂肪酸(%) Total	16:2	18:2	18:3	20:2	20:3	20:4	20:5	22:3	22:4	22:5	22:6	未知(%)	备注 Remark
08-2-205	牛肝	26.7	…	…	1.9	…	24.3	…	0.5	17.5	…	12.8	1.9	…	…	2.8	…	…	…	…	…	1.2	
08-2-206	牛脑	45.3	…	…	0.7	…	44.6	…	…	2.2	…	…	0.7	…	…	1.5	…	…	…	…	…	4.0	甘肃
08-2-207	牛舌	46.3	…	…	4.8	…	41.5	…	…	4.0	…	3.3	0.7	…	…	…	…	…	…	…	…	3.0	
08-2-208	牛肾	28.2	…	…	1.4	…	22.6	…	4.2	14.5	…	14.5	…	…	…	…	…	…	…	…	…	1.0	
08-2-209	牛心	35.6	…	…	3.2	…	31.4	…	1.0	14.1	…	11.1	1.6	…	…	1.3	…	0.1	…	…	…	0	
08-2-301	酱牛肉	42.3	0.7	…	5.4	…	35.9	…	0.3	8.7	1.9	6.1	0.7	…	…	…	…	…	…	…	…	0	
08-2-302	煨牛肉(罐头)	35.1	…	…	2.8	…	31.9	…	0.4	9.6	…	6.9	2.7	…	…	…	…	…	…	…	…	0	北京
08-2-303	牛肉干	…	…	…	…	…	…	…	…	…	…	…	…	…	…	…	…	…	…	…	…	0	内蒙古
08-2-305	牛肉松	25.2	…	…	…	…	25.2	…	…	57.3	…	50.2	7.1	…	…	…	…	…	…	…	…	0	北京
08-3-101	羊肉(肥瘦)(X̄)	38.3	0.2	0.1	2.5	0.2	35.1	…	0.2	14.3	2.0	8.6	2.2	Tr	…	0.6	0.8	…	…	…	0.1	0	
08-3-102	羊肉(冻)	9.5	…	…	2.1	…	7.4	…	…	7.7	…	7.7	…	…	…	…	…	…	…	…	…	0.1	内蒙古
08-3-103	羊肉(后腿)	38.3	0.2	0.1	2.5	0.2	35.1	…	0.2	14.3	2.0	8.6	2.2	Tr	…	0.6	0.8	…	…	…	0.1	0	
08-3-104	羊肉(颈)	40.3	0.6	…	2.1	0.6	37.0	…	…	8.1	0.7	5.8	1.6	…	…	…	…	…	…	…	…	0.2	
08-3-105	羊肉(里脊)	39.9	0.5	…	2.0	0.8	36.6	…	…	11.9	0.8	7.7	2.0	…	…	1.4	…	…	…	…	…	0.2	
08-3-106	羊肉(前腿)	38.3	0.2	0.1	2.5	0.2	35.1	…	0.2	14.3	2.0	8.6	2.2	Tr	…	0.6	0.8	…	…	…	0.1	0	
08-3-109	羊肉(胸脯)	42.6	0.7	…	2.4	0.8	38.7	…	…	7.0	1.0	4.5	1.5	…	…	…	…	…	…	…	…	0.2	
08-3-110	山羊肉(冻)	7.6	…	…	…	…	7.6	…	…	4.8	…	4.8	…	…	…	…	…	…	…	…	…	0	内蒙古
08-3-112	羊蹄筋(泡发)	28.8	…	…	9.6	…	19.2	…	…	12.9	…	6.4	4.6	1.9	…	…	…	…	…	…	…	0	青海
08-3-201	羊大肠	33.4	…	…	3.2	…	30.2	…	…	3.6	…	3.0	0.6	…	…	…	…	…	…	…	…	3.9	甘肃
08-3-202	羊肚	48.3	…	…	17.5	…	30.8	…	…	22.6	…	16.3	4.0	2.3	…	…	…	…	…	…	…	0	
08-3-203	羊肺	30.8	…	0.2	2.1	0.2	24.7	…	3.6	11.4	…	8.3	3.1	…	…	…	…	…	…	…	…	0	
08-3-204	羊肝	42.6	…	…	13.1	…	29.2	0.3	…	10.0	…	7.9	2.1	…	…	…	…	…	…	…	…	0	
08-3-205	羊脑	40.4	…	…	0.6	…	33.8	…	6.0	21.0	…	1.2	19.8	…	…	…	…	…	…	…	…	0	甘肃
08-3-206	羊舌	45.1	0.8	…	7.2	…	37.1	…	…	3.9	…	1.9	2.0	…	…	…	…	…	…	…	…	0	甘肃

食物脂肪酸含量 Fatty acid content of foods

编码 Code	食物名称 Food name	脂肪 Fat g	脂肪酸 Fatty acid (g/100g 可食部) Total	饱和 SFA	单不饱和 MUFA	多不饱和 PUFA	未知 Un_k	饱和脂肪酸/总脂肪酸(%) Total	6:0	8:0	10:0	11:0	12:0	13:0	14:0	15:0	16:0	17:0	18:0	19:0	20:0	22:0
08-3-207	羊肾	2.8	2.1	0.3	0.9	0.8	0.1	16.1	…	…	…	5.0	6.6	…	…	…	…	…	2.8	…	1.7	…
08-3-208	羊心	5.5	4.3	2.2	1.7	0.4	0	50.2	…	…	…	…	…	…	0.9	0.2	22.6	0.3	25.8	…	0.4	…
08-3-209	羊血	0.2	0.2	0.1	0	0	0	80.9	…	…	…	0.1	…	…	2.1	1.1	39.5	…	38.1	…	…	…
08-3-302	羊肉(熟)	13.8	12.6	5.8	5.9	0.6	0.4	45.5	…	…	0.2	…	…	…	3.0	1.0	23.8	2.3	15.0	…	0.2	…
08-3-303	羊肉串(电烤)	11.6	10.6	4.9	4.8	0.9	0	46.0	…	…	0.2	…	0.2	…	3.5	0.5	22.6	1.4	17.6	…	…	…
08-3-304	羊肉串(烤)	10.3	9.4	4.0	4.2	1.2	0	42.2	…	…	0.1	…	0.4	…	4.0	0.7	23.4	…	13.6	…	…	…
08-3-305	羊肉串(炸)	11.5	10.5	2.7	3.5	4.4	0	25.7	…	…	0.1	…	0.1	…	1.6	0.2	14.1	0.7	8.9	…	…	…
08-3-307	羊肉手抓	8.8	8.1	1.1	4.7	2.2	0	13.3	…	…	…	1.6	3.8	…	…	1.5	…	2.2	2.5	…	1.7	…
08-3-308	山羊肉(酱)	13.7	12.5	6.1	5.5	1.0	0	48.8	…	…	0.1	…	0.2	…	2.8	0.5	23.7	…	21.5	…	…	…
08-4-101	驴肉(瘦)	3.2	2.9	1.2	1.1	0.6	0	41.7	…	…	…	…	0.4	…	4.4	0.3	29.5	…	7.1	…	…	…
08-4-301	驴肉(酱)	2.8	2.6	1.2	0.8	0.7	0	45.1	…	…	…	…	0.1	…	2.3	0.2	31.2	…	11.3	…	…	…
08-4-302	驴肉(卤)	1.9	1.7	0.4	1.1	0.2	0	24.8	…	3.3	…	2.4	4.7	…	1.3	1.5	1.7	6.2	1.7	…	2.0	…
08-4-303	驴肉(煮)	13.5	12.4	4.4	5.8	2.2	0	35.8	…	…	…	…	…	…	3.5	…	27.2	…	5.1	…	…	…
08-5-101	马肉	4.6	4.2	1.6	1.5	1.1	0	37.3	…	…	…	…	…	…	3.1	…	28.3	…	5.9	…	…	…
08-5-301	马肉(卤)	4.8	4.4	1.2	2.2	1.0	0	27.7	5.0	4.4	…	2.1	4.4	…	1.2	1.8	…	5.3	0.7	1.8	1.0	…
08-9-001	狗肉	4.6	4.2	1.3	2.0	0.9	0	31.9	…	…	…	…	0.1	…	2.4	0.4	20.3	…	8.5	…	…	0.2
08-9-002	骆驼蹄	1.4	1.3	0.5	0.8	0.1	0	35.4	…	…	…	…	…	…	6.9	…	25.7	…	2.8	…	…	…
08-9-003	骆驼掌	2.0	1.8	0.6	1.1	0.1	0	35.4	…	…	…	…	…	…	6.9	…	25.7	…	2.8	…	…	…
08-9-004	兔肉	2.2	2.0	0.8	0.5	0.7	0	40.9	…	…	…	0.8	…	…	1.4	0.5	24.2	0.5	13.5	…	…	…
08-9-005	兔肉(野)	2.0	1.8	0.7	0.3	0.8	0	40.8	…	…	…	…	…	…	1.4	0.4	24.9	…	14.1	…	…	…
禽肉类及制品																							
09-1-101	鸡(X)	9.4	8.9	3.1	3.7	2.2	0	34.6	…	…	…	Tr	Tr	…	0.9	0.1	24.8	0.1	7.2	0.4	0.8	0.3
09-1-105	华青鸡	8.8	8.3	0.8	6.9	0.6	0	9.4	…	…	0.8	…	2.4	…	…	0.7	…	5.5	…	…	…	…

编码 Code	食物名称 Food name	单不饱和脂肪酸/总脂肪酸(%) Total	14:1	15:1	16:1	17:1	18:1	20:1	22:1	多不饱和脂肪酸/总脂肪酸(%) Total	16:2	18:2	18:3	20:2	20:3	20:4	20:5	22:3	22:4	22:5	22:6	未知 (%)	备注 Remark
08-3-207	羊肾	41.9	…	…	19.3	…	22.6	…	…	38.8	…	28.9	5.6	4.3	…	…	…	…	…	…	…	3.2	
08-3-208	羊心	39.4	…	…	2.2	…	36.9	…	0.3	9.9	…	7.6	2.3	…	…	…	…	…	…	…	…	0.5	
08-3-209	羊血	2.1	…	…	…	…	2.1	…	…	17.0	…	17.0	…	…	…	…	…	…	…	…	…	0	
08-3-302	羊肉(熟)	46.9	0.7	0.4	5.2	1.7	38.9	…	…	4.8	…	2.9	1.6	…	…	0.3	…	…	…	…	…	2.8	上海
08-3-303	羊肉串(电烤)	45.2	0.5	…	3.6	1.0	40.1	…	…	8.7	…	7.0	1.7	…	…	…	…	…	…	…	…	0.1	北京
08-3-304	羊肉串(烤)	44.8	…	…	3.5	…	41.1	…	0.2	13.0	…	11.5	1.5	…	…	…	…	…	…	…	…	0	青海
08-3-305	羊肉串(炸)	33.0	0.2	…	1.8	0.4	30.6	…	…	41.3	…	40.0	1.3	…	…	…	…	…	…	…	…	0	北京
08-3-307	羊肉手抓	58.8	…	…	21.3	…	36.7	0.8	…	27.9	…	22.2	3.4	2.3	…	…	…	…	…	…	…	0	青海
08-3-308	山羊肉(酱)	43.5	…	…	3.2	…	40.3	…	…	7.7	…	5.0	2.7	…	…	…	…	…	…	…	…	0	北京
08-4-101	驴肉(瘦)	38.7	…	…	6.7	…	31.8	…	0.2	19.5	…	14.6	4.9	…	…	…	…	…	…	…	…	0.1	
08-4-301	驴肉(酱)	30.3	1.4	…	3.5	…	24.0	…	1.4	26.8	…	22.6	4.2	…	…	…	…	…	…	…	…	0	北京
08-4-302	驴肉(卤)	61.7	…	…	28.4	…	33.3	…	…	13.5	…	7.5	4.1	1.9	…	…	…	…	…	…	…	0	青海
08-4-303	驴肉(煮)	46.7	…	…	9.4	…	36.5	…	0.8	17.5	…	17.5	…	…	…	…	…	…	…	…	…	0	河北
08-5-101	马肉	36.6	…	…	2.9	…	33.7	…	…	26.3	…	12.1	14.2	…	…	…	…	…	…	…	…	0	甘肃
08-5-301	马肉(卤)	50.0	…	…	20.0	…	26.7	3.3	…	22.4	…	14.6	6.8	1.0	…	…	…	…	…	…	…	0	青海
08-9-001	狗肉	47.1	…	…	6.5	0.5	39.9	…	0.2	20.3	…	18.5	1.2	…	…	0.6	…	…	…	…	…	0.7	
08-9-002	骆驼蹄	59.5	…	…	14.4	…	45.1	…	…	5.1	…	3.6	1.5	…	…	…	…	…	…	…	…	0	甘肃
08-9-003	骆驼掌	59.5	…	…	14.4	…	45.1	…	…	5.1	…	3.6	1.5	…	…	…	…	…	…	…	…	0	甘肃
08-9-004	兔肉	26.2	…	…	0.2	…	26.0	…	…	32.7	…	26.1	4.5	…	…	2.1	…	…	…	…	…	0.2	
08-9-005	兔肉(野)	17.3	…	0.1	3.8	0.2	13.2	…	…	41.1	…	25.2	8.2	…	…	7.7	…	…	…	…	…	0.8	甘肃
禽肉类及制品																							
09-1-101	鸡(X̄)	41.3	Tr	…	4.7	Tr	36.5	Tr	0.1	24.9	1.0	21.5	2.1	…	Tr	0.3	…	…	…	…	Tr	0	
09-1-105	华青鸡	82.8	…	…	27.5	…	55.3	…	…	7.8	…	…	6.9	0.9	…	…	…	…	…	…	…	0	青海

食物脂肪酸含量 Fatty acid content of foods

编码 Code	食物名称 Food name	脂肪 Fat g	脂肪酸 Fatty acid (g/100g 可食部) Total	饱和 SFA	单不饱和 MUFA	多不饱和 PUFA	未知 Un_k	饱和脂肪酸/总脂肪酸(%) Total	6:0	8:0	10:0	11:0	12:0	13:0	14:0	15:0	16:0	17:0	18:0	19:0	20:0	22:0
09-1-107	乌骨鸡	2.3	2.2	1.3	0.6	0.2	0.1	58.2	…	…	2.1	…	5.5	…	25.1	…	8.9	…	12.0	…	4.6	…
09-1-108	鸡胸脯肉	5.0	4.7	1.6	2.0	1.2	0	34.6	…	…	…	Tr	Tr	…	0.9	0.1	24.8	0.1	7.2	0.4	0.8	0.3
09-1-109	鸡翅	11.8	11.2	3.4	5.5	2.4	0	30.6	…	…	…	…	0.8	…	0.7	0.3	24.4	…	4.4	…	…	…
09-1-110	鸡腿	13.0	12.3	4.3	5.1	3.1	0	34.6	…	…	…	Tr	Tr	…	0.9	0.1	24.8	0.1	7.2	0.4	0.8	0.3
09-1-111	鸡爪	16.4	15.5	3.8	8.4	3.4	0	24.8	…	…	…	…	…	…	0.5	0.5	18.2	…	5.6	…	…	…
09-1-201	鸡肝	4.8	3.6	1.7	1.1	0.6	0.1	46.9	…	…	…	…	…	…	0.3	0.2	24.6	…	21.8	…	…	…
09-1-203	鸡心	11.8	9.3	2.7	4.0	2.7	0	28.6	…	…	…	…	0.1	…	0.5	0.1	20.8	…	7.1	…	…	…
09-1-204	鸡血	0.2	0.2	0.1	0	0	0	56.4	…	…	…	…	…	…	0.7	0.7	25.1	…	29.9	…	…	…
09-1-205	鸡肫[鸡胗]	2.8	2.6	1.0	1.0	0.6	0	39.4	…	…	…	…	0.1	…	0.6	0.1	25.0	…	13.6	…	…	…
09-1-301	扒鸡	11.0	10.4	3.3	4.8	2.3	0	31.9	…	…	…	…	0.4	…	0.8	0.1	22.1	…	8.5	…	…	…
09-1-302	烤鸡	16.7	15.8	4.6	7.5	3.8	0	28.9	…	…	…	…	…	…	0.7	Tr	20.2	…	5.9	2.1	…	…
09-1-304	卤煮鸡	7.9	7.5	2.3	2.9	1.9	0.4	30.3	…	…	…	…	…	…	…	0.2	23.2	…	6.9	…	…	…
09-1-307	鸡肉松	16.4	15.5	5.2	9.8	0.4	0.1	33.5	…	…	0.5	…	0.7	0.3	1.2	0.6	23.1	0.3	5.2	…	1.1	0.5
09-2-101	鸭(X̄)	19.7	18.6	5.6	9.3	3.6	0.1	30.2	…	…	…	…	…	…	0.6	0.1	21.7	0.2	6.2	…	1.4	…
09-2-102	公麻鸭	30.9	29.2	8.8	14.6	5.7	0.1	30.2	…	…	…	…	…	…	0.6	0.1	21.7	0.2	6.2	…	1.4	…
09-2-103	母麻鸭	44.8	42.3	12.8	21.2	8.3	0.1	30.2	…	…	…	…	…	…	0.6	0.1	21.7	0.2	6.2	…	1.4	…
09-2-105	鸭皮	50.2	47.4	14.9	27.7	4.7	0.2	31.4	…	…	…	…	…	…	0.5	…	24.0	…	6.9	…	…	…
09-2-201	鸭肠	7.8	7.4	2.3	4.0	1.1	0	31.7	…	…	…	…	…	…	0.4	…	22.4	…	8.9	…	…	…
09-2-202	鸭肝	7.5	5.6	2.8	2.0	0.8	0	51.2	…	…	…	…	…	…	0.4	0.2	28.0	…	22.4	…	0.2	…
09-2-203	鸭肝(公麻鸭)	4.1	3.0	1.6	1.1	0.4	0	51.2	…	…	…	…	…	…	0.4	0.2	28.0	…	22.4	…	0.2	…
09-2-204	鸭肝(母麻鸭)	2.5	1.9	0.9	0.7	0.3	0	51.2	…	…	…	…	…	…	0.4	0.2	28.0	…	22.4	…	0.2	…
09-2-205	鸭舌[鸭条]	19.7	18.6	3.5	11.5	3.5	0.1	18.8	…	…	…	…	…	…	0.4	…	15.8	…	2.6	…	…	…
09-2-206	鸭心	8.9	7.0	2.2	3.7	1.1	0	30.8	…	…	…	…	…	…	0.4	…	23.1	…	7.3	…	…	…
09-2-208	鸭血(公麻鸭)	0.4	0.4	0.2	0.1	0.1	0	56.8	…	…	…	…	…	…	0.9	…	25.0	…	29.7	0.4	0.8	…

编码 Code	食物名称 Food name	单不饱和脂肪酸/总脂肪酸(%) Total	14:1	15:1	16:1	17:1	18:1	20:1	22:1	多不饱和脂肪酸/总脂肪酸(%) Total	16:2	18:2	18:3	20:2	20:3	20:4	20:5	22:3	22:4	22:5	22:6	未知(%)	备注 Remark
09-1-107	乌骨鸡	29.5	…	…	11.6	…	17.9	…	…	8.3	…	8.3	…	…	…	…	…	…	…	…	…	4.0	江西
09-1-108	鸡胸脯肉	41.3	Tr	…	4.7	Tr	36.5	Tr	0.1	24.9	1.0	21.5	2.1	…	Tr	0.3	…	…	…	…	Tr	0	
09-1-109	鸡翅	49.0	…	…	6.8	…	42.2	…	…	21.5	…	20.4	0.9	…	…	0.2	…	…	…	…	…	0	
09-1-110	鸡腿	41.3	Tr	…	4.7	Tr	36.5	Tr	0.1	24.9	1.0	21.5	2.1	…	Tr	0.3	…	…	…	…	Tr	0	
09-1-111	鸡爪	54.0	…	…	15.4	…	38.6	…	…	21.9	…	20.9	1.0	…	…	…	…	…	…	…	…	0	上海
09-1-201	鸡肝	32.2	…	…	2.2	…	29.5	…	0.5	17.0	…	15.5	0.4	0.1	…	1.0	…	…	…	…	…	3.9	
09-1-203	鸡心	42.7	…	…	5.1	…	37.0	…	0.6	28.8	…	26.4	2.4	…	…	…	…	…	…	…	…	0	
09-1-204	鸡血	25.5	…	…	…	…	25.5	…	…	13.8	…	13.8	…	…	…	…	…	…	…	…	…	4.3	
09-1-205	鸡肫[鸡胗]	39.2	…	…	3.7	…	35.5	…	…	21.7	…	20.5	1.2	…	…	…	…	…	…	…	…	0	
09-1-301	扒鸡	46.2	…	…	3.6	…	42.6	…	…	21.9	…	19.5	2.4	…	…	…	…	…	…	…	…	0	北京
09-1-302	烤鸡	47.6	…	…	5.8	…	41.8	…	…	24.0	…	23.0	0.7	…	…	0.3	…	…	…	…	…	0	
09-1-304	卤煮鸡	38.5	…	…	7.2	…	31.3	…	…	25.8	…	23.0	0.3	…	…	2.5	…	…	…	…	…	5.4	保定
09-1-307	鸡肉松	63.2	…	…	…	…	27.0	6.6	29.6	2.6	…	0.2	0.3	2.1	…	…	…	…	…	…	…	0.7	北京
09-2-101	鸭(X̄)	50.0	…	…	5.3	…	44.7	…	…	19.5	…	18.6	0.9	…	…	…	…	…	…	…	…	0.3	
09-2-102	公麻鸭	50.0	…	…	5.3	…	44.7	…	…	19.5	…	18.6	0.9	…	…	…	…	…	…	…	…	0.3	合肥
09-2-103	母麻鸭	50.0	…	…	5.3	…	44.7	…	…	19.5	…	18.6	0.9	…	…	…	…	…	…	…	…	0.3	合肥
09-2-105	鸭皮	58.3	…	…	4.4	…	53.9	…	…	9.9	…	9.9	…	…	…	…	…	…	…	…	…	0.4	北京
09-2-201	鸭肠	53.7	…	…	3.0	…	50.2	0.5	…	14.5	…	13.5	0.6	…	…	0.4	…	…	…	…	…	0.1	北京
09-2-202	鸭肝	36.1	…	…	2.0	…	33.2	0.9	…	14.8	…	9.8	0.1	0.6	0.6	3.7	…	…	…	…	…	0	
09-2-203	鸭肝(公麻鸭)	36.1	…	…	2.0	…	33.2	0.9	…	14.8	…	9.8	0.1	0.6	0.6	3.7	…	…	…	…	…	0	合肥
09-2-204	鸭肝(母麻鸭)	36.1	…	…	2.0	…	33.2	0.9	…	14.8	…	9.8	0.1	0.6	0.6	3.7	…	…	…	…	…	0	合肥
09-2-205	鸭舌[鸭条]	62.0	0.2	…	10.4	…	51.0	0.4	…	18.9	…	17.3	0.9	0.1	0.1	0.5	…	…	…	…	…	0.3	北京
09-2-206	鸭心	52.9	…	…	4.5	…	48.4	…	…	16.3	…	14.4	0.6	…	…	1.3	…	…	…	…	…	0	北京
09-2-208	鸭血(公麻鸭)	25.3	…	…	1.3	…	24.0	…	…	13.7	…	13.7	…	…	…	…	…	…	…	…	…	4.2	合肥

食物脂肪酸含量 Fatty acid content of foods

编码 Code	食物名称 Food name	脂肪 Fat g	脂肪酸 Fatty acid (g/100g 可食部) Total	饱和 SFA	单不饱和 MUFA	多不饱和 PUFA	未知 Un_k	饱和脂肪酸/总脂肪酸(%) Total	6:0	8:0	10:0	11:0	12:0	13:0	14:0	15:0	16:0	17:0	18:0	19:0	20:0	22:0
09-2-210	鸭胰	2.9	2.7	1.8	0.8	0.2	0	65.9	…	…	…	…	…	…	17.9	…	28.4	…	19.6	…	…	…
09-2-211	鸭肫	1.3	1.2	0.4	0.6	0.2	0	34.5	…	…	…	…	…	…	0.5	…	23.9	…	10.1	…	…	…
09-2-301	北京烤鸭	38.4	36.3	12.7	19.7	4.1	0	35.0	…	…	…	…	…	…	0.6	…	24.6	0.4	9.4	…	…	…
09-2-304	酱鸭	18.4	17.4	5.9	9.2	2.3	0	33.8	…	…	…	…	…	…	0.6	…	24.9	…	8.3	…	…	…
09-2-305	酱鸭(加梅菜,罐头)	21.7	20.5	7.6	10.4	2.5	0	37.3	…	…	…	…	0.3	…	0.7	0.1	27.7	…	8.5	…	…	…
09-2-306	盐水鸭(熟)	26.1	24.7	7.4	12.3	4.8	0.1	30.2	…	…	…	…	…	…	0.6	0.1	21.7	0.2	6.2	…	1.4	…
09-3-101	鹅	19.9	18.8	5.5	10.2	3.1	0.1	29.3	…	…	…	…	…	…	0.4	0.1	22.6	0.1	6.1	…	…	…
09-3-201	鹅肝	3.4	2.5	1.6	0.5	0.3	0	64.7	…	…	…	…	…	…	0.5	…	39.5	…	23.6	1.1	…	…
09-3-301	烧鹅	21.5	20.3	6.4	10.6	3.1	0.3	31.4	…	…	…	…	…	…	0.8	0.1	24.1	…	6.3	…	0.1	…
09-4-101	火鸡腿	1.2	1.1	0.4	0.5	0.2	0	33.4	…	…	…	…	…	…	0.6	0.9	22.0	…	9.9	…	…	…
09-4-201	火鸡肝	5.6	4.1	1.6	2.0	0.5	0	39.7	…	…	…	…	…	…	0.5	0.2	23.6	…	15.4	…	…	…
09-9-001	鸽	14.2	13.4	3.3	8.3	1.8	0	24.9	…	…	…	…	…	…	0.4	0.2	18.9	…	5.3	…	0.1	…
09-9-002	鹌鹑	3.1	2.9	1.1	1.0	0.8	0	38.9	…	…	…	…	0.5	…	1.0	0.1	23.7	0.7	12.4	…	0.5	…
乳类及制品																						
10-1-101	牛乳(X̄)	3.2	3.0	1.6	1.1	0.2	0.1	53.8	0.1	0.6	1.3	…	1.8	0.3	8.5	0.7	26.0	0.1	13.2	…	1.1	0.1
10-1-102	牛乳(美国牛)	3.2	3.0	1.6	1.1	0.2	0.1	53.8	0.1	0.6	1.3	…	1.8	0.3	8.5	0.7	26.0	0.1	13.2	…	1.1	0.1
10-1-103	牛乳(强化 VA,VD)	2.0	1.9	1.0	0.7	0.1	0	53.8	0.1	0.6	1.3	…	1.8	0.3	8.5	0.7	26.0	0.1	13.2	…	1.1	0.1
10-1-104	牛乳(西德牛)	3.0	2.8	1.5	1.0	0.2	0.1	53.8	0.1	0.6	1.3	…	1.8	0.3	8.5	0.7	26.0	0.1	13.2	…	1.1	0.1
10-1-201	鲜羊乳	3.5	3.3	2.2	0.8	0.1	0.2	66.0	…	…	…	…	…	…	21.8	…	35.0	…	9.2	…	…	…
10-1-301	人乳	3.4	3.2	1.4	1.2	0.7	0	42.2	…	…	1.5	…	6.4	…	6.4	…	20.9	…	5.2	…	1.8	…
10-2-102	全脂加糖奶粉	23.4	22.1	12.9	6.5	1.3	1.4	58.3	0.5	0.7	2.5	0.2	3.3	Tr	10.6	0.9	28.1	0.1	10.9	…	0.4	0.1
10-2-103	全脂牛奶粉	21.2	20.0	11.7	5.9	1.2	1.3	58.3	0.5	0.7	2.5	0.2	3.3	Tr	10.6	0.9	28.1	0.1	10.9	…	0.4	0.1
10-2-104	全脂速溶奶粉	18.9	17.9	10.4	5.3	1.1	1.1	58.3	0.5	0.7	2.5	0.2	3.3	Tr	10.6	0.9	28.1	0.1	10.9	…	0.4	0.1

编码 Code	食物名称 Food name	单不饱和脂肪酸/总脂肪酸(%) Total	14:1	15:1	16:1	17:1	18:1	20:1	22:1	多不饱和脂肪酸/总脂肪酸(%) Total	16:2	18:2	18:3	20:2	20:3	20:4	20:5	22:3	22:4	22:5	22:6	未知 (%)	备注 Remark
09-2-210	鸭胰	27.5	…	…	…	…	27.5	…	…	6.6	…	6.6	…	…	…	…	…	…	…	…	…	0	北京
09-2-211	鸭肫	50.2	…	…	3.5	…	46.3	0.4	…	14.8	…	12.6	…	…	…	2.2	…	…	…	…	…	0.5	
09-2-301	北京烤鸭	54.2	…	…	4.5	…	49.1	0.6	…	11.4	…	10.7	0.7	…	…	…	…	…	…	…	…	0	
09-2-304	酱鸭	53.0	…	…	2.9	…	50.1	…	…	13.1	…	12.1	1.0	…	…	…	…	…	…	…	…	0.1	上海
09-2-305	酱鸭(加梅菜,罐头)	50.5	…	…	3.5	…	47.0	…	…	12.1	…	10.0	2.1	…	…	…	…	…	…	…	…	0.1	
09-2-306	盐水鸭(熟)	50.0	…	…	5.3	…	44.7	…	…	19.5	…	18.6	0.9	…	…	…	…	…	…	…	…	0.3	上海
09-3-101	鹅	54.0	…	…	4.1	…	49.9	…	…	16.4	…	12.3	4.0	…	…	0.1	…	…	…	…	…	0.3	
09-3-201	鹅肝	21.2	…	…	0.9	…	20.3	…	…	12.5	…	12.5	…	…	…	…	…	…	…	…	…	1.6	合肥
09-3-301	烧鹅	52.1	…	…	5.4	…	46.7	…	…	15.1	…	14.7	0.4	…	…	…	…	…	…	…	…	1.4	广东
09-4-101	火鸡腿	43.8	…	…	7.2	1.1	35.5	…	…	21.5	…	19.9	1.6	…	…	…	…	…	…	…	…	1.3	山东
09-4-201	火鸡肝	48.9	…	…	7.5	…	41.4	…	…	11.5	…	10.8	0.7	…	…	…	…	…	…	…	…	0	山东
09-9-001	鸽	61.5	…	…	11.5	…	49.9	…	0.1	13.4	…	12.0	0.8	…	…	0.5	…	…	…	…	0.1	0.2	
09-9-002	鹌鹑	33.7	…	…	5.3	0.7	26.9	0.3	0.5	26.9	…	25.4	1.5	…	…	…	…	…	…	…	…	0.5	
乳类及制品																							
10-1-101	牛乳(X̄)	36.3	1.4	0.1	6.1	0.1	28.4	…	0.2	7.5	0.1	5.3	2.1	…	…	…	…	…	…	…	…	2.4	
10-1-102	牛乳(美国牛)	36.3	1.4	0.1	6.1	0.1	28.4	…	0.2	7.5	0.1	5.3	2.1	…	…	…	…	…	…	…	…	2.4	南昌
10-1-103	牛乳(强化 VA,VD)	36.3	1.4	0.1	6.1	0.1	28.4	…	0.2	7.5	0.1	5.3	2.1	…	…	…	…	…	…	…	…	2.4	
10-1-104	牛乳(西德牛)	36.3	1.4	0.1	6.1	0.1	28.4	…	0.2	7.5	0.1	5.3	2.1	…	…	…	…	…	…	…	…	2.4	南昌
10-1-201	鲜羊乳	24.3	…	…	2.3	…	22.0	…	…	4.0	…	4.0	…	…	…	…	…	…	…	…	…	5.7	郑州
10-1-301	人乳	37.1	…	…	3.6	…	31.7	0.4	1.4	20.9	…	19.6	0.9	…	0.4	…	…	…	…	…	…	0	北京
10-2-102	全脂加糖奶粉	29.4	0.3	Tr	3.3	Tr	25.8	Tr	Tr	5.9	0.9	3.9	0.8	…	…	0.3	…	…	…	…	…	6.4	青海
10-2-103	全脂牛奶粉	29.4	0.3	Tr	3.3	Tr	25.8	Tr	Tr	5.9	0.9	3.9	0.8	…	…	0.3	…	…	…	…	…	6.4	
10-2-104	全脂速溶奶粉	29.4	0.3	Tr	3.3	Tr	25.8	Tr	Tr	5.9	0.9	3.9	0.8	…	…	0.3	…	…	…	…	…	6.4	

食物脂肪酸含量 Fatty acid content of foods

编码 Code	食物名称 Food name	脂肪 Fat g	脂肪酸 Fatty acid（g/100g 可食部） Total	饱和 SFA	单不饱和 MUFA	多不饱和 PUFA	未知 Un_k	饱和脂肪酸/总脂肪酸（%） Total	6:0	8:0	10:0	11:0	12:0	13:0	14:0	15:0	16:0	17:0	18:0	19:0	20:0	22:0
10-2-201	全脂羊乳粉	25.2	23.8	14.0	7.3	1.1	1.5	58.8	2.0	1.6	3.9	0.2	3.0	…	9.7	0.9	24.1	…	13.4	…	…	…
10-3-001	酸奶(X)	2.7	2.6	1.5	0.9	0.1	0.1	57.1	0.1	0.4	2.1	0.1	1.3	…	10.3	0.8	29.1	0.2	12.6	0.1	Tr	Tr
10-3-003	酸奶(脱脂)	0.4	0.4	0.2	0.1	0	0	57.1	0.1	0.4	2.1	0.1	1.3	…	10.3	0.8	29.1	0.2	12.6	0.1	Tr	Tr
10-3-004	酸奶(中脂)	1.9	1.8	1.1	0.6	0.1	0	60.0	…	0.8	2.6	0.3	3.1	…	10.6	1.0	29.0	0.9	11.4	…	0.2	0.1
10-3-005	酸奶(果料)	1.4	1.3	0.8	0.5	0.1	0	57.1	0.1	0.4	2.1	0.1	1.3	…	10.3	0.8	29.1	0.2	12.6	0.1	Tr	Tr
10-3-006	酸奶(橘味,脱脂)	0.3	0.3	0.2	0.1		0	61.5	…	…	1.6	…	3.0	…	11.7	…	33.9	…	11.3	…	…	…
10-4-001	奶酪[干酪]	23.5	22.2	12.9	7.4	1.9	0	58.0	…	…	1.9	0.2	3.1	…	10.9	0.9	28.8	…	12.1	…	…	0.1
10-4-002	奶豆腐(脱脂)	2.5	2.4	2.2	0.1	0	0	94.0	…	…	6.3	…	7.9	…	33.7	0.6	27.6	…	17.3	…	0.6	…
10-4-003	奶豆腐(鲜)	7.8	7.4	6.5	0.3	0.1	0.5	88.2	…	…	…	…	7.6	…	23.1	…	29.3	…	28.2	…	…	…
10-4-004	奶疙瘩[奶酪干,干酸奶]	15.0	14.2	11.9	2.1	0.2	0	84.0	…	…	…	…	4.9	…	23.2	0.9	26.0	…	28.2	…	0.8	…
10-4-009	酸酪蛋	20.4	19.3	18.3	0.9	0.1	0	95.0	…	…	13.8	…	11.7	…	17.2	0.9	29.2	…	21.9	…	0.3	…
10-5-001	奶油	97.0	91.7	42.8	31.3	17.4	0.1	46.7	2.4	3.6	…	…	8.7	…	…	11.5	1.9	4.8	2.4	11.4	…	…
10-5-003	奶油(食品工业)	55.5	52.4	32.4	16.8	2.8	0.4	61.7	…	0.5	2.8	0.3	3.1	…	10.8	0.9	30.6	0.8	11.8	…	0.1	Tr
10-5-004	黄油	98.0	92.6	52.0	34.0	5.8	0.7	56.2	…	1.1	2.7	0.3	3.0	…	9.8	1.2	24.6	0.6	12.8	…	0.1	…
10-5-006	白脱(食品工业)[牛油,黄油]	82.7	78.2	46.5	26.6	4.8	0.3	59.5	…	0.6	2.6	0.3	2.9	…	10.0	0.9	28.8	0.8	12.4	…	0.2	…
10-5-007	酥油	94.4	89.2	48.8	30.3	10.1	0	54.7	…	6.4	…	…	14.0	…	Tr	19.1	Tr	Tr	1.4	3.2	10.6	…
10-9-001	炼乳(甜,罐头)	8.7	8.2	5.1	2.8	0.4	0	62.4	1.8	1.5	2.6	0.4	3.1	…	10.1	2.0	29.2	0.3	11.2	…	0.1	0.1
蛋类及制品																						
11-1-102	鸡蛋(白皮)	9.0	7.5	2.7	3.4	1.2	0.2	36.1	…	…	…	0.3	0.4	…	0.6	0.1	26.4	0.3	8.0	…	…	…
11-1-103	鸡蛋(红皮)	11.1	9.2	3.3	4.2	1.4	0.2	36.1	…	…	…	0.3	0.4	…	0.6	0.1	26.4	0.3	8.0	…	…	…
11-1-104	鸡蛋(土鸡)	6.4	5.3	4.2	0.8	0.3	0	79.8	…	0.5	0.1	0.2	…	…	27.9	…	…	49.3	…	1.8	…	…
11-1-106	鸡蛋白(乌骨鸡)	0.1	0.1	0	0	0	0	39.0	…	…	…	…	0.7	…	3.6	…	20.1	…	11.1	…	3.5	…
11-1-108	鸡蛋黄(乌骨鸡)	19.9	16.5	6.3	7.9	2.7	0	38.0	…	…	…	…	0.5	…	2.1	…	23.2	…	10.4	…	1.8	…

编码 Code	食物名称 Food name	单不饱和脂肪酸/总脂肪酸(%) Total	14:1	15:1	16:1	17:1	18:1	20:1	22:1	多不饱和脂肪酸/总脂肪酸(%) Total	16:2	18:2	18:3	20:2	20:3	20:4	20:5	22:3	22:4	22:5	22:6	未知 (%)	备注 Remark
10-2-201	全脂羊乳粉	30.5	…	…	2.6	…	27.9	…	…	4.5	…	4.5	…	…	…	…	…	…	…	…	…	6.2	陕西
10-3-001	酸奶(X)	34.5	0.7	…	2.3	Tr	31.5	…	Tr	5.7	…	4.2	1.5	…	…	…	Tr	…	…	…	…	2.7	
10-3-003	酸奶(脱脂)	34.5	0.7	…	2.3	Tr	31.5	…	Tr	5.7	…	4.2	1.5	…	…	…	Tr	…	…	…	…	2.7	
10-3-004	酸奶(中脂)	34.4	1.6	0.3	2.6	0.4	29.5	…	…	4.9	…	3.1	1.8	…	…	…	…	…	…	…	…	0.7	上海
10-3-005	酸奶(果料)	34.5	0.7	…	2.3	Tr	31.5	…	Tr	5.7	…	4.2	1.5	…	…	…	Tr	…	…	…	…	2.7	
10-3-006	酸奶(橘味,脱脂)	35.5	…	…	2.8	…	32.7	…	…	…	…	…	…	…	…	…	…	…	…	…	…	3.0	上海
10-4-001	奶酪[干酪]	33.5	…	…	1.8	…	31.6	…	0.1	8.4	…	6.5	1.9	…	…	…	…	…	…	…	…	0.1	
10-4-002	奶豆腐(脱脂)	5.0	…	…	1.3	…	3.7	…	…	1.1	…	1.1	…	…	…	…	…	…	…	…	…	0	内蒙古
10-4-003	奶豆腐(鲜)	3.7	…	…	…	…	3.7	…	…	1.1	…	1.1	…	…	…	…	…	…	…	…	…	7.0	内蒙古
10-4-004	奶疙瘩[奶酪干,干酸奶]	14.8	…	…	8.9	…	5.9	…	…	1.1	…	1.1	…	…	…	…	…	…	…	…	…	0.1	
10-4-009	酸酪蛋	4.6	…	…	0.9	…	3.7	…	…	0.4	…	0.4	…	…	…	…	…	…	…	…	…	0	内蒙古
10-5-001	奶油	34.2	…	…	21.4	5.6	2.0	5.2	…	19.0	…	8.9	3.6	6.5	…	…	…	…	…	…	…	0.1	青海
10-5-003	奶油(食品工业)	32.1	1.4	0.3	2.4	0.4	27.6	…	…	5.4	…	4.3	1.1	…	…	…	…	…	…	…	…	0.8	上海
10-5-004	黄油	36.7	1.9	0.2	2.2	0.3	31.8	0.3	…	6.3	0.8	4.2	1.3	…	…	…	…	…	…	…	…	0.8	内蒙古
10-5-006	白脱(食品工业)[牛油,黄油]	34.0	1.4	0.3	2.4	0.3	29.6	…	…	6.1	…	4.8	1.3	…	…	…	…	…	…	…	…	0.4	上海
10-5-007	酥油	34.0	…	…	21.7	6.6	1.1	4.6	…	11.3	…	2.8	3.9	4.6	…	…	…	…	…	…	…	0	青海
10-9-001	炼乳(甜,罐头)	33.5	…	0.2	3.2	…	30.1	…	…	5.3	…	3.1	2.0	…	…	0.2	…	…	…	…	…	0	
蛋类及制品																							
11-1-102	鸡蛋(白皮)	45.9	…	…	4.1	0.1	41.7	…	…	15.6	…	14.2	0.1	…	…	0.6	…	…	0.7	…	…	2.4	
11-1-103	鸡蛋(红皮)	45.9	…	…	4.1	0.1	41.7	…	…	15.6	…	14.2	0.1	…	…	0.6	…	…	0.7	…	…	2.4	
11-1-104	鸡蛋(土鸡)	15.0	…	…	…	15.0	Tr	…	…	5.2	…	0.7	…	4.5	…	…	…	…	…	…	…	0	青海
11-1-106	鸡蛋白(乌骨鸡)	42.5	…	…	7.4	…	35.1	…	…	18.6	…	14.5	4.1	…	…	…	…	…	…	…	…	0	江西
11-1-108	鸡蛋黄(乌骨鸡)	47.9	…	…	6.3	…	41.6	…	…	16.4	…	12.3	4.1	…	…	…	…	…	…	…	…	0	江西

食物脂肪酸含量 Fatty acid content of foods

编码 Code	食物名称 Food name	脂肪 Fat g	脂肪酸 Fatty acid (g/100g 可食部) Total	饱和 SFA	单不饱和 MUFA	多不饱和 PUFA	未知 Un_k	饱和脂肪酸/总脂肪酸(%) Total	6:0	8:0	10:0	11:0	12:0	13:0	14:0	15:0	16:0	17:0	18:0	19:0	20:0	22:0
11-1-201	鸡蛋粉[全蛋粉]	36.2	30.0	9.0	12.4	8.7	0	29.9	…	…	…	…	…	…	0.3	0.1	20.9	…	8.4	…	0.1	0.1
11-1-202	鸡蛋黄粉	55.1	45.7	13.7	18.9	13.3	0	29.9	…	…	…	…	…	…	0.3	0.1	20.9	…	8.4	…	0.1	0.1
11-1-203	松花蛋(鸡蛋)	10.6	8.8	4.0	3.6	0.5	0.7	45.6	…	…	…	…	…	…	0.3	0.1	30.1	…	15.1	…	…	…
11-2-101	鸭蛋	13.0	10.8	3.8	5.6	1.1	0.3	34.9	…	…	…	…	…	…	0.3	…	27.3	…	7.0	…	0.2	0.1
11-2-103	鸭蛋黄	33.8	28.1	7.8	16.0	2.1	2.2	27.7	…	…	…	…	…	…	0.5	…	21.8	…	5.4	…	…	…
11-2-201	松花蛋(鸭蛋)[皮蛋]	10.7	8.9	2.8	5.0	1.2	0	31.2	…	…	…	…	…	…	0.5	0.1	24.2	0.4	5.4	…	0.6	…
11-2-202	咸鸭蛋	12.7	10.5	3.7	5.4	1.1	0.3	34.9	…	…	…	…	…	…	0.3	…	27.3	…	7.0	…	0.2	0.1
11-3-101	鹅蛋	15.6	12.9	4.5	7.2	1.0	0.2	35.0	…	…	…	…	…	…	0.4	…	30.3	…	4.2	…	0.1	…
11-3-103	鹅蛋黄	26.4	21.9	7.2	12.6	1.7	0.4	32.8	…	…	…	…	…	…	0.4	…	27.0	…	5.4	…	…	…
11-4-101	鹌鹑蛋	11.1	9.2	4.1	4.1	1.0	0.1	44.1	…	…	…	…	0.2	0.3	0.7	0.1	29.9	0.1	12.8	…	…	…
11-4-201	鹌鹑蛋(五香罐头)	11.7	9.7	3.8	4.5	1.4	0	38.9	…	…	…	…	Tr	…	0.6	0.1	27.2	…	10.9	…	0.1	…
鱼虾蟹贝类																						
12-1-101	白条鱼(裸鱼)	3.3	2.3	1.9	0.1	0.4	0	80.5	…	…	…	…	16.3	…	…	45.9	…	12.4	1.6	4.3	…	…
12-1-102	草鱼[白鲩,草包鱼]	5.2	3.6	1.0	1.4	0.9	0.4	27.0	Tr	…	…	Tr	Tr	…	1.3	0.2	20.2	0.2	2.9	0.2	2.0	…
12-1-104	鳡鱼[猴鱼]	4.3	3.0	1.3	1.6	0.1	0	42.1	…	…	…	…	…	…	4.1	1.1	26.8	…	6.6	…	3.5	…
12-1-105	胡子鲇[塘虱(鱼)]	8.0	5.6	1.8	2.6	0.9	0.2	32.8	…	…	Tr	Tr	0.1	…	1.4	0.3	22.2	…	7.4	…	1.4	…
12-1-106	黄颡鱼[戈牙鱼,黄鳍鱼]	2.7	1.9	0.6	1.0	0.3	0	29.2	…	…	…	…	0.2	…	2.5	1.9	20.3	…	4.3	…	…	…
12-1-107	黄鳝[鳝鱼]	1.4	1.0	0.3	0.4	0.2	0.1	31.5	…	…	…	…	0.2	…	2.9	1.3	20.7	0.4	5.6	0.1	0.2	0.1
12-1-108	黄鳝丝	0.8	0.6	0.1	0.2	0.2	0.1	25.3	…	…	…	…	0.6	…	1.9	1.0	14.3	2.0	5.5	…	…	…
12-1-111	鲤鱼[鲤拐子]	4.1	2.9	0.8	1.3	0.6	0.2	27.9	…	…	…	…	0.1	…	1.8	0.2	19.8	0.2	4.8	…	0.8	0.2
12-1-112	罗非鱼	1.5	1.1	0.5	0.4	0.1	0	46.4	…	…	…	…	0.7	…	5.3	1.6	24.7	…	10.3	…	…	3.8
12-1-113	罗非鱼(莫桑比克)[非洲黑鲫鱼]	1.0	0.7	0.2	0.3	0.2	0	33.5	…	…	…	…	…	…	2.0	1.0	23.3	…	7.2	…	…	…
12-1-114	泥鳅	2.0	1.4	0.4	0.5	0.4	0	31.3	…	…	…	…	0.5	…	1.7	1.2	20.2	0.6	5.1	…	1.2	0.8

编码 Code	食物名称 Food name	单不饱和脂肪酸/总脂肪酸(%) Total	14:1	15:1	16:1	17:1	18:1	20:1	22:1	多不饱和脂肪酸/总脂肪酸(%) Total	16:2	18:2	18:3	20:2	20:3	20:4	20:5	22:3	22:4	22:5	22:6	未知(%)	备注 Remark
11-1-201	鸡蛋粉[全蛋粉]	41.3	…	…	3.2	…	36.7	…	1.4	29.1	…	26.1	3.0	…	…	…	…	…	…	…	…	0	北京
11-1-202	鸡蛋黄粉	41.3	…	…	3.2	…	36.7	…	1.4	29.1	…	26.1	3.0	…	…	…	…	…	…	…	…	0	北京
11-1-203	松花蛋(鸡蛋)	41.1	…	…	3.0	…	38.1	…	…	5.9	…	5.9	…	…	…	…	…	…	…	…	…	7.4	
11-2-101	鸭蛋	51.7	…	…	3.6	…	47.8	…	0.3	10.2	…	8.3	0.6	…	…	1.3	…	…	…	…	…	3.2	
11-2-103	鸭蛋黄	56.9	…	…	8.1	…	48.8	…	…	7.4	0.8	4.0	1.7	…	…	0.9	…	…	…	…	…	8.0	河北
11-2-201	松花蛋(鸭蛋)[皮蛋]	56.4	…	…	3.5	0.3	51.3	…	1.3	13.0	…	10.1	1.3	…	0.1	1.5	…	…	…	…	…	0	
11-2-202	咸鸭蛋	51.7	…	…	3.6	…	47.8	…	0.3	10.2	…	8.3	0.6	…	…	1.3	…	…	…	…	…	3.2	
11-3-101	鹅蛋	55.8	…	…	3.1	…	52.1	…	0.6	7.6	…	5.8	0.7	0.1	…	1.0	…	…	…	…	…	1.6	
11-3-103	鹅蛋黄	57.7	…	…	6.6	…	51.1	…	…	7.8	…	6.3	…	…	…	1.5	…	…	…	…	…	1.7	河北
11-4-101	鹌鹑蛋	44.1	…	0.3	4.0	…	39.2	0.5	0.1	11.1	…	10.6	0.2	…	…	0.3	…	…	…	…	…	0.7	
11-4-201	鹌鹑蛋(五香罐头)	46.5	…	…	5.4	…	40.0	…	1.1	14.4	…	13.7	0.7	…	…	…	…	…	…	…	…	0.2	北京
鱼虾蟹贝类																							
12-1-101	白条鱼(裸鱼)	3.9	…	…	2.4	Tr	1.5	…	…	15.6	…	4.8	Tr	10.8	…	…	…	…	…	…	…	0	青海
12-1-102	草鱼[白鲩,草包鱼]	39.4	0.2	…	6.6	0.3	31.9	0.2	0.2	23.6	…	17.0	4.7	0.3	0.1	0.6	0.2	Tr	Tr	0.1	0.6	10.0	
12-1-104	鳡鱼[猴鱼]	52.7	…	…	23.3	4.1	25.3	…	…	4.8	…	4.8	…	…	…	…	…	…	…	…	…	0.4	青岛
12-1-105	胡子鲇[塘虱(鱼)]	46.5	…	…	5.8	…	40.7	…	…	16.8	…	10.1	2.5	…	…	1.1	0.7	…	…	…	2.4	3.9	广东
12-1-106	黄颡鱼[戈牙鱼,黄鳍鱼]	54.2	…	0.6	17.1	3.5	33.0	…	…	16.4	…	4.2	5.3	…	1.4	…	2.5	0.6	2.4	…	…	0.2	济南
12-1-107	黄鳝[鳝鱼]	44.4	…	0.1	18.6	0.7	24.3	0.3	0.4	16.5	…	7.8	4.9	0.1	Tr	1.5	0.3	0.5	0.1	0.5	0.8	7.6	
12-1-108	黄鳝丝	36.7	2.3	…	12.2	1.6	20.6	…	…	27.8	…	9.4	8.7	…	…	9.7	…	…	…	…	…	10.2	上海
12-1-111	鲤鱼[鲤拐子]	45.7	0.1	0.1	8.4	0.1	36.0	…	1.0	20.6	…	14.2	3.9	…	0.2	0.5	1.1	…	…	0.2	0.5	5.8	
12-1-112	罗非鱼	39.8	…	0.4	11.0	5.8	22.6	…	…	13.7	…	8.4	4.5	…	0.6	…	0.2	…	…	…	…	0.1	山东
12-1-113	罗非鱼(莫桑比克)[非洲黑鲫鱼]	39.5	…	…	7.8	…	31.7	…	…	26.5	…	6.8	3.8	…	…	2.3	1.3	…	…	2.7	9.6	0.5	福州
12-1-114	泥鳅	37.7	…	0.4	14.3	…	20.5	…	2.5	28.0	…	6.2	5.8	…	…	6.4	3.7	…	…	3.0	2.9	3.0	

食物脂肪酸含量 Fatty acid content of foods

编码 Code	食物名称 Food name	脂肪 Fat g	脂肪酸 Fatty acid（g/100g 可食部） Total	饱和 SFA	单不饱和 MUFA	多不饱和 PUFA	未知 Un_k	饱和脂肪酸/总脂肪酸（%） Total	6:0	8:0	10:0	11:0	12:0	13:0	14:0	15:0	16:0	17:0	18:0	19:0	20:0	22:0
12-1-115	青鱼[青皮鱼,青鳞鱼,青混]	4.2	3.8	1.5	1.3	0.4	0.6	39.5	…	…	…	…	…	Tr	2.6	1.2	25.0	0.5	7.8	…	2.4	Tr
12-1-116	乌鳢[黑鱼,石斑鱼,生鱼]	1.2	0.8	0.3	0.2	0.2	0.1	31.7	…	…	…	…	Tr	…	2.5	0.6	20.6	0.5	6.2	Tr	1.0	0.3
12-1-117	银鱼［面条鱼］	4.0	3.6	1.0	1.1	1.5	0.1	27.3	…	…	…	…	0.1	…	6.2	0.3	17.5	0.1	3.1	…	…	…
12-1-118	湟鱼（裸鲤鱼）	3.2	2.2	1.4	0.5	0.3	0	61.9	…	3.3	…	…	10.1	…	…	19.5	…	7.4	11.3	7.1	3.2	…
12-1-119	湟鱼（裸鱼）	2.3	1.6	0.9	0.5	0.2	0	53.0	…	…	…	…	3.6	…	5.0	12.6	10.1	Tr	3.9	14.1	3.7	…
12-1-120	鲇鱼［胡子鲇，鲢胡，旺虾］	3.7	2.6	0.8	1.1	0.5	0.2	31.3	…	…	…	…	0.1	…	1.4	0.8	22.7	0.3	5.6	0.1	0.3	…
12-1-121	鲇花	6.1	4.3	0.9	2.8	0.6	0	21.8	…	…	…	…	0.1	…	3.6	…	18.1	…	…	…	…	…
12-1-122	鲢鱼［白鲢，胖子，连子鱼］	3.6	2.5	0.8	1.0	0.5	0.2	31.6	…	…	…	0.1	0.1	…	3.3	0.9	20.8	0.1	4.8	0.2	1.3	…
12-1-123	鲫鱼［喜头鱼，海附鱼］	2.7	1.9	0.5	0.8	0.5	0	29.0	…	…	…	…	0.1	Tr	2.4	0.7	19.7	0.2	4.8	0.1	0.6	0.4
12-1-124	鲮鱼［雪鲮］	2.1	1.5	0.5	0.5	0.4	0.1	34.7	…	…	…	0.2	0.2	…	4.1	2.3	22.2	0.5	4.4	0.2	0.4	0.2
12-1-125	鲮鱼（罐头）	26.9	18.8	3.4	4.4	10.7	0.3	18.2	…	…	…	…	…	…	0.4	0.2	13.6	…	3.4	…	0.6	…
12-1-126	鳊鱼［鲂鱼，武昌鱼］	6.3	4.4	1.2	2.0	0.8	0.4	26.2	…	…	…	Tr	0.1	…	2.1	0.7	18.4	0.1	3.7	0.2	0.7	0.2
12-1-127	鳗鲡［鳗鱼，河鳗］	10.8	7.6	2.8	3.1	1.4	0.3	36.5	…	…	…	…	…	…	3.3	…	25.9	…	4.5	2.8	…	…
12-1-128	鳙鱼[胖头鱼,摆佳鱼,花鲢鱼]	2.2	1.5	0.5	0.6	0.3	0.1	34.1	…	…	…	…	1.3	…	4.2	0.7	20.3	0.4	4.3	0.7	1.9	0.3
12-1-129	鳜鱼［桂鱼，花鲫鱼］	4.2	2.9	0.9	1.2	0.7	0.1	30.5	…	…	…	…	0.1	…	2.5	0.9	21.8	…	4.8	…	0.4	…
12-1-201	白姑鱼［白米子（鱼）］	8.2	5.7	2.1	2.7	0.9	0	37.1	…	…	…	…	0.1	…	1.9	0.8	27.9	…	5.8	…	0.6	…
12-1-202	鲹鱼［蓝圆鲹，边鱼］	3.4	2.4	0.6	1.0	0.6	0.1	26.3	…	…	…	…	0.1	…	2.3	0.7	17.4	…	3.9	…	1.4	0.5
12-1-203	带鱼［白带鱼，刀鱼］	4.9	3.4	1.5	1.3	0.4	0.2	44.9	…	…	…	0.1	0.7	Tr	5.3	0.5	29.4	0.7	7.9	Tr	0.3	Tr
12-1-204	堤鱼	12.8	9.0	3.7	2.3	2.7	0.3	40.8	…	…	…	…	3.9	…	…	…	27.7	2.1	7.1	…	…	…
12-1-205	丁香鱼（干）	3.1	2.2	1.2	0.5	0.4	0.1	56.2	…	…	…	…	…	…	6.9	1.1	36.7	1.2	9.8	…	0.3	0.2
12-1-208	海鳗［鲫勾］	5.0	3.5	1.2	1.4	0.8	0.1	33.0	…	…	…	…	0.2	…	4.4	0.4	22.3	0.6	4.9	0.1	0.1	…
12-1-209	红娘鱼［翼红娘鱼］	2.8	2.0	0.8	0.4	0.7	0	42.2	…	…	…	…	3.5	…	…	…	29.7	…	6.7	…	2.3	…
12-1-210	黄姑鱼［黄婆鸡（鱼）］	7.0	4.9	1.6	2.3	0.8	0.2	32.0	…	…	…	…	0.2	…	1.9	0.4	22.7	0.5	5.9	0.2	0.2	…
12-1-211	黄鱼（大黄花鱼）	2.5	1.8	0.7	0.7	0.3	0.1	39.1	…	…	…	…	0.1	…	2.7	0.6	27.3	0.6	6.7	0.1	0.8	0.2

编码 Code	食物名称 Food name	单不饱和脂肪酸/总脂肪酸（%） Total	14:1	15:1	16:1	17:1	18:1	20:1	22:1	多不饱和脂肪酸/总脂肪酸（%） Total	16:2	18:2	18:3	20:2	20:3	20:4	20:5	22:3	22:4	22:5	22:6	未知（%）	备注 Remark
12-1-115	青鱼［青皮鱼，青鳞鱼，青混］	34.3	0.2	0.4	8.2	0.6	24.9	…	…	11.0	…	5.9	1.9	0.1	0.5	1.0	…	…	0.3	0.2	1.1	15.2	
12-1-116	乌鳢［黑鱼，石斑鱼，生鱼］	29.2	…	Tr	7.6	0.2	20.2	0.1	1.1	27.6	…	4.9	6.6	0.2	0.1	1.8	2.4	0.2	4.2	0.9	6.3	11.5	
12-1-117	银鱼［面条鱼］	29.9	…	1.2	14.2	2.1	12.4	…	…	41.1	…	3.2	10.8	0.5	2.1	…	13.8	…	…	10.7	…	1.7	青岛
12-1-118	湟鱼（裸鲤鱼）	23.4	…	…	4.5	8.7	6.6	3.6	…	14.7	…	6.2	4.7	3.8	…	…	…	…	…	…	…	0	青海
12-1-119	湟鱼（裸鱼）	33.5	…	…	20.4	5.7	5.8	1.6	…	13.4	…	9.4	4.0	…	…	…	…	…	…	…	…	0.1	青海
12-1-120	鲇鱼［胡子鲇，鲢胡，旺虾］	42.5	…	…	6.6	0.3	33.6	2.0	…	17.5	…	10.0	0.7	0.2	0.2	0.5	1.7	0.2	0.1	0.5	3.4	8.7	
12-1-121	鲒花	65.1	…	…	18.1	1.6	39.9	4.8	0.7	12.9	…	4.8	…	…	…	3.9	…	4.2	…	…	…	0.2	哈尔滨
12-1-122	鲢鱼［白鲢，胖子，连子鱼］	39.0	0.7	…	12.2	0.4	25.2	…	0.5	19.5	…	9.1	7.3	0.4	…	…	0.5	1.2	1.0	…	…	9.9	
12-1-123	鲫鱼［喜头鱼，海附鱼］	43.1	…	Tr	8.8	0.2	30.2	1.7	2.2	25.3	…	15.5	5.1	0.1	0.2	1.1	1.6	0.1	0.1	0.4	1.1	2.6	
12-1-124	鲮鱼［雪鲮］	32.5	…	…	8.8	0.3	21.4	1.3	0.7	28.6	…	9.8	6.7	0.1	…	1.0	2.8	…	0.2	0.7	7.3	4.2	
12-1-125	鲮鱼（罐头）	23.6	…	…	0.8	…	22.8	…	…	56.8	…	49.1	7.1	…	…	0.2	0.4	…	…	…	…	1.4	广东
12-1-126	鳊鱼［鲂鱼，武昌鱼］	44.9	Tr	Tr	8.4	0.1	35.7	0.3	0.4	18.9	…	10.0	4.0	0.1	0.1	2.3	1.1	Tr	…	0.1	1.2	10.0	
12-1-127	鳗鲡［鳗鱼，河鳗］	41.6	…	…	6.9	…	33.7	0.3	0.7	18.2	…	1.9	4.1	…	…	1.1	2.6	…	…	2.3	6.2	3.7	
12-1-128	鳙鱼［胖头鱼，摆佳鱼，花鲢鱼］	37.4	0.3	…	12.5	…	22.5	0.7	1.4	22.5	…	4.8	4.3	…	…	2.7	3.6	1.8	…	1.1	4.2	6.0	
12-1-129	鳜鱼［桂鱼，花鲫鱼］	39.5	…	0.9	11.5	…	23.9	0.4	2.8	25.0	…	7.6	17.4	…	…	…	…	…	…	…	…	5.0	
12-1-201	白姑鱼［白米子（鱼）］	46.5	…	0.2	20.4	1.4	24.5	…	…	16.3	…	1.5	3.4	0.8	2.5	…	2.3	0.7	…	5.1	…	0.1	青岛
12-1-202	鲹鱼［蓝圆鲹，边鱼］	43.8	…	…	13.2	1.2	29.1	…	0.3	24.6	…	6.3	3.5	…	…	2.0	4.1	…	…	1.0	7.7	5.3	
12-1-203	带鱼［白带鱼，刀鱼］	37.2	0.2	Tr	8.1	0.4	27.6	0.3	0.6	12.8	…	1.4	1.8	Tr	…	0.8	1.9	…	0.6	1.0	5.3	5.1	
12-1-204	堤鱼	26.1	0.9	…	5.0	…	20.2	…	…	29.7	…	0.4	3.3	…	…	4.1	5.2	…	…	2.8	13.9	3.4	厦门
12-1-205	丁香鱼（干）	20.8	…	0.3	10.0	…	10.3	…	0.2	19.4	…	1.4	1.6	…	…	1.0	4.1	…	…	2.1	9.2	3.6	福州
12-1-208	海鳗［鲫勾］	40.7	…	0.1	11.7	0.9	26.8	0.7	0.5	24.0	…	2.3	3.9	0.1	0.3	1.1	3.7	0.6	1.6	2.1	8.3	2.3	
12-1-209	红娘鱼［翼红娘鱼］	19.6	…	…	5.3	…	14.3	…	…	37.8	…	2.4	3.4	…	…	2.0	8.2	…	…	1.5	20.3	0.4	
12-1-210	黄姑鱼［黄婆鸡（鱼）］	46.6	…	…	18.6	0.6	25.7	1.7	…	17.1	…	0.8	0.2	0.3	…	0.4	4.8	0.5	0.4	1.8	7.9	4.3	
12-1-211	黄鱼（大黄花鱼）	38.5	…	0.1	13.2	0.6	24.3	0.3	…	16.5	0.1	1.6	3.6	0.1	0.1	1.8	2.7	0.1	0.7	0.6	5.1	5.9	

食物脂肪酸含量 Fatty acid content of foods

编码 Code	食物名称 Food name	脂肪 Fat g	脂肪酸 Fatty acid (g/100g 可食部) Total	饱和 SFA	单不饱和 MUFA	多不饱和 PUFA	未知 Un_k	饱和脂肪酸/总脂肪酸 (%) Total	6:0	8:0	10:0	11:0	12:0	13:0	14:0	15:0	16:0	17:0	18:0	19:0	20:0	22:0
12-1-212	黄鱼（小黄花鱼）	3.0	2.1	0.8	0.8	0.4	0.1	37.7	…	…	…	…	0.1	…	2.9	0.5	27.3	0.7	5.6	0.3	0.3	…
12-1-213	黄鲂［赤虹，老板鱼］	0.5	0.4	0.2	0.1	0	0	51.4	…	…	…	…	…	…	1.4	1.5	32.0	1.0	15.5	…	…	…
12-1-214	金线鱼［红三鱼］	2.9	2.0	0.9	0.7	0.3	0.1	45.6	…	…	…	…	0.2	…	4.4	1.4	27.4	…	11.2	…	0.7	0.3
12-1-215	绿鳍马面豚［面包鱼，橡皮鱼］	0.6	0.4	0.2	0.1	0.1	0	38.0	…	…	…	…	1.3	…	0.6	0.3	23.4	2.2	10.1	…	0.1	…
12-1-216	梅童鱼［大头仔鱼，丁珠鱼］	5.0	3.5	1.3	1.4	0.7	0.1	36.9	…	…	…	…	0.1	…	2.2	0.4	27.8	0.7	5.3	0.2	0.2	…
12-1-217	沙丁鱼［沙鲻］	1.1	1.0	0.3	0.2	0.3	0.1	34.5	…	…	…	…	3.3	…	3.3	0.3	19.4	0.8	6.0	…	0.6	0.8
12-1-218	沙钻鱼［多鳞喜，沙梭，麦穗鱼］	0.6	0.4	0.1	0.1	0.2	0	32.0	…	…	…	…	2.9	…	…	…	17.8	…	6.8	…	…	4.5
12-1-219	蛇鲻［沙梭鱼］	4.2	2.9	1.6	1.2	0.1	0	54.9	…	…	…	…	…	…	6.7	…	29.6	2.8	7.5	…	8.3	…
12-1-220	舌鳎［花纹舌头，舌头鱼］	1.4	1.0	0.4	0.4	0.1	0	43.6	…	…	…	…	…	Tr	4.3	3.4	24.9	0.9	5.5	…	4.6	…
12-1-221	油抒［香梭鱼］	9.0	6.3	2.4	2.2	1.4	0.2	38.0	…	…	…	…	…	…	3.8	0.5	26.2	1.7	5.5	…	0.3	…
12-1-222	颚针鱼［针量鱼］	10.4	7.3	1.6	3.5	2.2	0	22.4	…	…	…	…	…	0.2	2.3	0.3	11.9	…	6.1	…	0.3	1.3
12-1-223	鲅鱼［马鲛鱼，燕鲅鱼，巴鱼］	3.1	2.2	0.8	0.8	0.3	0.2	36.6	…	…	…	…	1.1	Tr	1.5	0.6	24.6	0.9	7.3	…	0.6	…
12-1-224	鲅鱼（咸）［咸马胶］	1.6	1.1	0.4	0.3	0.3	0.1	39.2	…	…	…	…	…	…	2.5	0.7	24.5	…	10.4	…	0.8	0.3
12-1-226	鲈鱼［鲈花］	3.4	2.4	0.8	0.8	0.6	0.1	34.0	…	…	…	…	…	…	2.9	0.6	23.8	0.7	6.0	…	…	…
12-1-227	鲐鱼［青鲐鱼，鲐巴鱼，青砖鱼］	7.4	5.2	2.2	1.7	1.3	0	43.0	…	…	…	…	2.3	…	2.4	0.4	26.8	…	8.7	…	0.5	1.9
12-1-228	鲑鱼［大麻哈鱼］	7.8	7.0	2.0	4.3	0.7	0	29.1	…	…	…	…	Tr	…	4.7	Tr	15.7	…	…	…	1.3	7.4
12-1-230	鲚鱼（大）［大凤尾鱼］	5.5	5.0	1.5	2.5	1.0	0	30.2	…	…	…	…	…	…	2.6	0.3	26.2	0.8	0.3	…	…	…
12-1-231	鲚鱼（小）［小凤尾鱼］	5.1	4.6	1.2	2.0	1.3	0.2	26.0	…	…	…	…	0.4	…	4.3	0.5	18.0	Tr	2.8	…	…	…
12-1-232	鲨鱼［真鲨，白斑角鲨］	3.2	2.2	1.0	0.7	0.3	0.2	44.7	…	…	…	…	…	…	3.3	1.5	23.7	…	16.2	…	…	…
12-1-233	鲳鱼［平鱼，银鲳，刺鲳］	7.3	5.1	2.1	2.3	0.5	0.3	40.4	…	…	…	…	1.1	…	3.8	0.7	27.6	0.1	6.7	0.1	0.3	Tr
12-1-234	鲷［黑鲷，铜盆鱼，大目鱼］	2.6	1.8	0.6	0.6	0.4	0.2	35.2	…	…	…	…	2.0	…	1.4	0.3	22.1	0.7	7.8	0.1	0.6	0.2
12-1-235	鲻鱼［白眼棱鱼］	4.8	3.4	0.9	1.4	1.0	0	27.7	…	…	…	…	0.1	…	3.9	0.9	19.2	…	3.1	…	0.5	…
12-1-237	鳐鱼［夫鱼］	0.7	0.5	0.2	0.1	0	0.2	38.2	…	…	…	…	…	…	1.7	…	21.3	1.9	13.3	…	…	…
12-1-238	鳓鱼［快鱼，力鱼］	8.5	6.0	2.3	2.8	0.7	0.1	37.9	…	…	…	…	0.4	…	4.7	0.7	25.0	0.7	6.0	0.2	0.2	…

编码 Code	食物名称 Food name	单不饱和脂肪酸/总脂肪酸（%） Total	14:1	15:1	16:1	17:1	18:1	20:1	22:1	多不饱和脂肪酸/总脂肪酸（%） Total	16:2	18:2	18:3	20:2	20:3	20:4	20:5	22:3	22:4	22:5	22:6	未知（%）	备注 Remark
12-1-212	黄鱼（小黄花鱼）	38.7	…	…	14.8	0.5	22.1	1.3	…	20.4	…	0.9	0.3	0.2	…	0.4	4.3	0.3	0.7	2.1	11.2	3.2	
12-1-213	黄魴［赤虹，老板鱼］	34.2	…	…	7.5	…	26.7	…	…	12.0	…	0.8	2.7	…	…	4.3	2.5	…	…	1.4	0.3	2.4	
12-1-214	金线鱼［红三鱼］	34.3	…	…	12.3	…	21.3	…	0.7	14.5	…	1.5	3.0	…	…	1.7	2.4	…	…	…	5.9	5.6	广东
12-1-215	绿鳍马面豚［面包鱼，橡皮鱼］	25.7	…	…	4.5	0.6	16.0	4.6	…	34.5	…	1.5	0.3	…	…	1.8	7.0	…	…	1.9	22.0	1.8	
12-1-216	梅童鱼［大头仔鱼，丁珠鱼］	39.8	…	…	16.8	0.6	21.5	0.8	0.1	19.5	…	0.7	0.7	0.1	…	1.4	4.1	…	0.2	2.1	10.2	3.8	
12-1-217	沙丁鱼［沙鰛］	25.0	0.6	0.1	10.0	1.0	11.5	…	1.8	31.4	…	2.1	9.5	…	…	1.9	6.7	…	…	1.3	9.9	9.1	山东
12-1-218	沙钻鱼［多鳞喜，沙梭，麦穗鱼］	15.2	…	…	5.2	…	8.1	…	1.9	44.6	…	…	2.2	…	…	2.4	9.9	…	…	4.7	25.4	8.2	
12-1-219	蛇鲻［沙梭鱼］	42.3	…	…	15.3	3.6	23.4	…	…	2.8	…	2.8	…	…	…	…	…	…	…	…	…	0	青岛
12-1-220	舌鳎［花纹舌头，舌头鱼］	40.5	…	3.3	14.8	1.4	21.0	…	…	11.3	…	0.6	2.4	1.6	0.4	…	…	6.3	…	…	…	4.6	
12-1-221	油抒［香梭鱼］	35.7	…	…	5.1	…	30.6	…	…	22.4	…	0.4	2.6	…	…	3.7	3.8	…	…	2.0	9.9	3.9	福建
12-1-222	颚针鱼［针量鱼］	47.9	0.2	Tr	6.6	20.1	21.0	…	…	30.9	…	0.9	6.6	…	22.1	…	…	1.3	…	…	…	0	青岛
12-1-223	鲅鱼［马鲛鱼，燕鲅鱼，巴鱼］	38.9	0.1	0.1	10.6	0.8	26.7	…	0.6	13.0	…	1.5	3.0	…	0.6	1.9	2.8	…	…	0.6	2.6	11.5	
12-1-224	鲅鱼（咸）［咸马胶］	25.8	…	…	5.9	…	19.9	…	…	26.2	…	1.5	1.4	…	…	0.8	2.3	1.7	…	…	18.5	8.8	广东
12-1-226	鲈鱼［鲈花］	33.9	…	0.2	12.2	…	21.5	…	…	26.2	…	2.0	3.1	…	0.8	3.1	5.4	0.9	5.9	0.9	4.1	5.9	
12-1-227	鲐鱼［青鲐鱼，鲐巴鱼，青砖鱼］	32.1	…	…	7.9	…	24.2	…	…	25.3	…	1.2	3.7	…	…	1.8	4.4	…	…	1.5	12.7	0	
12-1-228	鲑鱼［大麻哈鱼］	60.6	…	…	8.2	…	41.3	6.8	4.3	10.4	…	0.2	…	…	…	…	…	10.2	…	…	…	0	哈尔滨
12-1-230	鲚鱼（大）［大凤尾鱼］	50.5	…	…	11.4	…	38.5	0.6	…	19.3	…	0.4	1.8	…	…	1.4	…	7.3	…	…	8.4	0	上海
12-1-231	鲚鱼（小）［小凤尾鱼］	42.6	…	…	10.9	…	29.8	1.9	…	27.8	…	1.0	0.4	…	…	0.5	…	10.9	…	…	15.0	3.6	
12-1-232	鲨鱼［真鲨，白斑角鲨］	31.5	…	…	4.1	1.7	25.7	…	…	14.9	…	…	1.3	…	…	1.5	2.2	…	…	3.3	6.6	8.9	
12-1-233	鲳鱼［平鱼，银鲳，刺鲳］	44.1	0.3	0.1	8.1	0.8	33.3	0.6	0.9	9.6	…	0.9	4.4	0.1	…	0.5	1.3	0.1	0.2	1.3	0.8	5.9	
12-1-234	鲷［黑鲷，铜盆鱼，大目鱼］	30.3	0.3	0.1	8.5	0.2	21.1	…	0.1	24.2	…	1.4	2.4	…	…	2.5	5.3	…	…	1.2	11.4	10.3	福建
12-1-235	鲻鱼［白眼梭鱼］	42.0	…	…	14.5	2.4	25.1	…	…	29.9	…	6.6	4.1	10.6	0.3	…	1.3	0.5	6.5	…	…	0.4	山东
12-1-237	鳐鱼［夫鱼］	24.3	…	…	4.0	0.8	19.5	…	…	2.6	…	1.0	1.6	…	…	…	…	…	…	…	…	34.9	上海
12-1-238	鳓鱼［快鱼，力鱼］	47.8	…	…	8.8	0.6	36.6	0.8	1.0	11.9	…	0.9	1.2	0.1	…	0.3	2.6	0.1	0.3	0.8	5.6	2.4	

食物脂肪酸含量 Fatty acid content of foods

编码 Code	食物名称 Food name	脂肪 Fat g	脂肪酸 Fatty acid (g/100g 可食部) Total	饱和 SFA	单不饱和 MUFA	多不饱和 PUFA	未知 Un_k	饱和脂肪酸/总脂肪酸 (%) Total	6:0	8:0	10:0	11:0	12:0	13:0	14:0	15:0	16:0	17:0	18:0	19:0	20:0	22:0
12-1-239	鳕鱼 [鳕狭，明太鱼]	0.5	0.5	0.1	0.2	0.2	0	19.2	…	…	…	…	…	…	2.9	…	11.0	…	5.3	…	…	…
12-1-240	鮸鱼 [鳘鱼]	0.9	0.6	0.2	0.1	0.3	0	29.5	…	…	…	…	…	1.0	1.4	…	20.0	2.8	2.8	…	1.5	…
12-1-301	鱼片干	3.4	2.4	0.6	0.7	0.8	0.2	26.0	…	…	…	…	…	…	1.6	0.3	16.4	1.1	6.5	…	0.1	…
12-2-103	长毛对虾 [大虾，白露虾]	0.4	0.3	0.1	0.1	0	0	47.4	…	…	…	…	…	…	4.2	1.0	28.1	1.0	12.7	…	…	0.4
12-2-105	东方对虾 [中国对虾]	0.5	0.4	0.2	0.1	0.1	0	45.9	…	…	…	…	…	…	1.3	1.1	29.0	1.1	12.3	…	…	1.1
12-2-106	对虾	0.8	0.6	0.2	0.1	0.2	0	37.3	…	0.1	0.1	…	0.1	…	1.4	0.6	26.4	0.8	7.5	…	0.3	…
12-2-107	海虾	0.6	0.4	0.1	0.2	0.1	0.1	31.7	…	…	…	…	0.1	…	1.0	1.0	22.3	0.9	6.0	…	0.1	0.3
12-2-108	河虾	2.4	1.7	0.6	0.9	0.2	0.1	34.3	…	…	…	…	…	…	2.3	0.5	21.4	…	10.1	…	…	…
12-2-109	基围虾	1.4	1.0	0.3	0.3	0.4	0.1	26.3	…	…	…	…	…	…	0.5	0.4	17.3	…	7.8	…	…	0.3
12-2-110	江虾 [沼虾]	0.9	0.6	0.1	0.3	0.2	0	21.9	…	…	…	…	…	…	2.5	…	13.7	…	2.8	…	2.9	…
12-2-111	龙虾	1.1	0.8	0.2	0.3	0.2	0	32.3	…	…	…	…	…	…	1.2	…	21.1	0.7	9.3	…	…	…
12-2-114	虾虎	1.7	1.2	0.3	0.5	0.4	0	25.9	…	…	…	…	0.6	…	0.1	1.3	15.5	2.2	5.3	…	0.9	…
12-2-115	虾皮	2.2	1.5	0.9	0.5	0.2	0	55.3	…	…	…	…	…	…	3.9	0.3	41.9	…	8.7	…	0.4	0.1
12-2-116	螯虾	3.8	2.7	0.8	1.0	0.7	0.2	28.8	…	…	…	…	…	…	1.7	1.0	19.8	2.7	3.6	…	…	…
12-2-201	虾米 [海米，虾仁]	2.6	1.8	0.9	0.5	0.4	0.1	49.8	…	…	…	…	…	…	2.3	1.6	31.5	2.0	12.2	0.2	Tr	…
12-3-001	海蟹	2.3	1.6	0.5	0.6	0.5	0.1	29.6	…	…	Tr	…	…	0.1	3.2	0.8	19.3	0.4	5.2	…	0.2	0.4
12-3-002	河蟹	2.6	1.8	0.5	0.6	0.4	0.3	30.1	…	…	…	…	Tr	…	1.8	0.4	20.6	0.3	5.8	…	0.1	1.1
12-3-003	踞缘青蟹 [青蟹]	1.6	1.1	0.3	0.3	0.5	0.1	30.1	…	…	…	…	…	…	2.8	0.3	14.7	1.4	7.9	…	2.6	0.4
12-3-004	梭子蟹	3.1	2.2	0.6	0.8	0.6	0.1	27.2	…	…	…	…	0.1	…	2.2	0.8	16.5	1.6	4.9	0.9	0.2	…
12-3-005	蟹肉	1.2	0.8	0.3	0.2	0.3	0.1	34.1	…	…	…	…	0.1	…	2.5	0.8	20.1	…	9.8	…	0.5	0.3
12-4-101	鲍鱼 [杂色鲍]	0.8	0.6	0.3	0.1	0.1	0	54.9	…	…	…	…	Tr	…	6.4	0.7	37.2	0.5	9.3	0.4	0.3	0.1
12-4-103	蛏子	0.3	0.2	0.1	0	0.1	0	43.3	…	…	…	…	Tr	…	6.1	1.2	26.4	0.3	8.4	0.6	0.3	…
12-4-104	蛏干 [蛏子缢，蛏青子]	4.9	3.4	2.3	0.3	0.7	0	68.4	…	…	…	…	…	…	9.3	1.4	45.9	1.9	9.4	…	0.5	…
12-4-105	赤贝	0.6	0.4	0.2	0.1	0.1	0	59.4	…	…	…	…	…	…	8.0	0.1	25.8	2.4	17.0	…	5.9	0.2

编码 Code	食物名称 Food name	单不饱和脂肪酸/总脂肪酸（%） Total	14:1	15:1	16:1	17:1	18:1	20:1	22:1	多不饱和脂肪酸/总脂肪酸（%） Total	16:2	18:2	18:3	20:2	20:3	20:4	20:5	22:3	22:4	22:5	22:6	未知（%）	备注 Remark
12-1-239	鳕鱼［鳕狭，明太鱼］	37.2	…	…	8.5	…	28.7	…	…	43.7	…	5.3	38.4	…	…	…	…	…	…	…	…	0	北京
12-1-240	鮸鱼［鳘鱼］	20.4	…	…	9.3	11.1	…	…	…	45.6	…	24.8	20.8	…	…	…	…	…	…	…	…	4.5	
12-1-301	鱼片干	31.4	…	…	6.1	1.3	18.2	5.8	…	35.7	…	0.7	0.2	0.1	…	0.2	9.2	…	0.5	2.1	22.7	6.9	
12-2-103	长毛对虾［大虾，白露虾］	34.6	…	…	6.4	0.4	26.0	…	1.8	15.3	…	5.3	1.6	…	…	0.7	4.0	…	…	1.3	2.4	2.7	福建
12-2-105	东方对虾［中国对虾］	23.9	…	…	4.9	1.1	16.1	…	1.8	22.4	…	9.4	2.5	…	…	4.2	2.8	…	…	1.0	2.5	7.8	福建
12-2-106	对虾	26.6	0.1	…	4.8	0.1	20.8	0.8	…	30.2	…	9.0	4.2	3.9	0.2	…	6.6	…	2.2	0.1	4.0	5.9	
12-2-107	海虾	38.7	0.3	0.3	14.8	1.0	21.3	…	1.0	12.1	…	0.9	7.1	…	…	4.1	…	…	…	…	…	17.5	
12-2-108	河虾	51.4	…	…	19.6	…	28.8	…	3.0	9.2	…	9.2	…	…	…	…	…	…	…	…	…	5.1	
12-2-109	基围虾	28.3	…	…	5.1	…	22.0	…	1.2	40.0	…	14.5	2.3	…	…	2.5	10.5	…	…	…	10.2	5.4	广东
12-2-110	江虾［沼虾］	39.9	…	…	9.9	…	30.0	Tr	…	38.6	…	4.6	…	…	…	18.7	…	15.3	…	…	…	0	哈尔滨
12-2-111	龙虾	38.7	…	…	2.6	0.5	33.5	2.1	…	28.9	…	19.9	3.9	…	…	5.1	…	…	…	…	…	0.1	北京
12-2-114	虾虎	39.3	5.7	0.5	13.0	2.0	18.1	…	…	32.7	…	4.0	4.6	0.8	1.2	…	5.5	1.1	11.7	3.4	0.4	2.1	青岛
12-2-115	虾皮	30.0	…	…	12.1	…	17.9	…	…	16.0	…	0.7	2.5	…	…	1.5	6.4	…	…	0.8	4.1	0	
12-2-116	螯虾	37.2	1.1	0.7	13.8	1.0	20.6	…	…	25.7	…	14.7	8.8	…	…	2.2	…	…	…	…	…	8.3	上海
12-2-201	虾米［海米，虾仁］	26.2	…	…	5.9	0.4	18.9	1.0	…	21.0	…	4.8	1.6	0.3	…	0.1	5.9	0.3	4.4	0.5	3.1	3.0	
12-3-001	海蟹	34.7	0.1	0.2	9.8	1.0	22.9	0.1	0.6	28.4	…	2.8	9.4	0.2	…	2.5	1.9	4.3	…	3.6	3.7	7.3	
12-3-002	河蟹	35.0	0.1	0.1	12.6	0.3	21.9	…		20.3	…	6.6	5.1	…	…	2.1	1.9	…	4.6	…	…	14.6	
12-3-003	踞缘青蟹［青蟹］	23.2	…	…	8.9	…	14.3	…	…	40.7	…	3.1	5.1	…	…	3.0	16.7	…	…	0.8	12.0	6.0	福建
12-3-004	梭子蟹	38.2	…	…	11.7	1.2	21.4	3.5	0.4	29.7	…	1.1	0.3	0.8	…	0.5	10.0	1.2	0.7	2.1	13.0	4.9	
12-3-005	蟹肉	27.4	…	…	9.8	…	15.8	…	1.8	31.7	…	1.8	2.1	…	…	4.2	12.2	…	…	…	11.4	6.8	广东
12-4-101	鲍鱼［杂色鲍］	19.1	…	0.1	3.9	0.6	14.2	…	0.3	22.5	…	2.0	5.6	1.4	1.5	0.8	4.1	2.3	2.2	0.2	2.4	3.5	山东
12-4-103	蛏子	18.5	…	0.1	8.7	…	7.0	2.7	…	33.6	1.1	1.3	3.9	1.2	3.1	0.4	10.2	1.8	4.0	1.9	4.7	4.6	
12-4-104	蛏干［蛏子缢，蛏青子］	9.0	…	…	6.5	…	2.5	…	…	21.5	…	1.6	2.2	…	…	0.3	10.4	…	…	2.1	4.9	1.1	福建
12-4-105	赤贝	20.8	…	0.6	8.7	…	6.7	…	4.8	13.9	…	1.2	5.2	…	…	1.3	1.4	…	…	1.5	3.3	5.9	山东

食物脂肪酸含量 Fatty acid content of foods

编码 Code	食物名称 Food name	脂肪 Fat g	脂肪酸 Fatty acid (g/100g 可食部) Total	饱和 SFA	单不饱和 MUFA	多不饱和 PUFA	未知 Un_k	饱和脂肪酸/总脂肪酸 (%) Total	6:0	8:0	10:0	11:0	12:0	13:0	14:0	15:0	16:0	17:0	18:0	19:0	20:0	22:0
12-4-106	河蚌	0.8	0.6	0.1	0.1	0.3	0.1	15.3	…	…	…	…	…	…	…	…	7.4	…	6.2	…	1.7	…
12-4-107	河蚬［蚬子］	1.4	1.0	0.5	0.3	0.2	0	47.5	…	…	…	…	…	…	10.2	2.2	28.7	…	4.6	…	1.2	0.6
12-4-108	牡蛎［海蛎子］	2.1	1.5	0.5	0.3	0.5	0.1	37.2	…	…	…	…	…	…	5.4	0.7	22.7	1.6	4.6	0.4	1.8	…
12-4-109	生蚝	1.5	1.1	0.4	0.2	0.3	0.1	42.0	…	…	…	…	…	…	4.5	1.1	29.5	…	6.5	…	0.2	0.2
12-4-112	扇贝（干）［干贝］	2.4	1.7	0.5	1.0	0.1	0	31.7	…	…	…	…	1.3	…	…	0.5	18.8	2.2	7.6	…	1.3	…
12-4-113	鲜贝	0.5	0.4	0.2	0.1	0.1	0	47.1	…	…	1.3	…	2.0	…	7.1	1.0	23.7	0.8	10.6	…	0.6	…
12-4-114	银蚶［蚶子］	1.4	1.0	0.3	0.2	0.2	0.2	32.4	…	…	…	…	…	…	1.5	0.3	16.0	2.2	9.8	2.6	…	…
12-4-115	贻贝（鲜）［淡菜，壳菜］	1.7	1.2	0.6	0.3	0.2	0	52.0	…	…	…	…	0.3	…	8.7	0.8	33.9	0.4	5.8	0.4	1.7	Tr
12-4-201	蛤蜊（X̄）	1.1	0.8	0.2	0.1	0.4	0	27.0	…	…	…	…	…	…	1.2	0.7	22.4	…	2.7	…	…	…
12-4-202	花蛤蜊	0.6	0.4	0.2	0.1	0.1	0.1	47.3	…	…	…	…	…	…	7.9	…	30.1	1.0	8.3	…	…	…
12-4-203	毛蛤蜊	1.0	0.7	0.4	0.2	0.1	0	61.6	…	…	…	0.7	1.7	…	9.4	0.6	29.6	2.4	16.7	…	…	…
12-4-302	红螺	0.9	0.6	0.2	0.1	0.3	0.1	25.8	…	…	…	…	…	…	1.5	0.8	12.5	2.5	7.2	0.3	1.0	…
12-4-305	石螺	0.7	0.5	0.2	0.1	0	0.1	46.4	…	…	…	…	…	…	3.0	3.5	23.9	…	11.2	…	…	4.8
12-4-307	香海螺	3.5	2.5	1.0	1.2	0.3	0	40.9	…	…	…	…	…	…	1.5	0.2	30.2	0.4	8.6	…	…	…
12-9-004	海蜇皮	0.3	0.2	0.1	0.1	0	0	69.9	…	…	…	…	1.7	…	5.6	1.2	43.8	1.6	15.8	…	0.2	…
12-9-005	海蜇头	0.3	0.2	0.1	0.1	0	0	68.8	…	…	…	…	0.1	…	3.5	0.6	47.2	1.2	16.0	…	0.2	…
12-9-006	墨鱼［曼氏无针乌贼］	0.9	0.6	0.3	0.1	0.3	0	44.6	…	…	…	…	…	…	2.2	0.2	32.2	0.6	7.6	Tr	1.6	0.2
12-9-009	鱿鱼（干）［台湾枪乌贼］	4.6	3.2	3.2			0	100.0	…	…	…	…	…	…	…	…	76.6	…	23.4	…	…	…
12-9-010	鱿鱼（水浸）	0.8	0.6	0.3	0.2		0	59.4	…	…	…	…	…	…	3.1	…	43.8	…	12.5	…	…	…
婴幼儿食品																						
13-3-002	钙质糕粉	1.3						23.0	…	…	…	…	…	…	0.7	…	22.3	…	…	…	…	…
13-3-003	健儿粉	1.1						48.2	…	0.9	0.9	0.2	2.7	0.1	7.2	0.6	29.1	…	5.7	…	0.8	…

编码 Code	食物名称 Food name	单不饱和脂肪酸/总脂肪酸（%） Total	14:1	15:1	16:1	17:1	18:1	20:1	22:1	多不饱和脂肪酸/总脂肪酸（%） Total	16:2	18:2	18:3	20:2	20:3	20:4	20:5	22:3	22:4	22:5	22:6	未知（%）	备注 Remark
12-4-106	河蚌	17.8	…	…	2.1	…	10.3	…	5.4	57.6	…	4.1	37.1	…	…	16.4	…	…	…	…	…	9.3	
12-4-107	河蚬［蚬子］	35.3	…	…	19.1	…	13.6	…	2.6	16.4	…	2.2	7.3	…	…	1.9	3.0	…	…	1.2	0.8	0.8	福州
12-4-108	牡蛎［海蛎子］	21.9	…	0.1	6.2	1.7	10.8	3.1	…	34.6	…	2.1	7.8	1.7	0.2	1.1	10.4	1.7	4.3	1.5	3.8	6.3	
12-4-109	生蚝	18.6	…	…	5.3	…	12.5	…	0.8	27.6	…	2.9	8.3	…	…	0.8	8.7	…	…	…	6.9	11.8	广东
12-4-112	扇贝（干）［干贝］	56.9	…	…	3.2	2.5	38.6	2.1	10.5	8.5	…	6.3	0.9	…	1.3	…	…	…	…	…	…	2.9	
12-4-113	鲜贝	35.7	1.0	…	3.4	0.3	31.0	…	…	17.1	…	8.5	…	…	…	…	8.6	…	…	…	…	0.1	
12-4-114	银蚶［蚶子］	19.8	…	…	6.0	0.8	5.2	7.8	…	22.6	…	1.9	1.1	0.1	…	…	9.9	1.0	1.1	1.1	6.4	25.2	浙江
12-4-115	贻贝（鲜）［淡菜，壳菜］	27.2	…	…	17.6	0.1	6.6	2.2	0.7	19.0	…	2.1	3.0	0.2	…	0.4	7.5	0.2	0.1	0.5	5.0	1.8	
12-4-201	蛤蜊（X̄）	19.4	…	Tr	1.4	…	18.0	…	…	54.2	…	45.3	8.9	…	…	…	…	…	…	…	…	0	
12-4-202	花蛤蜊	14.5	…	…	7.7	…	5.2	…	1.6	23.9	…	5.9	4.8	…	…	1.5	5.5	…	…	2.9	3.3	14.3	福建
12-4-203	毛蛤蜊	27.0	…	…	6.5	1.5	19.0	…	…	11.2	…	3.3	7.9	…	…	…	…	…	…	…	…	0.7	青岛
12-4-302	红螺	13.0	…	0.5	3.8	3.0	5.7	…	…	53.2	…	1.9	20.2	3.2	1.6	…	6.6	13.3	4.6	1.8	…	8.0	山东
12-4-305	石螺	23.0	…	…	7.9	…	15.1	…	…	3.0	…	3.0	…	…	…	…	…	…	…	…	…	27.6	广东
12-4-307	香海螺	48.4	…	…	3.7	…	44.7	…	…	10.6	…	8.0	2.6	…	…	…	…	…	…	…	…	0.1	青岛
12-9-004	海蜇皮	28.2	…	…	10.8	1.4	15.3	0.7	…	0.5	…	0.5	…	…	…	…	…	…	…	…	…	1.4	
12-9-005	海蜇头	26.6	…	…	3.6	0.7	21.6	0.7	…	1.8	…	0.4	…	…	…	…	…	…	…	…	1.4	2.8	
12-9-006	墨鱼［曼氏无针乌贼］	9.6	…	…	0.6	0.1	6.4	1.1	1.4	42.7	…	0.7	4.4	0.1	…	1.4	9.7	0.1	0.4	1.1	24.8	3.1	
12-9-009	鱿鱼（干）［台湾枪乌贼］	…	…	…	…	…	…	…	…	…	…	…	…	…	…	…	…	…	…	…	…	0	
12-9-010	鱿鱼（水浸）	40.7	…	…	…	…	40.7	…	…	…	…	…	…	…	…	…	…	…	…	…	…	0	
婴幼儿食品																							
13-3-002	钙质糕粉	29.8	…	…	…	…	29.8	…	…	47.2	…	47.2	…	…	…	…	…	…	…	…	…	0	南昌
13-3-003	健儿粉	33.6	1.1	…	…	…	32.5	…	…	17.1	…	17.1	…	…	…	…	…	…	…	…	…	1.1	北京

食物脂肪酸含量 Fatty acid content of foods

编码 Code	食物名称 Food name	脂肪 Fat g	脂肪酸 Fatty acid（g/100g 可食部） Total	饱和 SFA	单不饱和 MUFA	多不饱和 PUFA	未知 Un_k	饱和脂肪酸/总脂肪酸（%） Total	6:0	8:0	10:0	11:0	12:0	13:0	14:0	15:0	16:0	17:0	18:0	19:0	20:0	22:0
小吃、甜饼																						
14-1-002	白水羊头	11.0	10.1	4.8	4.7	0.7	0	47.3	…	…	0.4	…	0.7	…	5.5	0.7	24.1	1.4	14.5	…	…	…
14-1-004	炒肝	8.0	5.9	3.0	2.3	0.6	0	49.9	…	…	0.1	…	0.1	…	1.5	0.1	27.3	…	20.7	…	0.1	…
14-2-106	奶油蛋糕	13.9	9.3	4.2	3.7	1.4	0	45.0	…	…	…	…	0.2	…	3.0	0.6	20.6	…	20.2	…	0.2	0.2
14-2-310	黑洋酥	12.4						12.2	…	…	…	…	…	…	…	…	7.5	…	4.2	…	0.5	…
14-2-315	金钱酥	23.1	15.5	3.7	6.6	5.1	0	24.2	…	…	…	0.5	…	…	…	…	18.5	…	5.2	…	…	…
速食食品																						
15-2-301	面包（X̄）	5.1	3.4	0.3	1.8	1.2	0.1	8.9	…	…	…	…	0.1	…	…	…	6.1	…	1.6	1.1	…	…
15-2-307	乐斯美面包	2.8	1.9	0.4	0.8	0.7	0.1	19.0	…	…	…	…	0.1	…	…	…	14.5	…	4.2	0.2	…	…
15-2-401	饼干（X̄）	12.7	8.5	1.4	1.3	5.8	0	16.6	…	…	…	…	…	…	0.2	…	10.5	…	5.0	…	…	0.9
15-2-402	VC 饼干	39.7	26.6	3.9	9.1	13.7	0	14.5	…	…	…	…	…	…	0.3	…	8.8	…	4.2	…	…	1.2
15-2-406	钙奶饼干	13.2	8.8	0.8	6.5	1.5	0	9.4	…	…	0.1	…	…	…	1.1	0.1	…	…	7.3	…	0.8	…
15-3-003	马铃薯片（油炸）[油炸土豆片]	48.4						46.3	…	…	…	…	0.4	…	1.6	0.2	40.2	…	3.9	…	…	…
饮料类																						
16-2-002	浓缩橘汁	0.3	0.2	0.1	0.1	0	0	50.1	…	…	1.1	…	2.0	…	7.8	…	30.2	…	5.9	…	3.1	…
16-4-002	喜乐（乳酸饮料）	0.2						47.4	…	…	1.6	…	2.2	…	7.9	1.5	22.6	…	10.7	…	0.9	…
16-6-101	茶砖［砖茶］	4.0	3.2	1.7	1.3	0.2	0	53.7	…	…	…	…	…	…	2.6	1.0	32.4	…	17.7	…	…	…
16-7-004	可可粉	8.4	7.9	4.6	3.0	0.3	0	57.4	…	…	…	…	0.1	…	0.1	…	23.9	0.2	32.9	…	…	0.2
糖、蜜饯类																						
18-2-008	巧克力（酒芯）	12.0						59.3	…	…	2.1	…	21.4	…	6.7	…	11.6	…	17.5	…	…	…

编码 Code	食物名称 Food name	单不饱和脂肪酸/总脂肪酸（%） Total	14:1	15:1	16:1	17:1	18:1	20:1	22:1	多不饱和脂肪酸/总脂肪酸（%） Total	16:2	18:2	18:3	20:2	20:3	20:4	20:5	22:3	22:4	22:5	22:6	未知（%）	备注 Remark
小吃、甜饼																							
14-1-002	白水羊头	46.6	0.7	…	5.5	1.0	39.4	…	…	7.1	1.4	4.2	1.1	…	…	0.4	…	…	…	…	…	0	北京
14-1-004	炒肝	39.4	…	…	1.8	…	37.6	…	…	10.8	…	5.6	5.2	…	…	…	…	…	…	…	…	0	北京
14-2-106	奶油蛋糕	40.2	…	…	3.2	…	36.9	…	0.1	14.7	…	13.0	1.7	…	…	…	…	…	…	…	…	0.1	
14-2-310	黑洋酥	39.3	…	…	…	…	39.3	…	…	48.5	…	47.9	0.6	…	…	…	…	…	…	…	…	0	上海
14-2-315	金钱酥	42.4	…	…	…	…	42.4	…	…	33.2	…	33.2	…	…	…	…	…	…	…	…	…	0.2	江西
速食食品																							
15-2-301	面包（X̄）	53.8	…	…	0.5	…	48.9	…	4.4	34.8	…	25.9	8.9	…	…	…	…	…	…	…	…	2.5	
15-2-307	乐斯美面包	41.4	…	…	0.5	…	36.7	…	4.2	35.4	…	34.6	0.8	…	…	…	…	…	…	…	…	4.2	杭州
15-2-401	饼干（X̄）	15.6	…	…	…	…	14.9	…	0.7	67.6	…	62.3	5.3	…	…	…	…	…	…	…	…	0.2	
15-2-402	VC 饼干	34.3	…	…	…	…	17.3	…	17.0	51.4	…	45.0	6.4	…	…	…	…	…	…	…	…	0	北京
15-2-406	钙奶饼干	73.4	…	25.3	…	…	48.1	…	…	17.3	…	17.3	…	…	…	…	…	…	…	…	…	0	
15-3-003	马铃薯片（油炸）[油炸土豆片]	41.3	…	…	Tr	…	41.3	…	…	12.5	…	11.9	0.6	…	…	…	…	…	…	…	…	0	
饮料类																							
16-2-002	浓缩橘汁	37.2	…	…	…	…	37.2	…	…	10.5	…	10.5	…	…	…	…	…	…	…	…	…	2.2	江西
16-4-002	喜乐（乳酸饮料）	30.3	…	…	5.6	…	24.7	…	…	10.8	…	6.8	4.0	…	…	…	…	…	…	…	…	11.5	广东
16-6-101	茶砖［砖茶］	40.0	…	…	10.7	…	29.3	…	…	6.4	…	6.4	…	…	…	…	…	…	…	…	…	0	
16-7-004	可可粉	38.2	…	…	0.2	…	38.0	…	…	4.4	…	3.5	0.9	…	…	…	…	…	…	…	…	0	上海
糖、蜜饯类																							
18-2-008	巧克力（酒芯）	35.8	…	…	…	…	35.6	0.2	…	2.8	…	2.4	0.4	…	…	…	…	…	…	…	…	2.1	北京

食物脂肪酸含量 Fatty acid content of foods

编码 Code	食物名称 Food name	脂肪 Fat g	脂肪酸 Fatty acid (g/100g 可食部) Total	饱和 SFA	单不饱和 MUFA	多不饱和 PUFA	未知 Un_k	饱和脂肪酸/总脂肪酸（%） Total	6:0	8:0	10:0	11:0	12:0	13:0	14:0	15:0	16:0	17:0	18:0	19:0	20:0	22:0
油脂类																						
19-1-001	牛油	92.0	88.0	54.4	29.9	4.0	0	61.8	…	…	…	…	0.1	…	3.9	1.6	25.3	1.5	28.6	…	0.6	0.2
19-1-003	鸭油（炼）	99.7	95.3	27.9	53.1	14.3	0	29.3	…	…	…	…	…	…	0.4	…	21.6	…	7.3	…	…	…
19-1-004	羊油	88.0	84.1	48.2	30.4	4.5	1.1	57.3	…	…	…	…	Tr	…	2.0	0.7	18.2	…	35.9	…	0.5	…
19-1-007	猪油（炼）	99.6	95.2	41.1	45.6	8.5	0	43.2	…	…	…	…	…	…	1.2	…	26.0	0.3	15.7	…	…	…
19-2-001	菜籽油［青油］	99.9	95.5	12.6	56.2	23.7	3.1	13.2	…	…	…	…	…	…	Tr	…	4.0	…	1.3	0.1	1.6	6.2
19-2-002	茶油	99.9	95.5	9.6	75.3	10.6	0.1	10.0	…	…	…	…	…	…	…	…	8.5	…	1.5	…	…	…
19-2-003																						
19-2-004	豆油	99.9	95.5	15.2	23.6	55.8	1	15.9	…	…	…	…	…	…	…	…	11.1	…	3.8	…	0.4	0.6
19-2-006	胡麻油	100.0	95.6	9.1	17.0	69.8	0	9.5	…	…	…	…	…	…	…	…	6.6	…	2.5	…	0.4	…
19-2-007	花生油	99.9	95.5	17.7	39.0	36.6	2.3	18.5	…	…	…	…	…	…	…	…	12.5	…	3.6	…	1.0	1.4
19-2-008	混合油（菜＋棕）	99.9	95.5	19.3	52.7	23.3	0.2	20.2	…	…	…	…	…	…	0.4	…	16.9	…	2.4	…	0.5	…
19-2-009	葵花子油	99.9	95.5	13.4	18.4	65.2	0	14.0	…	…	…	…	…	…	…	…	6.2	…	6.2	…	0.1	1.5
19-2-010	辣椒油	100.0	95.6	36.7	33.2	25.4	0.3	38.4	…	0.7	…	…	0.2	0.8	0.9	0.2	30.7	0.2	4.4	…	0.3	…
19-2-013	棉籽油	99.8	95.4	23.2	25.8	42.6	3.8	24.3	…	…	…	…	…	…	0.6	…	18.9	…	4.5	…	0.3	…
19-2-014	色拉油	99.8	95.4	13.7	43.0	39.3	0	14.4	…	…	…	…	…	…	0.1	…	7.8	…	2.9	…	1.2	2.4
19-2-016	玉米油	99.2	94.8	13.8	26.3	54.1	0.8	14.5	…	…	…	…	…	…	…	…	12.6	…	1.3	…	0.5	0.1
19-2-017	芝麻油［香油］	99.7	95.3	13.4	37.6	44.2	0.1	14.1	…	…	…	…	…	…	0.1	…	8.6	…	4.9	…	0.5	…
19-2-018	棕榈油	100.0	95.6	41.5	42.4	11.6	0.1	43.4	…	…	…	…	0.2	…	1.0	Tr	37.7	…	4.3	…	0.2	…
调味品类																						
20-3-103	豆瓣辣酱	2.4						9.7	…	…	…	…	0.1	…	…	…	7.3	…	2.2	0.1	…	…
20-3-114	芝麻酱	52.7	50.4	7.0	19.0	24.0	0.4	13.9	…	…	…	…	Tr	…	…	…	9.3	…	3.4	…	0.4	0.8
20-4-001	腐乳（白）［酱豆腐］	8.2	7.6	1.2	1.7	4.7	0	15.7	…	…	…	…	…	…	0.1	…	10.4	…	3.9	0.6	0.4	0.3

编码 Code	食物名称 Food name	单不饱和脂肪酸/总脂肪酸（%） Total	14:1	15:1	16:1	17:1	18:1	20:1	22:1	多不饱和脂肪酸/总脂肪酸（%） Total	16:2	18:2	18:3	20:2	20:3	20:4	20:5	22:3	22:4	22:5	22:6	未知（%）	备注 Remark
油脂类																							
19-1-001	牛油	34.0	1.1	0.4	3.4	0.3	28.8	…	…	4.5	1.6	1.9	1.0	…	…	…	…	…	…	…	…	0	北京
19-1-003	鸭油（炼）	55.7	…	…	3.6	…	51.6	0.5	…	15.0	…	14.2	0.8	…	…	…	…	…	…	…	…	0	北京
19-1-004	羊油	36.1	…	…	3.1	…	33.0	…	…	5.3	…	2.9	2.4	…	…	…	…	…	…	…	…	1.3	北京
19-1-007	猪油（炼）	47.9	…	…	2.3	0.3	44.2	1.1	…	8.9	…	8.9	…	…	…	…	…	…	…	…	…	0	
19-2-001	菜籽油［青油］	58.8	…	…	0.1	…	20.2	3.9	34.6	24.8	…	16.3	8.4	0.1	…	…	…	…	…	…	…	3.2	
19-2-002	茶油	78.8	…	…	…	…	78.8	…	…	11.1	…	10.0	1.1	…	…	…	…	…	…	…	…	0.1	
19-2-003																							
19-2-004	豆油	24.7	…	…	1.5	…	22.4	0.1	0.7	58.4	…	51.7	6.7	…	…	…	…	…	…	…	…	1.0	
19-2-006	胡麻油	17.8	…	…	…	…	17.8	…	…	73.0	…	37.1	35.9	…	…	…	…	…	…	…	…	0	甘肃
19-2-007	花生油	40.8	…	…	0.1	…	40.4	0.3	…	38.3	…	37.9	0.4	…	…	…	…	…	…	…	…	2.4	
19-2-008	混合油（菜+棕）	55.2	…	…	0.2	…	54.0	1.0	…	24.4	…	18.0	6.4	…	…	…	…	…	…	…	…	0.2	武汉
19-2-009	葵花子油	19.3	0.1	…	0.1	…	19.1	…	…	68.3	…	63.2	4.5	…	…	…	0.6	…	…	…	…	0	
19-2-010	辣椒油	34.7	…	…	…	…	34.7	…	…	26.6	…	26.6	…	…	…	…	…	…	…	…	…	0.3	北京
19-2-013	棉籽油	27.0	…	…	0.8	…	25.2	0.6	0.4	44.7	…	44.3	0.4	…	…	…	…	…	…	…	…	4.0	
19-2-014	色拉油	45.1	…	…	0.2	…	39.2	1.8	3.9	41.2	…	34.3	6.9	…	…	…	…	…	…	…	…	0	
19-2-016	玉米油	27.7	…	…	0.3	…	27.4	…	…	57.0	…	56.4	0.6	…	…	…	…	…	…	…	…	0.8	
19-2-017	芝麻油［香油］	39.4	…	…	0.2	…	39.2	…	…	46.4	…	45.6	0.8	…	…	…	…	…	…	…	…	0.1	
19-2-018	棕榈油	44.4	…	…	…	…	44.4	…	…	12.1	…	12.1	…	…	…	…	…	…	…	…	…	0.1	北京
调味品类																							
20-3-103	豆瓣辣酱	46.9	…	…	0.2	…	44.2	…	2.5	41.1	…	32.7	8.4	…	…	…	…	…	…	…	…	2.3	
20-3-114	芝麻酱	37.7	…	…	…	…	37.7	…	…	47.6	…	47.4	0.2	…	…	…	…	…	…	…	…	0.8	
20-4-001	腐乳（白）［酱豆腐］	22.9	…	…	0.7	…	21.8	…	0.4	61.3	…	51.3	10.0	…	…	…	…	…	…	…	…	0.1	北京

食物脂肪酸含量 Fatty acid content of foods

编码 Code	食物名称 Food name	脂肪 Fat g	脂肪酸 Fatty acid（g/100g 可食部）					饱和脂肪酸/总脂肪酸（%）														
			Total	饱和 SFA	单不饱和 MUFA	多不饱和 PUFA	未知 Un_k	Total	6:0	8:0	10:0	11:0	12:0	13:0	14:0	15:0	16:0	17:0	18:0	19:0	20:0	22:0
20-4-002	腐乳（臭）[臭豆腐]	7.9	7.3	1.2	1.6	4.6	0	15.7	…	…	…	…	…	…	0.2	…	11.7	…	3.3	…	0.1	0.4
20-4-003	腐乳（红）[酱豆腐]	8.1	7.5	1.2	1.7	4.6	0	15.7	…	…	…	…	…	…	0.1	…	10.4	…	3.9	0.6	0.4	0.3

编码 Code	食物名称 Food name	单不饱和脂肪酸/总脂肪酸（%）								多不饱和脂肪酸/总脂肪酸（%）												未知（%）	备注 Remark
		Total	14:1	15:1	16:1	17:1	18:1	20:1	22:1	Total	16:2	18:2	18:3	20:2	20:3	20:4	20:5	22:3	22:4	22:5	22:6		
20-4-002	腐乳（臭）［臭豆腐］	22.1	…	…	0.7	…	20.8	…	0.6	63.1	…	52.9	10.2	…	…	…	…	…	…	…	…	0	
20-4-003	腐乳（红）［酱豆腐］	22.9	…	…	0.7	…	21.8	…	0.4	61.3	…	51.3	10.0	…	…	…	…	…	…	…	…	0.1	

表四　食物碘含量

Table 4　Iodine Content of Foods

（μg/100g 可食部）

食物类 Food group		食物名称 Food name	碘 Iodine
谷类及制品			
	1	小麦粉	2.9
	2	强力碘面	276.5
	3	大米	2.3
	4	糯米（紫）	3.8
	5	玉米面	…
	6	小米	3.7
薯类			
	7	马铃薯［土豆］	1.2
干豆类及制品			
	8	黄豆［大豆］	9.7
	9	豆腐	7.7
	10	豆腐干	46.2
	11	营养豆粉	25.0
	12	芸豆	4.7
	13	赤小豆［红小豆］	7.8
	14	红豆粉	11.0
蔬菜类及制品			
	15	白萝卜［莱菔］	…
	16	胡萝卜［金笋，丁香萝卜］	…
	17	胡萝卜（脱水）	7.2
	18	扁豆	2.2
	19	豌豆	0.9
	20	茄子	1.1
	21	番茄	2.5
	22	青椒	9.6
	23	黄瓜	0.2
	24	西葫芦	0.4
	25	洋葱	1.2
	26	小白菜	10.0
	27	圆白菜	…
	28	芥蓝	…
	29	菜花	…
	30	菠菜（脱水）	24.0
	31	芹菜	0.7
	32	香菜	1.5
	33	藕	2.4
	34	野山椒	…
菌藻类			
	35	金针菇	…
	36	海带（鲜）	113.9
	37	海带（干）	36240.0
	38	紫菜	4323.0
水果类			
	39	苹果	…
	40	梨	0.7
	41	红果［山里红，大山楂］	…
	42	桃	…
	43	李子	…
	44	柿	6.3
	45	橙	0.9
	46	橘	5.3
	47	菠萝	4.1
	48	香蕉	2.5
坚果、种子类			
	49	核桃	10.4
	50	开心果	10.3
	51	松子仁	12.3
	52	杏仁（生）	8.4
	53	榛子仁	6.3
	54	花生米	2.7
畜肉类及制品			
	55	猪肉（瘦）	1.7
	56	猪肘（酱）	12.3
	57	午餐肉（罐头）	1.3
	58	肉松	37.7
	59	猪肝（卤）	16.4
	60	猪肝粉	10.7
	61	火腿肠（洛阳）	46.2
	62	小香肠（广式）	91.6
	63	火腿（罐头）	1.9
	64	牛肉（瘦）	10.4
	65	牛肉（酱）	1.2
	66	羊肉（瘦）	7.7
	67	羊肝（卤）	19.1
禽肉类			
	68	鸡肉	12.4
	69	鸡肝	1.3
乳及乳制品			
	70	消毒牛奶	1.9

食物碘含量 Iodine content of foods

(μg/100g 可食部)

食物类 Food group		食物名称 Food name	碘 Iodine
	71	酸奶	0.9
速食食品			
	72	方便面	8.4
蛋类及制品			
	73	鸡蛋	27.2
	74	鸡蛋（绿皮）	18.8
	75	碘蛋	329.6
	76	乌鸡蛋	5.3
	77	三高蛋（Zn，Se，I）	53.7
	78	龙雀生命蛋	175.6
	79	鸭蛋	5.0
	80	松花蛋（鸭蛋）	6.8
	81	鹌鹑蛋	37.6
鱼虾蟹贝类			
	82	草鱼［白鲩，草包鱼］	6.4
	83	黄花鱼（小）	5.8
	84	鲤鱼［鲤拐子］	4.7
	85	青鱼［青皮鱼，青混］	6.5
	86	鲳鱼［平鱼］	7.7
	87	乌鳢［黑鱼］	6.5
	88	带鱼［白带鱼，刀鱼］	5.5
	89	巴鱼	3.5
	90	巴鱼（咸）	7.8
	91	马哈鱼（咸）	6.7
	92	海杂鱼（咸）	295.9
	93	豆豉鱼（罐头）	24.1
	94	豆豉鲮鱼（罐头）	7.3
	95	茄汁沙丁鱼（罐头）	22.0
	96	虾皮	264.5
	97	虾米［海米，虾仁］	82.5
	98	虾酱（烟台）	21.0
	99	贻贝［淡菜］	346.0
	100	墨鱼［曼氏无针乌贼］	13.9
饮料类			
	101	杏仁露（露露）	5.3
	102	草莓汁（蓝源）	61.9
	103	桃汁（蓝源）	87.4
	104	中华可乐	68.4
	105	海藻饮料	184.5
	106	海带浓缩液	22780.0
油脂类			
	107	色拉油	…
调味品类			
	108	酱油	2.4
	109	米醋	2.1
	110	牛肉辣酱	32.5
	111	黄酱	19.8
	112	甜面酱	9.6
	113	芥末酱	55.9
	114	鱼香海带酱	295.6
	115	鸡精粉	26.7
	116	花椒粉	13.7
	117	白胡椒粉	8.2
	118	生姜粉	133.5
	119	香菇粉	9.2
	120	爽口乳瓜	1.3
	121	宫廷黄瓜	1.0
	122	八宝菜	3.8
	123	麻仁金丝	1.6
	124	高酱甘醇	5.3
	125	杏仁咸菜	274.5
	126	碎米芽菜	64.8
	127	冬菜	…
	128	红油豇豆	2.4
	129	芝麻海带丝	641.7
其它			
	130	甲鱼蛋	19.2

注： …表示“未检出”

表五　食物大豆异黄酮含量
Table 5　Isoflavone Content of Foods

（mg/100g 可食部）

	食物英文名称 English name	食物名称 Food name	大豆异黄酮（Isoflavone） Total	黄豆苷原（Daidzein）	染料木黄酮（Genistein）	6-甲氧基大豆素（Glycitein）
1	9-grain bread	全麦面包	0.02	0.01	0.01	
2	Alfalfa seeds, sprouted, raw	苜蓿芽（紫花）	0	0	0	0
3	Alfalfa seeds, sprouted, raw, mixed with clover seeds, sprouted, raw	苜蓿芽（紫花+三叶草）	0	0	0	0
4	Beans, black, mature seeds, raw	黑豆	0	0	0	
5	Beans, great northern, mature seeds, raw	大豆（北方）	0	0	0	
6	Beans, kidney, all types, mature seeds, raw	芸豆	0.06	0.02	0.04	
7	Beans, kidney, all types, mature seeds, cooked, boiled, without salt	芸豆（煮，不加盐）	0	0	0	
8	Beans, kidney, red, mature seeds, raw	芸豆（红）	0.01	0.01	0	
9	Beans, kidney, red, mature seeds, cooked, boiled, without salt	芸豆（红，煮，不加盐）	0	0	0	
10	Beans, navy, mature seeds, raw	菜豆	0.21	0.01	0.20	
11	Beans, pink, mature seeds, raw	豆（粉红色）	0	0	0	
12	Beans, pinto, mature seeds, raw	豆（杂色）	0.27	0.01	0.26	
13	Beans, red, mature seeds, raw	豆（红色）	0.31	0	0.31	
14	Beans, small white, mature seeds, raw	小白豆	0.74	0	0.74	
15	Beans, snap, green, raw	食荚菜豆（绿）	0	0	0	
16	Beans, snap, green, cooked, boiled, drained, without salt	食荚菜豆（绿，煮，不加盐）	0	0	0	
17	Broadbeans (fava beans), mature seeds, raw	蚕豆	0.03	0.02	0	
18	Broadbeans, fried	蚕豆（炸）	1.29	0	1.29	
19	Chickpeas (garbanzo beans, bengal gram), mature seeds, raw	鹰嘴豆	0.10	0.04	0.06	
20	Clover sprouts, raw	苜蓿芽（三叶草）	0.35	0	0.35	
21	Country rye bread, Finland	黑麦面包（芬兰）	0	0	0	
22	Cowpeas, common (blackeyes, crowder, southern), mature seeds, raw	豇豆	0.03	0.01	0.02	
23	Crackers, crispbread, rye	黑麦薄脆饼干	0.01	0.01	0.01	
24	Flax seed, raw	亚麻籽	0	0	0	
25	GREEN GIANT, HARVEST BURGER, Original Flavor, All Vegetable Protein Patties, frozen	大丰收肉饼（含植物蛋白，冷冻）	9.30	2.95	5.28	1.07
26	Infant formula, ENFAMIL NEXT STEP, powder, soy formula, not reconstituted	美赞臣婴儿配方豆粉	25.00	7.23	14.75	3.00
27	Infant formula, MEAD JOHNSON, GERBER soy, with iron, powder, not reconstituted	美赞臣婴儿配方豆粉（强化铁）	25.09	8.08	13.90	3.12
28	Infant formula, MEAD JOHNSON, PROSOBEE, with iron, liquid concentrate, not reconstituted	美赞臣婴儿配方饮品（强化铁）	6.03	1.10	2.22	

(mg/100g 可食部)

	食物英文名称 English name	食物名称 Food name	大豆异黄酮(Isoflavone) Total	黄豆苷原 (Daidzein)	染料木黄酮 (Genistein)	6-甲氧基大豆素 (Glycitein)
29	Infant formula, MEAD JOHNSON, PROSOBEE, with iron, powder, not reconstituted	美赞臣婴儿配方粉(强化铁)	24.94	7.05	14.94	2.95
30	Infant formula, MEAD JOHNSON, PROSOBEE, with iron, ready-to-feed	美赞臣婴儿即食配方食品	3.89	1.71	2.18	
31	Infant formula, ROSS, ISOMIL, with iron, powder, not reconstituted	罗氏婴儿配方粉(强化铁)	20.99	6.03	12.23	2.73
32	Infant formula, ROSS,ISOMIL, with iron, powder, reconstituted from powder, as fed	罗氏婴儿配方粉(加铁)	2.71	0.78	1.58	0.35
33	Infant formula, ROSS, ISOMIL, with iron, ready-to-feed	罗氏婴儿即食配方粉(强化铁)	4.17	1.91	2.26	
34	Infant formula, WYETHAYERST, NURSOY, with iron, liquid concentrate, not reconstituted	惠氏婴儿配方饮料(强化铁)	4.02	1.02	2.82	0.35
35	Infant formula, WYETHAYERST, NURSOY, with iron, powder, not reconstituted	惠氏婴儿配方粉(强化铁)	26.00	5.70	13.55	2.05
36	Infant formula, WYETHAYERST, NURSOY, with iron, ready-to-feed	惠氏婴儿即食配方食品(强化铁)	2.63	0.75	1.60	0.28
37	Instant beverage, soy, powder, not reconstituted	速溶豆粉饮料	109.51	40.07	62.18	10.90
38	Lentils, mature seeds, raw	小扁豆	0.01	0	0	
39	Lima beans, large, mature seeds, raw	利马豆(大)	0.03	0.02	0.01	
40	Lima beans, large, mature seeds, cooked, boiled, without salt	利马豆(大,煮,不加盐)	0	0	0	
41	Lima beans, thin seeded(baby), mature seeds, raw	利马豆(小,嫩)	0	0	0	
42	Miso	豆面酱	42.55	16.13	24.56	2.87
43	Miso soup mix, dry	豆面酱粉	60.39	24.93	35.46	
44	Mung beans, mature seeds, raw	绿豆	0.19	0.01	0.18	
45	Natto(soybeans, boiled and fermented)	大豆(煮,发酵)	58.93	21.85	29.04	8.17
46	Oil, canola and soybean	豆油	0	0	0	0
47	Oil, soybean, salad or cooking	色拉油	0	0	0	0
48	Peanut, all types, raw	花生	0.26	0.03	0.24	
49	Peas, split, mature seeds, raw	豌豆	2.42	2.42	0	
50	Pigeon peas(red gram), mature seeds, raw	鹰嘴豆(红)	0.56	0.02	0.54	
51	Snacks, granola bars, hard, plain	格兰诺拉麦片	0.13	0.05	0.08	
52	Soybean butter, full fat, Worthington Foods, Inc	大豆黄油(全脂)	0.57	0.22	0.30	0.05
53	Soy cheese, unspecified	大豆干酪	31.32	11.24	20.08	
54	Soy cheese, cheddar	大豆干酪(切达)	7.15	1.80	2.25	3.10
55	Soy cheese, mozzarella	大豆干酪(意大利干酪)	7.70	1.10	3.60	3.00
56	Soy cheese, parmesan	大豆干酪(意大利干酪,脱脂)	6.40	1.50	0.80	4.10
57	Soy drink	大豆饮料	7.01	2.41	4.60	
58	Soy fiber	大豆纤维	44.43	NR	21.68	7.90
59	Soy flour (textured)	大豆粉	148.61	59.62	78.90	20.19
60	Soy flour, defatted	大豆粉(脱脂)	131.19	57.47	71.21	7.55
61	Soy flour, full-fat, raw	大豆粉(全脂)	177.89	71.19	96.83	16.18

食物大豆异黄酮含量 Isoflavone content of foods

（mg/100g 可食部）

	食物英文名称 English name	食物名称 Food name	大豆异黄酮(Isoflavone) Total	黄豆苷原 (Daidzein)	染料木黄酮 (Genistein)	6-甲氧基大豆素 (Glycitein)
62	Soy flour, full-fat, roasted	大豆粉(全脂,熟)	198.95	99.27	98.75	16.40
63	Soy hot dog, frozen, unprepared	热狗(豆粉,冷冻)	15.00	3.40	8.20	3.40
64	Soy meal, defatted, raw	大豆粗粉(脱脂)	125.82	57.47	68.35	
65	Soymilk, fluid	豆浆	9.65	4.45	6.06	0.56
66	Soymilk, iced	豆浆(冰冻)	4.71	1.90	2.81	
67	Soymilk skin or film(Foojook or yuba), cooked	腐竹(熟)	50.70	18.20	32.50	
68	Soymilk skin or film(Foojook or yuba), raw	腐竹	193.88	79.88	104.80	18.40
69	Soy noodles, flat	豆粉面条	8.50	0.90	3.70	3.90
70	Soy paste	豆粉空心面条	31.52	15.03	15.21	7.70
71	Soy protein concentrate, aqueous washed	浓缩大豆蛋白(水洗)	102.07	43.04	55.59	5.16
72	Soy protein concentrate, produced by alcohol extraction	浓缩大豆蛋白(乙醇提取)	12.47	6.83	5.33	1.57
73	Soy protein isolate	大豆蛋白提取物	97.43	33.59	59.62	9.47
74	Soy sauce made from hydrolyzed vegetable protein	酱油(水解蔬菜蛋白)	0.10	0.10	0	0
75	Soy sauce made from soy and wheat	酱油(大豆、小麦)	1.64	0.93	0.82	0.45
76	Soy -based liquid formula for adults, ROSS, ENRICH	罗氏成人大豆配方饮料	0.54	0.14	0.40	
77	Soy -based liquid formula for adults, ROSS, GLUCERNA	罗氏成人大豆配方饮料	0.08	0.02	0.06	
78	Soy -based liquid formula for adults, ROSS, JEVITY ISOTONIC	罗氏成人大豆配方饮料	0.34	0.03	0.31	
79	Soybean chips	豆片	54.16	26.71	27.45	
80	Soybean curd, fermented	腐乳	39.00	14.30	22.40	2.30
81	Soybeans Brazil, raw	巴西大豆	87.63	20.16	67.47	
82	Soybeans Japan, raw	日本大豆	118.51	34.52	64.78	13.78
83	Soybeans Korea, raw	韩国大豆	144.99	72.68	72.31	
84	Soybeans, Taiwan, raw	台湾大豆	59.75	28.21	31.54	
85	Soybeans, flakes, defatted	豆片(脱脂)	125.82	36.97	85.69	14.23
86	Soybeans, flakes, full-fat	豆片(全脂)	128.99	48.23	79.98	1.57
87	Soybeans, immature, seeds, raw	毛豆	20.42	9.27	9.84	4.29
88	Soybeans, immature, cooked, boiled, drained, without salt	毛豆(煮,不加盐)	13.79	6.85	6.94	
89	Soybeans, green, mature seeds, raw	大豆(绿色)	151.17	67.79	72.51	10.88
90	Soybeans, mature, cooked, boiled, without salt	大豆(煮,不加盐)	54.66	26.95	27.71	
91	Soybeans, mature seeds, dry roasted	大豆(烤)	128.35	52.04	65.88	13.36
92	Soybeans, mature seeds, raw(US, food quality)	大豆(美国,标准的)	128.35	46.64	73.76	10.88
93	Soybeans, mature seeds, raw (US, commodity grade)	大豆(美国,普通的)	153.40	52.20	91.71	12.07
94	Soybeans, mature seeds, sprouted, raw	黄豆芽	40.71	19.12	21.60	
95	Spices, fenugreek seed	胡芦巴子	0.02	0.01	0.01	
96	Sunflower seed kernels, dried	葵花子仁(干)	0	0	0	
97	Tea, green, Japan	绿茶(日本)	0.05	0.01	0.04	

食物大豆异黄酮含量 Isoflavone content of foods

（mg/100g 可食部）

	食物英文名称 English name	食物名称 Food name	大豆异黄酮(Isoflavone) Total	黄豆苷原 (Daidzein)	染料木黄酮 (Genistein)	6-甲氧基大豆素 (Glycitein)
98	Tea, jasmine, Twinings	茉莉花茶	0.04	0.01	0.03	
99	Tempeh	印尼豆豉	43.52	17.59	24.85	2.10
100	Tempeh burger	印尼豆豉馅饼	29.00	6.40	19.60	3.00
101	Tempeh, cooked	印尼豆豉(煮)	53.00	19.25	31.55	2.20
102	Tofu, MORI-NU, silken, firm	豆腐	27.91	11.13	15.58	2.40
103	Tofu, dried-frozen (koyadofu, kori tofu, or tung tou-fo)	豆腐干,(冻)	67.49	25.34	42.15	
104	Tofu, AZUMAYA, extra firm, cooked(steamed)	豆腐(蒸)	22.70	8.00	12.75	1.95
105	Tofu, AZUMAYA, firm, cooked	豆腐(煮)	31.35	12.80	16.15	2.40
106	Tofu, fried(aburage)	豆腐(炸)	48.35	17.83	28.00	3.37
107	Tofu, pressed(Tau kwa), raw	豆腐片	29.50	13.60	13.90	2.00
108	Tofu, raw, regular, prepared with calcium sulfate	豆腐(用硫酸钙处理)	23.61	9.02	13.60	1.98
109	Tofu, salted and fermented(fuyu)	腐乳(加盐)	33.17	14.29	16.38	5.00
110	Tofu, soft, VITASOY-silken	精致豆腐(强化维生素)	29.24	8.59	20.65	
111	Tofu, soft, prepared with calcium sulfate and nigari	精致豆腐(用硫酸钙和 nigari 处理)	31.10	11.99	18.23	2.03
112	Tofu, yogurt	豆腐酸奶	16.30	5.70	9.40	1.20
113	USDA Commodity, beef patties with VPP, frozen, cooked	牛肉馅饼(含 VPP,冷冻,熟)	1.86	0.67	1.09	0.10
114	USDA Commodity, beef patties with VPP, frozen, raw	牛肉馅饼(含 VPP,冷冻,生)	1.14	0.35	0.77	0.02

注：以上数据由美国食物成分数据信息中心提供

参考文献

References

1. 中国预防医学科学院营养与食品卫生研究所编著. 食物成分表(全国代表值). 北京:人民卫生出版社,1991

2. 中国预防医学科学院营养与食品卫生研究所编著. 食物成分表(全国分省值). 北京:人民卫生出版社,1992

3. 中国营养学会编著. 中国居民膳食营养素参考摄入量. 北京:中国轻工业出版社,2000

4. 杨月欣,王光亚主编. 实用食物营养成分分析手册. 北京:中国轻工业出版社,2002

5. 全国食品工业标准化技术委员会秘书处编. 食品标签通用标准实施指南续编. 北京:中国标准出版社,1999

6.《中国传统蔬菜图谱》编委会编. 中国传统蔬菜图谱. 杭州:浙江科学技术出版社,2001

7. 何志谦主编. 人类营养学(第2版). 北京:人民卫生出版社,2000

8. 中国水产杂志社编 . 中国经济水产品原色图集(第2版). 上海:上海科学技术出版社,1992

9. 黄年来编著 . 食用菌病虫诊治(彩色)手册 . 北京:中国农业出版社,2001

10. 杨月欣 . 国内外食品营养标签法规 . 中国食物和营养,2000;4:45 – 46

11. Greenfield H, Southgate DAT. Food Composition Data: Production, Management and Use. London: Chapman & Hall, 1994

12. Rand WM, Windham CT, Wyse BW, et al. Food Composition Data: a user's perspective. Tokyo: The United National University, 1987

13. Rand WM, Pennington JAT, Murphy ZP, et al. Compiling Data for Food Composition Data Bases. Tokyo: The United National University, 1991

14. Royal Society. Metric units, conversion factors and nomenclature in nutritional and food sciences. Report of the subcommittee on metrication of the British National Committee for Nutritional Sciences, 1972

15. FAO/WHO, Energy and protein requirement. Report of a Joint FAO/WHO Ad Hoc Expert Committee. FAO Nutrition Meetings Report Series, No. 52; WHO Technical Report Series, No. 522, 1973

16. Jenkins DJA, Wolever TMS et al. Glycemic Index of Fods; Am J Clin Nutri 1981; 34: 362-6

17. Foster-Powell K, Miller JB. International tables of glycemic index. Am J Clin Nutr. 1995 Oct; 62(4): 871S-890S.

18. Ahuja JKC, Gebhardt, SE, et al. New challenges for the national survey nutrient databases. FASEB Journal, 16(40), March 2002, A656

19. Klensin FC, Feskanich D, Lin V, et al. Identification of Food Components for INFOODS Data Interchange. Tokyo: The United Nations University, 1989

20. Klensin JC. INFOODS Food Composition Data Interchange Handbook. Tokyo: The United Nations University, 1992

21. Holland B, Welch AA, Unwin ID, et al. McCance and Widdowson's The Composition of FOODS (Fifth revised and extended edition). UK The Royal Society of Chemistry and Ministry of Agriculture, Fisheries and Food, 1991

22. U. S. Department of Agriculture. Composition of foods: Legumes and legume products; raw, processed and prepared. U. S. Dept. of Agric. Agriculture Handbook No. 8-16. Washington DC: United States Department of Agriculture, 1986

23. U. S. Department of Agriculture. Composition of foods: Nut and seed products; raw, processed and prepared. U. S. Dept. of Agric., Agriculture Handbook No. 8-12. Washington DC: United States Department of Agriculture, 1984

24. Greenfield H, Southgate DAT. Food Composition Data: Production, Management and Use. London: Elsevier Science, 1992

25. http://www.fao.org/infoods/

26. http://www.nal.usda.gov/fnic.foodcomp/

附录 1
Appendices 1

食物血糖生成指数
Glycemic Index of Foods

定义： 血糖生成指数（glycemic index，GI）是食物的一种生理学参数，是衡量食物引起餐后血糖反应的一项有效指标，它表示含 50g 有价值的碳水化合物的食物和相当量的葡萄糖或白面包在一定时间内（一般为 2 小时）体内血糖应答水平百分比值，公式表示如下：

$$GI = \frac{\text{含有 50g 碳水化合物的食物的餐后血糖应答}}{\text{50g 葡萄糖（或白面包）的餐后血糖应答}} \times 100$$

餐后血糖应答值一般用血糖应答曲线下的面积来表示。

一般认为：当血糖生成指数在 55 以下时，该食物为低 GI 食物；当血糖生成指数在 55～75 之间时，该食物为中等 GI 食物；当血糖生成指数在 75 以上时，该食物为高 GI 食物。但食物的血糖生成指数受多方面因素的影响，如受食物中碳水化合物的类型、结构、食物的化学成分和含量以及食物的物理状况和加工制作过程的影响等。

应用： 高 GI 的食物，进入胃肠后消化快、吸收率高，葡萄糖释放快，葡萄糖进入血液后峰值高；低 GI 食物，在胃肠中停留时间长，吸收率低，葡萄糖释放缓慢，葡萄糖进入血液后的峰值低，下降速度慢。食物血糖生成指数可以用于对糖尿病患者、高血压病人和肥胖者的膳食管理，也可应用于运动员的膳食管理。

数据来源： 本书提供的食物血糖生成指数数据来自卫生部 1998 年基金课题（98－1－063），由原中国预防医学科学院营养与食品卫生研究所负责完成，课题负责人杨月欣。协作单位为四川省疾病预防控制中心、辽宁省朝阳第一医院内分泌科、宁夏回族自治区疾病预防控制中心。

食物血糖生成指数表

食物类 Food group		食物名称 Food name	GI
糖类			
	1	葡萄糖	100.0
	2	绵白糖	83.8
	3	蔗糖	65.0
	4	果糖	23.0
	5	乳糖	46.0
	6	麦芽糖	105.0
	7	蜂蜜	73.0
	8	胶质软糖	80.0
	9	巧克力	49.0
谷类及制品			
	10	* 小麦(整粒,煮)	41.0
	11	* 粗麦粉(蒸)	65.0
	12	面条(小麦粉)	81.6
	13	* 面条(强化蛋白质,细,煮)	27.0
	14	* 面条(全麦粉,细)	37.0
	15	* 面条(白,细,煮)	41.0
	16	* 面条(硬质小麦粉,细,煮)	55.0
	17	* 线面条(实心,细)	35.0
	18	* 通心面(管状,粗)	45.0
	19	面条(小麦粉,硬,扁,粗)	46.0
	20	面条(硬质小麦粉,加鸡蛋,粗)	49.0
	21	面条(硬质小麦粉,细)	55.0
	22	馒头(富强粉)	88.1
	23	烙饼	79.6
	24	油条	74.9
	25	大米粥	69.4
	26	大米饭	83.2
	27	* 粘米饭(含直链淀粉高,煮)	50.0
	28	* 粘米饭(含直链淀粉低,煮)	88.0
	29	糙米(煮)	87.0
	30	稻麸	19.0
	31	糯米饭	87.0
	32	大米糯米粥	65.3
	33	黑米粥	42.3
	34	大麦(整粒,煮)	25.0
	35	大麦粉	66.0

食物类 Food group		食物名称 Food name	GI
	36	黑麦(整粒煮)	34.0
	37	玉米(甜,煮)	55.0
	38	玉米面(粗粉,煮)	68.0
	39	玉米面粥	50.9
	40	玉米糁粥	51.8
	41	玉米片	78.5
	42	玉米片(高纤维)	74.0
	43	小米(煮)	71.0
	44	小米粥	61.5
	45	米饼	82.0
	46	荞麦(黄)	54.0
	47	荞麦面条	59.3
	48	荞麦面馒头	66.7
	49	燕麦麸	55.0
薯类、淀粉及制品			
	50	马铃薯	62.0
	51	马铃薯(煮)	66.4
	52	*马铃薯(烤)	60.0
	53	*马铃薯(蒸)	65.0
	54	*马铃薯(用微波炉烤)	82.0
	55	*马铃薯(烧烤,无油脂)	85.0
	56	*马铃薯泥	73.0
	57	马铃薯粉条	13.6
	58	甘薯[山芋]	54.0
	59	甘薯(红,煮)	76.7
	60	藕粉	32.6
	61	苕粉	34.5
	62	粉丝汤(豌豆)	31.6
豆类及制品			
	63	黄豆(浸泡,煮)	18.0
	64	黄豆(罐头)	14.0
	65	黄豆挂面	66.6
	66	豆腐(炖)	31.9
	67	豆腐(冻)	22.3
	68	豆腐干	23.7
	69	绿豆	27.2
	70	绿豆挂面	33.4
	71	蚕豆(五香)	16.9
	72	扁豆	38.0
	73	扁豆(红,小)	26.0
	74	扁豆(绿,小)	30.0
	75	*扁豆(绿,小,罐头)	52.0
	76	*小扁豆汤(罐头)	44.0
	77	*利马豆[棉豆]	31.0
	78	*利马豆(加5克蔗糖)	30.0
	79	*利马豆(加10克蔗糖)	31.0

食物类 Food group		食物名称 Food name	GI
	80	*利马豆(嫩,冷冻)	32.0
	81	鹰嘴豆	33.0
	82	*鹰嘴豆(罐头)	42.0
	83	*咖喱鹰嘴豆(罐头)	41.0
	84	*青刀豆	39.0
	85	青刀豆(罐头)	45.0
	86	*黑眼豆	42.0
	87	罗马诺豆	46.0
	88	黑豆汤	64.0
	89	四季豆	27.0
	90	四季豆(高压处理)	34.0
	91	*四季豆(罐头)	52.0
蔬菜类			
	92	*甜菜	64.0
	93	胡萝卜[金笋]	71.0
	94	南瓜[倭瓜,番瓜]	75.0
	95	麝香瓜	65.0
	96	山药[薯蓣]	51.0
	97	雪魔芋	17.0
	98	芋头(蒸)[芋艿,毛芋]	47.7
水果类及制品			
	99	苹果	36.0
	100	梨	36.0
	101	桃	28.0
	102	桃(罐头,含果汁)	30.0
	103	*桃(罐头,含糖浓度低)	52.0
	104	*桃(罐头,含糖浓度高)	58.0
	105	杏干	31.0
	106	杏(罐头,含淡味果汁)	64.0
	107	李子	24.0
	108	樱桃	22.0
	109	葡萄	43.0
	110	葡萄干	64.0
	111	葡萄(淡黄色,小,无核)	56.0
	112	猕猴桃	52.0
	113	柑	43.0
	114	*柚	25.0
	115	*巴婆果	58.0
	116	*菠萝	66.0
	117	*芒果	55.0
	118	*芭蕉[甘蕉,板蕉]	53.0
	119	香蕉	52.0
	120	香蕉(生)	30.0
	121	西瓜	72.0
种子类			
	122	*花生	14.0

食物类 Food group		食物名称 Food name	GI
乳及乳制品			
	123	牛奶	27.6
	124	牛奶(加糖和巧克力)	34.0
	125	牛奶(加人工甜味剂和巧克力)	24.0
	126	全脂牛奶	27.0
	127	脱脂牛奶	32.0
	128	低脂奶粉	11.9
	129	降糖奶粉	26.0
	130	老年奶粉	40.8
	131	克糖奶粉	47.6
	132	酸奶(加糖)	48.0
	133	*酸乳酪(普通)	36.0
	134	*酸乳酪(低脂)	33.0
	135	*酸乳酪(低脂,加人工甜味剂)	14.0
速食食品			
	136	大米(即食,煮1分钟)	46.0
	137	大米(即食,煮6分钟)	87.0
	138	小麦片	69.0
	139	桂格燕麦片	83.0
	140	荞麦方便面	53.2
	141	即食羹	69.4
	142	营养饼	65.7
	143	*全麦维(家乐氏)	42.0
	144	*可可米(家乐氏)	77.0
	145	*卜卜米(家乐氏)	88.0
	146	*比萨饼(含乳酪)	60.0
	147	*汉堡包	61.0
	148	白面包	87.9
	149	面包(全麦粉)	69.0
	150	*面包(粗面粉)	64.0
	151	*面包(黑麦粉)	65.0
	152	*面包(小麦粉,高纤维)	68.0
	153	*面包(小麦粉,去面筋)	70.0
	154	面包(小麦粉,含水果干)	47.0
	155	*面包(50% ~80%碎小麦粒)	52.0
	156	*面包(75% ~80%大麦粒)	34.0
	157	*面包(50%大麦粒)	46.0
	158	*面包(80% ~100%大麦粉)	66.0
	159	*面包(黑麦粒)	50.0
	160	*面包(45% ~50%燕麦麸)	47.0
	161	*面包(80%燕麦粒)	65.0
	162	*面包(混合谷物)	45.0
	163	*新月形面包	67.0
	164	*棍子面包	90.0
	165	燕麦粗粉饼干	55.0
	166	*油酥脆饼干	64.0
	167	*高纤维黑麦薄脆饼干	65.0
	168	竹芋粉饼干	66.0
	169	小麦饼干	70.0
	170	梳打饼干	72.0
	171	*格雷厄姆华饼干	74.0
	172	*华夫饼干	76.0
	173	*香草华夫饼干	77.0
	174	*膨化薄脆饼干	81.0
	175	达能闲趣饼干	47.1
	176	达能牛奶香脆	39.3
	177	酥皮糕点	59.0
	178	马铃薯片(油炸)	60.3
	179	爆玉米花	55.0
饮料类			
	180	苹果汁	41.0
	181	水蜜桃汁	32.7
	182	*巴梨汁(罐头)	44.0
	183	*菠萝汁(不加糖)	46.0
	184	*柚子果汁(不加糖)	48.0
	185	橘子汁	57.0
	186	可乐饮料	40.3
	187	*芬达软饮料	68.0
	188	*冰激凌	61.0
	189	*冰激凌(低脂)	50.0
混合膳食及其它			
	190	馒头+芹菜炒鸡蛋	48.6
	191	馒头+酱牛肉	49.4
	192	馒头+黄油	68.0
	193	饼+鸡蛋炒木耳	48.4
	194	饺子(三鲜)	28.0
	195	包子(芹菜猪肉)	39.1
	196	硬质小麦粉肉馅馄饨	39.0
	197	牛肉面	88.6
	198	米饭+鱼	37.0
	199	米饭+芹菜+猪肉	57.1
	200	米饭+蒜苗	57.9
	201	米饭+蒜苗+鸡蛋	68.0
	202	米饭+猪肉	73.3
	203	*玉米粉加人造黄油(煮)	69.0
	204	猪肉炖粉条	16.7
	205	西红柿汤	38.0
	206	二合面窝头(玉米面+面粉)	64.9
	207	*牛奶蛋糊(牛奶+淀粉+糖)	43.0
	208	黑五类粉	57.9

注:* 表示引用国外数据

附录 2

Appendix 2

食物名称中英文对照表

Chinese-English Food Names

编码 Code	食物名称 Food name	英文名称 English name	Pages *
	谷类及制品	**CEREALS and CEREAL PRODUCTS**	**3 – 13**
小麦		**WHEAT**	
01-1-101	小麦	Wheat grain	
01-1-102	五谷香	Wheat grain, * Fragrant crops *	
01-1-201	小麦粉(标准粉)	Wheat flour, standard grade	
01-1-202	小麦粉(富强粉,特一粉)	Wheat flour, refined, special grade 1	
01-1-203	小麦粉(特二粉)	Wheat flour, refined, special grade 2	
01-1-204	小麦胚粉	Wheat germ flour	
01-1-205	麸皮	Wheat bran	
01-1-301	挂面($\bar{X}$)	Wheat noodle, dried	
01-1-302	挂面(标准粉)	Wheat noodle, standard grade wheat flour, dried	
01-1-303	挂面(富强粉)	Wheat noodle, refined wheat flour, dried	
01-1-304	挂面(精制龙须面)	Wheat noodle, lysine enriched wheat flour, dried	
01-1-305	面条($\bar{X}$)	Wheat noodle, fresh	
01-1-306	面条(标准粉,切面)	Wheat noodle, standard grade wheat flour, fresh	
01-1-307	面条(富强粉,切面)	Wheat noodle, refined wheat flour, fresh	
01-1-308	面条(特粉,切面)	Wheat noodle, special grade 1 wheat flour	
01-1-309	面条(富强粉,煮)	Wheat noodle, refined wheat flour, boiled	
01-1-310	面条(干切面)	Wheat noodle, dried	
01-1-311	面条(虾蓉面)	Wheat noodle, shrimp flavoured	
01-1-312	通心面[通心粉]	Wheat macaroni	
01-1-401	花卷	Wheat bun, leavened, salted and twisted, steamed	
01-1-402	空锅饼	Wheat bun, leavened, baked	
01-1-403	烙饼(标准粉)	Wheat pancake, standard grade wheat flour, unleavened	
01-1-404	馒头($\bar{X}$)	Wheat bun, leavened, steamed	
01-1-405	馒头(标准粉)	Wheat bun, leavened, standard grade wheat flour, steamed	
01-1-406	馒头(富强粉)	Wheat bun, leavened, refined wheat flour, steamed	
01-1-407	烧饼(加糖)	Wheat bread, leavened, baked with sesame seeds and sugar	
01-1-408	油饼	Wheat pancake, deep-fried	
01-1-409	油条	Wheat dough stick, deep-fried	
01-1-501	水面筋	Wheat gluten, fresh	
01-1-502	油面筋	Wheat gluten, deep-fried	
稻米		**RICE**	
01-2-001	稻米($\bar{X}$)	Rice, grained	
01-2-101	粳米(标一)	Round grained rice, standard grade 1	
01-2-102	粳米(标二)	Round grained rice, standard grade 2	
01-2-103	粳米(标三)	Round grained rice, standard grade 3	
01-2-104	粳米(标四)	Round grained rice, standard grade 4	
01-2-105	粳米(特等)	Round grained rice, special grade	

注：* 此处页码是指该类食物在食物一般营养成分表中的页码范围

Note: * The range of page number indicates the present of a food group in the Table of Nutrient Content of Foods.

编码 Code	食物名称 Food name	英文名称 English name	Pages
01-2-201	籼米(标一)	Long grained rice, standard grade 1	
01-2-202	籼米(标准)[机米]	Long grained rice, standard grade	
01-2-203	籼米(优标)	Long grained rice, special grade	
01-2-204	早籼	Long grained rice, early crop, unhulled	
01-2-205	早籼(标一)	Long grained rice, early crop, standard grade 1	
01-2-206	早籼(标二)	Long grained rice, early crop, standard grade 2	
01-2-207	早籼(特等)	Long grained rice, early crop, special grade	
01-2-208	晚籼(标一)	Long grained rice, late crop, standard grade 1	
01-2-209	晚籼(标二)	Long grained rice, late crop, standard grade 2	
01-2-210	晚籼(特等)	Long grained rice, late crop, special grade	
01-2-211	籼稻谷(红)	Long grained rice, red, unhulled	
01-2-212	黑米	Long grained rice, purple	
01-2-213	香大米	Long grained rice, fragrant	
01-2-301	糯米[江米]($\bar{X}$)	Glutinous rice, regular grade	
01-2-302	优糯米	Glutinous rice, special grade	
01-2-303	早糯谷	Glutinous rice, early crop, unhulled	
01-2-304	紫红糯米[血糯米]	Glutinous rice, purple	
01-2-305	粳糯米	Glutinous rice, round grained	
01-2-306	籼糯米	Glutinous rice, long grained	
01-2-401	米饭(蒸)($\bar{X}$)	Rice, steamed	
01-2-402	粳米饭(蒸)	Round grained rice, steamed	
01-2-403	籼米饭(蒸)	Long grained rice, steamed	
01-2-404	粳米粥	Round grained rice porridge	
01-2-405	籼米粉[排米粉]	Long grained rice noodle, dried	
01-2-406	籼米粉(干,细)	Long grained rice noodle, dried and thin	
01-2-407	高蛋白豆米粉(籼米)	Long grained rice flour, high-protein, soybean flour enriched	
玉米		**CORN**	
01-3-101	玉米(鲜)	Corn, fresh	
01-3-102	玉米(白,干)	Corn grain, white	
01-3-103	玉米(黄,干)	Corn grain, yellow	
01-3-104	玉米面(白)	Corn flour, white	
01-3-105	玉米面(黄)	Corn flour, yellow	
01-3-106	玉米面(强化豆粉)	Corn flour, enriched with soybean flour	
01-3-107	玉米糁(黄)	Corn grits, yellow	
01-3-201	玉米笋(罐头)	Baby corn, sweet, canned	
大麦		**BARLEY**	
01-4-101	大麦[元麦]	Barley grain	
01-4-201	肚里黄	Naked barley grain, yellow inside	
01-4-202	青稞	Naked barley grain	
小米,黄米		**MILLET**	
01-5-101	小米	Foxtail millet, hulled	
01-5-102	小米面	Foxtail millet flour	
01-5-103	小米粥	Foxtail millet porridge	
01-5-201	大黄米[黍子]	Broomcorn millet, hulled	
01-5-202	黄米	Broomcorn millet, hulled, yellow	

续表

编码 Code	食物名称 Food name	英文名称 English name	Pages
其它		**OTHERS**	
01-9-001	高粱米	Sorghum, broomcorn	
01-9-002	糜子(带皮)	Prosomillet, unhulled	
01-9-003	糜子米(炒米)	Prosomillet, roasted	
01-9-004	苦荞麦粉	Tartarian buckwheat flour	
01-9-005	荞麦	Buckwheat, hulled	
01-9-006	荞麦(带皮)	Buckwheat, with hull	
01-9-007	莜麦面	Oat flour	
01-9-008	薏米[薏仁米,苡米]	Adlay, "Job's tears"	
01-9-009	薏米面	Adlay flour	
	薯类、淀粉及制品	**TUBERS, STARCHES and PRODUCTS**	**15－17**
薯类		**TUBERS**	
02-1-101	马铃薯[土豆,洋芋]	Potato, white	
02-1-102	马铃薯丁(脱水)	Potato slab, dehydrated	
02-1-103	马铃薯粉	Potato flour	
02-1-201	甘薯(白心)[红皮山芋]	Sweet potato, white flesh	
02-1-202	甘薯(红心)[山芋,红薯]	Sweet potato, red flesh	
02-1-203	甘薯片[白薯干]	Sweet potato slice, dried	
02-1-204	甘薯粉[地瓜粉]	Sweet potato flour	
02-1-301	木薯	Cassava	
淀粉类		**STARCHES**	
02-2-101	蚕豆淀粉	Broad bean starch	
02-2-102	豌豆淀粉	Pea starch	
02-2-103	玉米淀粉	Corn starch	
02-2-104	团粉[芡粉]	Mixed starch	
02-2-105	藕粉	Lotus root starch	
02-2-106	桂花藕粉	Lotus root flour, with osmanthus flower	
02-2-107	魔芋精粉[鬼芋粉,南星粉]	Giant arum flour	
02-2-201	粉丝	Corn starch noodle, thin, dried	
02-2-202	豌豆粉丝	Pea starch noodle	
02-2-203	粉条	Potato starch noodle, broad, dried	
	干豆类及制品	**DRIED LEGUMES and LEGUME PRODUCTS**	**19－27**
大豆		**SOYBEAN**	
03-1-101	黄豆[大豆]	Soybean	
03-1-102	黑豆[黑大豆]	Black soybean	
03-1-103	青豆[青大豆]	Green soybean	
03-1-201	黄豆粉	Soybean flour	
03-1-202	豆腐花[豆腐粉]	Soybean milk powder	
03-1-203	豆浆粉	Soybean milk powder	
03-1-204	豆粕	Soybean meal residue, defatted	
03-1-205	豆粕(膨化)[大豆蛋白]	Soybean meal residue, defatted and popped	
03-1-301	豆腐($\bar{X}$)	Soybean curd, soft	
03-1-302	豆腐(北)	Soybean curd, northern style, semisoft	

编码 Code	食物名称 Food name	英文名称 English name	Pages
03-1-303	豆腐(南)[南豆腐]	Soybean curd, soft, southern style	
03-1-304	豆腐(内酯)	Soybean curd, coagulated with gluconalactone, soft	
03-1-305	豆腐脑[老豆腐]	Soybean curd, soft, cooked with pickled vegetables	
03-1-401	豆浆	Soybean milk	
03-1-402	豆奶[豆乳]	Soybean milk, mixed with bovine milk	
03-1-403	豆汁(生)	* Sour soybean drink * , fermented ground beans	
03-1-404	酸豆奶	Sour soybean milk, fermented	
03-1-501	豆腐丝	Soybean curd sheet, thin strip, semisoft	
03-1-502	豆腐丝(干)	Soybean curd sheet, thin strip, dried	
03-1-503	豆腐丝(油)	Soybean curd sheet, thin strip, deep fried	
03-1-504	豆腐卷	Soybean curd sheet, rolled	
03-1-505	豆腐皮	Soybean milk film, skimmed from soy milk, dried	
03-1-506	油豆腐	Soybean curd, diced, deep fried	
03-1-507	腐竹	Soybean milk film, stick shaped, skimmed from soy milk, dried	
03-1-508	枝竹	* Soy bamboo * film, skimmed from soy milk, rolled	
03-1-509	千张[百页]	Soybean curd sheet, semisoft	
03-1-510	豆腐干(X)	Soybean curd slab, semisoft	
03-1-511	豆腐干(菜干)	Soybean curd slab, salted, semisoft	
03-1-512	豆腐干(臭干)	Fermented soybean curd slab, semisoft, pungent	
03-1-513	豆腐干(酱油干)	Soybean curd slab, with soy sauce, semisoft	
03-1-514	豆腐干(卤干)	Soybean curd slab, cooked in soy sauce, semisoft	
03-1-515	豆腐干(蒲包干)	Soybean curd slab, semisoft	
03-1-516	豆腐干(香干)	Soybean curd slab, cooked with spices, semisoft	
03-1-517	豆腐干(小香干)	Soybean curd slab, spiced, semisoft	
03-1-518	豆腐干(熏干)	Soybean curd slab, smoked, semisoft	
03-1-519	豆肝尖	Soybean curd pieces, cooked with spices, semisoft	
03-1-520	素大肠	* Soy intestine * , rolled sheet, cooked with spices, semisoft	
03-1-521	素火腿	* Soy ham * , rolled sheet, cooked with spices, semisoft	
03-1-522	素鸡	* Soy chicken * , rolled sheet, cooked with spices, semisoft	
03-1-523	素鸡丝卷	* Soy chicken shreds * , thin strip of rolled sheet, with spices	
03-1-524	素什锦	Mixed soybean curd, cooked with soy sauce, semisoft	
03-1-525	炸素虾	* Soy shrimp * strip, spiced, deep fried	
03-1-526	烤麸	Wheat gluten, cooked with soy sauce and sugar	
绿豆		**MUNG BEAN**	
03-2-101	绿豆	Mung bean	
03-2-102	绿豆面	Mung bean flour	
03-2-201	绿豆饼[饼折]	Mung bean pancake	
赤豆		**ADZUKI BEAN**	
03-3-101	赤小豆[小豆,红小豆]	Red bean	
03-3-201	小豆粥	Adzuki bean porridge, with osmanthus flower & sugar	
03-3-202	豆沙	Red bean paste	
03-3-203	红豆馅	Red bean paste	
芸豆		**KIDNEY BEAN**	
03-4-101	花豆(红)	Kidney bean, red	
03-4-102	花豆(紫)	Kidney bean, purple	

编码 Code	食物名称 Food name	英文名称 English name	Pages
03-4-103	芸豆(白)	Kidney bean, white	
03-4-104	芸豆(红)	Kidney bean, red	
03-4-105	芸豆(虎皮)	Kidney bean, variegated	
03-4-106	芸豆(杂,带皮)	Kidney bean, multi colored	
蚕豆		**BROAD BEAN**	
03-5-101	蚕豆	Broad bean	
03-5-102	蚕豆(带皮)	Broad bean, with seed coat	
03-5-103	蚕豆(去皮)	Broad bean, seed coat removed	
03-5-104	马牙大豆	Broad bean, " Maya "	
03-5-105	脑豆	Broad bean, " Naodou "	
03-5-201	蚕豆(烤)	Broad bean, roasted	
03-5-202	蚕豆(炸)[开花豆]	Broad bean, deep fried	
其它		**OTHERS**	
03-9-101	扁豆	Hyacinth bean, green	
03-9-102	扁豆(白)	Hyacinth bean, white	
03-9-201	眉豆[饭豇豆]	Cowpea, catjang	
03-9-202	豇豆	Common cowpea	
03-9-203	豇豆(紫)	Cowpea, purple	
03-9-301	豌豆	Garden pea	
03-9-302	豌豆(花)	Garden pea, variegated	
03-9-901	荆豆	Gorse	
03-9-902	木豆[扭豆,豆蓉]	Cajan	
	蔬菜类及制品	**VEGETABLES and VEGETABLE PRODUCTS**	**29－53**
根菜类		**ROOT VEGETABLE**	
04-1-101	白萝卜[莱菔]	White radish	
04-1-102	变萝卜[红皮萝卜]	Radish, white flesh and red skin	
04-1-103	红旦旦萝卜	Radish, red skin	
04-1-104	红萝卜	Red radish	
04-1-105	红心萝卜	Radish, red flesh	
04-1-106	花叶萝卜	Petal leaf radish	
04-1-107	青萝卜	Green radish	
04-1-108	水萝卜[脆萝卜]	Radish, Chinese	
04-1-109	小水萝卜[算盘子,红皮萝卜]	Radish, small, red skin	
04-1-110	心里美萝卜	" Beautiful heart " radish, red flesh and green skin	
04-1-201	胡萝卜(红)[金笋,丁香萝卜]	Carrot, red	
04-1-202	胡萝卜(黄)	Carrot, yellow	
04-1-203	胡萝卜(脱水)	Carrot, dehydrated	
04-1-301	芥菜头[大头菜,水芥]	Turnip	
04-1-302	苤蓝[玉蔓菁,球茎甘蓝]	Kohlrabi	
04-1-401	甜菜根[甜菜头,糖萝卜]	Beetroot	
鲜豆类		**LEGUMINOUS VEGETABLE and SPROUT**	
04-2-101	扁豆[月亮菜]	Hyacinth bean, green	
04-2-102	蚕豆	Broad bean, with double seed coats	

编码 Code	食物名称 Food name	英文名称 English name	Pages
04-2-103	刀豆	Jackbean	
04-2-104	豆角	Kidney bean, green	
04-2-105	豆角(白)	Kidney bean, white	
04-2-106	荷兰豆	Snow pea, edible pod	
04-2-107	龙豆	Kidney bean	
04-2-108	龙牙豆[玉豆]	Kidney bean	
04-2-109	毛豆[青豆,菜用大豆]	"Pale green" soybean, with seed coat	
04-2-110	四季豆[菜豆]	Kidney bean, green	
04-2-111	豌豆(带荚)[回回豆]	Pea, with pod	
04-2-112	豌豆尖	Pea shoots, tender greens	
04-2-113	油豆角[多花菜豆]	Scarlet runner bean	
04-2-114	垅船豆	Kidney bean, green	
04-2-115	芸豆	Kidney bean, green	
04-2-116	豇豆	Cowpea	
04-2-117	豇豆(长)	Yardlong cowpea	
04-2-201	发芽豆	Broad bean, sprouted, with seed coat	
04-2-202	黄豆芽	Soybean sprouts	
04-2-203	绿豆芽	Mung bean sprouts	
04-2-204	豌豆苗	Pea greens	
茄果、瓜菜类		**CUCURBITACEOUS and SOLANACEOUS VEGETABLE**	
04-3-101	茄子(X̄)	Eggplant	
04-3-102	茄子(绿皮)	Eggplant, long, pale green skin	
04-3-103	茄子(圆)	Eggplant, round	
04-3-104	茄子(紫皮,长)	Eggplant, long, dark purple skin	
04-3-105	番茄[西红柿]	Tomato, round	
04-3-106	番茄(整个,罐头)	Tomato, whole, canned	
04-3-107	奶柿子[西红柿]	Tomato, oval	
04-3-108	辣椒(红,尖,干)	Hot pepper, red, sharp top, dried	
04-3-109	辣椒(红,小)	Hot pepper, red, small	
04-3-110	辣椒(青,尖)	Hot pepper, pale green, sharp top	
04-3-111	甜椒[灯笼椒,柿子椒]	Sweet pepper, pale green	
04-3-112	甜椒(脱水)	Sweet pepper, dehydrated	
04-3-113	葫子	Hispid bottle gourd	
04-3-114	秋葵[黄秋葵,羊角豆]	Okra	
04-3-201	白瓜	Conomon, white skin	
04-3-202	菜瓜[生瓜,白瓜]	Conomon, white skin	
04-3-203	冬瓜	Chinese wax gourd or winter melon	
04-3-204	方瓜	Pumpkin	
04-3-205	佛手瓜[棒瓜,菜肴梨]	Chayote	
04-3-206	葫芦[长瓜,蒲瓜,瓠瓜]	Calabash	
04-3-207	葫芦条(干)	Calabash strip, dried	
04-3-208	黄瓜[胡瓜]	Cucumber	
04-3-209	节瓜[毛瓜]	Wax gourd	
04-3-210	金瓜[西葫芦]	Spaghetti squash	
04-3-211	金丝瓜[裸瓣瓜]	Cochinchina gymnopetalum	
04-3-212	苦瓜[凉瓜,癞瓜]	Balsampear, bitter melon	
04-3-213	南瓜[倭瓜,番瓜]	Pumpkin	

续表

编码 Code	食物名称 Food name	英文名称 English name	Pages
04-3-214	南瓜粉	Pumpkin meal	
04-3-215	蛇瓜[蛇豆,大豆角]	Serpent gourd	
04-3-216	丝瓜	Sponge gourd, loofah	
04-3-217	笋瓜[生瓜]	Winter squash	
04-3-218	西葫芦	Zucchini, green	
04-3-219	面西胡瓜	Summer squash, yellow	
04-3-220	小西胡瓜	Summer squash, green	
葱蒜类		**ALLIUM VEGETABLE**	
04-4-101	大蒜[蒜头]	Garlic bulb	
04-4-102	大蒜(脱水)	Garlic bulb, dehydrated	
04-4-103	大蒜(紫皮)	Garlic bulb, purple skin	
04-4-104	青蒜	Garlic greens, young leaf	
04-4-105	蒜黄	Garlic greens, yellow leaf	
04-4-106	蒜苗	Garlic stalk	
04-4-107	蒜薹	Garlic flowering stalk	
04-4-201	大葱	Scallion	
04-4-202	大葱(红皮)	Scallion, red skin	
04-4-203	分葱[四季葱,菜葱]	Fistular onion	
04-4-204	细香葱[香葱,四季葱]	Chive	
04-4-205	小葱	Shallot	
04-4-301	洋葱[葱头]	Onion bulb	
04-4-302	洋葱(白皮,脱水)	Onion bulb, white skin, dehydrated	
04-4-303	洋葱(紫皮,脱水)	Onion bulb, purple skin, dehydrated	
04-4-401	韭菜	Chives	
04-4-402	韭黄[韭芽]	Chives, yellow	
04-4-403	韭苔	Chives flowering stalk	
04-4-501	薤[藠头]	Longstanmen onion	
04-4-502	薤白[小根蒜,山蒜,团蒜]	Longstanmen onion	
嫩茎、叶、花菜类		**STEM, LEAFY and FLOWERING VEGETABLE**	
04-5-101	大白菜(X̄)	"Bok choi", white	
04-5-102	大白菜(白梗)[黄芽白]	"Bok choi", white	
04-5-103	大白菜(青白口)	"Bok choi", green	
04-5-104	大白菜(小白口)	"Bok choi", white	
04-5-105	白菜(脱水)	Cabbage, dehydrated	
04-5-106	酸白菜[酸菜]	"Bok choi", pickled in salted water, sour	
04-5-107	小白菜	"Bok choi", petiole	
04-5-108	白菜薹[菜薹,菜心]	Cabbage flowering stalk	
04-5-109	红菜薹[紫菜薹]	Rape flowering stalk, red	
04-5-110	瓢儿白[瓢儿菜]	Mustard, broad beaked	
04-5-111	乌菜[乌塌菜,塌棵菜]	Broadbeaked cabbage	
04-5-112	油菜	Rape	
04-5-113	油菜(黑)	Rape, black	
04-5-114	油菜(脱水)	Rape, dehydrated	
04-5-115	油菜(小)	Rape, small	
04-5-116	油菜薹[菜薹]	Rape flowering stalk	
04-5-201	甘蓝[圆白菜,卷心菜]	Cabbage	

编码 Code	食物名称 Food name	英文名称 English name	Pages
04-5-202	菜花[花椰菜]	Cauliflower	
04-5-203	菜花(脱水)[脱水花椰菜]	Cauliflower, dehydrated	
04-5-204	西兰花[绿菜花]	Broccoli	
04-5-205	芥菜[雪里红,雪菜]	Crispifolia mustard greens	
04-5-206	芥菜(大叶)[盖菜]	Mustard greens, broad leaf	
04-5-207	芥菜(茎用)[青头菜]	Mustard stem	
04-5-208	芥菜(小叶)[小芥菜]	Mustard greens, small leaf	
04-5-209	芥蓝[甘蓝菜,盖蓝菜]	Kohlrabi leaf	
04-5-301	菠菜[赤根菜]	Spinach	
04-5-302	菠菜(脱水)	Spinach, dehydrated	
04-5-303	冬寒菜[冬苋菜,冬葵]	Mallow	
04-5-304	观达菜[根达菜,牛皮菜]	Swiss chard	
04-5-305	胡萝卜缨(红)	Carrot leaf	
04-5-306	苦菜[节节花,拒马菜]	Common sowthistle	
04-5-307	萝卜缨(白)	Radish leaf, white root	
04-5-308	萝卜缨(青)	Radish leaf, green root	
04-5-309	萝卜缨(小萝卜)	Radish leaf, red root, small	
04-5-310	落葵[木耳菜,软浆菜]	Vinespinach, red	
04-5-311	芹菜(白茎)[旱芹,药芹]	Celery stem, white	
04-5-312	芹菜茎	Celery stem	
04-5-313	芹菜叶	Celery leaf	
04-5-314	生菜(牛俐)[油麦菜]	Romaine lettuce	
04-5-315	生菜(叶用莴苣)	* Curl-leafed * endive lettuce	
04-5-316	甜菜叶	Beet greens	
04-5-317	香菜[芫荽]	Coriander leaf	
04-5-318	香菜(脱水)	Coriander leaf, dehydrated	
04-5-319	苋菜(绿)	Amaranth, pale green	
04-5-320	苋菜(紫)[红苋]	Amaranth, purple	
04-5-321	茼蒿[蓬蒿菜,艾菜]	Chrysanthemum crowndaisy, greens	
04-5-322	茴香[小茴香]	Fennel	
04-5-323	荠菜[蓟菜,菱角菜]	Shepherd's purse	
04-5-324	莴笋[莴苣]	Lettuce stem	
04-5-325	莴笋叶[莴苣叶]	Lettuce leaf	
04-5-326	蕹菜[空心菜,藤藤菜]	Water spinach	
04-5-401	竹笋	Bamboo shoot, whole	
04-5-402	白笋(干)	White bamboo shoot, dried	
04-5-403	鞭笋[马鞭笋]	Whip bamboo shoot	
04-5-404	春笋	Spring bamboo shoot	
04-5-405	冬笋	Winter bamboo shoot	
04-5-406	黑笋(干)	Black bamboo shoot, dried	
04-5-407	毛笋[毛竹笋]	Moso bamboo shoot	
04-5-408	玉兰片	Bamboo shoot, sliced, soaked in water	
04-5-409	百合	Lily	
04-5-410	百合(干)	Lily, dried	
04-5-411	百合(脱水)	Lily, dehydrated	
04-5-412	金针菜[黄花菜]	Daylily flower	
04-5-413	菊苣	Endive	
04-5-414	芦笋[石刁柏,龙须菜]	Asparagus	

编码 Code	食物名称 Food name	英文名称 English name	Pages
水生蔬菜类		**AQUATIC VEGETABLE**	
04-6-001	慈菇[乌芋,白地果]	Arrowhead	
04-6-002	豆瓣菜[西洋菜,水田芥]	Watercress	
04-6-003	菱角(老)[龙角]	Water caltrop	
04-6-004	藕[莲藕]	Lotus root	
04-6-005	蒲菜[香蒲,甘蒲,野茭白]	Cattail	
04-6-006	水芹菜	Water dropwort	
04-6-007	茭白[茭笋,茭粑]	Water bamboo	
04-6-008	荸荠[马蹄,地栗]	Water chestnut	
04-6-009	莼菜(瓶装)[花案菜]	Watershield, bottled	
薯芋类		**TUBER**	
04-7-101	大薯[参薯]	Winged yam	
04-7-102	豆薯[凉薯,地瓜,沙葛]	Yambean	
04-7-103	葛[葛薯,粉葛]	Kudzu	
04-7-104	山药[薯蓣,大薯]	Yam	
04-7-105	山药(干)	Yam, dried	
04-7-201	芋头[芋艿,毛芋]	Taro	
04-7-202	槟榔芋	Taro, *Binlang*	
04-7-301	姜[黄姜]	Ginger	
04-7-302	姜(干)	Ginger, dried	
04-7-303	姜(子姜)[嫩姜]	Ginger, young	
04-7-304	洋姜[菊芋,鬼子姜]	Jerusalem artichoke	
野生蔬菜类		**WILD VEGETABLE**	
04-8-001	艾蒿	Moxa	
04-8-002	白花菜	Common spiderflower	
04-8-003	白花桔梗	Balloonflower	
04-8-004	白沙蒿[沙蒿]	Ciliatescale wormwood	
04-8-005	白沙蒿籽[沙蒿籽]	Ciliatescale wormwood seeds	
04-8-006	白薯叶[甘薯叶]	Hispid yam leaf	
04-8-007	百里香	Thyme	
4-8-008	败酱[胭脂麻]	Whiteflower patrinia	
04-8-009	扁蓄菜[竹节草]	Common knotgrass	
04-8-010	朝鲜蓟	Artichokes	
04-8-011	刺儿菜[小蓟,蓟蓟菜]	Common cephalanoplos	
04-8-012	刺楸	Septemlobate kalopanax	
04-8-013	达乌里胡枝子[牛枝子,豆豆苗]	Dahurian bushclover	
04-8-014	达乌里胡枝子籽[牛枝子籽,豆豆苗籽]	Dahurian bushclover seeds	
04-8-015	大玻璃草叶[大车前]	Rippleseed plantain	
04-8-016	大巢菜[野苕子,野豌豆]	Giant vetch	
04-8-017	大蓟叶[飞廉叶]	Japanese thistle leaf	
04-8-018	地肤[益明,扫帚苗]	Belvedere	
04-8-019	地笋[地古牛,地瓜儿苗叶]	Bugleweed	
04-8-020	豆腐柴	Japanese premna	
04-8-021	独行菜	Peppergrass	
04-8-022	独行菜(宽)	Peppergrass	

续表

编码 Code	食物名称 Food name	英文名称 English name	Pages
04-8-023	番杏[夏菠菜,新西兰菠菜]	Common tetragonia	
04-8-024	胡枝子[山豆子]	Shrub lespedeza	
04-8-025	槐花[洋槐花,豆槐花]	Japanese pagoda tree	
04-8-026	黄麻叶	Jute, potherb	
04-8-027	碱蓬[棉蓬,猪毛菜]	Common russian thistle	
04-8-028	苦苦菜	Wild lettuce	
04-8-029	轮叶党参	Lance asiabell	
04-8-030	罗勒[兰香]	Basil	
04-8-031	马齿苋[长寿菜,瓜子菜]	Purslane	
04-8-032	马兰头[马兰,鸡儿肠,路边菊]	Kalimeris, Indica	
04-8-033	麦瓶草[米瓦罐]	Silene	
04-8-034	牛至	Common origanum	
04-8-035	牛蒡叶	Great burdock	
04-8-036	爬景天[石头菜]	Gypsophila	
04-8-037	喷瓜	Squirting cucumber	
04-8-038	婆罗门参(白)	Oyster plant, white	
04-8-039	婆罗门参(黑)[鸦葱]	Oyster plant, black	
04-8-040	蒲公英叶[黄花苗叶,孛孛丁叶]	Dandelion greens	
04-8-041	掐不齐[鸡眼草,牛黄草]	Japan clover	
04-8-042	清明菜[鼠曲菜]	Cudweed	
04-8-043	球茎茴香	Anise	
04-8-044	沙参叶[白参]	Upright ladybell	
04-8-045	沙蓬子[沙米]	Squarrose agriophyllum	
04-8-046	山苦荬叶[启明菜叶]	Ixeris	
04-8-047	食用大黄	rhubarb root	
04-8-048	食用黄麻	Jute	
04-8-049	酸模	Garden sorrel	
04-8-050	汤菜	"Tangcai", used for flavoring soups	
04-8-051	土三七[景天三七]	Aizoon stonecrop	
04-8-052	歪头菜[草豆,二叶萩]	Pair vetch	
04-8-053	梧桐子[瓢儿果]	Phoenix tree	
04-8-054	夏枯草[铁色草]	Asian selfheal	
04-8-055	香椿[香椿芽]	Toona leaf, young	
04-8-056	香茅	Citronella	
04-8-057	小旋花[狗儿蔓]	Ivy glorybind	
04-8-058	鸭跖草[竹叶菜,淡竹叶]	Common dayflower	
04-8-059	野葱[沙葱,麦葱]	Yellowflower onion	
04-8-060	野韭菜[山韭]	Aging onion	
04-8-061	野菊	Indian dendranthema	
04-8-062	野蒜[小蒜,野葱]	Wild onion, young leaf and bulb	
04-8-063	野苋菜[假苋菜]	Wrinkledfruit amaranth	
04-8-064	茵陈蒿[茵陈]	Capillary wormwood	
04-8-065	榆钱	Elm, young green fruit	
04-8-066	鱼腥草[蕺菜,臭菜]	Heartleaf houttuynia	
04-8-067	珍珠花菜	Clethra loosestrife	
04-8-068	紫花桔梗	Balloonflower	
04-8-069	紫萼香茶菜	Purplehair rabdosia	
04-8-070	苣荬菜(尖叶)[取荬菜,苦麻子]	Field sowthistle	

编码 Code	食物名称 Food name	英文名称 English name	Pages
04-8-071	苜蓿[草头,金花菜]	Alfalfa	
04-8-072	苜蓿籽[紫苜蓿籽]	Medic	
04-8-073	茴芹	Diversifolious pimpinella	
04-8-074	荠菜[野荠]	Knotweed	
04-8-075	蒌蒿	Seleng wormword	
04-8-076	蕨菜[龙头菜,如意菜]	Wild brake	
04-8-077	蕨菜(脱水)	Bracken, dehydrated	
04-8-078	蕨麻[鹅绒委陵菜]	Silverweed cinquefoil	
04-8-079	枸杞菜[枸杞,地骨]	Wolfberry leaf	
04-8-080	酢浆草[酸酸草,酸溜溜]	Garden sorrel	
	菌藻类	**FUNGI and ALGAE**	**55 – 59**
菌类		**FUNGUS**	
05-1-001	草菇[大黑头细花草]	Straw mushroom	
05-1-002	大红菇(干)[草质红菇]	Red mushroom, large, dried	
05-1-003	地衣(水浸)	Yuyucko, soaked in water	
05-1-004	冬菇(干)[毛柄金线菌]	Winter mushroom, dried	
05-1-005	猴头菇(罐装)	* Monkey head * mushroom, canned	
05-1-006	黄蘑(干)	Yellow mushroom, dried	
05-1-007	黄蘑(水发)	Yellow mushroom, soaked in water	
05-1-008	金针菇[智力菇]	* Gold needle * mushroom, thin	
05-1-009	金针菇(罐装)	* Gold needle * mushroom, thin, canned	
05-1-010	口蘑(白蘑)	Mongolian mushroom, white, dried	
05-1-011	蘑菇(鲜蘑)	Button mushroom	
05-1-012	蘑菇(干)	Button mushroom, dried	
05-1-013	木耳(干)[黑木耳,云耳]	Wood ear fungus, dried	
05-1-014	木耳(水发)[黑木耳,云耳]	Wood ear fungus, soaked in water	
05-1-015	平菇[糙皮侧耳,青蘑]	Oyster mushroom	
05-1-016	普中红蘑(干)	Red mushroom, medium sized, dried	
05-1-017	双孢蘑菇[洋蘑菇]	* Foreign * double button mushroom	
05-1-018	松蘑(干)[松口蘑,松茸]	* Pine * mushroom, dried	
05-1-019	香菇[香蕈,冬菇]	Shitake mushroom	
05-1-020	香菇(干)[香蕈,冬菇]	Shitake mushroom dried	
05-1-021	香杏丁蘑(干,大)	* Apricot * mushroom, large sized, dried	
05-1-022	香杏片口蘑(干)	* Apricot * Mongolian mushroom, sliced, dried	
05-1-023	羊肚菌[干狼肚]	Morel mushroom	
05-1-024	银耳(干)[白木耳]	Silver ear fungus, white, dried	
05-1-025	珍珠白蘑(干)	* Pearl * mushroom, white, dried	
05-1-026	榛蘑(干)[假蜜环菌]	Bolete mushroom, dried	
05-1-027	榛蘑(水发)	Bolete mushroom, soaked in water	
藻类		**ALGA**	
05-2-001	发菜(干)[仙菜]	Black-moss, dried	
05-2-002	海带[江白菜]	Kelp	
05-2-003	海带(干)[江白菜,昆布]	Kelp, dried	
05-2-004	海带(浸)[江白菜,昆布]	Kelp, soaked in water	
05-2-005	海冻菜[石花菜,冻菜]	Agar agar	

编码 Code	食物名称 Food name	英文名称 English name	Pages
05-2-006	琼脂[紫菜胶洋粉]	Agar agar powder	
05-2-007	苔菜(干)[苔条,条浒苔]	Sea grass	
05-2-008	紫菜(干)	Laver, dried	
	水果类及制品	**FRUIT and FRUIT PRODUCTS**	**61 – 77**
仁果类		**KERNEL FRUIT**	
06-1-101	苹果(X̄)	Apple	
06-1-102	伏苹果	Summer apple	
06-1-103	国光苹果	* Bright China * apple	
06-1-104	旱苹果	* Drought * apple	
06-1-105	红富士苹果	* Red Fuji * apple	
06-1-106	红香蕉苹果	* Banana * apple, banana flavored, red	
06-1-107	红星苹果	* Red star * apple	
06-1-108	红玉苹果	* Red Jade * apple	
06-1-109	红元帅苹果	* Red Marshal * apple, red	
06-1-110	黄香蕉苹果	* Banana * apple, banana flavored, yellow	
06-1-111	黄元帅苹果	* Yellow Marshal * apple, yellow	
06-1-112	金元帅苹果	* Gold Marshal * apple, yellow	
06-1-113	青香蕉苹果	* Banana * apple, banana flavored, green	
06-1-114	秋里蒙苹果	* Quilimeng * apple	
06-1-115	香玉苹果	* Fragrant Jade * apple, red	
06-1-116	印度苹果	Indian apple	
06-1-117	祝光苹果	* Blessing * apple	
06-1-118	倭锦苹果	* Wojin *, Apple	
06-1-119	苹果(罐头)	Apple, canned	
06-1-201	梨(X̄)	Pear	
06-1-202	巴梨	* Ba * pear	
06-1-203	长把梨	Pear, long stem	
06-1-204	冬果梨	* Winter fruit * pear	
06-1-205	鹅黄梨	* Light yellow * pear	
06-1-206	红肖梨	* Red skin * pear	
06-1-207	锦丰梨	* Jinfeng * pear	
06-1-208	京白梨	Bretschneider pear	
06-1-209	库尔勒梨	* Kuerle * pear	
06-1-210	莱阳梨	* Laiyang * pear	
06-1-211	马蹄黄梨	* Horse's hoof * pear, yellow	
06-1-212	明月梨	* Moon * pear	
06-1-213	木梨	* Wood * pear	
06-1-214	苹果梨	* Apple * pear	
06-1-215	软梨	* Soft * pear	
06-1-216	苏梅梨	* Sumei * pear	
06-1-217	苏木梨	* Sumu * pear	
06-1-218	酥梨	* Crisp * pear	
06-1-219	酸梨	Sour pear	
06-1-220	香梨	* Fragrant * pear	
06-1-221	雪花梨	* Snowflower * pear	
06-1-222	雪梨	* Snow * pear	

续表

编码 Code	食物名称 Food name	英文名称 English name	Pages
06-1-223	鸭广梨	*Yaguang* pear	
06-1-224	鸭梨	*Duck* pear	
06-1-225	早酥梨	*Crisp* pear, early crop	
06-1-226	紫酥梨	*Zisu* pear	
06-1-227	鳄梨	Avocado	
06-1-228	冬果梨(罐头)	*Winter fruit* pear, canned	
06-1-229	梨(糖水罐头)	Pear, canned in sugar	
06-1-301	红果[山里红,大山楂]	Hawthorn, large	
06-1-302	红果(干)	Hawthorn, large, dried	
06-1-901	海棠果[楸子]	Crabapple	
06-1-902	海棠(罐头)	Crabapple, canned	
06-1-903	沙果	Crabapple	
06-1-904	吊蛋	*Hanging egg* wild pear, brown-skinned	
06-1-905	面蛋	Wild pear, *Miandan*, only juice is consumed	
06-1-906	酸刺	Spinyleaf crazyweed, spine, a kind of wild fruit	
核果类		**DRUPE FRUIT**	
06-2-101	桃(X̄)	Peach	
06-2-102	白粉桃	White peach	
06-2-103	高山白桃	*Mountain* peach, white	
06-2-104	早久保桃	*Jiubao* peach, early maturing	
06-2-105	黄桃	Yellow peach	
06-2-106	金红桃	*Golden red* peach	
06-2-107	久保桃	*Jiubao* Peach	
06-2-108	蜜桃	*Honey* peach	
06-2-109	蒲桃	*Pu* peach	
06-2-110	庆丰桃	*Celebrate Harvest* peach	
06-2-111	晚桃(黄)	Peach, yellow, late maturing	
06-2-112	五月鲜桃	*May fresh* peach,	
06-2-113	早桃(黄)	Peach, yellow, early maturing	
06-2-114	桃(糖水罐头)	Peach, in sugar syrup, canned	
06-2-201	李子	*Apricot* plum	
06-2-202	李子杏	*Plum* apricot	
06-2-203	梅[青梅]	Stellatehair vatica	
06-2-204	杏	Apricot	
06-2-205	杏(罐头)	Apricot, canned	
06-2-206	杏干	Apricot, dried	
06-2-301	枣(鲜)	Date	
06-2-302	枣(干)	Date, dried	
06-2-303	枣(干,大)	Date, large, dried	
06-2-304	金丝小枣	Date, *Jinsi*, small	
06-2-305	乐陵枣	Date, *Leling*, small	
06-2-306	密云小枣	*Miyun* date, small	
06-2-307	黑枣(无核)[乌枣]	Dateplum persimmon, seeds removed, dried	
06-2-308	黑枣(有核)	Date, black, smoked	
06-2-309	酒枣	Date, preserved in liquor	
06-2-310	蜜枣	*Honey* date, preserved with sugar	
06-2-311	蜜枣(无核)	*Honey* date, preserved with sugar, seeds removed	

编码 Code	食物名称 Food name	英文名称 English name	Pages
06-2-901	酸枣	Spine date	
06-2-902	樱桃	False sour cherry	
06-2-903	樱桃(野,白刺)	Downy cherry, wild, white prickle	
浆果类		**BERRY**	
06-3-101	葡萄(X)	Grape	
06-3-102	红玫瑰葡萄	* Red rose * grape	
06-3-103	巨峰葡萄	* Giant * grape, large	
06-3-104	马奶子葡萄	* Mare's nipple * grape, green	
06-3-105	玫瑰香葡萄	* Rose fragrant * grape, rose flavored	
06-3-106	紫葡萄	Grape, purple	
06-3-107	葡萄干	Raisin	
06-3-201	石榴(X)	Pomegranate, pale green-skinned	
06-3-202	红粉皮石榴	Pomegranate, pink-skinned	
06-3-203	玛瑙石榴	* Agate * pomegranate	
06-3-204	青皮石榴	Pomegranate, pale green-skinned	
06-3-301	柿	Persimmon	
06-3-302	荷柿	* Lotus * persimmon	
06-3-303	磨盘柿	* Millstone * persimmon	
06-3-304	柿饼	Persimmon, dried	
06-3-901	桑葚(X)	Mulberry	
06-3-902	桑葚(白)	Mulberry, white	
06-3-903	桑葚(红)	Mulberry, purple	
06-3-904	桑葚(干)	Mulberry, dried	
06-3-905	醋栗[灯笼果]	Gooseberry	
06-3-906	黑醋栗[黑加仑]	Currant	
06-3-907	沙棘	Sea buckthorn	
06-3-908	无花果	Fig	
06-3-909	中华猕猴桃[毛叶猕猴桃]	Chinese kiwi fruit	
06-3-910	草莓[洋莓,凤阳草莓]	Strawberry	
柑橘类		**ORANGE FRUIT**	
06-4-101	橙	Orange	
06-4-201	柑橘(X)	Orange	
06-4-202	福橘	* Fu * Tangerine	
06-4-203	橘柑子[宽皮桂]	Satsuma orange	
06-4-204	金橘[金枣]	Kumquat, oval	
06-4-205	芦柑	* Lugan * tangerine	
06-4-206	蜜橘	* Honey * tangerine	
06-4-207	三湖红橘	* Three lakes * tangerine, red-skinned	
06-4-208	四川红橘	* Sichuan * tangerine, red-skinned	
06-4-209	小叶橘	* Small leaf * tangerine	
06-4-210	早橘	* Early * tangerine, early maturing	
06-4-211	橘饼	Tangerine, preserved in sugar	
06-4-301	柚[文旦]	Pomelo	
06-4-302	柠檬	Lemon	

编码 Code	食物名称 Food name	英文名称 English name	Pages
热带、亚热带水果		TROPIC FRUIT	
06-5-001	芭蕉[甘蕉,板蕉,牙蕉]	Plantain	
06-5-002	菠萝[凤梨,地菠萝]	Pineapple	
06-5-003	菠萝蜜[木菠萝]	Jackfruit flesh	
06-5-004	刺梨[茨梨,木梨子]	Bureja gooseberry	
06-5-005	番石榴[鸡矢果,番桃]	Guava	
06-5-006	桂圆	Longan	
06-5-007	桂圆(干)	Longan, dried	
06-5-008	桂圆肉	Longan flesh	
06-5-009	黄皮果	Wampee	
06-5-010	荔枝	Lychee	
06-5-011	芒果[抹猛果,望果]	Mango	
06-5-012	木瓜[番木瓜]	Papaya	
06-5-013	人参果	Silverweed cinquefoil	
06-5-014	香蕉[甘蕉]	Banana	
06-5-015	杨梅[树梅,山杨梅]	Bayberry	
06-5-016	杨桃	Common averrhoa	
06-5-017	椰子	Coconut	
06-5-018	枇杷	Loquat	
06-5-019	橄榄(白榄)	Chinese olive, white	
06-5-020	余甘子[油甘子]	Emblic leaf flower	
瓜果类		MELON	
06-6-101	白金瓜	Conomon, white-skinned	
06-6-102	白兰瓜	Honeydew, white-skinned, light green pulp	
06-6-103	哈密瓜	"Hami" cantaloupe	
06-6-104	黄河蜜瓜	"Yellow River" honey melon	
06-6-105	金塔寺瓜	"Jintasi" Melon	
06-6-106	灵蜜瓜	"Lingmi" Melon	
06-6-107	麻醉瓜	"Charming" melon	
06-6-108	甜瓜[香瓜]	Casaba	
06-6-201	西瓜($\bar{X}$)	Watermelon	
06-6-202	西瓜(京欣一号)	Watermelon, "Jingxin #1"	
06-6-203	西瓜(郑州三号)	Watermelon, "Zhengzhou #3"	
06-6-204	西瓜(忠于6号,黑皮)	Watermelon, "Zhongyu #6", dark green-skinned	
06-6-205	籽瓜	Watermelon, seed yielding variety	
	坚果、种子类	NUTS and SEEDS	79 – 83
树坚果		NUT	
07-1-001	白果(干)[银杏]	Ginkgo nut, in shell, dried	
07-1-002	菠萝蜜子	Jackfruit seed	
07-1-003	核桃(鲜)	Walnut, in shell	
07-1-004	核桃(干)[胡桃]	Walnut, in shell, dried	
07-1-005	毛核桃	"Mockernut" hickory, wild	
07-1-006	山核桃(干)	Wild walnut or hickory nut, in shell, dried	
07-1-007	山核桃(熟)[小核桃]	Wild walnut or hickory nut, in shell, roasted	

续表

编码 Code	食物名称 Food name	英文名称 English name	Pages
07-1-008	栗子(鲜)[板栗]	Chestnut, in shell	
07-1-009	栗子(干)	Chestnut, in shell, dried	
07-1-010	栗子(熟)[板栗]	Chestnut, in shell	
07-1-011	松子(生)	Pine-nut, in shell	
07-1-012	松子(炒)	Pine-nut, in shell, roasted	
07-1-013	松子仁	Pine-nut, kernel	
07-1-014	杏仁	Almond kernel	
07-1-015	杏仁(大)	Almond kernel, large	
07-1-016	杏仁(炒)	Almond kernel, in shell, roasted	
07-1-017	杏仁(原味全部)	Almond	
07-1-018	杏仁(漂白后)	Almond, bleached	
07-1-019	杏仁(过油炸干)	Almond, fried, whole	
07-1-020	杏仁(烤干,不加盐)	Almond, roasted, without salt	
07-1-021	杏仁(烤干,加盐)	Almond, roasted and salted, whole	
07-1-022	橡实[橡子,青冈子]	Blue Japanese oak	
07-1-023	腰果	Cashew nuts,	
07-1-024	榛子(干)	Hazelnut, in shell, dried	
07-1-025	榛子(炒)	Hazelnut, in shell, roasted	
种子		**SEED**	
07-2-001	胡麻子	False sesame seeds	
07-2-002	花生(鲜)[落花生,长生果]	Peanut, in shell, fresh	
07-2-003	花生(炒)	Peanut, in shell, roasted	
07-2-004	花生仁(生)	Peanut kernel, raw	
07-2-005	花生仁(炒)	Peanut kernel, roasted	
07-2-006	葵花子(生)	Sunflower seed, in shell	
07-2-007	葵花子(炒)	Sunflower seed, in shell, roasted	
07-2-008	葵花子仁	Sunflower seed kernel	
07-2-009	莲子(干)	Lotus seed, dried	
07-2-010	莲子(糖水罐头)	Lotus seed, in sugar syrup	
07-2-011	南瓜子(炒)[白瓜子]	Pumpkin seed, in shell, roasted	
07-2-012	南瓜子仁	Pumpkin seed kernel	
07-2-013	西瓜子(炒)	Watermelon seed, roasted, in shell	
07-2-014	西瓜子(话梅)	Watermelon seed, processed, in shell, plum flavored	
07-2-015	西瓜子仁	Watermelon seed, kernel	
07-2-016	芝麻(白)	Sesame seed, white	
07-2-017	芝麻(黑)	Sesame seed, black	
07-2-018	芡实米(鲜)[鸡头米]	Gorgon foxnut seeds, fresh	
07-2-019	芡实米[鸡头米]	Gorgon euryale seed	
	畜肉类及制品	**MEAT and MEAT PRODUCTS**	**85 – 99**
猪		**PIG**	
08-1-101	猪肉(肥瘦)($\bar{X}$)	Pork, lean and fat	
08-1-102	猪肉(肥)	Pork, fatty	
08-1-103	猪肉(后臀尖)	Pork, rump	
08-1-104	猪肉(后肘)	Pork, hind hock	
08-1-105	猪肉(肋条肉)	Pork, rib belly	

编码 Code	食物名称 Food name	英文名称 English name	Pages
08-1-106	猪肉(里脊)	Pork, tenderloin	
08-1-107	猪肉(奶脯)[软五花,猪夹心]	Pork, flank	
08-1-108	猪肉(奶面)[硬五花]	Pork, chop, without rib	
08-1-109	猪肉(前肘)	Pork, fore hock	
08-1-110	猪肉(瘦)	Pork, lean	
08-1-111	猪肉(腿)	Pork, leg	
08-1-112	猪肉(猪脖)	Pork, neck	
08-1-113	猪大肠	Pork, large intestine	
08-1-114	猪大排	Pork, rib chop	
08-1-115	猪耳	Pork, ear	
08-1-116	猪蹄	Pork, foot	
08-1-117	猪蹄筋	Pork, tendon	
08-1-118	猪头皮	Pork, head skin	
08-1-119	猪小排	Pork, chop, with rib	
08-1-120	猪肘棒	Pork, hock	
08-1-201	猪胆肝	Pork, liver sausages	
08-1-202	猪肚	Pork, stomach	
08-1-203	猪肺	Pork, lung	
08-1-204	猪肝	Pork, liver	
08-1-205	猪脑	Pork, brain	
08-1-206	猪脾	Pork, spleen	
08-1-207	猪舌[猪口条]	Pork, tongue	
08-1-208	猪肾[猪腰子]	Pork, kidney	
08-1-209	猪肾(腰子)	Pork, kidney	
08-1-210	猪小肠	Pork, small intestine	
08-1-211	猪心	Pork, heart	
08-1-212	猪血	Pork, blood	
08-1-301	叉烧肉	Pork, "Barbeque"	
08-1-302	宫爆肉丁(罐头)	Pork, diced meat, with chili and peanuts, canned	
08-1-303	酱汁肉	Pork, cooked with soy sauce	
08-1-304	腊肉(培根)	Pork, bacon	
08-1-305	腊肉(生)	Pork, cured meat, salted and smoked	
08-1-306	卤猪杂	Mixed pork offal, spiced and cooked with soy sauce	
08-1-307	午餐肉	Pork, "Luncheon meat"	
08-1-308	咸肉	Pork, cured meat, salted	
08-1-309	珍珠里脊丝(罐头)	Pork, shredded tenderloin and glutinous rice, canned	
08-1-310	猪肝(卤煮)	Pork, liver, stewed with spices and soy sauce	
08-1-311	猪肉(清蒸)	Pork, steamed with salt and ginger	
08-1-312	猪蹄(熟)	Pork, foot, cooked	
08-1-313	猪肘棒(熟)	Pork, fore foot, cooked	
08-1-314	猪肉松($\bar{X}$)	Pork floss, with salt, soy sauce and sugar	
08-1-315	福建式肉松	Pork floss, "Fujian" style, with salt, soy sauce and sugar	
08-1-316	老年保健肉松	Pork floss, for the elderly, with soy sauce and sugar	
08-1-317	太仓肉松	Pork floss, "Taicang", with salt, soy sauce and sugar	
08-1-401	茶肠	Pork sausage, "tea sausage", lightly spiced and salted	
08-1-402	大腊肠	Pork sausage, lean and fat, smoked, large	
08-1-403	大肉肠	Pork sausage, lean and fat, large	
08-1-404	蛋清肠	Pork sausage, lean meat mixed with egg-white	

编码 Code	食物名称 Food name	英文名称 English name	Pages
08-1-405	儿童肠	Pork sausage, for children	
08-1-406	风干肠	Pork sausage, air-dried	
08-1-407	广东香肠	Pork sausage, * Canton * style, light and sweet	
08-1-408	红果肠	Pork sausage, hawthorn flavored	
08-1-409	火腿肠	Pork, ham sausage	
08-1-410	腊肠	Pork sausage, * cured sausage *, * Canton * style, small	
08-1-411	松江肠	Pork sausage, * Songjiang * brand	
08-1-412	蒜肠	Pork sausage, garlic flavored	
08-1-413	香肠	Pork sausage, lightly spiced and sweetened, small	
08-1-414	香肠(罐头)	Pork sausage, lightly spiced and sweetened, canned	
08-1-415	小红肠	Pork sausage, finely ground filling, red-skinned	
08-1-416	小泥肠	Pork sausage, with minced meat filling	
08-1-417	午餐肠	Pork sausage, * luncheon sausage *	
08-1-418	午餐肚	Pork sausage, * Luncheon *, bladder filled with ground pork	
08-1-419	方腿	Pork, ham, * Square * shaped, filled with minced ham	
08-1-420	火腿	Pork, ham	
08-1-421	金华火腿	Pork, ham, * Jinhua * brand, hind leg including rump	
08-1-422	圆腿	Pork, ham sausage, round	
牛		**CATTLE**	
08-2-101	牛肉(肥瘦)($\bar{X}$)	Beef	
08-2-102	牛肉(腑肋)	Beef, short rib, lean and fat	
08-2-103	牛肉(后腿)	Beef, hind leg	
08-2-104	牛肉(后腱)	Beef, hind shank	
08-2-105	牛肉(里脊)	Beef, tenderloin	
08-2-106	牛肉(前腿)	Beef, fore leg	
08-2-107	牛肉(前腱)	Beef, fore shank	
08-2-108	牛肉(瘦)	Beef, lean	
08-2-109	牛蹄筋	Beef, tendon	
08-2-110	牛蹄筋(泡发)	Beef, tendon, soaked in water	
08-2-201	牛鞭(泡发)	Beef, penis, soaked in water	
08-2-202	牛大肠	Beef, large intestine	
08-2-203	牛肚	Beef, tripe	
08-2-204	牛肺	Beef, lung	
08-2-205	牛肝	Beef, liver	
08-2-206	牛脑	Beef, brain	
08-2-207	牛舌	Beef, tongue	
08-2-208	牛肾	Beef, kidney	
08-2-209	牛心	Beef, heart	
08-2-301	酱牛肉	Beef, lean and fat, spiced, cooked with soy sauce	
08-2-302	煨牛肉(罐头)	Beef, stewed, lean and fat, canned	
08-2-303	牛肉干	Beef, dried	
08-2-304	咖喱牛肉干	Beef, curried, fried	
08-2-305	牛肉松	Beef floss, with salt, soy sauce and sugar, dried	
08-2-306	牛蹄筋(熟)	Beef, tendon, cooked	

编码 Code	食物名称 Food name	英文名称 English name	Pages
羊		**SHEEP and GOAT**	
08-3-101	羊肉(肥瘦)(X̄)	Mutton, lean and fat	
08-3-102	羊肉(冻)	Mutton, frozen	
08-3-103	羊肉(后腿)	Mutton, hind leg	
08-3-104	羊肉(颈)	Mutton, scrag	
08-3-105	羊肉(里脊)	Mutton, tenderloin	
08-3-106	羊肉(前腿)	Mutton, fore leg	
08-3-107	羊肉(青羊)	Mutton, "Pale green" sheep	
08-3-108	羊肉(瘦)	Mutton, lean	
08-3-109	羊肉(胸脯)	Mutton, flank	
08-3-110	山羊肉(冻)	Goat meat, frozen	
08-3-111	羊蹄筋(生)	Tendon, raw	
08-3-112	羊蹄筋(泡发)	Tendon, soaked in water	
08-3-201	羊大肠	Mutton, large intestine	
08-3-202	羊肚	Mutton, tripe	
08-3-203	羊肺	Mutton, lung	
08-3-204	羊肝	Mutton, liver	
08-3-205	羊脑	Mutton, brain	
08-3-206	羊舌	Mutton, tongue	
08-3-207	羊肾	Mutton, kidney	
08-3-208	羊心	Mutton, heart	
08-3-209	羊血	Mutton, blood	
08-3-301	腊羊肉	Mutton, salted and smoked	
08-3-302	羊肉(熟)	Mutton, cooked	
08-3-303	羊肉串(电烤)	Mutton, shashlik, roasted in electric oven	
08-3-304	羊肉串(烤)	Mutton, shashlik, roasted	
08-3-305	羊肉串(炸)	Mutton, shashlik, deep-fried	
08-3-306	羊肉干	Mutton, dried	
08-3-307	羊肉手抓	Mutton, boiled, eaten with fingers	
08-3-308	山羊肉(酱)	Goat meat, spiced, cooked with soy sauce	
驴		**ASS**	
08-4-101	驴肉(瘦)	Donkey meat, lean	
08-4-201	驴鞭	Donkey penis	
08-4-301	驴肉(酱)	Donkey meat, spiced, with soy sauce	
08-4-302	驴肉(卤)	Donkey meat, stewed	
08-4-303	驴肉(煮)	Donkey meat, cooked	
马		**HORSE**	
08-5-101	马肉	Horse meat	
08-5-201	马心	Horse heart	
08-5-301	马肉(卤)	Horse meat, stewed	
其它		**OTHERS**	
08-9-001	狗肉	Dog meat	
08-9-002	骆驼蹄	Camel hoof	

续表

编码 Code	食物名称 Food name	英文名称 English name	Pages
08-9-003	骆驼掌	Camel paw	
08-9-004	兔肉	Rabbit meat	
08-9-005	兔肉(野)	Hare meat	
	禽肉类及制品	**POULTRY and POULTRY PRODUCTS**	**101 – 107**
鸡		**CHICKEN**	
09-1-101	鸡($\bar{X}$)	Chicken, whole	
09-1-102	鸡(土鸡,家养)	Chicken, free range, whole	
09-1-103	母鸡(一年内)	Chicken, young hen, whole	
09-1-104	肉鸡(肥)	Chicken, broiler, artificially fed, fatty, whole	
09-1-105	华青鸡	Chicken, * Huaqing *, whole	
09-1-106	沙鸡	Sandgrouse, whole	
09-1-107	乌骨鸡	Black boned chicken, domestic, whole	
09-1-108	鸡胸脯肉	Chicken, breast	
09-1-109	鸡翅	Chicken, wing	
09-1-110	鸡腿	Chicken, leg	
09-1-111	鸡爪	Chicken, claw	
09-1-201	鸡肝	Chicken, liver	
09-1-202	鸡肝(肉鸡)	Chicken, liver, broiler	
09-1-203	鸡心	Chicken, heart	
09-1-204	鸡血	Chicken, blood	
09-1-205	鸡肫[鸡胗]	Chicken, gizzard	
09-1-301	扒鸡	Chicken, braised, whole	
09-1-302	烤鸡	Chicken, roasted, whole	
09-1-303	肯德基[炸鸡]	Chicken, * Kentucky *, fried	
09-1-304	卤煮鸡	Chicken, stewed with soy sauce and sugar, whole	
09-1-305	瓦罐鸡汤(肉)	Chicken soup, meat, cooked in clay pot	
09-1-306	瓦罐鸡汤(汤)	Chicken soup broth, cooked in clay pot	
09-1-307	鸡肉松	Chicken, floss, with salt, soy sauce and sugar, dried	
鸭		**DUCK**	
09-2-101	鸭($\bar{X}$)	Duck, whole	
09-2-102	公麻鸭	Duck, drake, whole	
09-2-103	母麻鸭	Duck, female, whole	
09-2-104	鸭胸脯肉	Duck, breast	
09-2-105	鸭皮	Duck, skin	
09-2-106	鸭翅	Duck, wing	
09-2-107	鸭掌	Duck, web	
09-2-201	鸭肠	Duck, intestine	
09-2-202	鸭肝	Duck, liver	
09-2-203	鸭肝(公麻鸭)	Duck, liver, drake	
09-2-204	鸭肝(母麻鸭)	Duck, liver, female	
09-2-205	鸭舌[鸭条]	Duck, tongue	
09-2-206	鸭心	Duck, heart	
09-2-207	鸭血(白鸭)	* Beijing * white duck, blood	
09-2-208	鸭血(公麻鸭)	Duck, blood, drake	
09-2-209	鸭血(母麻鸭)	Duck, blood, female	

编码 Code	食物名称 Food name	英文名称 English name	Pages
09-2-210	鸭胰	Duck, pancreas	
09-2-211	鸭肫	Duck, gizzard	
09-2-212	鸭肫(公麻鸭)	Duck, gizzard, drake	
09-2-213	鸭肫(母麻鸭)	Duck, gizzard, female	
09-2-301	北京烤鸭	* Beijing * white duck, roasted, whole	
09-2-302	北京填鸭	* Beijing * white duck, fatty, force-fed, whole	
09-2-303	红烧鸭(罐头)	Duck, stewed in soy sauce, canned	
09-2-304	酱鸭	Duck, cooked with soy sauce and spices, whole	
09-2-305	酱鸭(加梅菜,罐头)	Duck, braised, with fermented cabbage, canned	
09-2-306	盐水鸭(熟)	Duck, boiled in salted water, whole	
鹅		**GOOSE**	
09-3-101	鹅	Goose, whole	
09-3-201	鹅肝	Goose, liver	
09-3-202	鹅肫	Goose, gizzard	
09-3-301	烧鹅	Goose, stewed in soy sauce, whole	
火鸡		**TURKEY**	
09-4-101	火鸡腿	Turkey, leg	
09-4-102	火鸡胸脯肉	Turkey, breast	
09-4-201	火鸡肝	Turkey, liver	
09-4-202	火鸡肫	Turkey, gizzard	
其它		**OTHERS**	
09-9-001	鸽	Pigeon, whole	
09-9-002	鹌鹑	Quail, whole	
	乳类及制品	**MILK and MILK PRODUCTS**	**109 – 113**
液态乳		**LIQUID MILK**	
10-1-101	牛乳(X̄)	Milk, pasteurized	
10-1-102	牛乳(美国牛)	Milk, American cow	
10-1-103	牛乳(强化 VA,VD)	Milk, enriched with vitamins A and D	
10-1-104	牛乳(德国牛)	Milk, German cow	
10-1-201	鲜羊乳	Goat milk	
10-1-301	人乳	Breast milk	
奶粉		**MILK POWDER**	
10-2-101	牛乳粉(多维奶粉)	Whole milk powder, vitamin enriched	
10-2-102	全脂加糖奶粉	Whole milk powder, sugar added	
10-2-103	全脂牛奶粉	Whole milk powder	
10-2-104	全脂速溶奶粉	Whole milk powder, instant	
10-2-201	全脂羊乳粉	Whole goat milk powder	
酸奶		**YOGURT**	
10-3-001	酸奶(X̄)	Yogurt	
10-3-002	酸奶(高蛋白)	Yogurt, high protein	
10-3-003	酸奶(脱脂)	Yogurt, skimmed	

编码 Code	食物名称 Food name	英文名称 English name	Pages
10-3-004	酸奶(中脂)	Yogurt, medium fat	
10-3-005	酸奶(果料)	* Fruit * yogurt, whole milk, with fruits	
10-3-006	酸奶(桔味,脱脂)	* Orange flavor * yogurt, skimmed	
奶酪		**CHEESE**	
10-4-001	奶酪[干酪]	Cheese, white, semisoft	
10-4-002	奶豆腐(脱脂)	Milk curd, skimmed	
10-4-003	奶豆腐(鲜)	Milk curd, fresh	
10-4-004	奶疙瘩[奶酪干,干酸奶]	Cheese, milk lump, sour, dried	
10-4-005	契达干酪(普通)	Cheddar,	
10-4-006	契达干酪(脱脂)	Cheddar, reduced fat	
10-4-007	曲拉	Cheese	
10-4-008	全脂软酪	Full fat soft cheese, Philadelphia-type	
10-4-009	酸酪蛋	Cottage cheese	
10-4-010	羊乳酪	Feta	
10-4-011	中脂软酪	Medium fat soft cheese	
奶油		**BUTTER**	
10-5-001	奶油	Butter, yellow	
10-5-002	奶油(焦克)	Cream	
10-5-003	奶油(食品工业)	Cream, for food industry use	
10-5-004	黄油	Butter, clarified	
10-5-005	黄油渣	Butter residue, * milk solids *	
10-5-006	白脱(食品工业)[牛油,黄油]	Butter, for food industry use	
10-5-007	酥油	Cream	
其它		**OTHERS**	
10-9-001	炼乳(甜,罐头)	Condensed milk, pasteurized, sweetened, canned	
10-9-002	奶皮子	Milk film, fresh	
10-9-003	奶片	Whole milk powder, flakes, sugar added	
	蛋类及制品	**EGGS and EGG PRODUCTS**	**115 – 119**
鸡蛋		**CHICKEN EGG**	
11-1-101	鸡蛋(X̄)	Chicken, egg	
11-1-102	鸡蛋(白皮)	Chicken, egg, whole, white shell	
11-1-103	鸡蛋(红皮)	Chicken, egg, brown shell, whole	
11-1-104	鸡蛋(土鸡)	Chicken, egg, whole, free range chicken	
11-1-105	鸡蛋白	Chicken, egg white	
11-1-106	鸡蛋白(乌骨鸡)	Chicken, egg white, black-boned chicken	
11-1-107	鸡蛋黄	Chicken, egg yolk	
11-1-108	鸡蛋黄(乌骨鸡)	Chicken, egg yolk, black boned chicken	
11-1-201	鸡蛋粉[全蛋粉]	Chicken, egg powder, whole	
11-1-202	鸡蛋黄粉	Chicken, egg yolk powder	
11-1-203	松花蛋(鸡蛋)	* Pine flower * chicken egg, preserved in lime	
鸭蛋		**DUCK EGG**	
11-2-101	鸭蛋	Duck, egg, whole	

编码 Code	食物名称 Food name	英文名称 English name	Pages
11-2-102	鸭蛋白	Duck, egg white	
11-2-103	鸭蛋黄	Duck, egg yolk	
11-2-201	松花蛋(鸭蛋)[皮蛋]	* Pine flower * duck egg, whole, preserved in powdered lime	
11-2-202	咸鸭蛋	Duck, egg, whole, salt preserved	
鹅蛋		**GOOSE EGG**	
11-3-101	鹅蛋	Goose egg, whole	
11-3-102	鹅蛋白	Goose egg white	
11-3-103	鹅蛋黄	Goose egg yolk	
鹌鹑蛋		**PARTRIDGE EGG**	
11-4-101	鹌鹑蛋	Quail egg, whole	
11-4-201	鹌鹑蛋(五香罐头)	Quail egg, whole, flavored with five spice, canned	
	鱼虾蟹贝类	**FISH, SHELLFISH and MOLLUSC**	**121 – 135**
鱼		**FISH**	
12-1-101	白条鱼(裸鱼)	Lake carp, naked	
12-1-102	草鱼[白鲩,草包鱼]	Grass carp, white, freshwater	
12-1-103	赤眼鳟[金目鱼]	Eastern barb, freshwater shark	
12-1-104	鳡鱼[猴鱼]	Sheltostsher carp, freshwater	
12-1-105	胡子鲇[塘虱(鱼)]	Whiskered catfish, freshwater	
12-1-106	黄颡鱼[戈牙鱼,黄鳍鱼]	Bullhead catfish, cut-tailed, freshwater	
12-1-107	黄鳝[鳝鱼]	Rice field swamp eel, freshwater	
12-1-108	黄鳝丝	Rice field eel, shredded, freshwater	
12-1-109	尖嘴白	Silver gar, freshwater	
12-1-110	口头鱼	Goldfish carp, freshwater	
12-1-111	鲤鱼[鲤拐子]	Common carp, freshwater	
12-1-112	罗非鱼	Mozambique carp, freshwater	
12-1-113	罗非鱼(莫桑比克)[非洲黑鲫鱼]	Mozambique carp, freshwater	
12-1-114	泥鳅	Oriental loach, weatherfish, freshwater	
12-1-115	青鱼[青皮鱼,青鳞鱼,青混]	Black snail carp, freshwater	
12-1-116	乌鳢[黑鱼,石斑鱼,生鱼]	Snake head, freshwater	
12-1-117	银鱼[面条鱼]	* Silver fish *, freshwater, estuarine	
12-1-118	湟鱼(裸鲤鱼)	Lake carp, naked	
12-1-119	湟鱼(裸鱼)	Lake carp, naked	
12-1-120	鲇鱼[胡子鲇,鲢胡,旺虾]	Whiskered catfish, freshwater	
12-1-121	鲒花	Goldfish carp, freshwater	
12-1-122	鲢鱼[白鲢,胖子,连子鱼]	Silver carp, freshwater	
12-1-123	鲫鱼[喜头鱼,海附鱼]	Goldfish carp, freshwater	
12-1-124	鲮鱼[雪鲮]	Dace, freshwater	
12-1-125	鲮鱼(罐头)	Dace, freshwater, canned	
12-1-126	鳊鱼[鲂鱼,武昌鱼]	Bream, blunt-snout, freshwater	
12-1-127	鳗鲡[鳗鱼,河鳗]	Japanese river eel, catadromous	
12-1-128	鳙鱼[胖头鱼,摆佳鱼,花鲢鱼]	Fatheaded carp, black, freshwater	
12-1-129	鳜鱼[桂鱼,花鲫鱼]	Mandarin fish, freshwater	
12-1-130	鳟鱼[虹鳟]	Rainbow trout, freshwater	
12-1-201	白姑鱼[白米子(鱼)]	Spotted drum, white, marine	

编码 Code	食物名称 Food name	英文名称 English name	Pages
12-1-202	鲹鱼[蓝圆鲹,边鱼]	Round scad, marine	
12-1-203	带鱼[白带鱼,刀鱼]	Hairtail or belt fish, marine	
12-1-204	堤鱼	Japanese anchovy, marine	
12-1-205	丁香鱼(干)	Anchovy, marine, dried	
12-1-206	狗母鱼[大头狗母鱼]	Lizardfish, marine	
12-1-207	海鲫鱼[九九鱼]	Japanese sea perch, marine	
12-1-208	海鳗[鲫勾]	Pike eel, sharp-toothed, marine	
12-1-209	红娘鱼[翼红娘鱼]	Gurnards, marine	
12-1-210	黄姑鱼[黄婆鸡(鱼)]	Yellow spotted maigre, marine	
12-1-211	黄鱼(大黄花鱼)	Yellow croaker, large, marine	
12-1-212	黄鱼(小黄花鱼)	Yellow croaker, red lip, small, marine	
12-1-213	黄鲂[赤虹,老板鱼]	Japanese stingray, marine	
12-1-214	金线鱼[红三鱼]	Thread fin, gold thread fish, marine	
12-1-215	绿鳍马面豚[面包鱼,橡皮鱼]	Filefish, "Horse-face" fish, marine	
12-1-216	梅童鱼[大头仔鱼,丁珠鱼]	Japanese lion fish, drum fish, marine	
12-1-217	沙丁鱼[沙鲻]	Sardine, marine, estuarine	
12-1-218	沙钻鱼[多鳞喜,沙梭,麦穗鱼]	"Scaly" smelt, marine	
12-1-219	蛇鲻[沙梭鱼]	Mullet, marine, estuarine	
12-1-220	舌鳎[花纹舌头,舌头鱼]	Tongue fish, flatfish, left-eye, marine	
12-1-221	油抒[香梭鱼]	Barracuda (good salmon), brown or red, marine	
12-1-222	颚针鱼[针量鱼]	Needlefish, marine	
12-1-223	鲅鱼[马鲛鱼,燕鲅鱼,巴鱼]	Spanish mackerel, "Kingfish", marine	
12-1-224	鲅鱼(咸)[咸马胶]	Spanish mackerel, "Kingfish", preserved in brine	
12-1-225	鲆[片口鱼,比目鱼]	Flatfish, left-eye, marine	
12-1-226	鲈鱼[鲈花]	Japanese sea bass, marine, estuarine	
12-1-227	鲐鱼[青鲐鱼,鲐巴鱼,青砖鱼]	Mackerel, chub, marine	
12-1-228	鲑鱼[大麻哈鱼]	Cherry salmon, anadromous	
12-1-229	鲑鱼籽酱[大麻哈鱼籽酱]	Caviare, cherry salmon roe	
12-1-230	鲚鱼(大)[大凤尾鱼]	"Phoenix" anchovy, large, anadromous	
12-1-231	鲚鱼(小)[小凤尾鱼]	"Phoenix" anchovy, small, anadromous	
12-1-232	鲨鱼[真鲨,白斑角鲨]	Shark, marine	
12-1-233	鲳鱼[平鱼,银鲳,刺鲳]	Butterfish, white, marine	
12-1-234	鲷[黑鲷,铜盆鱼,大目鱼]	Sea bream red porgy, marine	
12-1-235	鲻鱼[白眼棱鱼]	Striped mullet, estuarine, marine	
12-1-236	鲽[比目鱼,凸眼鱼]	Flounder, flat, marine	
12-1-237	鳐鱼[夫鱼]	Fiddler, marine	
12-1-238	鳓鱼[快鱼,力鱼]	Chinese herring or shad, marine	
12-1-239	鳕鱼[鳕狭,明太鱼]	Pacific cod, marine	
12-1-240	鮸鱼[鳘鱼]	Brown croaker, marine	
12-1-301	鱼片干	Mixed fish, sliced, cooked, dried	
12-1-302	鱼奇油[鱼露,虾油]	"Yuqiyou", fermented fishes and shrimps with salt	
虾		**SHRIMP**	
2-2-101	白米虾[水虾米]	"White rice" shrimp, small, freshwater	
2-2-102	斑节对虾[草虾]	Prawn "Banjie", marine	
2-2-103	长毛对虾[大虾,白露虾]	"Long feeler" prawn, marine	
2-2-104	刺蛄[刺蛄]	"Mantis" shrimp, freshwater	
2-2-105	东方对虾[中国对虾]	"Oriental jumbo" prawn, marine	

编码 Code	食物名称 Food name	英文名称 English name	Pages
12-2-106	对虾	Prawn, marine	
12-2-107	海虾	Shrimp, marine	
12-2-108	河虾	Shrimp, freshwater	
12-2-109	基围虾	Shrimp * Jiwei *, marine	
12-2-110	江虾[沼虾]	Shrimp, freshwater	
12-2-111	龙虾	Lobster, marine	
12-2-112	明虾	Prawn, freshwater	
12-2-113	塘水虾[草虾]	Shrimp, small, freshwater	
12-2-114	虾虎	Crawfish, marine	
12-2-115	虾皮	* Hairy * shrimp, dried, marine	
12-2-116	螯虾	Crawfish, freshwater	
12-2-201	虾米[海米,虾仁]	Shrimp, white, small to medium, dried, marine	
12-2-202	虾脑酱	Shrimp head paste, marine	
蟹		**CRAB**	
12-3-001	海蟹	Sea crab	
12-3-002	河蟹	* Mitten * crab, freshwater	
12-3-003	踞缘青蟹[青蟹]	Blue crab	
12-3-004	梭子蟹	* Swimming * crab, marine	
12-3-005	蟹肉	Blue crab meat, marine	
贝		**SHELLFISH**	
12-4-101	鲍鱼[杂色鲍]	Multicolored abalone, marine	
12-4-102	鲍鱼(干)	Multicolored abalone, marine, dried	
12-4-103	蛏子	Razor clam, marine	
12-4-104	蛏干[蛏子缢,蛏青子]	Razor clam, marine, dried	
12-4-105	赤贝	Infla ark shell, marine	
12-4-106	河蚌	Mussel, freshwater	
12-4-107	河蚬[蚬子]	Clam, freshwater	
12-4-108	牡蛎[海蛎子]	Oyster, marine	
12-4-109	生蚝	Oyster, marine	
12-4-110	泥蚶[血蚶,珠蚶]	Blood ark shell	
12-4-111	扇贝(鲜)	* Comb-slit * scallop, fan-shell, marine	
12-4-112	扇贝(干)[干贝]	* Comb-slit * scallop, marine, dried	
12-4-113	鲜贝	Scallop, marine	
12-4-114	银蚶[蚶子]	Silver ark shell, marine	
12-4-115	贻贝(鲜)[淡菜,壳菜]	Mussel, marine	
12-4-116	贻贝(干)[淡菜,壳菜]	Mussel, marine, dried	
12-4-201	蛤蜊($\bar{X}$)	clam, marine	
12-4-202	花蛤蜊	Venus clam, marine	
12-4-203	毛蛤蜊	* Mogai * clam	
12-4-204	秋蛤蜊	* Autumn * surf clam, autumn, marine	
12-4-205	沙蛤蜊	Surf clam, marine	
12-4-206	杂色蛤蜊	* Multicolor * surf.clam, marine	
12-4-301	螺($\bar{X}$)	snail	
12-4-302	红螺	Red snail, freshwater	
12-4-303	黄螺[东风螺]	Yellow snail, globular, freshwater	
12-4-304	螺蛳	Snail, freshwater	

续表

编码 Code	食物名称 Food name	英文名称 English name	Pages
12-4-305	石螺	* Stone field * snail	
12-4-306	田螺	* Rice-paddy field * snail, globular, freshwater	
12-4-307	香海螺	* Fragrant * sea snail, marine	
其它		**OTHERS**	
12-9-001	海参	Japanese sea cucumber, fresh, marine	
12-9-002	海参(干)	Japanese sea cucumber, marine, dried	
12-9-003	海参(水浸)	Japanese sea cucumber, marine, soaked in water	
12-9-004	海蜇皮	Jellyfish body, marine	
12-9-005	海蜇头	Jellyfish head, marine	
12-9-006	墨鱼[曼氏无针乌贼]	Japanese cuttlefish, marine	
12-9-007	墨鱼(干)[曼氏无针乌贼]	Japanese cuttlefish, marine, dried	
12-9-008	乌贼(鲜)[鱿鱼,台湾枪乌贼,枪乌贼]	Cuttlefish, marine	
12-9-009	鱿鱼(干)[台湾枪乌贼]	Squid, marine, dried	
12-9-010	鱿鱼(水浸)	Squid, marine, soaked in water	
12-9-011	乌鱼蛋	Cuttlefish roe, marine	
12-9-012	章鱼[真蛸]	Octopus, marine	
12-9-013	章鱼(八爪鱼)[八角鱼]	Octopus	
	婴幼儿食品	**INFANT FOODS**	**137 – 139**
婴幼儿配方粉		**INFANT FORMULA**	
13-1-001	母乳化奶粉	Infant formula milk powder, simulated breast milk	
13-1-002	婴儿奶粉	Infant formula milk powder	
婴幼儿补充食品		**SUPPLEMENTARY FOOD**	
13-3-001	豆奶粉	Soy milk powder, mixture of soy and cow's milk	
13-3-002	钙质糕粉	Calcium enriched formula, mixture of rice, wheat, sugar	
13-3-003	健儿粉	Infant formula, mixture of rice, wheat and sugar	
13-3-004	莲子健儿粉	* Lotus * infant formula, mixture of rice, wheat, lotus seed	
13-3-005	乳儿糕	Infant formula, mixture of rice, wheat and sugar	
13-3-006	婴儿奶糕	Infant formula, mixture of rice flour and milk powder	
13-3-007	婴儿营养粉[婴宝*5410*]	*5410 formula*, mixture of rice, wheat, soybean, egg yolk	
13-3-008	营养乳儿糕	Nutrient enriched infant formula	
	小吃、甜饼	**ETHNIC FOOD and CAKES**	**141 – 149**
小吃		**ETHNIC FOOD**	
14-1-001	艾窝窝	Glutinous rice ball, stuffed with red bean paste, steamed	
14-1-002	白水羊头	Sheep head meat, boiled with condiment	
14-1-003	茶汤	* Tea soup *, baked millet, wheat flour, poured with boiling water	
14-1-004	炒肝	Pork intestine and liver, stewed with spices	
14-1-005	春卷	* Spring roll *, wrapped with pork & vegetables, deep fried	
14-1-006	豆腐脑(带卤)	Soybean curd, tender, with soy sauce and condiment	

编码 Code	食物名称 Food name	英文名称 English name	Pages
14-1-007	粉皮	Starch jelly sheet, cooked	
14-1-008	灌肠	* Starch sausage *, with garlic, fried	
14-1-009	煎饼	Foxtail millet pancake, wheat and millet flour, unleavened	
14-1-010	焦圈	Crispy doughnut, deep fried	
14-1-011	京八件	Assortment of eight types of pastries and cookies	
14-1-012	栗羊羹	* Chestnut * jelly, with red bean paste, sugar and starch	
14-1-013	凉粉	Mungbean starch jelly	
14-1-014	凉粉(带调料)	Starch jelly, with soy sauce and salted vegetables	
14-1-015	凉面	Wheat noodle, fast food, eaten cold	
14-1-016	龙虾片	* Longxiapian *, wheat flour with shrimp flavor, flake shape	
14-1-017	驴打滚	Steamed glutinous rice pastry, coated with baked soybean flour	
14-1-018	美味香酥卷	Crispy pancake, with lard, prickly ash, onion and ginger	
14-1-019	蜜麻花[糖耳朵]	Honey dough twist	
14-1-020	蜜三刀	* Honey doughnut *, with honey, sugar & oil, fried	
14-1-021	面窝	Rice flour doughnut, deep fried	
14-1-022	年糕	* New year * cake, glutinous rice flour, steamed	
14-1-023	酿皮	Starch jelly sheet	
14-1-024	青稞炒面	Naked barley flour, baked	
14-1-025	热干面	Noodle, * Hubei style *, with oil and salted vegetables	
14-1-026	三刀蜜	* Honey doughnut *, with honey, sugar & oil, fried	
14-1-027	三鲜豆皮	* Three-delicious-taste roll *, with egg , pork, and glutinous rice	
14-1-028	汤泡	Steamed bun, filled with ground pork and broth	
14-1-029	甜胚子	Leavened barley cake, with sugar	
14-1-030	甜醅	Sweet rice wine, with distiller's grains	
14-1-031	豌豆黄	Pea paste jelly, with sugar, starch, natural yellow coloring	
14-1-032	香油炒面	Baked flour, with sugar and sesame oil	
14-1-033	油茶	* Oil tea *, baked millet, wheat flour, poured with boiling water	
14-1-034	油炸豆瓣	Soybean, deep fried	
14-1-035	油炸豆花	Soybean split, deep fried	
14-1-036	炸糕	Fried cake, with red bean paste and sugar, deep fried	
14-1-037	糌粑(稞麦熟品)	Naked barley, cooked	
蛋糕、甜点		**CAKE**	
14-2-101	蛋糕(X)	Cake, with egg and baking powder, baked	
14-2-102	蛋糕(黄蛋糕)	Cake, with egg and baking powder, steamed	
14-2-103	蛋清蛋糕	Cake, with egg-whites and baking powder, baked	
14-2-104	宫廷蛋糕	* Royal style * cake, with egg and baking powder, baked	
14-2-105	老年蛋糕	Cake, with egg and baking powder, for the elderly, baked	
14-2-106	奶油蛋糕	Cake, with egg, butter and baking powder, baked	
14-2-107	西式蛋糕	Cake, western style, with egg and baking powder	
14-2-201	月饼(百寿宴点)	* Mooncake *, filled with sugar, lard and nuts	
14-2-202	月饼(豆沙)	* Mooncake *, with adzuki bean paste, osmanthus flower	
14-2-203	月饼(奶油果馅)	* Mooncake *, filled with cream and dry fruits	
14-2-204	月饼(奶油松仁)	* Mooncake *, filled with cream, butter and pine nut, baked	
14-2-205	月饼(唐王赏月)	* Mooncake *, court style, filled with lard and nuts, baked	
14-2-206	月饼(五仁)	* Mooncake *, baked, filled with nuts and preserved fruits	
14-2-207	月饼(香油果馅)	* Mooncake *, with sesame oil and preserved fruits, baked	
14-2-208	月饼(枣泥)	* Mooncake *, filled with jujube paste, sugar, baked	

编码 Code	食物名称 Food name	英文名称 English name	Pages
14-2-301	板油酥饼	Crispy pancake, with lard, baked	
14-2-302	蛋黄酥	Fluffy cake with egg york and sugar, baked	
14-2-303	蛋麻脆	Fluffy cake with eggs, sugar and sesame seeds, baked	
14-2-304	德庆酥	Fluffy cake, with lard, eggs, ground peanuts, baked	
14-2-305	鹅油卷	* Goose fat roll *, with goose fat and sugar, baked	
14-2-306	凤尾酥	* Phoenix tail * cookie, with lard and sugar, baked	
14-2-307	福来酥	* Lucky * cookie, with sugar and lard, baked	
14-2-308	核桃薄脆	Walnut crispy wafers	
14-2-309	黑麻香酥	Black sesame seed cookie, baked	
14-2-310	黑洋酥	Black sesame seed cookie	
14-2-311	混糖糕点	Cookie, with brown and white sugar and honey	
14-2-312	鸡腿酥	* Chicken-leg * crispy cookie, with lard and sugar, baked	
14-2-313	夹心酥饼	Crispy sandwich	
14-2-314	江米条	Glutinous rice sticks, with sugar, deep fried	
14-2-315	金钱酥	Coin shaped crispy cookie, with lard and sugar, baked	
14-2-316	京式黄酥	* Beijing style * fluffy cake, baked	
14-2-317	开口笑	* Sesame seed ball *, sweet, deep fried	
14-2-318	廖花糖	Puffed rice meal ball, coated with powdered sugar	
14-2-319	绿豆糕	Mungbean cake, with sugar and sesame oil, baked	
14-2-320	麻烘糕	Glutinous rice cake, coated with sesame seeds, baked	
14-2-321	麻花	Fried dough twisted, crispy	
14-2-322	麻香糕	Sesame seeds cookie, baked	
14-2-323	米花糖	Puffed rice balls, with sugar	
14-2-324	起酥	Crispy cookie, with butter, baked	
14-2-325	水晶饼	* Crystal * bun, with osmanthus flower, lard and sugar	
14-2-326	酥皮糕点	Crispy cookie, filled with sugar, osmanthus flower, baked	
14-2-327	桃酥	Walnut cookie, with walnuts and vegetable oil, baked	
14-2-328	硬皮糕点	* Firm shelled cake *, with lard and sugar, baked	
14-2-329	芝麻桃酥	Sesame walnut cookies	
14-2-330	状元饼	* Scholar's cake *, fluffy cake, with jujube paste, baked	
14-2-331	茯苓夹饼	* Wafer sandwich *, poris cocos and honey in between	
	速食食品	**FAST FOODS**	**151 - 155**
方便食品		**CONVENIENCE FOOD**	
15-2-101	蛋片	Egg slice, dried	
15-2-102	麦片	Wheat flake	
15-2-103	燕麦片	Oatmeal flake	
15-2-104	玉米片(即食粥)	Corn porridge, instant	
15-2-201	方便面	Wheat noodle, instant	
15-2-301	面包(X̄)	Bread	
15-2-302	多维面包	Multi-vitamin bread	
15-2-303	法式牛角面包	* Horn * bread, French style, hollow, filled with sweet cream	
15-2-304	法式配餐面包	Bread, French style	
15-2-305	果料面包	Fruit bread, with preserved fruits	
15-2-306	黄油面包	Butter bread	

编码 Code	食物名称 Food name	英文名称 English name	Pages
15-2-307	乐斯美面包	Butter bread, * Lesimei *	
15-2-308	麦胚面包	Wheat germ bread	
15-2-309	麦维面包	* Wheat-vitamin * bread, with wheat germ flour and vitamin	
15-2-310	维生素面包	Vitamin bread	
15-2-311	咸面包	Salty bread	
15-2-312	椰圈面包	Coconut bread, ring, sprinkled with shredded coconut meat	
15-2-313	桦榕面包	Bread, * Huarong *	
15-2-401	饼干(X̄)	Biscuit	
15-2-402	VC 饼干	Cracker, vitamin C fortified	
15-2-403	饼干(强化锌)[富锌饼干]	Cracker, zinc fortified	
15-2-404	补血饼干	* Blood tonic * cracker, iron fortified	
15-2-405	儿童营养饼干	* Animal * cracker, for children	
15-2-406	钙奶饼干	* Calcium-milk * cracker, fortified with calcium and milk	
15-2-407	钙王饼干	* Calcium * biscuit, calcium enriched	
15-2-408	高蛋白饼干	High protein cracker	
15-2-409	军用压缩饼干	Cracker, for military use	
15-2-410	奶油饼干	Butter cracker	
15-2-411	牛奶饼干	Milk biscuit	
15-2-412	曲奇饼	Butter cracker	
15-2-413	苏打饼干	* Soda * biscuit	
15-2-414	维夫饼干	* Wafer * cookie	
休闲食品		**SNACK**	
15-3-001	菠萝豆	* Pineappple wafer ball *, pineapple flavored cookie	
15-3-002	空心果	* Hollow rice ball *, glutinous rice flour, deep fried	
15-3-003	马铃薯片(油炸)[油炸土豆片]	Potato slice, fried	
15-3-004	酥香兰花豆	Broad bean, deep fried, spiced	
	饮料类	**BEVERAGES**	**157 - 163**
碳酸饮料		**CARBONATED DRINK**	
16-1-001	百令可乐	Soda drink, * Bailing *, bottled	
16-1-002	冰川可乐	* Glacier * soda drink, canned	
16-1-003	橙珍(易拉罐装)	* Orange * soda, canned	
16-1-004	橙汁汽水	Orange soda, orange flavored, bottled	
16-1-005	柠檬汽水	Lemon soda, bottled	
16-1-006	特制柠檬汽水	Lemon soda, special grade, bottled	
16-1-007	特制汽水	Soda, special grade, bottled	
16-1-008	维尔康运动饮料	Sports soda drink, nutrient fortified	
果汁及果汁饮料		**FRUIT JUICE and DRINK**	
16-2-001	VC 橘汁	Orange juice, vitamin C enriched	
16-2-002	浓缩橘汁	Orange juice, concentrated	
16-2-003	鲜橘汁(纸盒)	Orange drink with fresh orange juice, in carton	
16-2-004	橘子汁	Orange drink, bottled	
16-2-005	刺玫汁(纸盒)	Rose hips drink, in carton	
16-2-006	甘蔗汁	Sugar cane juice	

编码 Code	食物名称 Food name	英文名称 English name	Pages
16-2-007	红果汁	Hawthorn berry drink, bottled	
16-2-008	柠檬汁	Lemon juice	
16-2-009	沙棘果汁	Sea buckthorn berry drink, bottled	
16-2-010	乌梅汁	* Smoked plum *, Japanese apricot juice	
16-2-011	原汁沙棘	Sea buckthorn berry juice	
蔬菜汁饮料		**VEGETABLE JUICE and DRINK**	
16-3-001	胡萝卜素王	Carrot drink	
含乳饮料		**MILK DRINK**	
16-4-001	果味奶	* Fruit flavor * milk, artificially fruit flavored, pasteurized	
16-4-002	喜乐(乳酸饮料)	Fermented milk with lactobacillus	
植物蛋白饮料		**VEGETABLE PROTEIN DRINK**	
16-5-001	巧克力豆奶	Chocolate flavored soy milk, bottled	
16-5-002	杏仁露	Almond drink, bottled	
茶叶及茶饮料		**TEA and TEA DRINK**	
16-6-101	茶砖[砖茶]	Tea brick	
16-6-102	茶砖(小)	Tea brick, small	
16-6-103	红茶	Black tea	
16-6-104	花茶	Jasmine tea	
16-6-105	甲级龙井	Tea, * Longjing *, first grade	
16-6-106	绿茶	Green tea	
16-6-107	石榴花茶	Pomegranate flower tea	
16-6-108	柿叶茶	Persimmon leaf tea	
16-6-109	铁观音茶	Tea, * Tieguanyin *, fermented	
16-6-110	珠茶	* Pearl * tea, green tea, small ball shape	
16-6-201	茶水	Tea drink	
固体饮料		**POWDERED DRINK**	
16-7-001	宝宝福	Mixed drink powder, fortified with nutrients, for children	
16-7-002	冰激凌粉	Powdered ice cream mix, with sugar, starch etc.	
16-7-003	固体橘子饮料	Orange crystal	
16-7-004	可可粉	Cocoa mix powder	
16-7-005	麦乳精	Malted milk crystal, mixture of cocoa, malt and milk	
16-7-006	山楂晶	Hawthorn berry crystal	
16-7-007	酸梅晶	Bayberry crystal	
16-7-008	鲜橘晶	Orange crystal	
16-7-009	猕猴桃晶	Kiwi crystal	
16-7-010	橘子晶	Orange crystal	
棒冰、冰激凌类		**LOLLIPOP and ICE CREAM**	
16-8-001	冰棍	Popsicle, milk and sugar	
16-8-002	冰砖	Ice cream brick, with milk, cream, sugar and gelatin	
16-8-003	冰激凌	Ice cream, with milk, cream, sugar and gelatin	
16-8-004	大雪糕	Ice cream bar	
16-8-005	三明治冰激凌	* Sandwich * ice cream	

续表

编码 Code	食物名称 Food name	英文名称 English name	Pages
16-8-006	双棒雪糕	* Two sticks * ice cream bar	
16-8-007	娃娃头	* Baby head * ice cream bar	
16-8-008	紫雪糕	* Purple * ice cream bar, chocolate coated	
其它		**OTHERS**	
16-9-001	红景天饮料	Integripetal rhodiola drink	
	含酒精饮料	**LIQUOR and ALCOHOLIC BEVERAGES**	**165 – 168**
发酵酒		**FERMENTED ALCOHOLIC BEVERAGE**	
17-1-101	啤酒($\bar{X}$)	Beer	
17-1-102	北京啤酒	* Beijing * beer	
17-1-103	北京特制啤酒(6度)	* Beijing * beer, special brew(6°)	
17-1-104	楚天啤酒(2.6度)	Beer, * Chutian * (2.6°)	
17-1-105	酒泉啤酒	Beer, * Jiuquan *	
17-1-106	麦饭石啤酒	* Maifan rock * beer	
17-1-107	美雪啤酒	* Beautiful snow * beer	
17-1-108	秦海啤酒	Beer, * Qinhai *	
17-1-109	清爽型啤酒(6度)	* Light * beer, yellow(6°)	
17-1-110	特制啤酒(5度)	Beer, special brewed(5°)	
17-1-111	维生素C啤酒	* Vitamin C * beer, vitamin C enriched	
17-1-112	武汉啤酒(3.2度)	Beer, * Wuhan * (3.2°)	
17-1-113	五星啤酒	* Five-star * beer	
17-1-114	行吟阁啤酒(3.2度)	Beer, * Xingyinge * (3.2°)	
17-1-201	葡萄酒($\bar{X}$)	Grape wine, sweet	
17-1-202	白葡萄酒($\bar{X}$)	* White * grape wine, sweet	
17-1-203	红葡萄酒($\bar{X}$)	* Red * grape wine, sweet	
17-1-204	玫瑰香葡萄酒(15度)	* Rose scented * red grape wine, sweet(15°)	
17-1-301	黄酒($\bar{X}$)	Yellow rice wine	
17-1-302	贡米佳酿(14度)	* Pay tribute * yellow rice wine, dry(14°)	
17-1-303	加饭黄酒	Yellow rice wine, * Jiafan *, dry	
17-1-304	江米酒	Glutinous rice wine, white, sweet	
17-1-305	糯香酒(6.4度)	Glutinous rice flavored wine, white, sweet(6.4°)	
17-1-306	善酿酒	Rice wine, * Shanniang *, semi-sweet	
17-1-307	绍兴黄酒(15度)	Yellow rice wine, * Shaoxing *, dry(15°)	
17-1-308	元红黄酒	Yellow rice wine, * Yuanhong *, dry	
蒸馏酒		**LIQUOR**	
17-2-101	碧绿酒	* Bright green * liquor	
17-2-102	崇明老白酒	Liquor, * Chongming *	
17-2-103	低度汉酒(37.2度)	Liquor, low grade(37.2°)	
17-2-104	二锅头(58度)	Liquor, twice distilled(58°)	
17-2-105	甘州大曲	Liquor, * Ganzhou *	
17-2-106	汉口白酒(49.6度)	Liquor, * Hankou * (49.6°)	
17-2-107	汉口小麦酒(40.7度)	Liquor, made from wheat(40.7°)	
17-2-108	黄鹤楼酒(39度)	Liquor, * Huanghelou * (39°)	
17-2-109	精制小麦酒	Liquor, made from wheat	
17-2-110	景泰大曲	Liquor, * Jingtai *, first distillation	

编码 Code	食物名称 Food name	英文名称 English name	Pages
17-2-111	景泰二曲	Liquor, * Jingtai *, second distillation	
17-2-112	酒泉酒	Liquor, * Jiuquan *	
17-2-113	凉洲曲酒	Liquor, * Liangzhou *	
17-2-114	宁河大曲	Liquor, * Ninghe *, first distillation	
17-2-115	宁河二曲	Liquor, * Ninghe *, second distillation	
17-2-116	曲酒(55 度)	Liquor, * Qujiu *	
17-2-117	三粮小麦(55 度)	Liquor, * Sanliang *, made from wheat(55°)	
17-2-118	丝路春酒	Liquor, * Siluchun *	
17-2-119	特制汉酒(59.9 度)	Liquor, special grade(59.9°)	
17-2-120	特制三粮酒(56.2 度)	Liquor, * Sanliang *, special grade(56.2°)	
17-2-121	乌林春酒(青稞酒)	Liquor, * Wulin-spring *, made from barley	
17-2-122	五酿春(44.4 度)	Liquor, * Wuliangchun * (44.4°)	
17-2-123	小麦酒(48 度)	Liquor, made from wheat(48°)	
17-2-124	小麦酒(50 度)	Liquor, made from wheat (50°)	
17-2-125	燕岭春(57 度)	Liquor, * Yanlingchun * (57°)	
17-2-126	醉流霞(57 度)	Liquor, * Zuiliuxia * (57°)	
露酒		**CORDIAL**	
17-3-101	蜜酒	* Honey * wine	
17-3-102	双喜沙棘酒	* Shuangxi * sea buckthorn wine	
17-3-103	香雪酒	* Fragrant snow * wine, sweet	
17-3-104	中华沙棘酒	* China * sea buckthorn wine	
	糖、蜜饯类	**SUGARS and PRESERVES**	**169 – 173**
糖		**SUGARS**	
18-1-001	白砂糖	Beet sugar, granulated	
18-1-002	绵白糖	Cane sugar, powdered	
18-1-003	冰糖	Rock sugar	
18-1-004	红糖	Brown sugar	
18-1-005	麦芽糖	Maltose	
18-1-006	蜂蜜	Honey	
糖果		**CONFECTIONERY**	
18-2-001	花生牛轧糖	Peanut toffee	
18-2-002	胶姆糖	Chewing gum	
18-2-003	马蹄软糖	Jelly candy squares	
18-2-004	棉花糖	* Cotton candy *, spun sugar	
18-2-005	奶糖	Toffee	
18-2-006	泡泡糖	Bubble gum	
18-2-007	巧克力	Chocolate	
18-2-008	巧克力(酒芯)	Chocolate, filled with liquor	
18-2-009	巧克力(维夫)[朱古力威化]	Chocolate, standard wafer	
18-2-010	山楂球	Hawthorn berry candy	
18-2-011	什锦糖果	Mixed candy	
18-2-012	水晶糖	Jelly candy	
18-2-013	酥糖	Peanut brittle	
18-2-014	酸三色糖	Fruit flavored candy, multicolored balls	

编码 Code	食物名称 Food name	英文名称 English name	Pages
18-2-015	鲜桃果汁糖	Fruit candy, filled with peach juice	
18-2-016	芝麻南糖	Sesame candy	
蜜饯		**PRESERVES**	
18-3-001	海棠脯	Crabapple, preserved with sugar	
18-3-002	李广杏脯	Apricot, dried, preserved with sugar	
18-3-003	南瓜果脯	Pumpkin, preserved in sugar	
18-3-004	苹果脯	Apple, preserved in sugar	
18-3-005	青梅果脯	Plum, preserved with sugar, green	
18-3-006	桃脯	Peach, preserved with sugar, dried	
18-3-007	西瓜脯	Watermelon inner skin, preserved with sugar	
18-3-008	杏脯	Apricot, dried, preserved with sugar	
18-3-009	金糕	Hawthorn jelly, processed snack	
18-3-010	金糕条[山楂条]	Hawthorn jelly strip, sweet	
18-3-011	山楂果丹皮	Hawthorn sheet, processed with sugar and starch	
	油脂类	**FATS and OILS**	**175 – 179**
动物油脂		**ANIMAL FAT**	
19-1-001	牛油	Beef tallow	
19-1-002	牛油(炼)	Beef tallow, rendered	
19-1-003	鸭油(炼)	Duck fat, rendered	
19-1-004	羊油	Sheep fat, unrendered	
19-1-005	羊油(炼)	Sheep fat, rendered	
19-1-006	猪油(板油)	Lard(leaf lard),unrendered	
19-1-007	猪油(炼)	Lard, rendered	
植物油		**VEGETABLE OIL**	
19-2-001	菜籽油[青油]	Rapeseed oil	
19-2-002	茶油	Tea-seed oil	
19-2-003			
19-2-004	豆油	Soybean oil	
19-2-005	红花油	safflower oil	
19-2-006	胡麻油	Linseed oil	
19-2-007	花生油	Peanut oil	
19-2-008	混合油(菜+棕)	Mixed oil, rapeseed and palm oil	
19-2-009	葵花子油	Sunflower seed oil	
19-2-010	辣椒油	* Chili oil *, fried with chili pepper	
19-2-011			
19-2-012	麦胚油	Wheatgerm oil	
19-2-013	棉籽油	Cottonseed oil	
19-2-014	色拉油	Salad oil	
19-2-015	椰子油	Coconut oil	
19-2-016	玉米油	Corn oil	
19-2-017	芝麻油[香油]	Sesame oil	
19-2-018	棕榈油	Palm oil	
19-2-019	橄榄油	Olive oil	

编码 Code	食物名称 Food name	英文名称 English name	Pages
	调味品类	**CONDIMENTS**	**181 – 191**
酱油		**SAUCE**	
20-1-001	酱油(X̄)	Soy sauce, light	
20-1-002	酱油(高级)	Soy sauce, high grade	
20-1-003	酱油(一级)	Soy sauce, grade 1	
20-1-004	酱油(三级)	Soy sauce, grade 3	
20-1-005	酱油(冬菇)	*Mushroom* soy sauce, shitake mushroom flavored	
20-1-006	酱油(多味)	*Multi-taste* soy sauce, spiced	
20-1-007	酱油(三鲜)	*Three-delicious* soy sauce	
20-1-008	酱油(晒制)	Soy sauce, from sun-dried concentrate	
20-1-009	酱油(特母)	*Temu* soy sauce	
20-1-010	酱油(味精)	*MSG* soy sauce	
醋		**VINEGAR**	
20-2-001	醋(X̄)	Vinegar	
20-2-002	白醋	White vinegar	
20-2-003	陈醋	Aged vinegar	
20-2-004	甘醋	Vinegar, sweetened, yellow	
20-2-005	黑醋	Black vinegar	
20-2-006	五香醋	Five spice flavored vinegar	
20-2-007	香醋	Fragrant brine vinegar	
20-2-008	熏醋	Smoked vinegar, brown	
酱		**CATSUP**	
20-3-101	豆瓣酱	Broad-bean paste, fermented	
20-3-102	豆瓣酱(辣油)	Broad-bean paste, fermented, hot	
20-3-103	豆瓣辣酱	Broad-bean paste, fermented, hot	
20-3-104	花生酱	Peanut butter	
20-3-105	黄酱[大酱]	Yellow soybean paste	
20-3-106	酱油膏	Soya paste, fermented	
20-3-107	辣椒酱[辣椒糊]	Chili pepper paste, fresh, crushed, salted	
20-3-108	麻辣酱	Broad-bean paste, fermented, with prickly ash, hot	
20-3-109	牛肉辣瓣酱	Broad-bean paste, fermented, with ground beef, hot	
20-3-110	蒜蓉辣酱	Broad-bean paste, fermented, with chili and garlic	
20-3-111	甜面酱	Wheat flour paste, fermented, sweet	
20-3-112	五香豆豉	Fermented soybeans, with spices	
20-3-113	香油辣酱	Broad-bean paste, fermented, with sesame oil, hot	
20-3-114	芝麻酱	Sesame paste	
20-3-115	郫县辣酱	PIXIAN-bean paste, fermented, thick, hot	
20-3-201	草莓酱	Strawberry jelly	
20-3-202	番茄酱	Tomato sauce, canned	
20-3-203	柠檬酱	Lemon curd, starch base	
20-3-204	苹果酱	Apple jam	
20-3-205	桃酱	Peach jam	
20-3-206	杏酱	Apricot jam	

编码 Code	食物名称 Food name	英文名称 English name	Pages
腐乳		**FERMENTED SOYBEAN CURD**	
20-4-001	腐乳(白)[酱豆腐]	Fermented soybean curd, salted, white	
20-4-002	腐乳(臭)[臭豆腐]	Fermented soybean curd, salted, pungent, pale white	
20-4-003	腐乳(红)[酱豆腐]	Fermented soybean curd, salted, red	
20-4-004	桂林腐乳	Fermented soybean curd, "Guiling", salted, white	
20-4-005	糟豆腐乳[糟乳]	Fermented soybean curd, with distiller's grain	
咸菜类		**PICKLES**	
20-5-001	八宝菜	Mixed vegetables and kernels in soy sauce	
20-5-002	冬菜	Cabbage, fermented with crushed garlic for 1 year	
20-5-003	狗芽菜	Wolfberry greens, salted	
20-5-004	桂花大头菜[佛手疙瘩]	Turnip, salted, with osmanthus flower	
20-5-005	什锦菜	Mixed vegetables, salted	
20-5-006	姜(糟)	Ginger, in distiller's grains	
20-5-007	酱包瓜	Common muskmelon, preserved with fermented wheat flour paste	
20-5-008	酱大头菜	Turnip, in soy sauce	
20-5-009	酱甘露[地蚕,甘露子]	Artichoke, in soy sauce	
20-5-010	酱黄瓜	Cucumber, in soy sauce	
20-5-011	酱萝卜	Radish, preserved in soy sauce	
20-5-012	酱蘑菇	Mushroom, in soy paste	
20-5-013	酱苤蓝丝	Kohlrabi, shredded, in soy paste	
20-5-014	酱莴笋	Lettuce stem, in soy paste	
20-5-015	芥菜干	Mustard greens, dried	
20-5-016	金钱萝卜	Radish, sliced like coin strings, salted	
20-5-017	辣萝卜条	Radish, chili strip	
20-5-018	萝卜干	Radish, dried slab	
20-5-019	乳黄瓜[嫩黄瓜]	Young cucumber, salted	
20-5-020	什锦菜	Mixed vegetables in soy sauce	
20-5-021	酸芥菜	Turnip, fermented, sour	
20-5-022	蒜头(酱)	Garlic bulb, in soy paste	
20-5-023	蒜头(甜)[糖蒜]	Garlic bulb, in sugar	
20-5-024	甜辣黄瓜	Cucumber, with hot pepper and sugar	
20-5-025	甜酸皎头	Chinese onion bulb, preserved in sugar and vinegar	
20-5-026	五香大头菜	Turnip, with five spices	
20-5-027	咸沙葱[蒙古韭]	Mongolian onion, salted	
20-5-028	洋姜(腌)[菊芋,鬼子姜]	Jerusalem artichoke, "Girasole", in soy sauce	
20-5-029	榨菜	Mustard root, fermented with salt and chili powder	
20-5-030	蕨菜(腌)	Bracken, in soy sauce	
20-5-031	腌芥菜头[水芥,水疙瘩]	Turnip, salted	
20-5-032	腌芥菜头(煮)[煮芥,煮疙瘩]	Turnip, salted and boiled	
20-5-033	腌韭菜花	Chinese chives flower, salted	
20-5-034	腌龙须菜	Asparagus, schoberia-like, salted	
20-5-035	腌雪里红	Mustard greens, salted	
香辛料		**SPICE**	
20-6-001	八角[大料,大茴香]	Star anise	
20-6-002	胡椒粉	White pepper powder	

编码 Code	食物名称 Food name	英文名称 English name	Pages
20-6-003	花椒	Chinese prickly ash	
20-6-004	黄毛籽	* Wild grass * seed powder	
20-6-005	芥末	Mustard powder	
20-6-006	苦豆子	Foxtail-like sophora seed	
20-6-007	辣椒粉	Chili pepper powder	
20-6-008	全料蒸肉粉	Spiced ground rice, for steaming with meat	
20-6-009	五香粉	Five-spice powder	
20-6-010	茴香籽[小茴香籽]	Fennel seed	
盐、味精及其它		**SALT and OTHERS**	
20-7-101	湖盐[青盐]	Lake salt, unrefined	
20-7-102	精盐	Sea salt, refined	
20-7-103	土盐	Salt, unrefined	
20-7-201	味精	* MSG *, mono-sodium-glutamate	
20-7-301	酵母(鲜)	Yeast, fresh	
20-7-302	酵母(干)	Yeast, dried	

附录 3
Appendix 3

食物名称中拉文对照表

Chinese-Latin Food Names

普通名称	主要食品系或类型	别名或地方名称	科学名称	科别
谷类				
大麦		元麦 青稞	*Hordeum vulgare*	禾本科
	三叉大麦	洋辣 子麦	*Hordeum vulgare* var. *trifurcatumm*	禾本科
	裸麦(裸粒大麦青梨)	元麦 米麦 糌粑(熟品)	*Hordeum vulgare* var. *nudum*	禾本科
稻	籼		*Oryza sativa* subsp *hsien*	禾本科
	粳		*Oryza sativa* subsp *jing*	禾本科
	糯		*Oryza sativa* var. *glutinosa*	禾本科
高粱		蜀黍	*Sorghum vulgare*	禾本科
荞麦	普通荞麦	甜荞麦	*Fagopyrum esculentum*	蓼科
	苦荞麦	鞑靼荞麦	*Fagopyrum tataricum*	蓼科
黍	稷	大黄米(去壳后)黄米	*Panicum miliaceum*	禾本科
小麦	普通小麦		*Triticum aestivum*	禾本科
	硬粒小麦		*Triticum durum*	禾本科
	波兰小麦		*Triticum polonicum*	禾本科
	肿胀小麦	圆锥小麦	*Triticum turgidum*	禾本科
小米		谷子	*Setaria italica*	禾本科
燕麦		乌麦 雀麦	*Avena sativa*	禾本科
莜麦		油麦 龙麦	*Avena nuda*	禾本科
薏苡		薏米 回回米 药玉米(去壳前)	*Coix lachryma－jobi*	禾本科
玉米		玉蜀黍 包谷 包粟 粟米 玉谷	*Zea mays*	禾本科
薯类				
马铃薯		洋芋 土豆 地蛋 山药蛋 山药豆	*Solanum tuberosum*	茄科
甘薯		番薯 朱薯 金薯 红山药 唐薯 山芋 地瓜 山药 甜薯 红薯 白薯 红苕	*Ipomoea batatas*	旋花科
干豆类				
赤豆		红小豆 小豆	*Phaseolus angularis*	豆科
绿豆			*Phaseolus radiatus*	豆科
大豆		黄豆	*Glycine max*	豆科
蔬菜类				
萝卜			*Raphanus sativus* var. *sativus*	十字花科
萝卜(小)	四季萝卜	小萝卜 算盘子	*Raphanus sativus*	十字花科
胡萝卜		红萝卜 丁香萝卜 金笋	*Daucus carota* var. *sativa*	伞形花科

普通名称	主要食品系或类型	别名或地方名称	科 学 名 称	科别
苴莲		球茎甘蓝 芥兰头 玉头	*Brassica caulorapa*	十字花科
甘露子		甘露儿 地蚕 宝塔菜 螺蛳菜	*Stachys sieboldi*	唇形科
甜菜		糖萝卜	*Beta vulgaris*	藜科
扁豆			*Dolichos lablab*	豆科
菜豆		芸豆 四季豆 架豆 豆角	*Phaseolus vulgaris*	豆科
蚕豆			*Vicia faba*	豆科
长豇豆			*Vigna sesquipedalis*	豆科
刀豆			*Canavalia gladiata*	豆科
豇豆			*Vigna sinensis*	豆科
眉豆		饭豇豆	*Vigna cylindrica*	豆科
豌豆			*Pisum sativum*	豆科
灯笼椒		甜柿椒 柿子椒 大椒	*Capsicum frutescens* var. *grossu*	茄科
番茄		番柿 西红柿	*Lycopersicon esculentum*	茄科
辣椒		辣子	*Capsicum frutescens*	茄科
茄		茄子 吊菜子 矮瓜	*Solanum melongena*	茄科
秋葵			*Abelmoschus esculentus*	锦葵科
菜瓜		生瓜 白瓜 稍瓜 越瓜	*Cucumis melo* var. *conomon*	葫芦科
冬瓜			*Benincasa hispida*	葫芦科
佛手瓜		安南瓜 洋茄子 菜肴梨	*Sechium edule* Swartz.	葫芦科
佛手瓜		洋丝瓜	*Sechium edule*	葫芦科
黄瓜		胡瓜	*Cucumis sativus*	葫芦科
葫芦			*Lagenaria siceraria*	葫芦科
节瓜			*Benincasa hispida* var. *chiehqua*	葫芦科
苦瓜		凉瓜 癞葡萄	*Momordica charantia*	葫芦科
瓠瓜			*Lagenaria siceraria* var. *makinoi*	葫芦科
瓠子		扁蒲	*Lagenaria siceraria* var. *hispita*	葫芦科
南瓜		番瓜 饭瓜 番南瓜 北瓜 倭瓜	*Cucurbita moschata*	葫芦科
蛇瓜		蛇豆	*Trichosanthes anguina*	葫芦科
丝瓜			*Luffa cylindrica*	葫芦科
笋瓜		北瓜 搅丝瓜 饭瓜	*Cucurbita maxima*	葫芦科
西葫芦			*Cucurbita pepo*	葫芦科
蒜		葫	*Allium sativum*	石蒜科
韭菜			*Allium Tuberosum*	石蒜科
洋葱			*Allium cepa*	石蒜科
白菜		黄芽白 绍菜	*Brassica pekinensis*	十字花科
菠菜			*Spinacia oleracea*	藜科
菜心		菜薹	*Brassica parachinensis*	十字花科
长叶莴苣		生菜	*Lactuca sativa* var. *lonifolia*	菊科
卷心菜		圆白菜 包菜 葵花白菜 疙瘩白 洋白菜 大头菜 包心菜 包包菜 莲花白 椰菜	*Brassica oleracea* var. capitata *capitata*	十字花科
莼菜		水案板	*Brasenia schreberi*	莼菜科葱
豆瓣菜		西洋菜 水田芥 水生菜	*Nasturtium officinale*	十字花科
冬葵		冬寒菜 葵菜 冬苋菜	*Malva crispa*	锦葵科

续表

普通名称	主要食品系或类型	别名或地方名称	科学名称	科别
		蕲菜 邹叶锦葵		
旱芹		药芹 芹菜	*Apium graveolens*	伞形科
花椰菜		花菜 菜花	*Brassica oleracea* var. *botrytis*	十字花科
黄花菜		金针菜 柠檬萱草	*Hemerocallis citrina*	百合科
荠		荠菜 菱角菜	*Capsella bursa – pastoris*	十字花科
茴香		小茴香	*Foenieulum vulgare*	伞形科
江南山梗菜		苦菜 节节花	*Lobelia davidii*	半边莲科
君达菜		厚皮菜	*Beta vulgaris* var. *cicla*	藜科
落葵		木耳菜	*Basella rubra*	落葵科
马兰		马兰头 鸡儿肠 田边菊 路边菊 鱼鳅串	*Kalimeris indica*	菊科
雪里蕻		雪里红 雪菜	*Brassica juncea* var. *crispifolia*	十字花科
塌棵菜		飘儿白 塌古菜 乌塌菜	*Brassica narinosa*	十字花科
甜菜		忝菜	*Beta vulgaris*	藜科
茼蒿		艾菜	*Chrysanthemum coronarium*	菊科
蕹菜		通菜 空心菜 藤藤菜 翁菜 通菜蓊	*Ipomoea aquatica*	旋花科
莴苣			*Lactuca sativa*	菊科
莴笋			*Lactuca sativa* var. *asparagina*	菊科
苋		苋菜	*Amaranthus tricolor*	苋科
青菜		小白菜	*Brassica chinensis*	十字花科
芫荽		香菜 香荽 胡荽	*Coriandrum sativum*	伞形科
油菜			*Brassica campestris*	十字花科
苋菜	尾穗苋	红叶老枪谷 红苋	*Amaranthus caudatus* var. *atropur pureus*	苋科
竹笋	毛竹	茅竹 南竹 江南竹 孟字竹	*Phyllostachys pubescens*	禾本科
百合			*Lilium brownii* var. *viridulum*	百合科
茭白		茭笋 茭粑 菰笋菰 菰手	*Zizania caduciflora*	禾本科
莲藕			*Nelumbo nucifera*	睡莲科
荸荠		马蹄	*Eleocharis dulcis*	沙草科
慈菇		乌芋 白地栗 河凫茨	*Sagittaria sagittifolia*	泽泻科
大薯		参薯 洞薯	*Dioscorea alata*	薯蓣科
豆薯		地瓜 凉薯	*Pachyrhizus erosus*	豆科
假芋		野芋头 山芋	*Colocasia fallax*	天南星科
姜			*Zingiber officinale*	姜科
菊芋		洋姜 洋生姜	*Helianthus tuberosus*	菊科
魔芋		南星 鬼芋	*Amorphophallus rivieri*	天南星科
薯蓣		山药	*Dioscorea opposita*	薯蓣科
野葛		葛藤 葛	*Pueraria lobatai*	豆科
芋		芋头 水芋 芋茇 毛艿 毛芋	*Colocasia esculenta*	天南星科
枸杞		地骨 地棘 枸杞菜	*Lycium chinense*	茄科
南苜蓿		草头 金花菜 苜齐头	*Medicago hispida* Gaertn	蝶形花科
紫苜蓿		苜蓿	*Medicago sativa* L.	豆科
榆钱	榆树	白榆 榆 家榆	*Ulmus pumila*	榆科
	旱榆	灰榆 黄青榆	*Ulmus glaucescens*	榆科

普通名称	主要食品系或类型	别名或地方名称	科 学 名 称	科别
	大果榆	黄榆 毛榆 山榆	*Ulmus macrocarpa*	榆科
香椿			*Toona sinensis*	楝科
刺儿菜		小蓟 蓟蓟菜	*Cirsium segetum* Bge.	菊科
苦菜		苦苦菜 拒马菜	*Sonchus oleraceus* L.	菊科
山苦荬		启明菜	*Lactuca* Sp.	菊科
蒲公英		孛孛丁 黄花苗	*Taraxacum mongolicum* Hand – Mazz.	菊科
苍术		山蓟 山姜	*Atractylis ovata* Thunb.	菊科
清明菜		鼠曲草	*Gnaphalium multiceps* Wall.	菊科
洋姜		菊芋	*Helianthus tuberosus* L.	菊科
大蓟		飞廉	*Carduus crispus* L.	菊科
牛蒡		牛蒡子	*Arctium lappa* Lim.	菊科
山牛蒡			*Serratula deltoides* Makino	菊科
兔儿伞			*Cacalia aconitifolia* Bge.	菊科
鸦葱		少立菜	*Scorzonera austriaca* L.	菊科
东风菜			*Aster Scaber* Thunb.	菊科
野菊			*Chrysanthemum indicum* L.	菊科
茵陈蒿		茵陈	*Artemisia capillaris* Thunb.	菊科
青蒿		野茼蒿	*Artemisia* Sp.	菊科
庵蒿			*Artemisia keiskeana* Miq.	菊科
野艾蒿			*Artemisia* Sp.	菊科
水蒿		柳蒿	*Artemisia selengensis* Turcz.	菊科
白沙蒿		沙蒿	*Artemisia ordosica* Krasehen.	菊科
掐不齐		鸡眼草 牛黄黄	*Kummerowia striata* Sehindl.	豆科
草木樨		马苜蓿 辟汗草	*Melilolus* Sp.	豆科
大巢菜		野苕子 野豌豆	*Vicia sativa* L.	豆科
歪头菜		草豆 二叶萩	*Vicia unijuga* Al. Br.	豆科
大叶草藤		槐条花 芦豆苗	*Vicia pseudo – orobus* Fisch. et Mey.	豆科
江芒决明		山豇豆	*Lathyrus davidii* Hance.	豆科
小叶柠条		猴獠刺	*Caragana microphylla* Lam.	豆科
达乌里胡枝子		牛枝子 豆豆苗	*Lespedeza davurica* (Laxm) Schindl.	豆科
胡枝子		山豆子	*Lespedeza bicolor* Turcz.	豆科
槐		洋槐 豆槐	*Sophora japonica* L.	豆科
野韭菜		山韭	*Allium japonicum* Regel	百合科
小根蒜		山蒜 野蒜	*Allium nipponicum* Franch et Sav.	百合科
野葱		沙葱 麦葱	*Allium ledebouriaum* Schult.	百合科
萱草		金针菜	*Hemerocallis fulva* L.	百合科
玉竹		女萎	*Polygonatum officinale* All.	百合科
粘鱼须		金刚刺	*Smilax sieboidii* Miq.	百合科
水紫萼			*Hosta lancifolia* Engler.	百合科
刺梨		茨梨 木梨子	*Rosa roxbur ghii* Tratt.	蔷薇科
野蔷薇		刺花 多花蔷薇	*Rosa multiflora* Thunb.	蔷薇科
救军粮		红子 火把果	*Pyracattha fortuneana* (Maxim) L.	蔷薇科
悬钩子			*Rubus* Sp.	蔷薇科
水杨梅		地椒	*Geum aleppicum* Jacq.	蔷薇科
龙芽草		仙鹤草	*Agrimonia pilosa* Ledeb.	蔷薇科
蕨麻		人参果	*Potentilla anserina* L.	蔷薇科
水芹		野芹菜	*Oenanthe javanica* DC.	伞形花科
变豆菜		山芹菜	*Sanicula elata* Ham.	伞形花科

续表

普通名称	主要食品系或类型	别名或地方名称	科学名称	科别
鸭儿芹		三叶芹	*Cryptotaenia japonica* Hassk.	伞形花科
茴芹			*Pimpinella* Sp.	伞形花科
土当归花		相白子	*Heracleum lanatum* Michx.	伞形花科
野当归			*Angelica flaccida* Kom.	伞形花科
萹蓄菜		竹节草	*Polygonum aviculare* L.	蓼科
酸模		猪耳朵、牛舌头	*Rumex acetosa* L.	蓼科
羊蹄		牛舌大黄、土当归	*Rumex crispus* L.	蓼科
野荞		荞儿菜 苦荞	*Polygonum* Sp.	蓼科
酸梗儿			*Polygonatum* Sp.	蓼科
夏枯草		铁色草	*Prunella vulgaris* L.	唇形花科
藿香		兜娄婆香	*Agastache rugosa O.* Ktze.	唇形花科
地瓜儿苗		地古牛 地笋	*Lycopus lucidus* Turcz.	唇形花科
佛座		龙床草	*Lamium amplexicaule* L.	唇形花科
连钱草		地钱儿	*Glechoma hederacea* L.	唇形花科
灰菜		灰条、藜	*Chenopodium album* L.	藜科
扫帚苗		地肤 益明	*Kochia scoparia* (*L.*) Schrad.	藜科
碱蓬		棉蓬 猪毛菜	*Salsola collina* Pallas.	藜科
沙蓬		沙米	*Agriophyllum arenarium* Bieberstein	藜科
假芹菜			*Dentaria macrophylla* Bunge.	十字花科
旋花		鼓子花	*Calystegia japonica* Choisy.	旋花科
小旋花		狗儿蔓	*Calystegia hederacea* Wall.	旋花科
桔梗			*Platycodon* Sp.	桔梗科
沙参		白参	*Adenophora* Sp.	桔梗科
麻杂菜		霞草	*Gypsophila oldhamiana* Miq.	石竹科
麦瓶草		米瓦罐	*Silene conoidea* L.	石竹科
金银花		忍冬藤	*Lonicera japonica* Thunb.	忍冬科
马鞭梢		蒴藋	*Sambucus javanica* Reinw.	忍冬科
土三七		景天三七	*Sedum aizoon* L.	景天科
爬景天		石头菜	*Sedum sarmentosum* Bge.	景天科
黄花龙芽		山白菜	*Patrinia scabiosaefolia* Fisch.	败酱科
白花败酱		胭脂麻	*Patrinia villosa* Juss.	败酱科
白薯		甜薯、红苕地瓜	*Dioscorea* Sp.	薯蓣科
野苋菜		假苋菜	*Amaranthus viridis* L.	苋科
马齿苋		长寿菜	*Portulaca oleracea* L.	马齿苋科
鸭跖草		竹叶菜 淡竹叶	*Commeline communis* L.	鸭跖草科
蕨菜		龙头菜 鹿蕨菜	*Pteridium aquilinum* (L.) Ruhn.	蕨科
枸杞芽		大叶枸杞	*Lycium chinensis* Mill.	茄科
车前子		车轮菜	*Plantago major* L.	车前科
荨麻		活麻	*Urtica thunber giana* Sieb. *et* Zucc.	荨麻科
蕺菜		折耳根 鱼腥草	*Houttuynia cordata* Thunb.	三白草科
堇菜		紫花地丁	*Viola* Sp.	堇菜科
母猪蔓		乌蔹莓	*Cissus japonica* Willd.	葡萄科
金丝蝴蝶		湖南连翘	*Hypericum ascyror* L.	金丝桃科
牻牛儿苗		老鸦嘴	*Geranium nepalen* Sweet.	牻牛儿苗科
珍珠菜		扯根菜	*Lysimachia clethroides* Duby	报春花科
北五味子		杵砣子	*Schizandra chinensi* Baill.	木兰科
酢酱草		酸酸草 酸溜溜	*Oxalis corniculata* L.	酢酱草科
大琉璃草		大车前	*Cynoglossum furcatun* Wall.	紫草科
仙桃		仙人掌果	*Opuntia monacancha* Haw.	仙人掌科

普通名称	主要食品系或类型	别名或地方名称	科学名称	科别
梧桐子		瓢儿果	*Sterculia platanifolia* L.	梧桐科
榆			*Ulmus campestris* Sm.	榆科
菌藻类				
草菇	小包脚菇	细花草菇 大花草菇 大黑头 稻草菇 兰花菇 麻菇 秆菇	*Volvariella volvacea*	鹅膏科
臭腐乳	腐乳毛霉[①]		*Mucor sufu*	毛霉科
粗皮侧耳		平菇 青蘑	*Pleurotus ostreatus*	侧耳科
革质红菇			*Russula alutacea*	伞菌科
猴头菌		猴头蘑 刺猬菌	*Hericium erinaceus*	齿菌科
红腐乳	腐乳毛霉		*Mucor sufu*	毛霉科
假蜜环菌		榛蘑 蜜环菌	*Armillariella mellea*	白蘑科
金针菇	毛丙金钱菌	朴菰 构菌 冻菌 冬菇 智力菇	*Collybia velutipes*	伞菌科
口蘑		香杏口蘑菇 虎皮香杏	*Tricholoma gambosum*	口蘑科
蒙古口蘑		白蘑 白蘑菇	*Tricholoma mongolicum*	口蘑科
木耳		黑木耳 云耳	*Auricularia auricula*	木耳科
蘑菇	洋茸	鲜蘑 雷窝子	*Agaricus campestris*	黑伞科
酿酒酵母	啤酒酵母		*Saccharomyces cerevisiae*	酵母科
双孢蘑菇		洋蘑菇	*Agaricus bisporus*	伞菌科
松口蘑		松蘑 松茸 鸡丝菌	*Tricholoma matsutake*	口蘑科
香菇		香蕈 冬菇	*Lentinus edodes*	侧耳科
亚侧耳		冬蘑 元蘑 黄蘑	*Hohenbuehelia serotina*	白蘑科
羊肚菌		羊肚蘑 羊肚菜 干狼菌	*Morchella esculenta*	马鞍菌科
银耳		白木耳 白耳子	*Tremella fuciformis*	银耳科
地木耳	沼泽念珠藻	葛仙米	*Nostoc commune*	念珠藻科
发菜			*Nostoc flagelliforme*	念珠藻科
海带	海带属	昆布 江白菜	*Laminaria japonica*	海带科
浒苔	浒苔属	海青菜 苔条 苔菜 海菜	*Enteromor pha prolifera*	石莼科
	条浒苔	苔条	*Enteromor pha clathrata*	石莼科
江篱[②]		龙须菜 牛毛 海菜 发菜	*Gracilaria verrucosa*	江篱科
昆布		昆布菜 鹅掌菜 面其菜 五掌菜	*Ecklonia kurome*	翅藻科
裂叶马尾藻	海藻	海篙子	*Sargassum siliquastrum*	马尾藻科
麒麟菜[③]		鹿角菜 猗角菜	*Euchenuma muricatum*	红翎菜科
裙带菜		海介菜	*Undaria pinnatifida*	翅藻科
石花菜[④]	石花菜	海冻菜 冻菜	*Gelidium amansii*	石花菜科
	小石花菜	谭花 生冻草	*Gelidium divaricatum*	石花菜科
	大石花菜		*Gelidium pacificum*	石花菜科
紫菜[⑤]	边紫菜		*Porphyra marginata*	红毛菜科
	圆紫菜	春菜	*Porphyra suborbiculata*	红毛菜科
	坛紫菜		*Porphyra haitanensis*	红毛菜科
水果类				
巴蕉		甘蕉 板蕉 牙蕉 大叶巴蕉 大头巴蕉 巴蕉头	*Musa basjoo*	巴蕉科
白梨			*Pyrus bretschneideri*	蔷薇科
草莓		洋莓 风梨草莓	*Fragaria ananassa*	蔷薇科

续表

普通名称	主要食品系或类型	别名或地方名称	科学名称	科别
番石榴			*Psidium guajava*	桃金娘科
凤梨		菠萝 地菠萝 草菠萝	*Ananas comosus*	凤梨科
黑枣		君迁子 乌枣 软枣 红篮枣	*Diospyrus lotus*	柿科
花红		沙果 林檎	*Malus asiatica*	蔷薇科
黄皮		黄皮果	*Clausena lenis*	芸香科
橄榄			*Canarium album*	橄榄科
甘蔗			*Saccharum sinense*	禾本科
金橘		金枣	*Fortunella margarita*	芸香科
橘	柑橘类	柑 宽皮橘	*Citrus reticulata*	芸香科
李		玉皇李	*Prunus salicina*	蔷薇科
荔枝		离枝	*Litchi chinensis*	无患子科
龙眼		桂圆 圆眼	*Dimocarpus longan*	无患子科
罗汉果		光果木鳖	*Momordic grosvenori*	葫芦科
玛瑙石榴			*Punica granatum* var *legrellei.*	石榴科
芒果		抹猛果 望果 蜜望	*Mangifera indica*	漆树科
柠檬			*Citrus limonia*	芸香科
枇杷			*Eriobotrya japonica*	蔷薇科
苹果			*Malus pumila*	蔷薇科
葡萄			*Vitis vinifera*	葡萄科
蒲桃			*Syzygium jambos*	桃金娘科
青杨梅		青梅 杨梅	*Myrica adenophora*	杨梅科
楸子		海棠果	*Malus prunifolia*	蔷薇科
秋子梨		青梨 野梨 山梨 沙果梨 酸梨 花盖梨	*Pyrus ussuriensis*	蔷薇科
人参果		委陵菜 莲花菜 蕨麻	*Potentilla anserina*	蔷薇科
沙棘			*Hippophae rhamnoides*	胡颓子科
沙梨			*Pyrus pyrifolia*	蔷薇科
沙枣			*Elaeagnus angustifolia*	胡颓子科
山里红		红果 棠棣 大山楂	*Crataegus pinnatifida* var. *major*	蔷薇科
山楂			*Crataegus pinnatifida*	蔷薇科
石榴		安石榴 山力叶	*Punica granatum*	石榴科
酸橙			*Citrus aur antium*	芸香科
酸枣		棘	*Ziziphus jujuba* var. *spinosa*	鼠李科
甜橙	柑橘类	黄果 广柑 雪柑	*Citrus sinensis*	芸香科
桃			*Prunus persica*	蔷薇科
文冠果		木瓜 崖木瓜 文光果	*Xanthoceras sorbifolia*	无患子科
无花果			*Ficus carica*	桑科
西洋梨			*Pyrus communis*	蔷薇科
香蕉			*Musa nana*	芭蕉科
杏			*Prunus armeniaca*	蔷薇科
杨梅		山杨梅 树梅 朱红 珠蓉	*Myrica rubra*	杨梅科
椰子			*Cocos nucifera*	棕榈科
柚			*Citrus grandis*	芸香科
油柿			*Diospyros kaki*	柿树科
枣			*Ziziphus jujuba*	鼠李科
中华猕猴桃		阳桃 羊桃 猕猴桃	*Actinidia chinensis*	猕猴桃科
桑葚	白桑系		*Morus alba*	桑科

续表

普通名称	主要食品系或类型	别名或地方名称	科 学 名 称	科别
	鲁桑系		*Morus multicaulis*	桑科
	山桑系		*Morus bombycis*	桑科
	广东桑		*Morus atropurpurea*	桑科
樱桃	中国樱桃	含桃　荆桃　朱桃	*Prunus pseudocerasus*	蔷薇科
	欧洲甜樱桃	洋樱桃　大樱桃　欧洲樱桃	*Prunus avium*	蔷薇科
	欧洲酸樱桃	磨把子　玻璃灯　琉璃泡	*Prunus cerasus*	蔷薇科
	毛樱桃	山樱桃　山豆子　朱桃　麦樱　英豆	*Prunus tomentosa*	蔷薇科
甜瓜		香瓜　哈密瓜　白兰瓜　华莱士瓜	*Cucumis melon*	葫芦科
西瓜		寒瓜	*Citrullus lanatus*	葫芦科
坚果、种子类				
胡桃		核桃	*Juglans regia*	胡桃科
栗		板栗	*Castanea mollissima*	壳斗科
山核桃		小核桃　核桃　山蟹	*Carya cathayensis*	胡桃科
榛		榛子	*Corylus heterophylla*	桦木科
松子		果松　海松	*Pinus koraiensis*	松科
	白皮松	白松　白果松　蛇皮松　虎皮松	*Pinus bungeana*	松科
	华山松	青松　五须松　白松	*Pinus armandii*	松科
莲		荷花	*Nelumbo nucifera*	睡莲科
落花生		花生	*Arachis hypogaea*	豆科
向日葵		丈菊	*Helianthus annuus*	菊科
畜类				
狗			*Canis familiars*	犬科
牦牛			*Bos* (*Poephagus*) *grunniens*	牛科
黄牛	普通牛		*Bos taurus domestica*	牛科
家山羊	山羊属		*Capra hircus*	牛科
驴			*Equus asinus*	马科
骆驼			*Camelus* spp.	骆驼科
马			*Equus caballus*	马科
绵羊	绵羊属		*Ovis aries*	牛科
穴兔	穴兔属　家兔		*Oryctolagus cuniculus domestica*	兔科
印度水牛			*Bubalus buffelus*	牛科
猪	猪属		*Sus domestica*	猪科
禽类				
鹌鹑	鹑属		*Coturnix coturnix*	雉科
大嘴鸦		乌鸦　老鸦　大嘴乌鸦	*Corvus macrorhynchos*	鸦科
鸽	鸽属		*Columba domestica*	鸠鸽科
鸡	家鸡　原鸡属		*Gallus domestic*	雉科
家鹅	雁属		*Anser domestica*	鸭科
家鸭	河鸭族		*Anas platyrhynchos domesticus*	鸭科
山斑鸠		雉鸠　麒麟鸟	*Streptopelia orientalis*	鸠鸽科
野鸡	环颈鸡	山鸡　雉鸡	*Phasianus colchrcus*	雉科
鱼虾蟹贝类				
鲅鱼	蓝点马鲛	尖头马加　巴鱼　马脚　马交　鲅鱼	*Scomberomorus niphonius*	鲅科

续表

普通名称	主要食品系或类型	别名或地方名称	科学名称	科别
	康氏马鲛	花交　马交	*Scomberomorus commersoni*	鲅科
八角鱼		八爪鱼	*Agonus cataphractus*	八角鱼科
白姑鱼		白米子	*Argyrosomus argentatus*	石首鱼科
斑乌鳢		生鱼	*Ophiocephalus maculatus*	乌鳢科
比目鱼[6]				
鳊	长春鳊	鳊花　黑龙江白鳊　鲂鱼　扁鱼	*Parabramis pekinensis*	鲤科
鲨	鲨条	鲹鲦　鲹子　白条　白漂子　青鳞子	*Hemiculter leucisculus*	鲤科
草鱼		混子　草青　白鲩　草根　草包鱼	*Ctenopharyngodon idellus*	鲤科
鲳	银鲳	平鱼　镜鱼　鲳扁鱼	*Stromateoides argenteus*	鲳科
	刺鲳	肉鲫　蛇鲳　肉鱼　瓜核　海仓	*Psenopsis anomala*	鲳科
大黄鱼		大黄花鱼　黄鱼　大鲜　黄瓜	*Pseudosciaena crocea*	石首鱼科
大麻哈鱼	大麻哈鱼属	大马哈鱼　大发哈鱼	*Oncorhynchus keta*	鲑科
带鱼		白鱼　白带鱼　牙带　青宗带　刀鱼	*Trichiurus haumela*	带鱼科
鲷	花尾胡椒鲷	铜盆鱼　加吉鱼　班加吉	*Plectorhinchus cinctus*	石鲈科
	黑鲷	海鲋鱼　黑立　黑加吉	*Sparus macrocephalus*	鲷科
	短尾大眼鲷	红目猴　大目　大眼鸡	*Priacanthus macrocanthus*	大眼鲷科
	红鳍笛鲷	红糟　红鱼	*Lutianus erythopterus*	笛鲷科
鲽	木叶鲽	鼓眼　比目鱼	*Pleuronichthys cornutus*	鲽科
颚针鱼	尖嘴扁颚针鱼	针量鱼	*Ablennes anastomella*	颚针鱼科
鲂	团头鲂	武昌鱼　草鳊　团头鳊	*Megalobrama amblycephala*	鲤科
狗母鱼	大头狗母鱼	公奎龙	*Trachinocephalus myops*	狗母鱼科
海鳗	海鳗鲡	门鳝　即勾　狼牙鳝　勾鱼　狼牙	*Muraenesox cinereus*	鳗鲡科
魟	赤魟	黄鲂　老板鱼　平鱼	*Dasyatis akajei*	魟科
黄姑鱼		黄婆鸡　黄姑子　皮鰔	*Nibea albiflora*	石首鱼科
鲚	凤鲚	(大)凤尾鱼　靠子鱼　子鲚	*Coilia mystus*	鳀科
	刀鲚	刀鱼　野毛鱼　毛花鱼(小)凤尾鱼	*Coilia ectenes*	鳀科
鲫	鲫鱼	喜头　鲋鱼	*Carassius auratus*	鲤科
金线鱼		红三鱼　吊三	*Nemipterus virgatus*	金线鱼科
鳓		快鱼　鲙鱼　力鱼　白鳞鱼　鲞鱼	*Ilisha elongata*	鲱科
鲤	鲤属	鲤拐子　鲤子　拐子	*Cyprinus carpio*	鲤科
	大头鲤	大头鱼　碌鱼	*Cyprinus pellegrir*	鲤科
鲢		白鲢　鲢子　洋胖子　胖子　扁鱼 苦鲢子	*Hypopthalmichthys motitrix*	鲤科
鲮鱼		土鲮鱼　鲮公　雪鲮　雪鱼　雪鲮	*Cirrhina molitorella*	鲤科
鲈	花鲈鱼	鲈花　鲈鱼　花寨	*Lateolabrax japoincus*	鮨科
罗非鱼	越南鱼	莫桑比克罗非鱼　非洲鲫鱼	*Tilapia mossambica*	丽鱼科
鳗鲡		河鳗　鳗鱼　青鳝　白鳝	*Anguilla japonica*	鳗鲡科
梅童鱼	棘头梅童鱼	大头仔　丁珠　梅子鱼	*Collichthys lucidus*	石首鱼科
鳡鱼	鳡	猴鱼　竿鱼　水老虎　黄颊鱼	*Elopichthys bambusa*	鲤科
尼罗罗非鱼		尼罗非洲鲫鱼	*Tilapia nilotica*	丽鱼科
鲶	蟾胡子鲶	塘虱　塘角　土虱　土萨	*Clarias batrachus*	胡子鲶科
	鲶	鲶巴郎　鲶鱼　土鲶	*Parasilurus asotus*	鲶科
鲆	牙鲆	偏口　比目鱼　鲆左口	*Paralichthys olivaceus*	鲆科
青鱼		乌鲭　黑鲩　螺蛳青　黑鱼	*Mylopharyngodon piceus*	鲤科
青鳞鱼		青皮鱼　柳叶青	*Harengula zunasi*	鲱科
鳅	花鳅	泥鳅	*Cobitis taenia*	鳅科
	泥鳅		*Misgurnus anguillicaudatus*	鳅科
沙丁鱼	沙丁鱼属	大西洋沙丁鱼	*Sardinops melanosticte*	鲱科
鲨鱼	扁头哈那鲨	鲨鱼　哈那　花七鳃鲨	*Notorynchus platycephalus*	六鳃鲨科

续表

普通名称	主要食品系或类型	别名或地方名称	科学名称	科别
	阔口真鲨		*Carcharhinus latisiomus*	真鲨科
	角鲨		*Squalus acanthias*	角鲨科
鳝	黄鳝	鳝鱼	*Monopterus albus*	合鳃科
蛇鲻	长体蛇鲻	沙梭　狗棍　神仙梭	*Saurida elongata*	狗母鱼科
鲹	大甲鲹	铁甲　甘贡　硬尾提	*Megalaspis cordyla*	鲹科
	蓝圆	池鱼　巴浪　棍子鱼　边鱼	*Decapterus maruadsi*	鲹科
石斑鱼	赤点石斑鱼	红过鱼　花鱼　花斑	*Epinephelus akaara*	鮨科
鳎	焦氏舌鳎	海贴沙　牛舌	*Cynoglossus joyneri*	舌鳎科
	半滑舌鳎	舌头鱼　牛舌	*Cynoglossus semilaevis*	舌鳎科
鲐鱼		青鲇鱼　油筒鱼　鲐巴鱼	*Pneumatophorus japonicus*	鲭科
鳀	日本鳀	抽条　离水澜　海蜓(干品)老眼尿	*Engraulis japonicus*	鳀科
鲀	绿鳍马面鲀	马面鲀　剥皮鱼　橡皮鱼　面包鱼	*Cantherinus modestus*	革鲀科
乌鳢		财(才)鱼　生鱼　蛇头鱼	*Ophiocephalus argus*	乌鳢科
乌原鲤		乌钩　乌鲤　乌鲫　墨鲤	*Procypris merus*	鲤科
鱚	多鳞鱚	沙钻　船丁鱼　麦穗　沙尖	*Sillago sihama*	鱚科
小黄鱼		小黄花鱼　黄花鱼　花鱼　小鲜	*Pseudosciaena polyactis*	石首鱼科
鳕	狭鳕	明太鱼	*Theragra chalcogramma*	鳕科
鳐	中国团扇鳐	夫鱼　团扇　黄点鲨鲬　皮郎鼓	*Platyrhina sinensis*	团扇鳐科
魣	油魣	香梭	*Sphyraena pinguis*	魣科
翼红娘鱼			*Lepidotrigla alata*	鲂鮄科
	红娘鱼	红娘子　红头雨	*Lepidotrigla microptera*	鲂鮄科
银鱼	尖头银鱼		*Salanx curieri*	银鱼科
鳙		花鲢　黑鲢　黄鲢　胖头鱼　大鱼	*Aristichthys nobilis*	鲤科
鲬		牛尾鱼　竹甲鱼　摆佳鱼	*Platycephalus indicus*	鲬科
鲻		白眼梭鱼	*Mugil cephalus*	鲻科
鳟	虹鳟鱼	鳟鱼	*Salmo irideus*	鲑科
	赤眼鳟	金目鱼　野草鱼　火烧草鱼　红眼棒	*Squaliobarbus curriculus*	鲤科
白虾	脊尾白虾	海虾　青虾　绒虾	*Palaemon* (*Exopalaemon*) *carinicauda*	长臂虾科
对虾	中国对虾	明虾　大虾　青虾(雌)	*Penaeus orientalis*	对虾科
	长毛对虾	大虾　红虾　白露虾	*Penaeus penicillatus*	对虾科
	斑节对虾	草虾	*Penaeus monodon*	对虾科
龙虾			*Panulirus* spp.	龙虾科
毛虾	中国毛虾	虾皮(熟干虾)小白虾　水虾	*Acetes chinensis*	樱虾科
米虾	中华新米虾	草虾	*Neocaridina denticulata sinensis*	匙指虾科
	中华小长臂虾	河虾　糠虾　花腰虾	*Palaemonetes sinensis*	长臂虾科
青虾	日本沼虾	河虾　沼虾	*Macrobrachium nipponensis*	长臂虾科
锯缘青蟹		青蟹朝蟹蝤蛑	*Scylla serrata*	蝤蛑科
海蟹	三疣梭子蟹	海螃蟹　梭子蟹	*Portunus trituberculatus*	蝤蛑科
	日本蟳	海蟹　海蟳	*Charybdis japonica*	蝤蛑科
河蟹	中华绒螯蟹	河螃蟹　毛蟹　湖蟹　清水蟹	*Eriocheia sinensis*	方蟹科
蚌	背角无齿蚌	河蚌	*Anodonta woodiana*	蚌科
	褶纹冠蚌		*Cristatia plicata*	蚌科
鲍	杂色鲍	鲍鱼	*Haliotis diversicolor*	鲍科
	皱纹盘鲍	盘大鲍	*Haliotis discus haunai*	鲍科

续表

普通名称	主要食品系或类型	别名或地方名称	科学名称	科别
	耳鲍		*Haliotis asinina*	鲍科
蛏干	缢蛏	蛏子　青子	*Sinonovacula constricta*	竹蛏科
淡菜	贻贝	壳菜　海虹	*Mytilus edulis*	贻贝科
干贝	栉孔扇贝	干贝蛤	*Chlamys farrei*	扇贝科
	日月贝	日本日月贝飞螺	*Amussium japonica*	扇贝科
蛤	杂色蛤仔	沙蜆子	*Venerupis*(*Amygdala*) *variegata*	帘蛤科
	文蛤	花蛤　海蛤	*Meretrix meretrix*	帘蛤科
蛤蜊	四角蛤蜊		*Mactra veneriformis*	蛤蜊科
	中国蛤蜊		*Mactra chinensis*	蛤蜊科
海参	刺参	沙巽	*Stichopus japonicus*	刺参科
	黑怪参	黑参　黑狗参	*Holothuria atra*	海参科
海蛰蚶	沙海蛰	水母	*Rhopilema esculenta*	根口科
蚶	泥蚶	珠蚶　血蚶　银蚶	*Arca*(*anadara*)*granosa*	蚶科
	毛蚶	毛蛤蜊	*Anadara subcrenata*	蚶科
	魁蚶	鲜赤贝　魁蛤　血贝	*Arca inflata*	蚶科
江珧柱	栉江珧		*Pinna pectinata*	江珧科
	司氏江珧		*Pinna strangei*	江珧科
	紫江珧		*Pinna atropurpurea*	江珧科
螺	田螺	中华圆田螺	*Cipangopaludina chinensis*	田螺科
	螺蛳		*Margarya melanoides*	田螺科
	方斑东风螺	黄螺	*Babylonia areolata*	蛾螺科
	节蝾螺	香海螺　流螺	*Turbo articulatus*	蝾螺科
牡蛎	近江牡蛎	蚝	*Ostrea rivularis*	牡蛎科
	长牡蛎	蛎子蚝	*Ostrea gigas*	牡蛎科
墨鱼	曼氏无针乌贼	目鱼　墨鱼	*Sepiella maindroni*	乌贼科
	虎斑乌贼		*Sepia tigris*	乌贼科
	金墨贼	墨斗鱼　乌鱼　乌贼鱼	*Sepia esculenta*	乌贼科
蚬	河蚬	沙蜊　金蚶　扁螺　黄蚬	*Corbicula fluminea*	蚬科
鱿鱼	中国枪乌贼		*Loligo chinensis*	枪乌贼科
	中国台湾枪乌贼	鱿鱼　钡管　竹快子	*Loligo formosana*	枪乌贼科
真蛸		章鱼	*Octopus vulgaris*	章鱼科
茶及饮料类				
茶	山茶属		*Camellia sinensis*	茶科
可可			*Theobroma cacao*	梧桐科
油脂类				
大麻籽			*Cannabis sativa*	大麻科
棉籽	陆地棉	高原棉　美棉	*Gossypium hirsutum*	锦葵科
油菜籽	芸苔属		*Brassica*	十字花科
	青菜		*Brassica chinensis*	十字花科
	油菜	青菜	*Brassica campestris*	十字花科
棕榈			*Trachycar pus fortunei*	棕榈科
调味品				
胡椒			*Piper nigrum*	胡椒科
花椒			*Zanthoxylum bungeanum*	芸香科

注：①发酵后期不是纯种微生物。
②③④可作琼脂原料或直接食用。
⑤紫菜(*Porphyra* Spp.)种类很多，在此不一一例举。
⑥鲽形目鱼类的总称，包括鳒、鲽、鲆、鳎、舌鳎等各种鱼类。

附录4
Appendix 4

食物图片　Food Images

量具

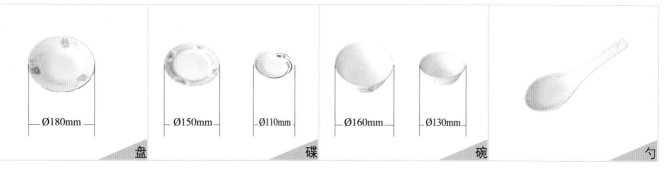

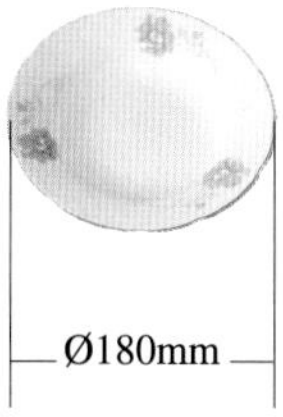

盘

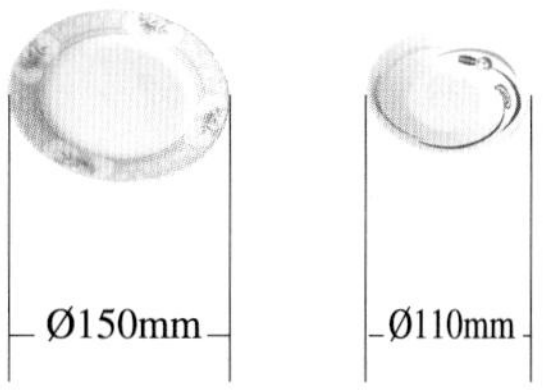

碟

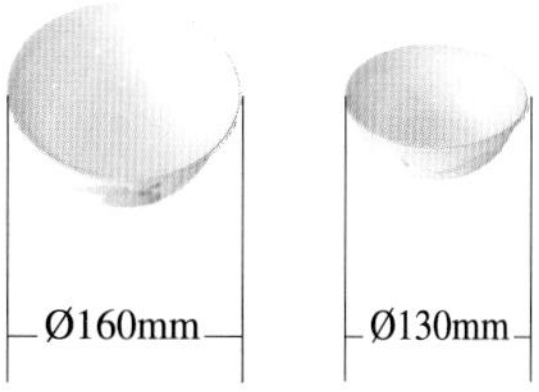

碗

勺

谷类及制品

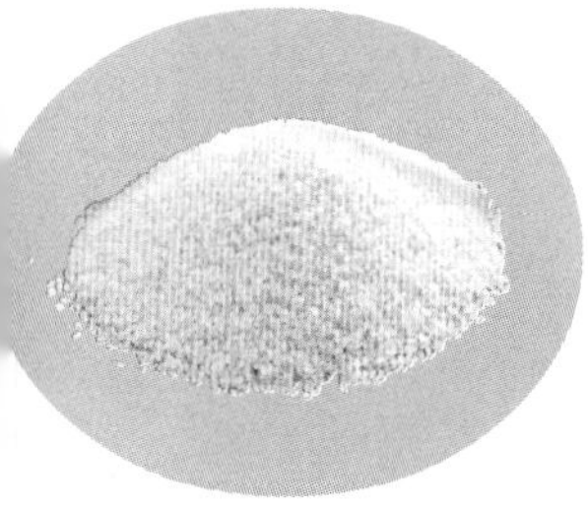
70g 粳米

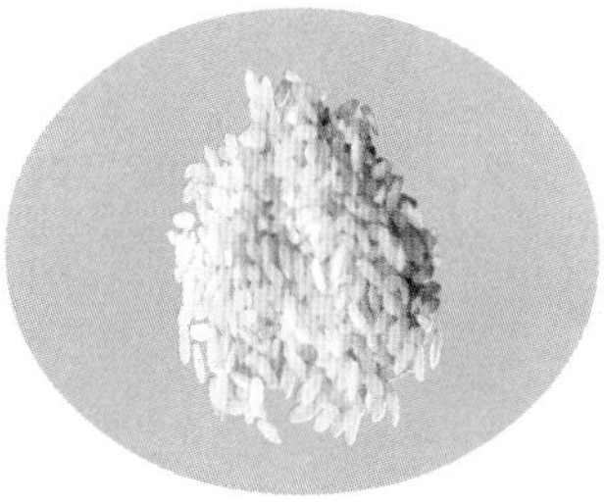
10g 籼米

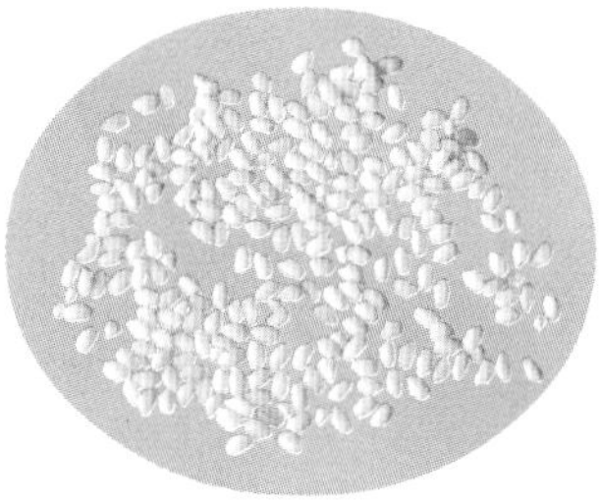
5g 糯米

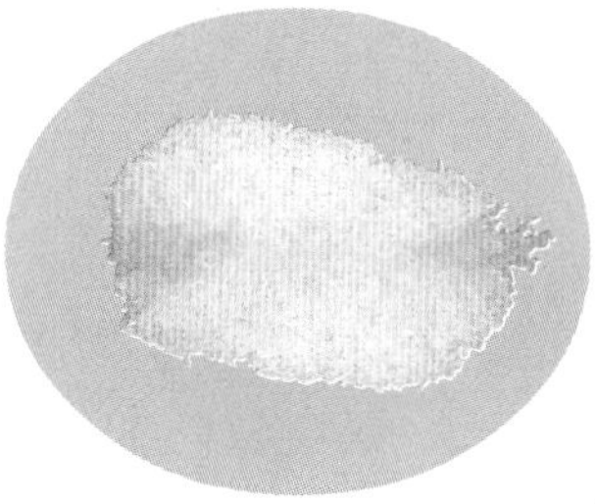
20g 香米

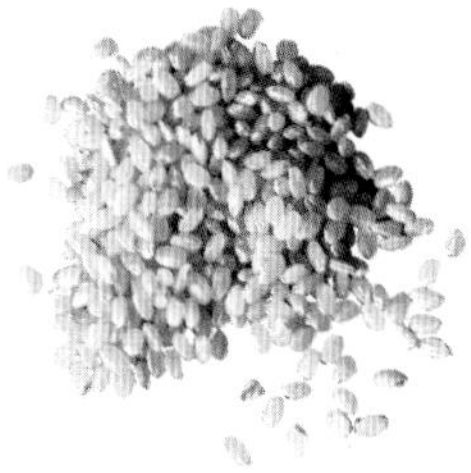
10g 糙米

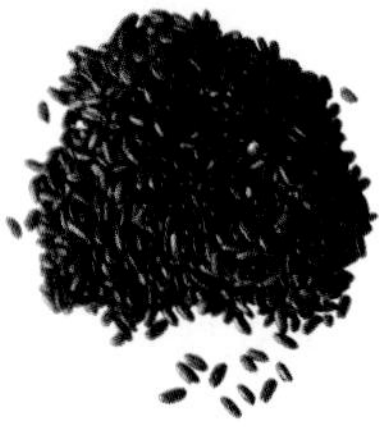
25g 黑米

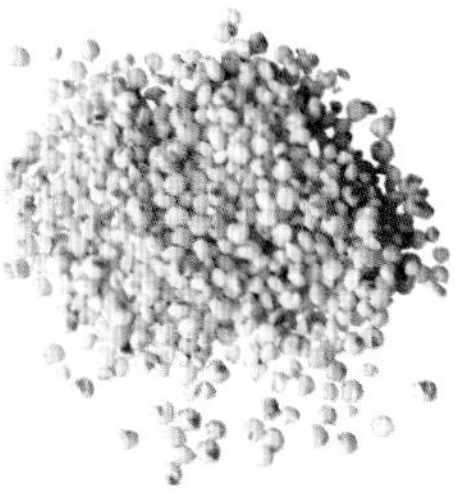
15g 高粱米

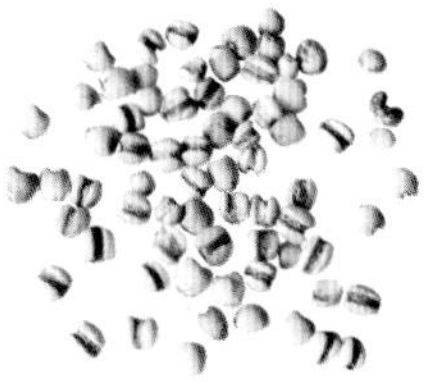
5g 薏米

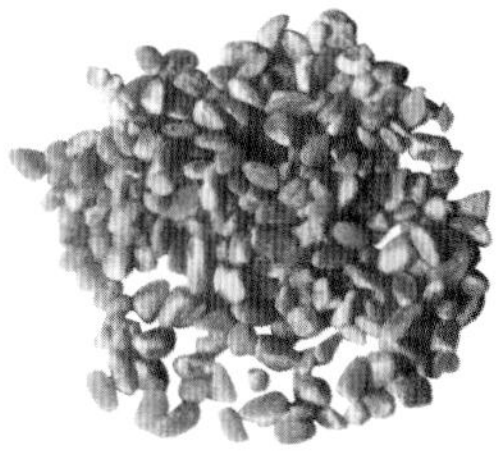
10g 玉米糁

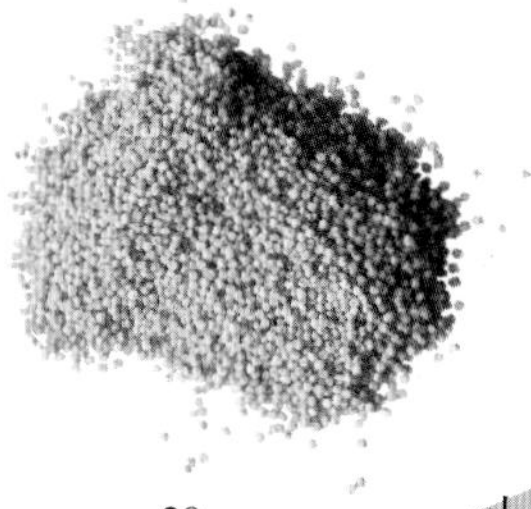
20g 小米

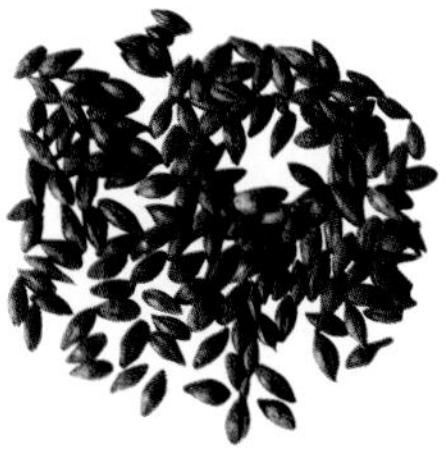
5g 大麦

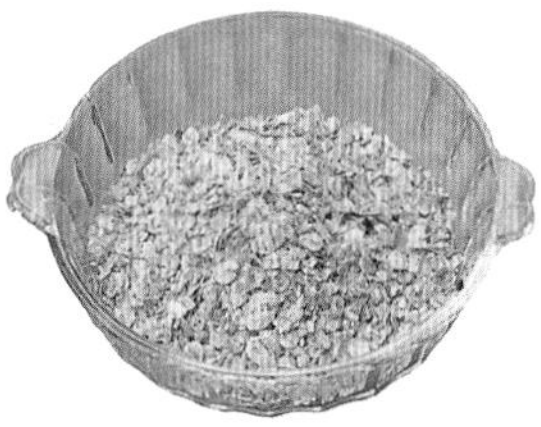
麦片

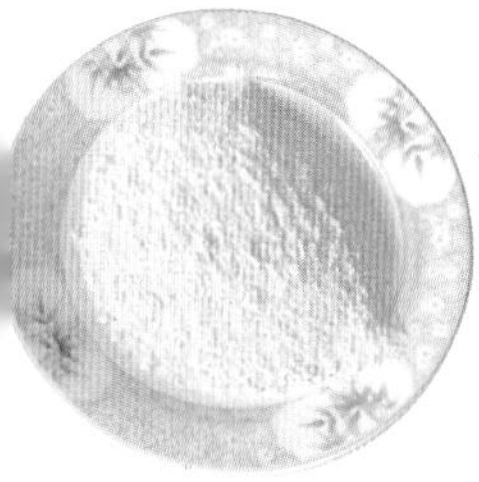
50g 玉米面

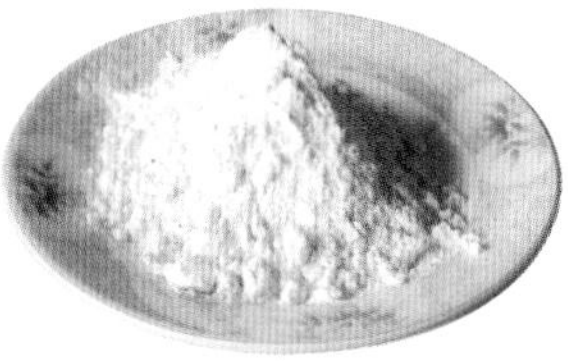
50g 小麦粉

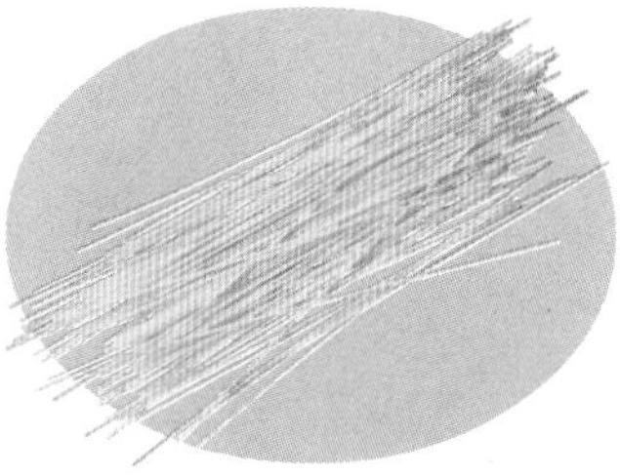
50g 挂面

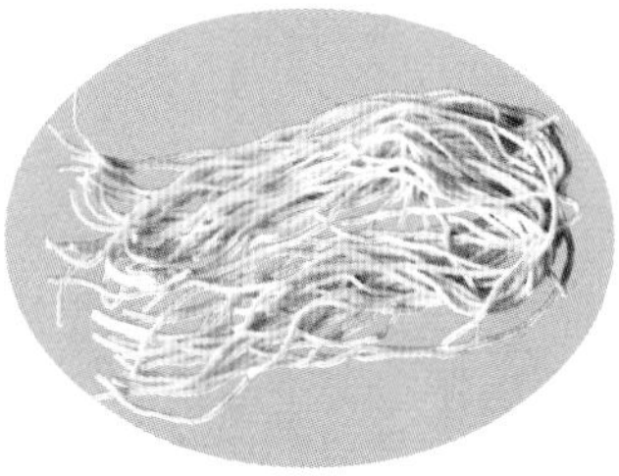
50g 切面

谷类及制品

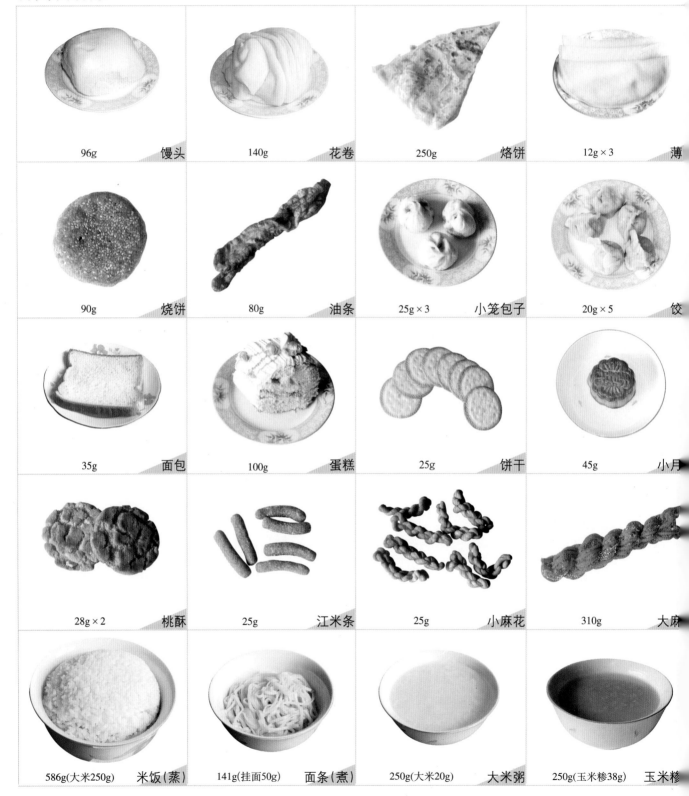

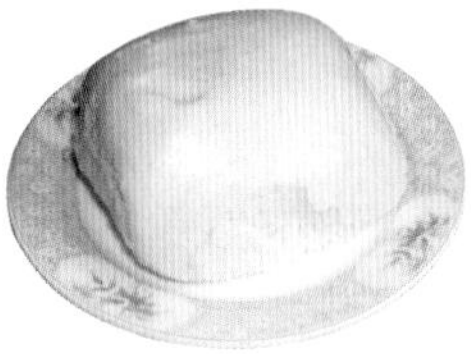
96g 馒头

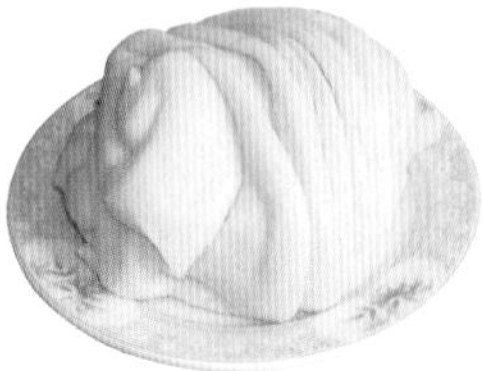
140g 花卷

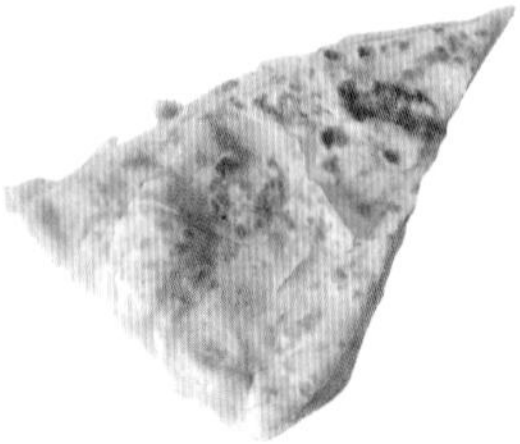
250g 烙饼

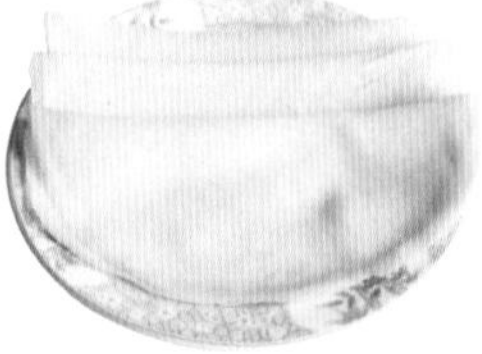
12g × 3 薄

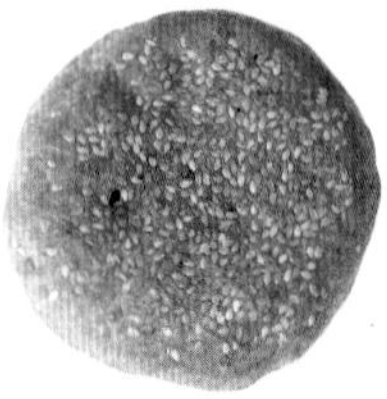
90g 烧饼

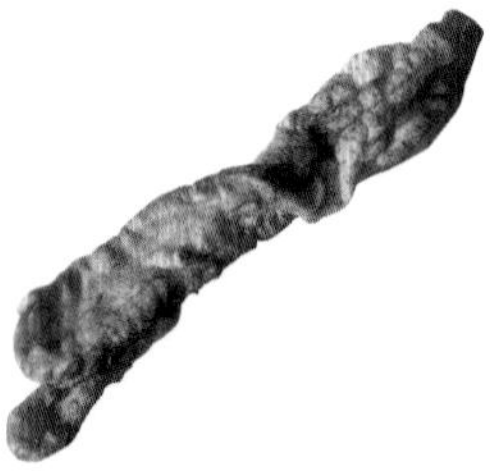
80g 油条

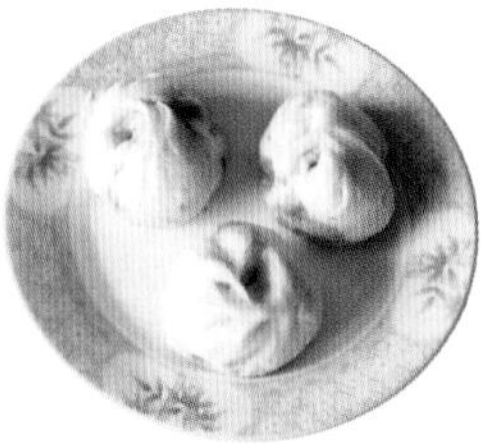
25g × 3 小笼包子

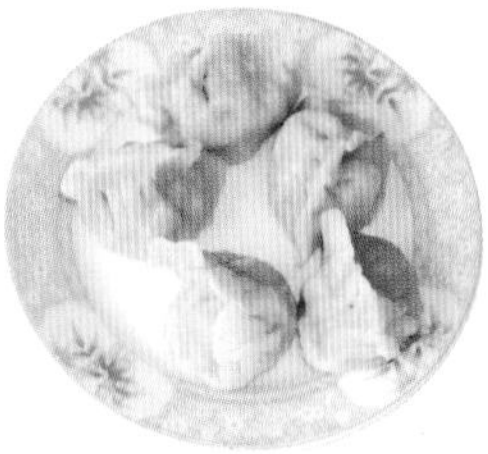
20g × 5 饺

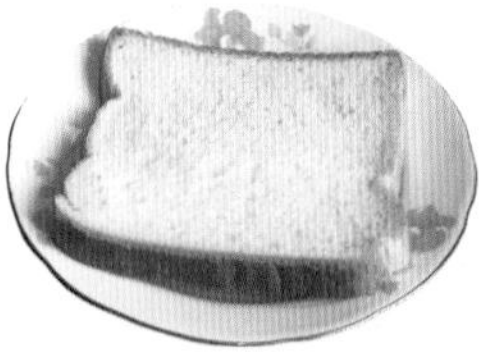
35g 面包

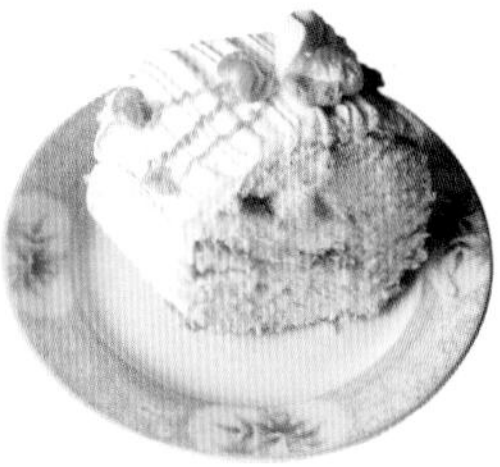
100g 蛋糕

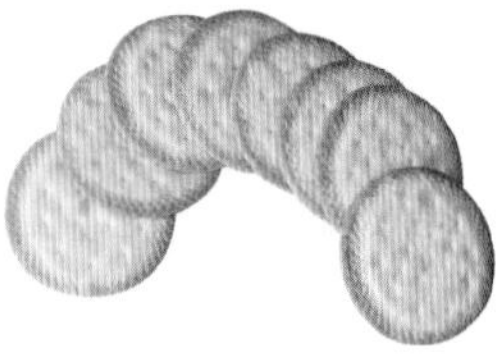
25g 饼干

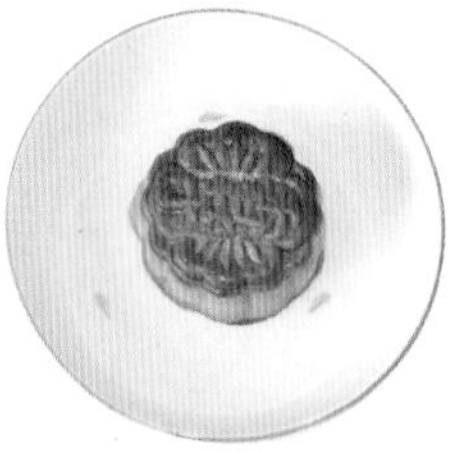
45g 小月

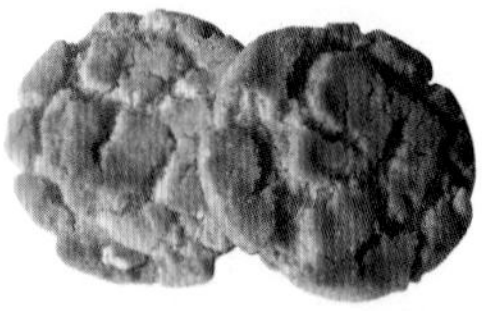
28g × 2 桃酥

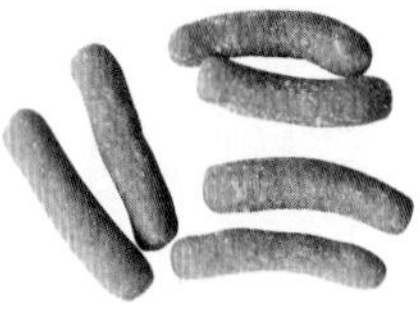
25g 江米条

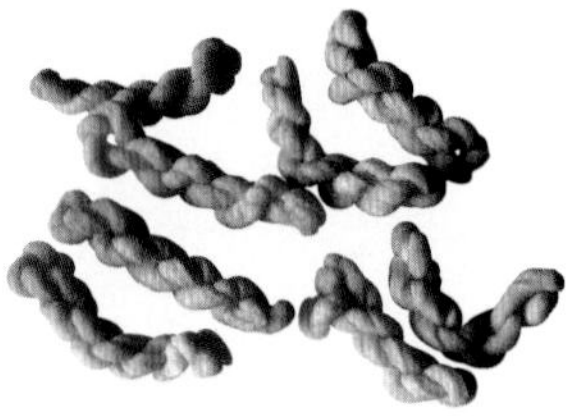
25g 小麻花

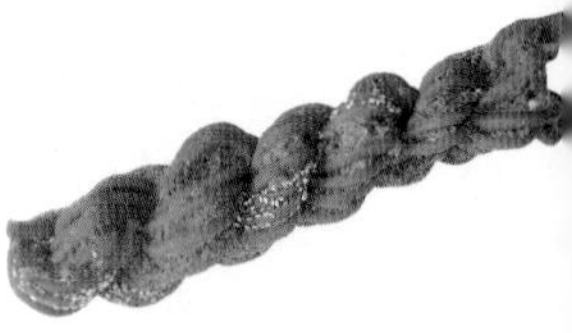
310g 大麻

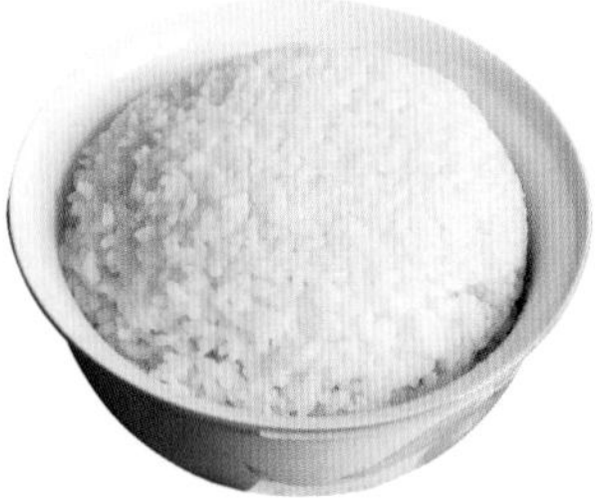
586g(大米250g) 米饭(蒸)

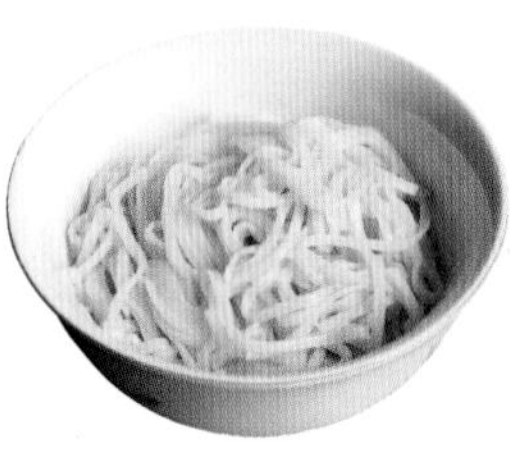
141g(挂面50g) 面条(煮)

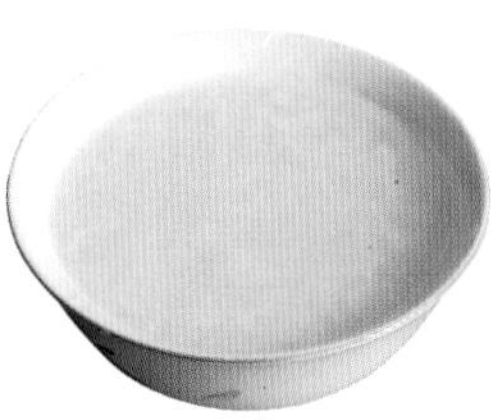
250g(大米20g) 大米粥

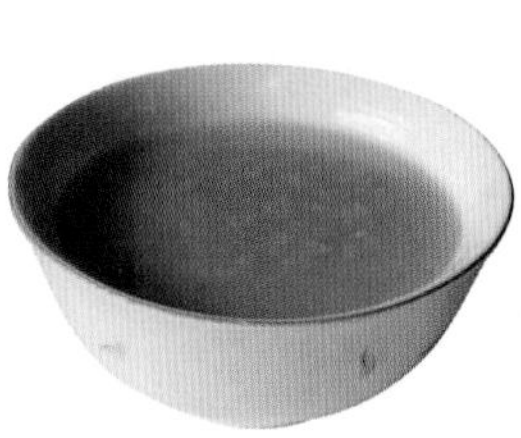
250g(玉米糁38g) 玉米糁

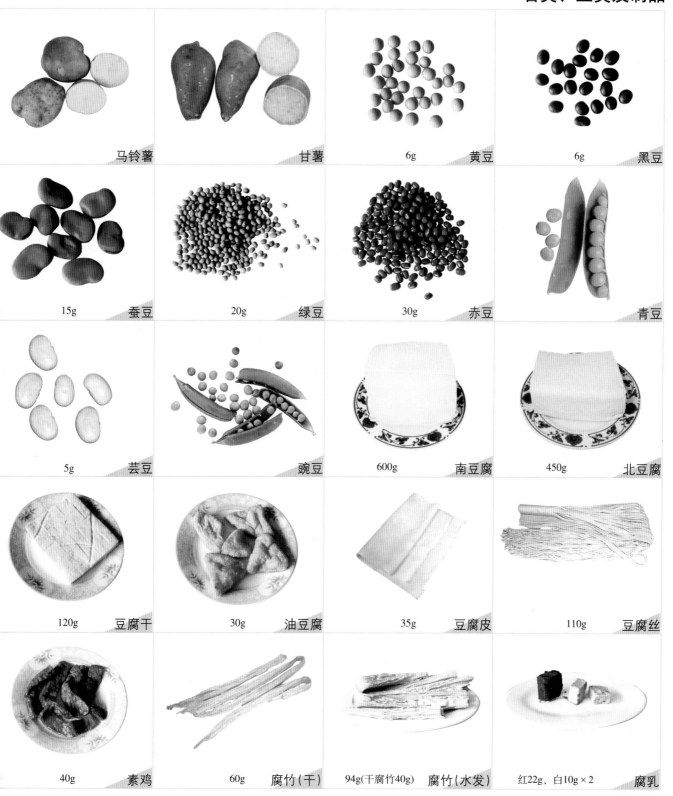

马铃薯

甘薯

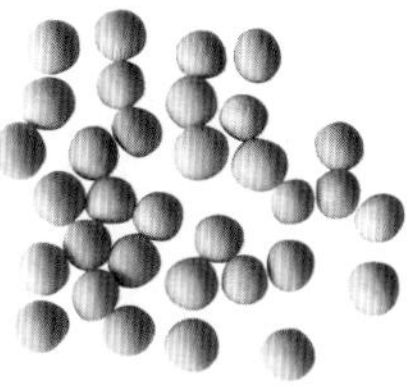

6g 黄豆

6g 黑豆

15g 蚕豆

20g 绿豆

30g 赤豆

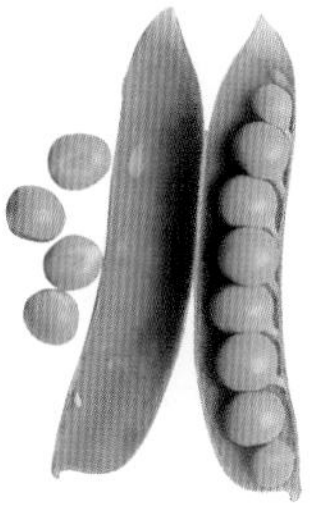

青豆

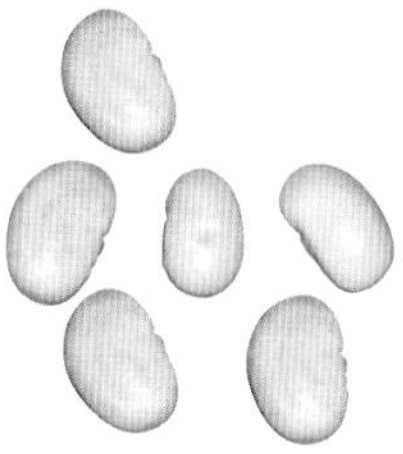

5g 芸豆

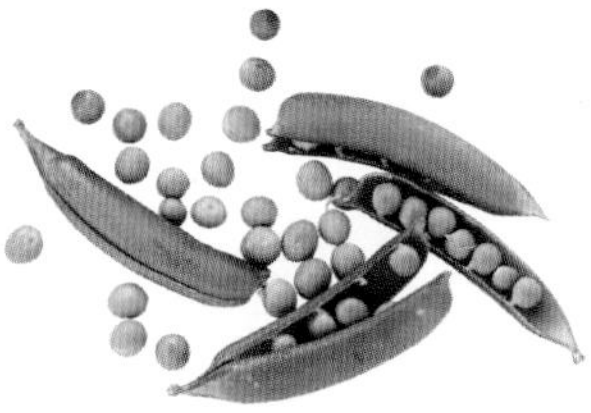

豌豆

600g 南豆腐

450g 北豆腐

120g 豆腐干

30g 油豆腐

35g 豆腐皮

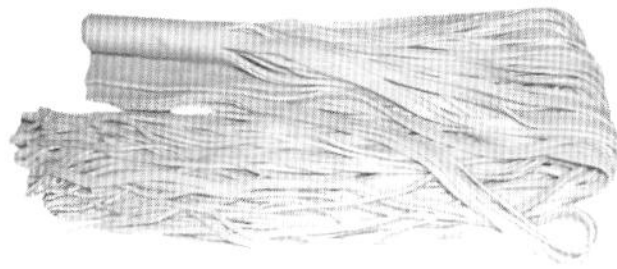

110g 豆腐丝

40g 素鸡

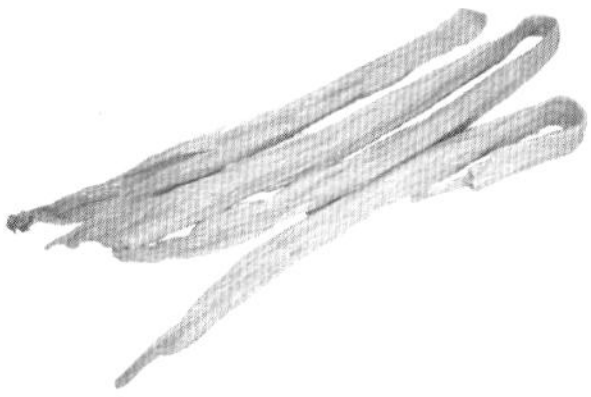

60g 腐竹(干)

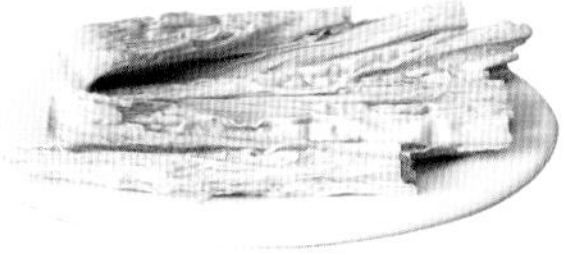

94g(干腐竹40g) 腐竹(水发)

红22g、白10g×2 腐乳

蔬菜

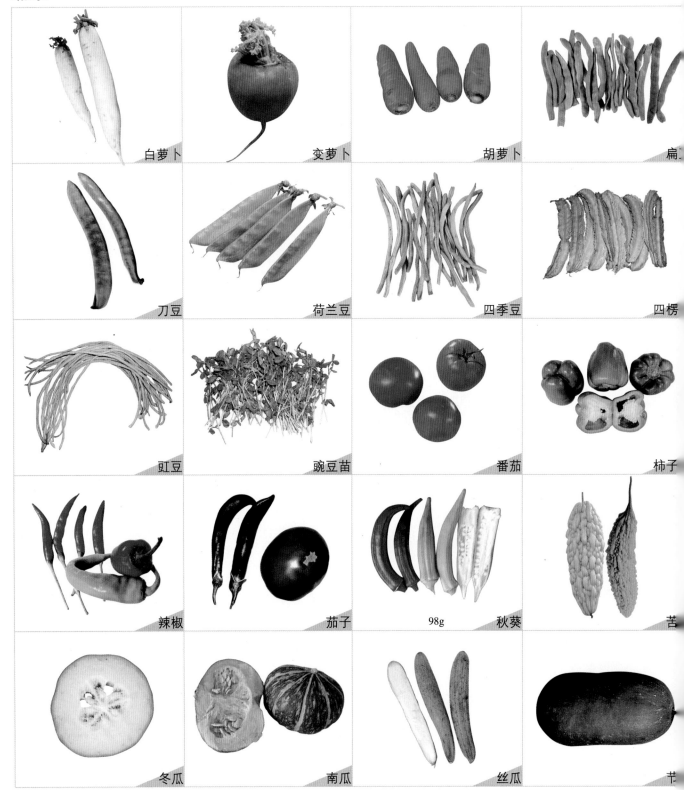

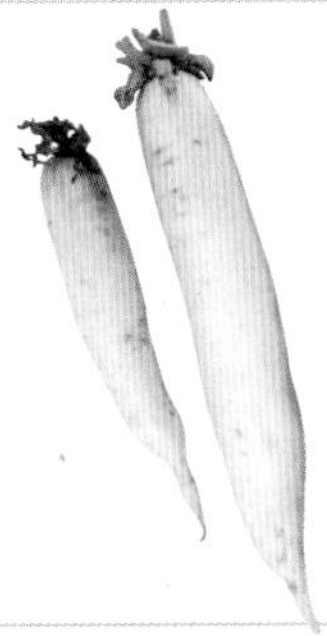
白萝卜

变萝卜

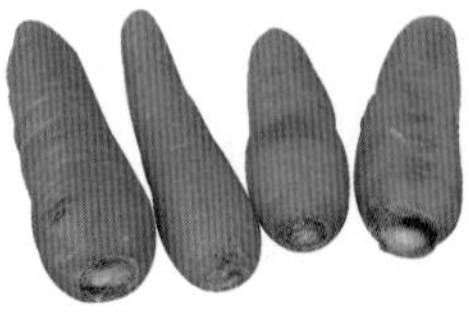
胡萝卜

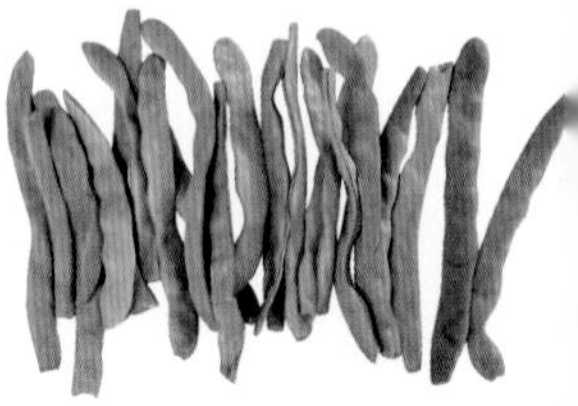
扁

刀豆

荷兰豆

四季豆

四楞

豇豆

豌豆苗

番茄

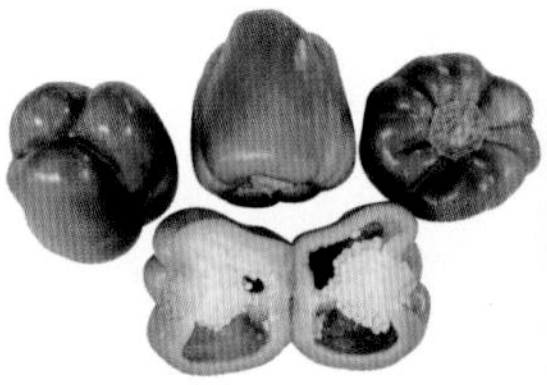
柿子

辣椒

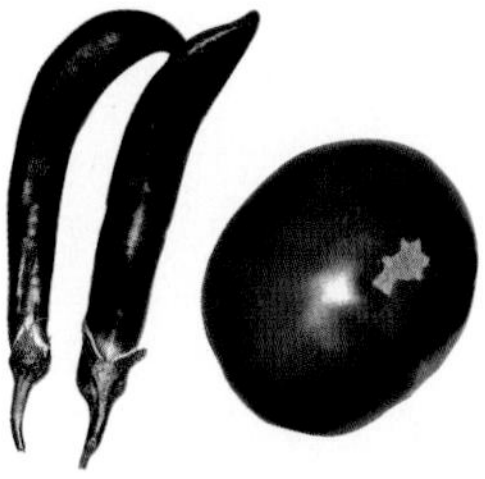
茄子

98g
秋葵

苦

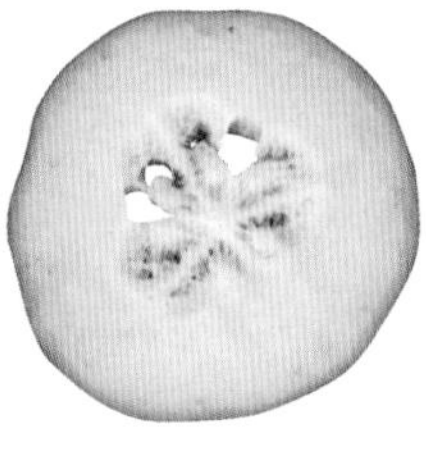
冬瓜

南瓜

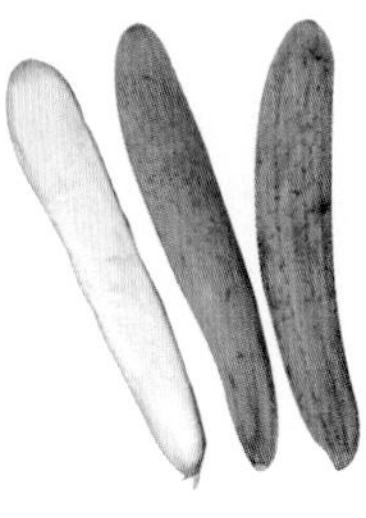
丝瓜

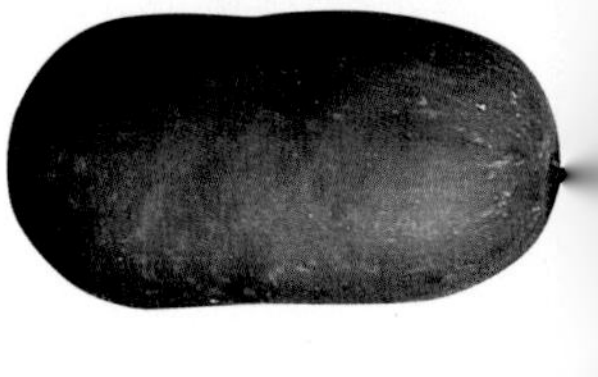
节

蔬菜

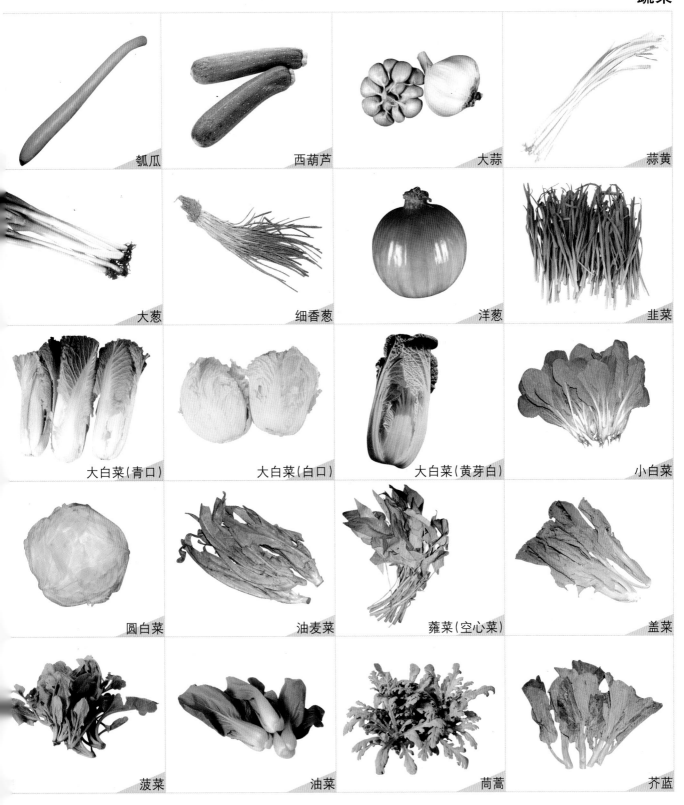

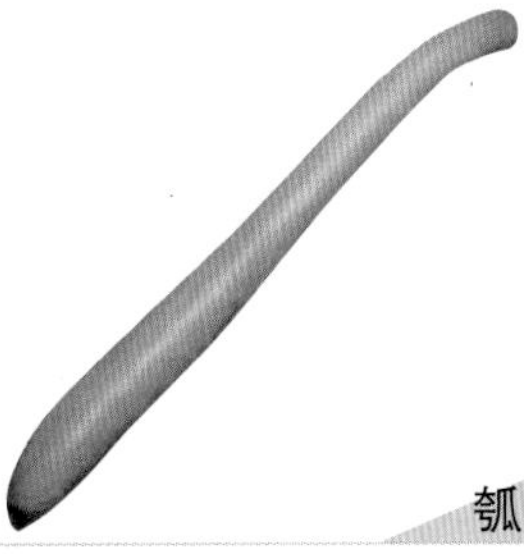
瓠瓜

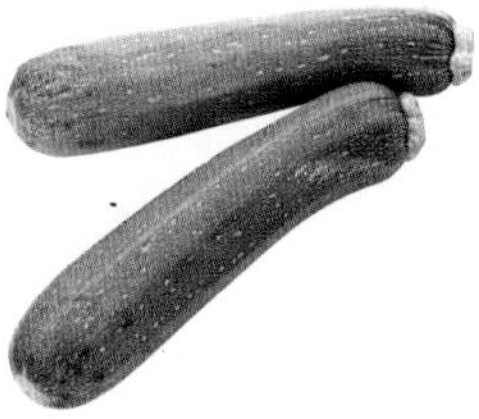
西葫芦

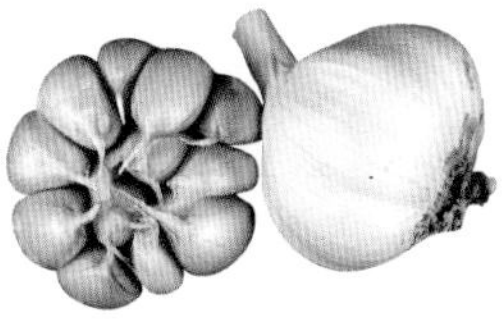
大蒜

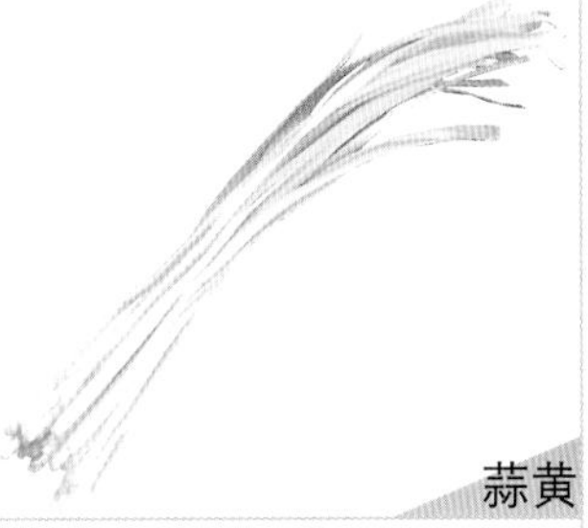
蒜黄

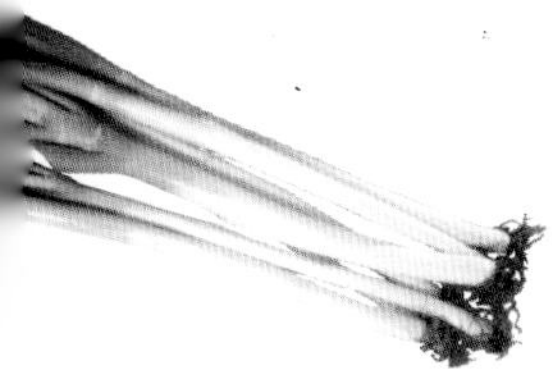
大葱

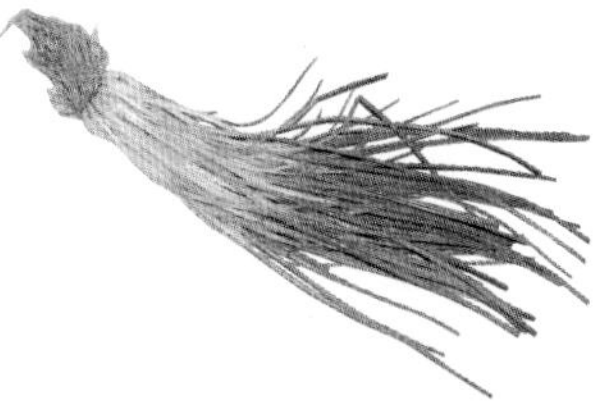
细香葱

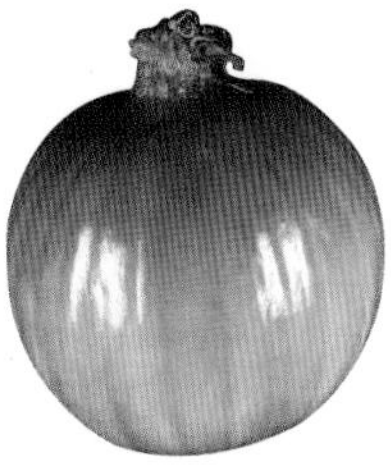
洋葱

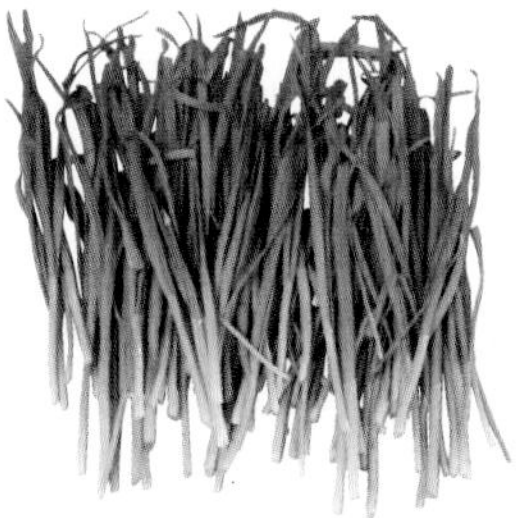
韭菜

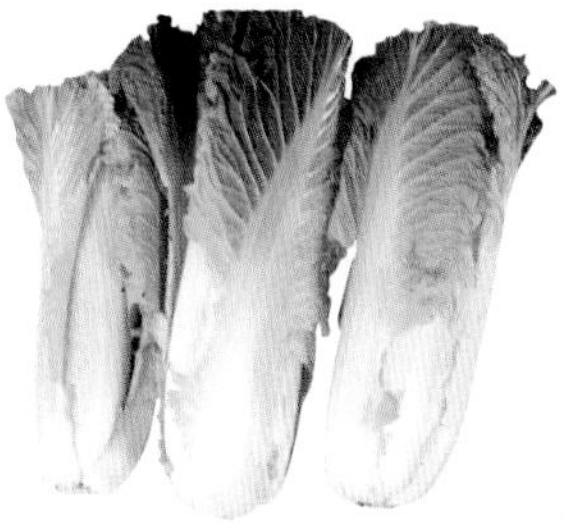
大白菜（青口）

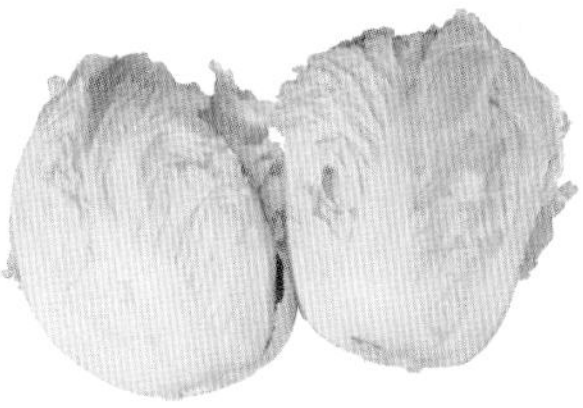
大白菜（白口）

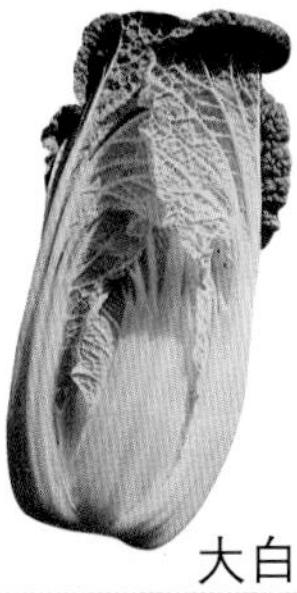
大白菜（黄芽白）

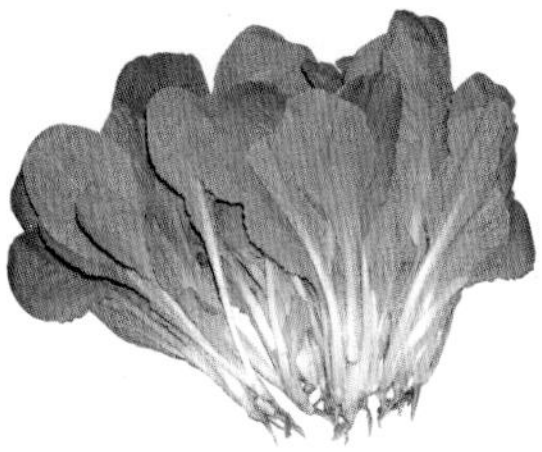
小白菜

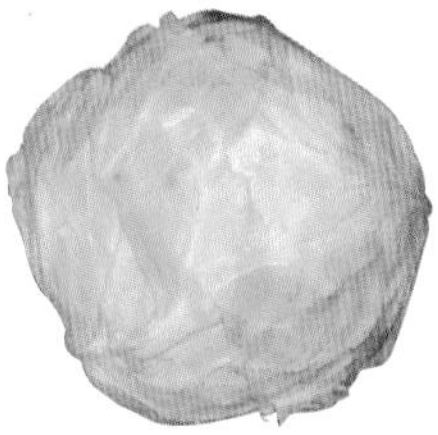
圆白菜

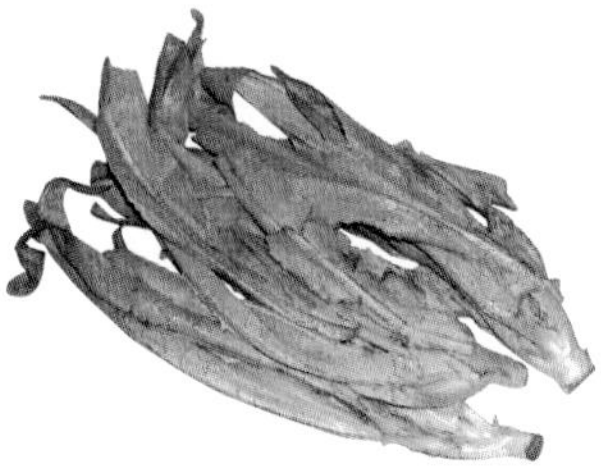
油麦菜

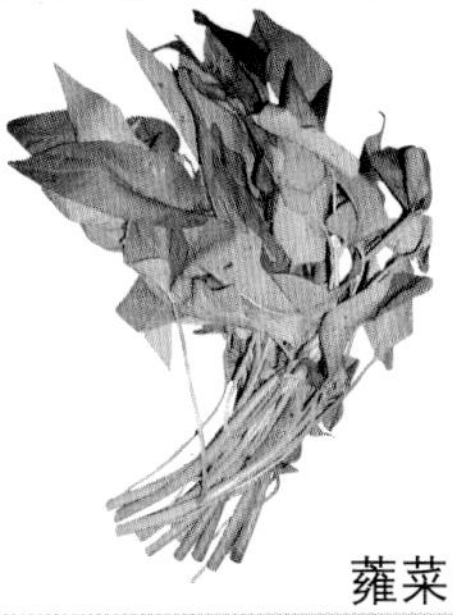
蕹菜（空心菜）

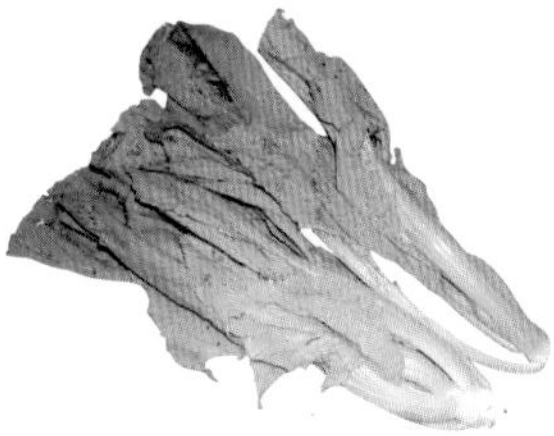
盖菜

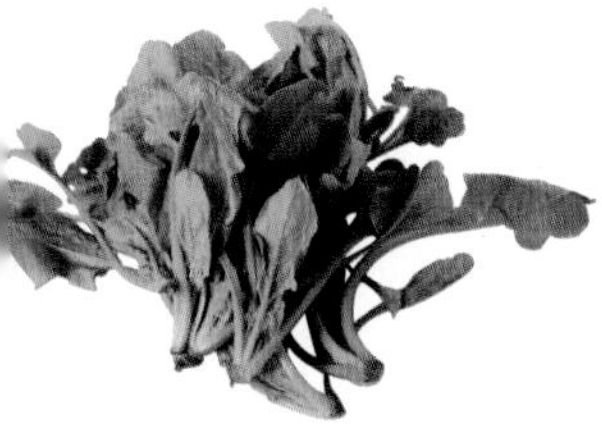
菠菜

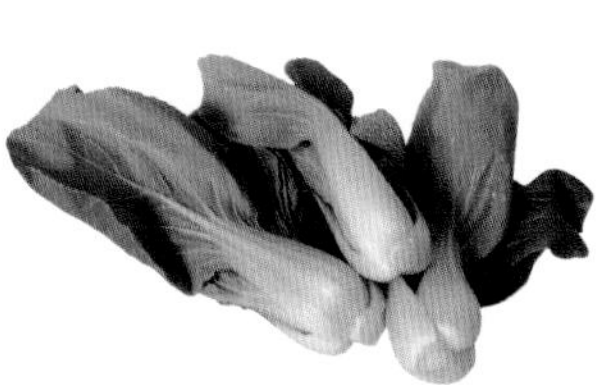
油菜

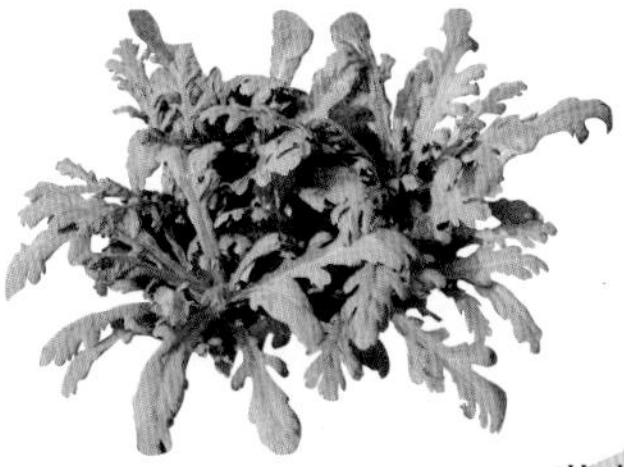
茼蒿

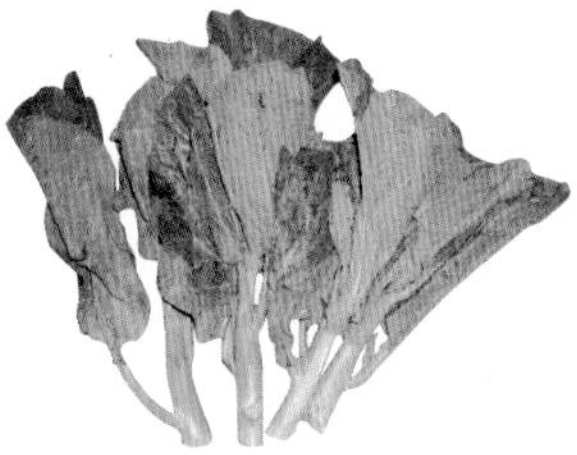
芥蓝

蔬菜

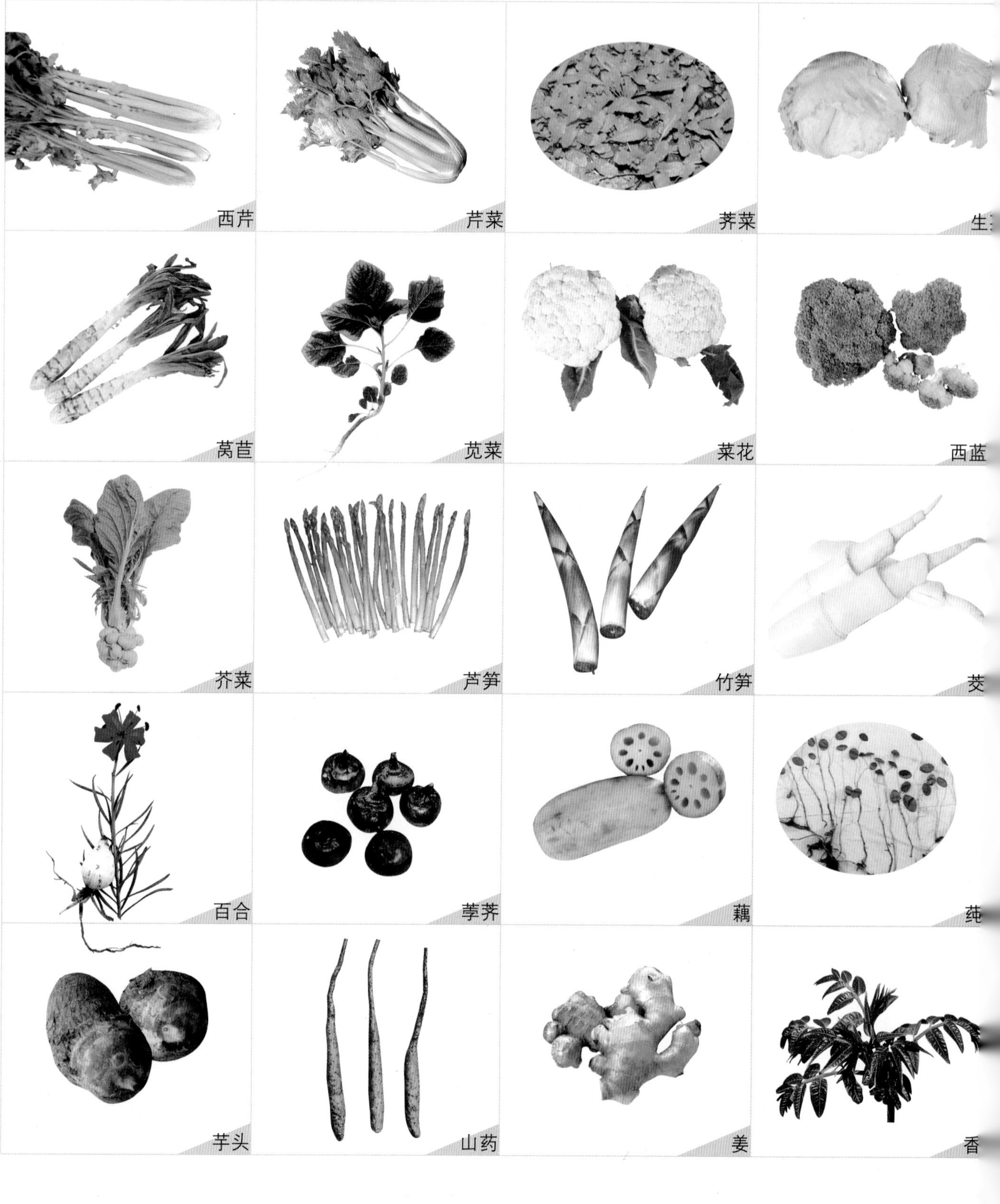

菌藻类

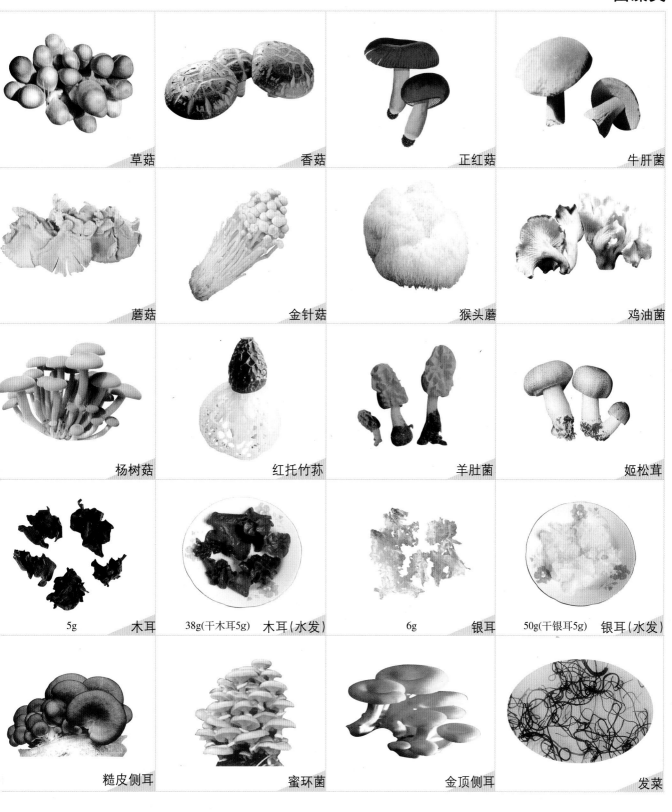

草菇

香菇

正红菇

牛肝菌

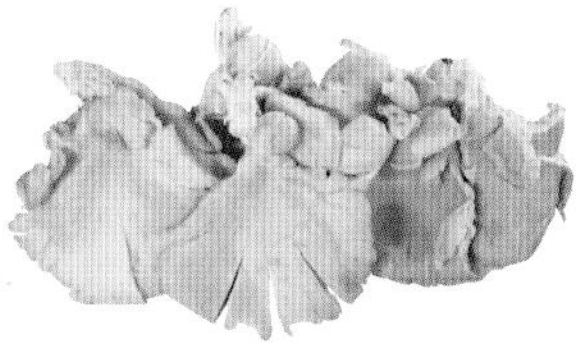
蘑菇

金针菇

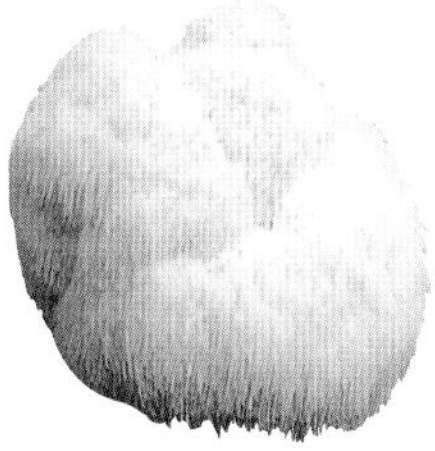
猴头蘑

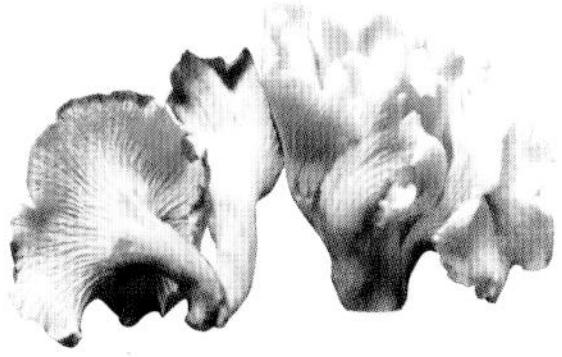
鸡油菌

杨树菇

红托竹荪

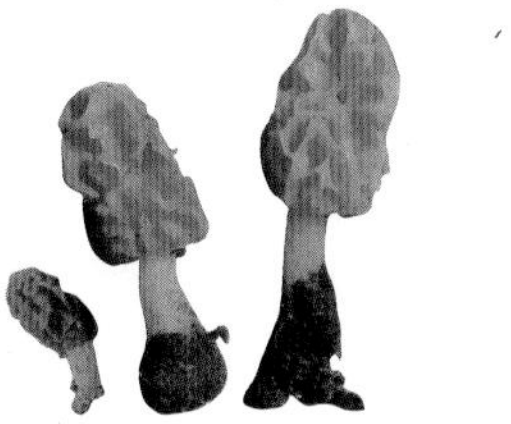
羊肚菌

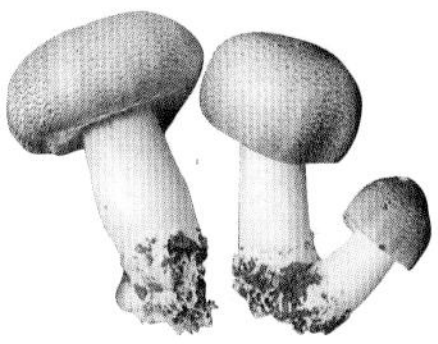
姬松茸

5g 木耳

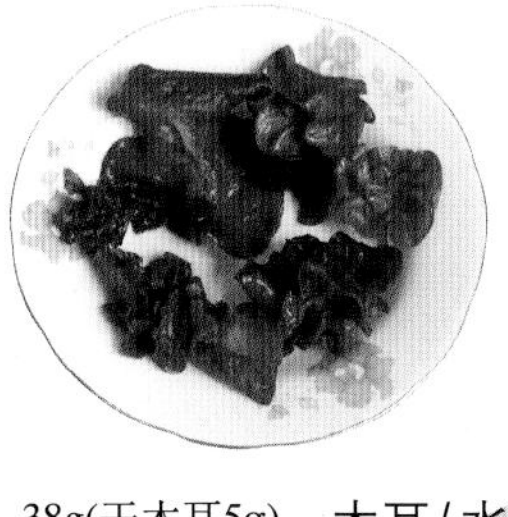
38g(干木耳5g) 木耳(水发)

6g 银耳

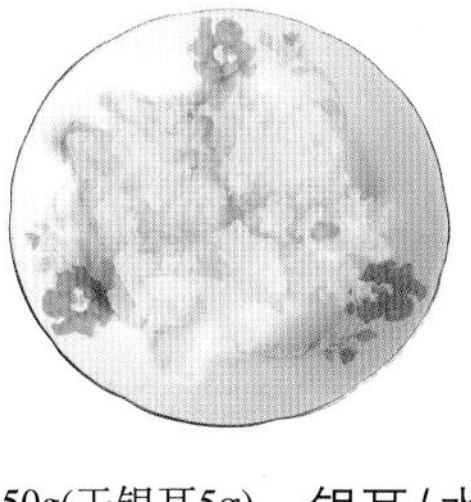
50g(干银耳5g) 银耳(水发)

糙皮侧耳

蜜环菌

金顶侧耳

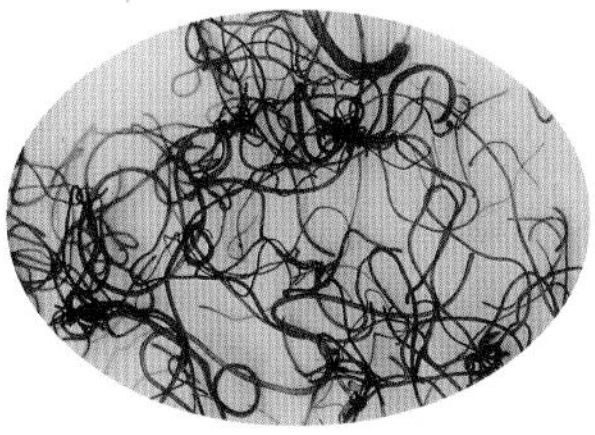
发菜

菌藻类

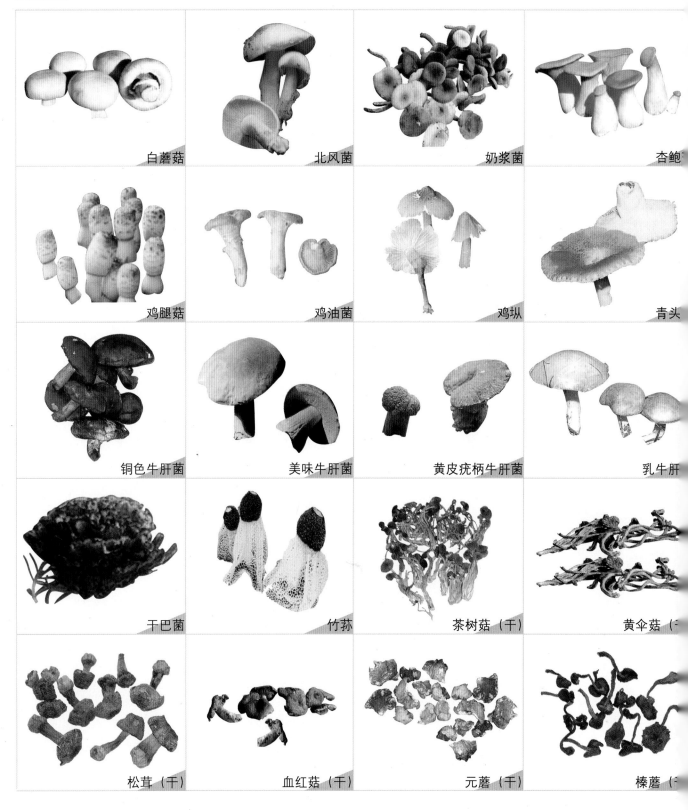

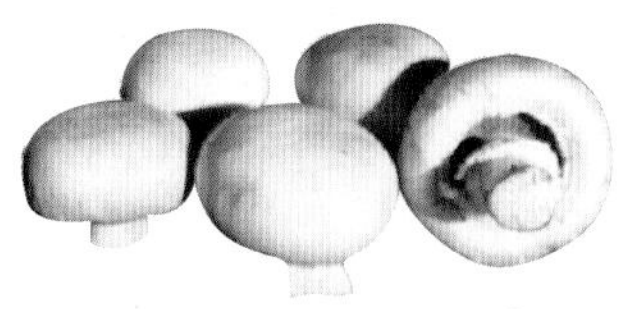
白蘑菇

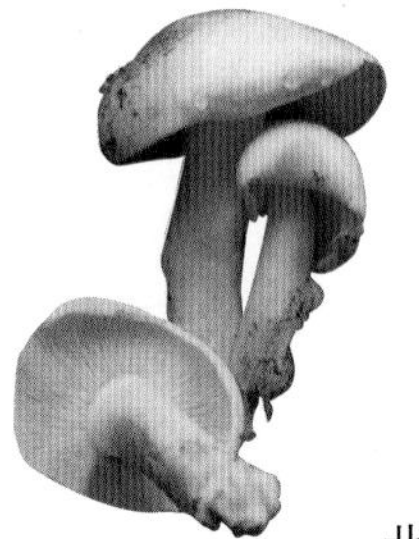
北风菌

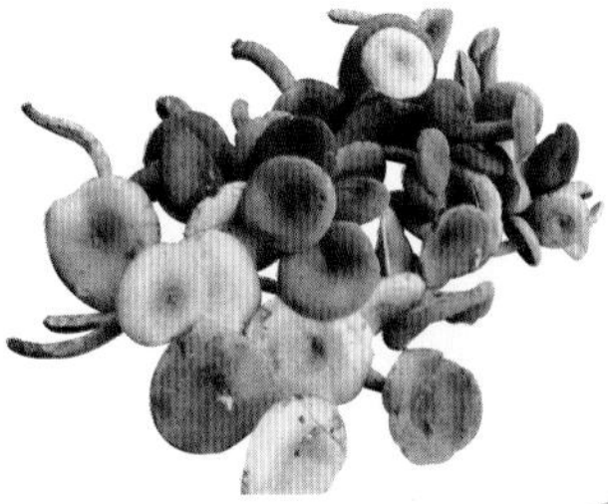
奶浆菌

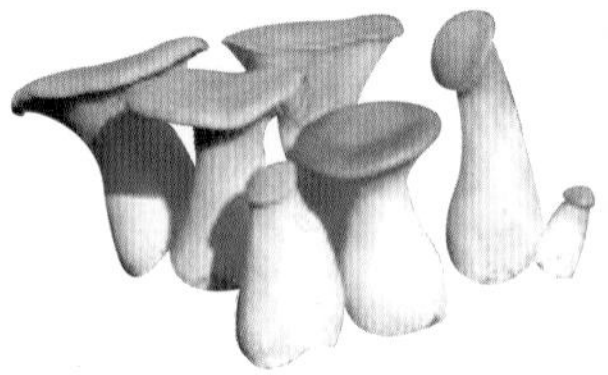
杏鲍

鸡腿菇

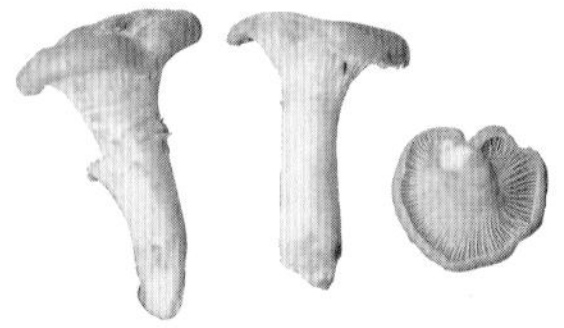
鸡油菌

鸡纵

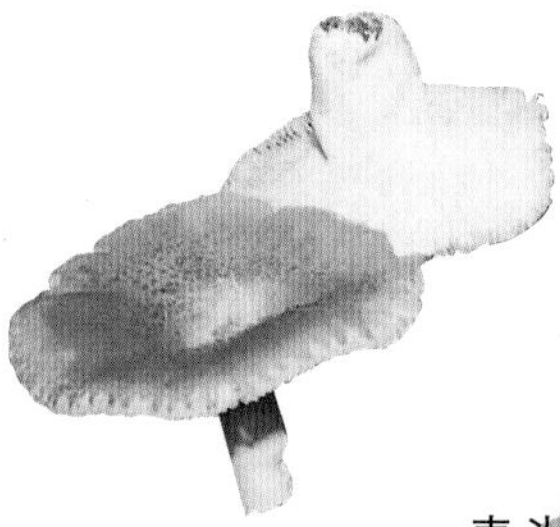
青头

铜色牛肝菌

美味牛肝菌

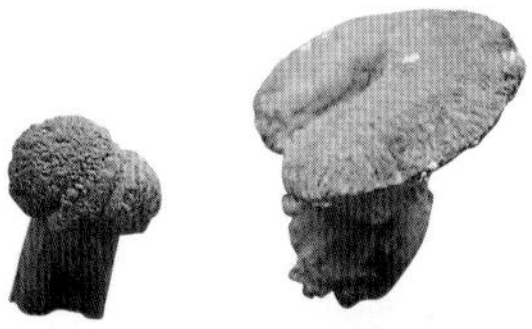
黄皮疣柄牛肝菌

乳牛肝

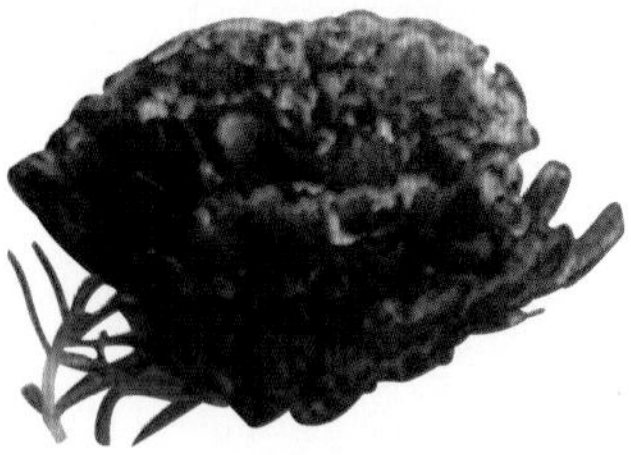
干巴菌

竹荪

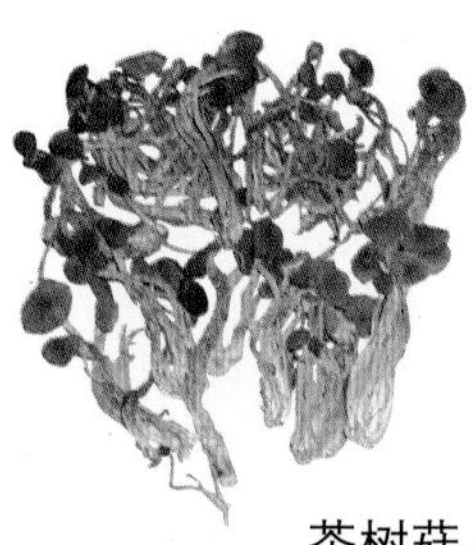
茶树菇（干）

黄伞菇（

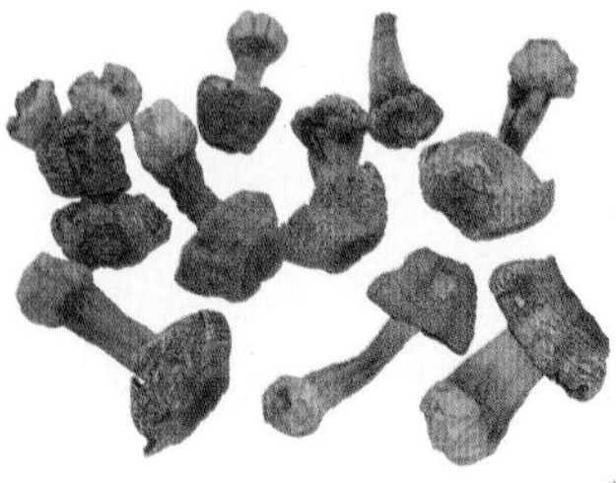
松茸（干）

血红菇（干）

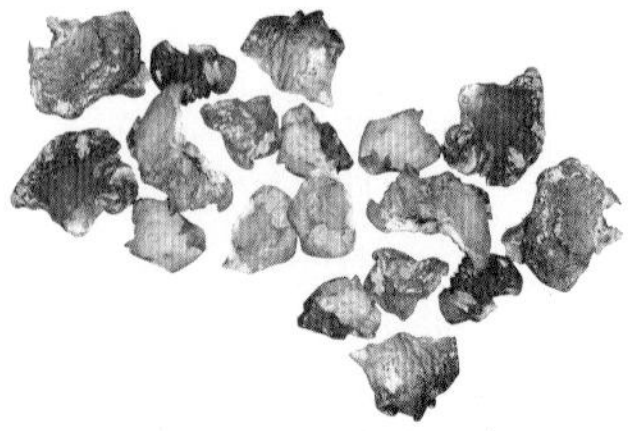
元蘑（干）

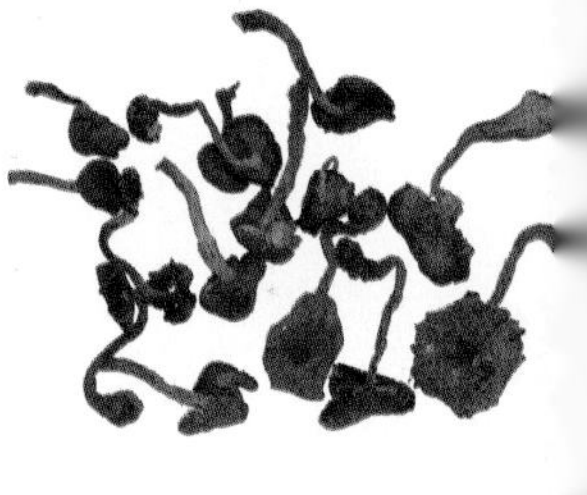
榛蘑（

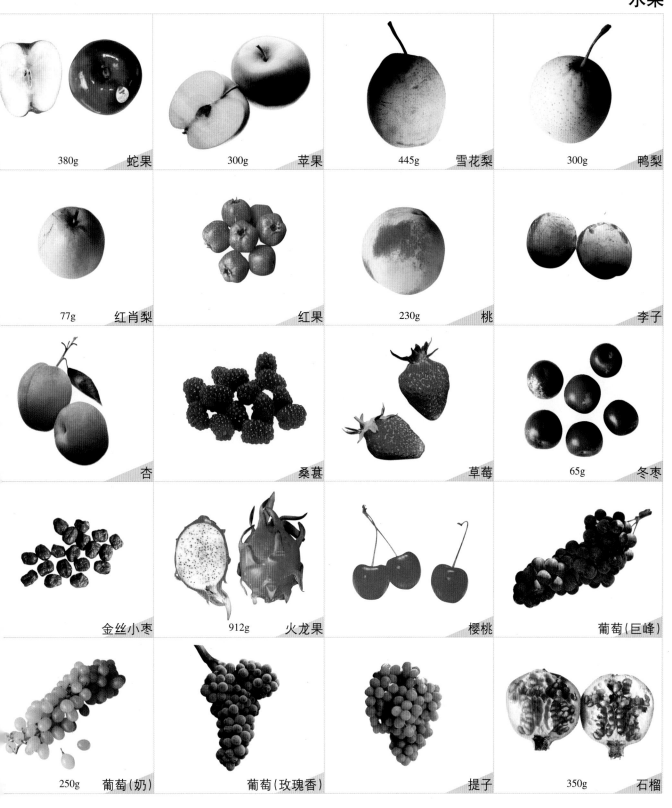

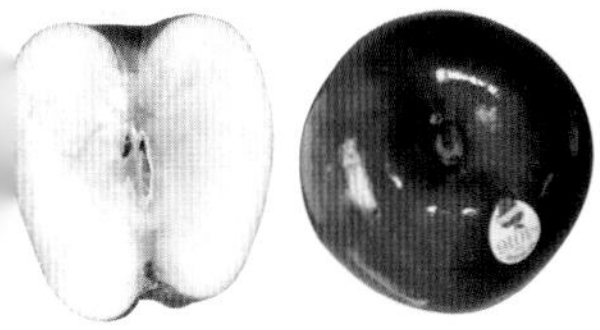
380g 蛇果

300g 苹果

445g 雪花梨

300g 鸭梨

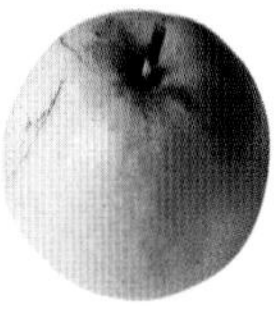
77g 红肖梨

红果

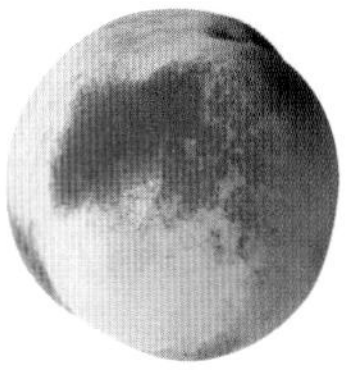
230g 桃

李子

杏

桑葚

草莓

65g 冬枣

金丝小枣

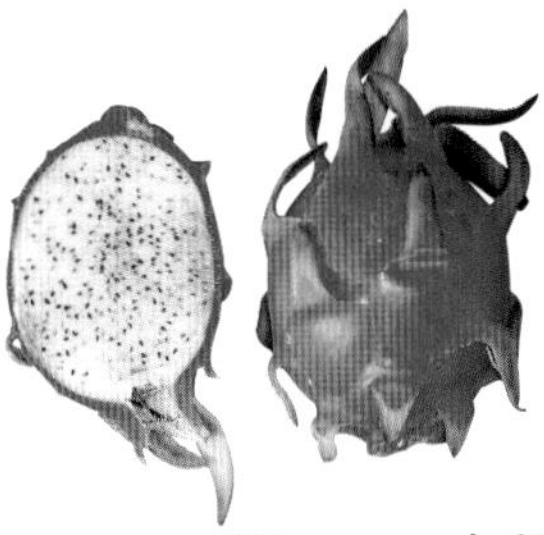
912g 火龙果

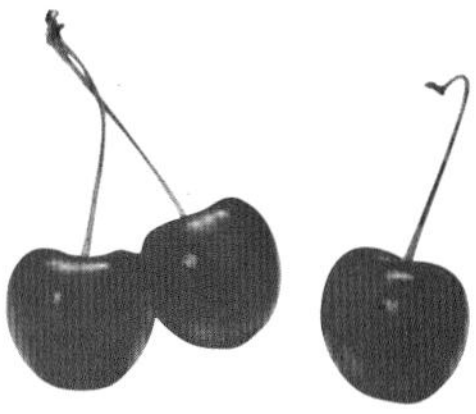
樱桃

葡萄(巨峰)

250g 葡萄(奶)

葡萄(玫瑰香)

提子

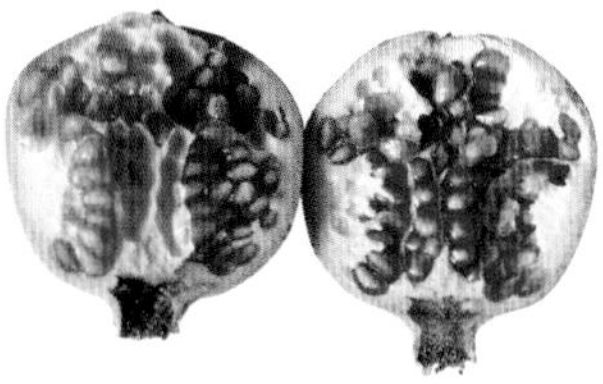
350g 石榴

水果

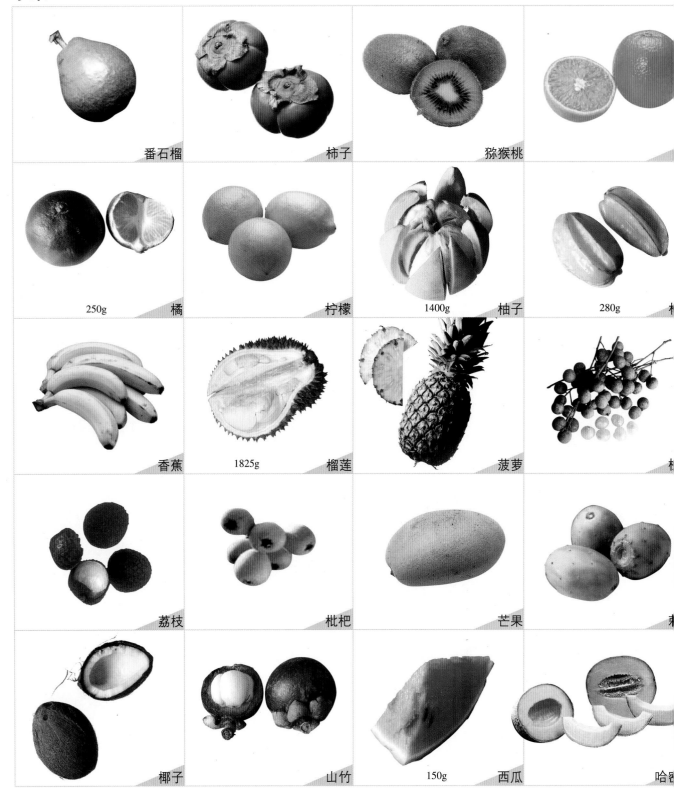

番石榴

柿子

猕猴桃

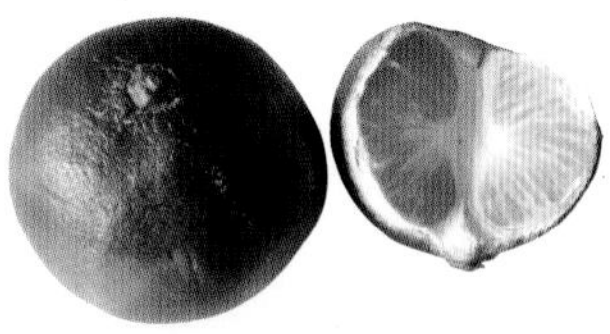
250g 橘

柠檬

1400g 柚子

280g

香蕉

1825g 榴莲

菠萝

荔枝

枇杷

芒果

椰子

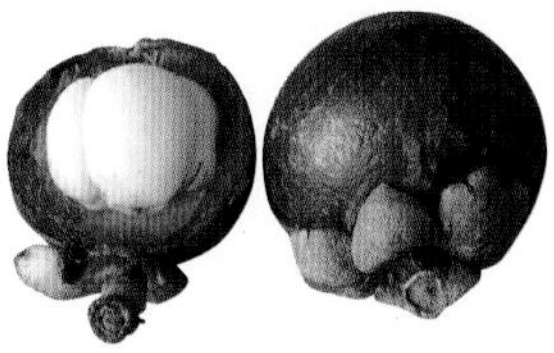
山竹

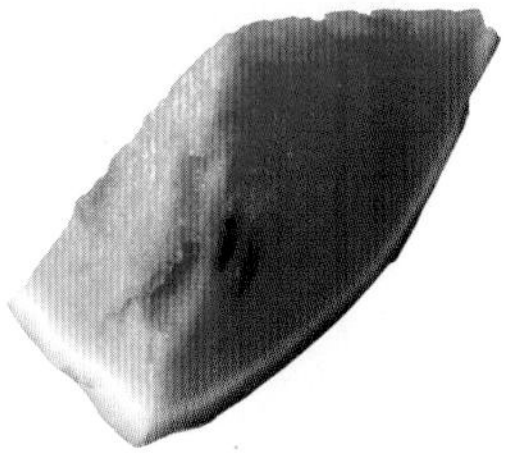
150g 西瓜

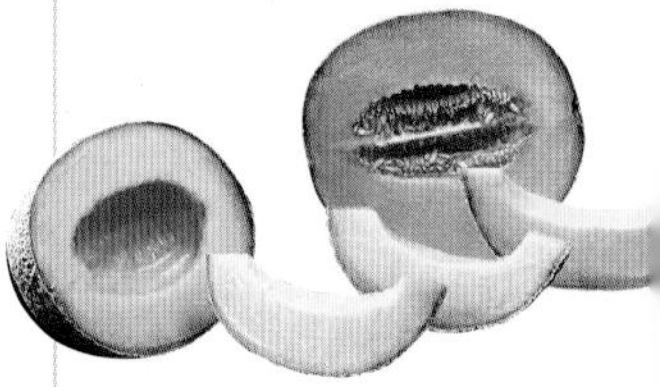
哈

坚果、饮料等

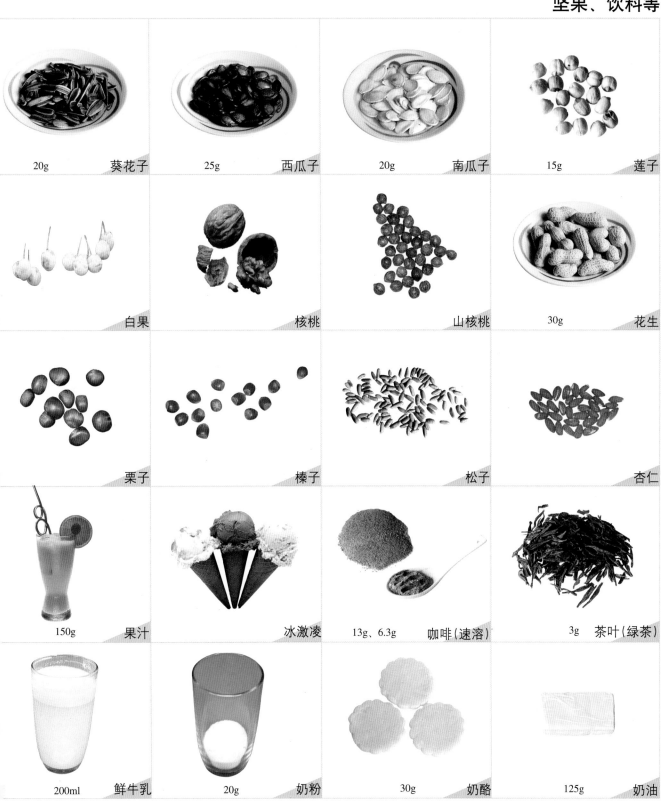

20g 葵花子

25g 西瓜子

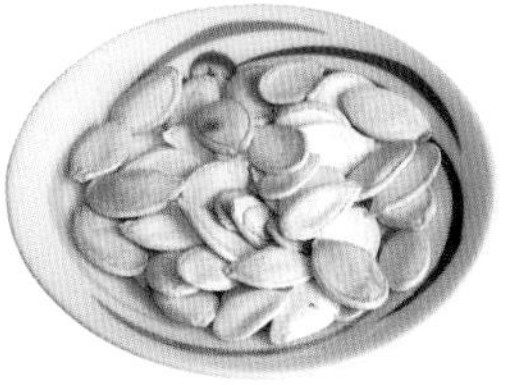
20g 南瓜子

15g 莲子

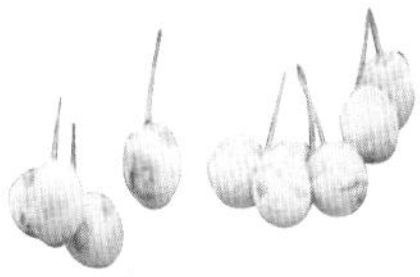
白果

核桃

山核桃

30g 花生

栗子

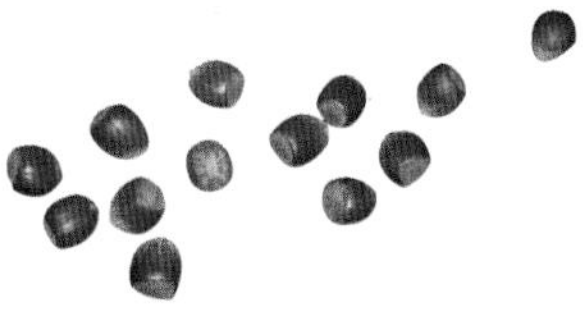
榛子

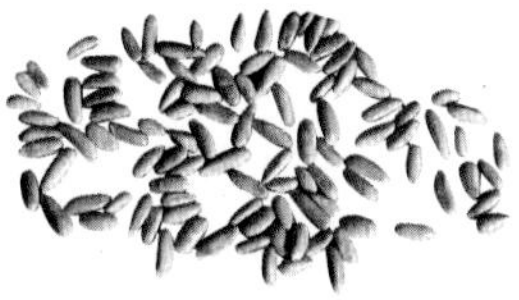
松子

杏仁

150g 果汁

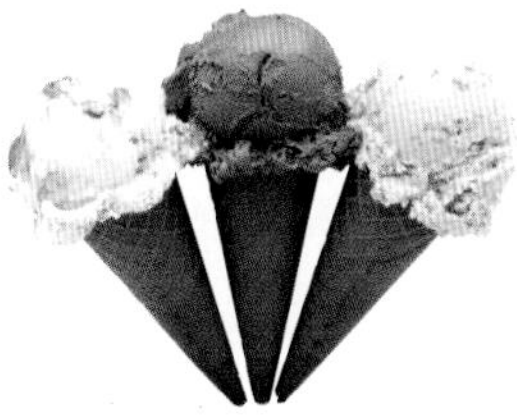
冰激凌

13g、6.3g 咖啡（速溶）

3g 茶叶（绿茶）

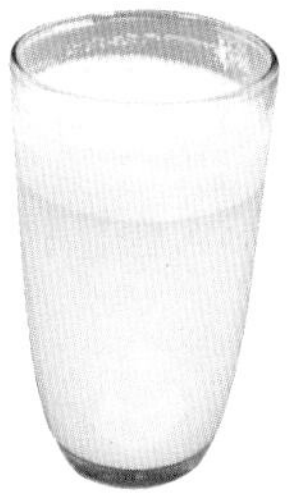
200ml 鲜牛乳

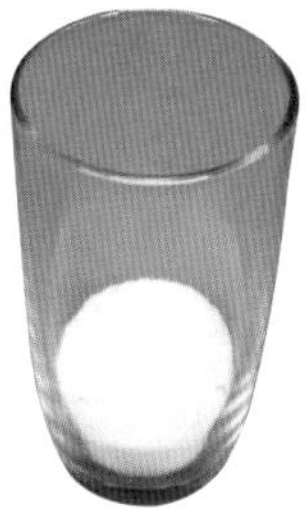
20g 奶粉

30g 奶酪

125g 奶油

肉禽蛋制品

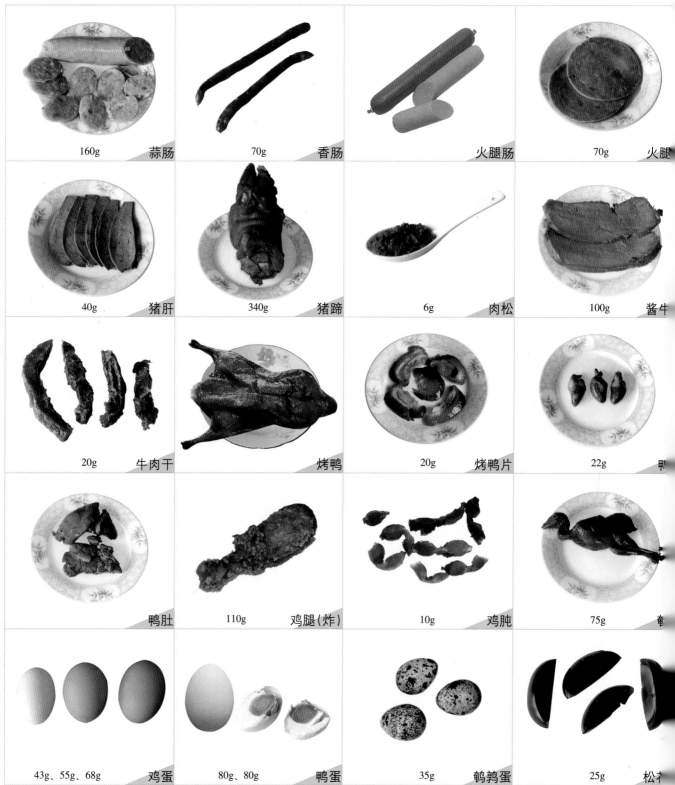

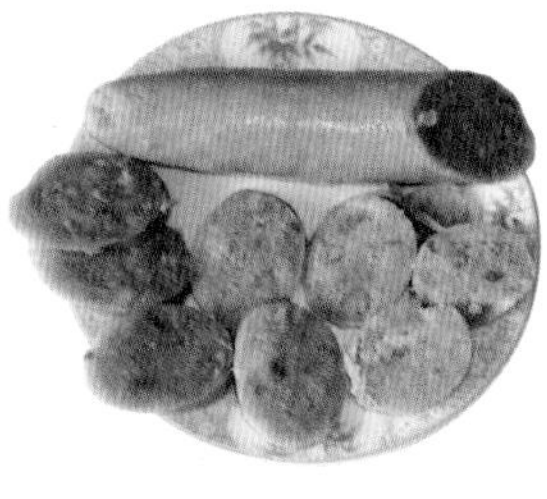
160g 蒜肠

70g 香肠

火腿肠

70g 火腿

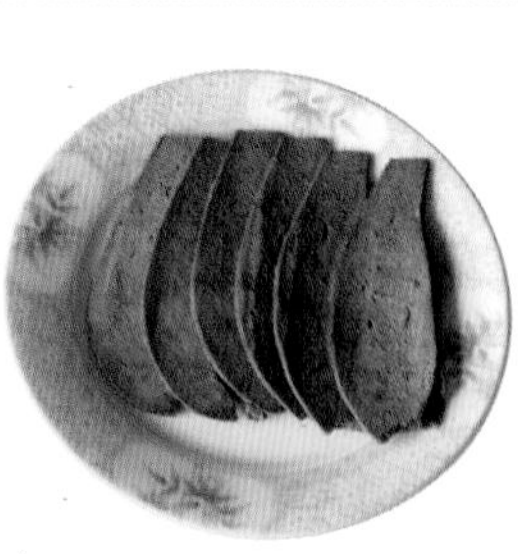
40g 猪肝

340g 猪蹄

6g 肉松

100g 酱牛

20g 牛肉干

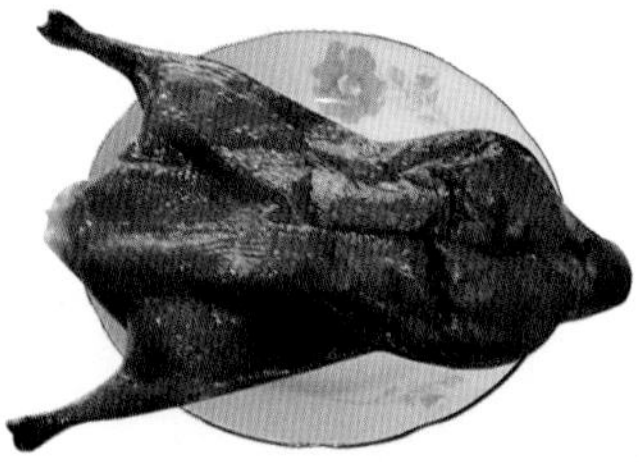
烤鸭

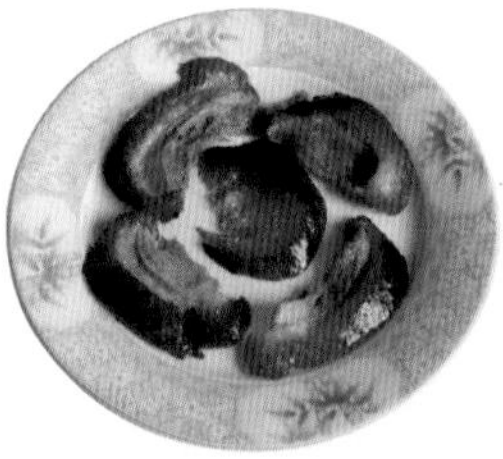
20g 烤鸭片

22g

鸭肚

110g 鸡腿(炸)

10g 鸡肫

75g

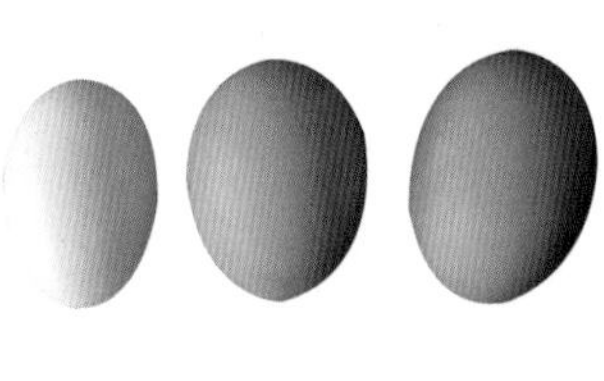
43g、55g、68g 鸡蛋

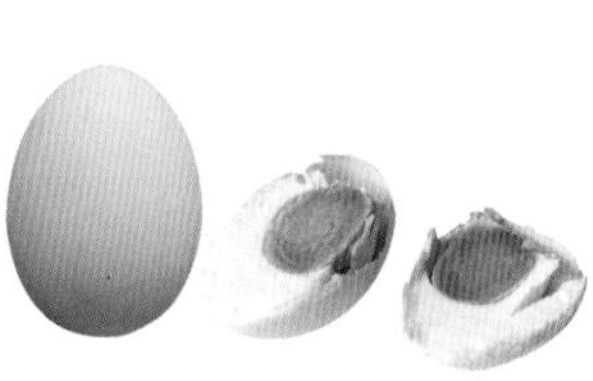
80g、80g 鸭蛋

35g 鹌鹑蛋

25g 松花

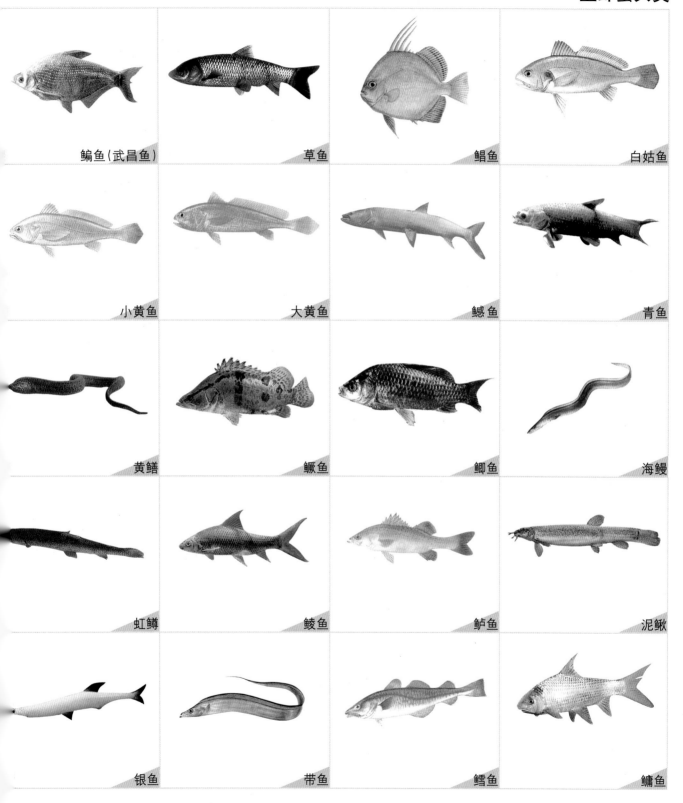

鳊鱼(武昌鱼)

草鱼

鲳鱼

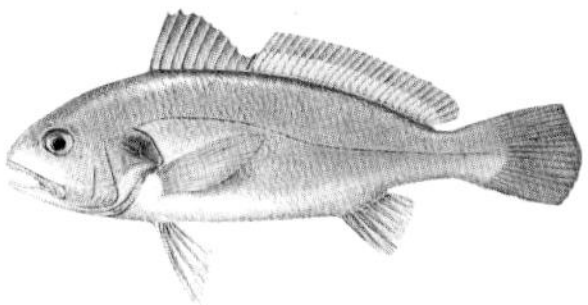
白姑鱼

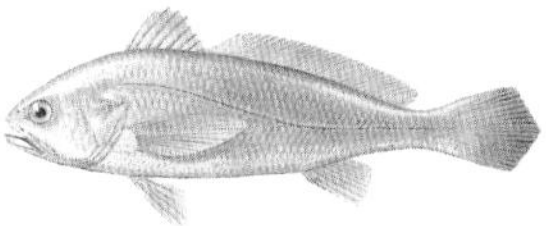
小黄鱼

大黄鱼

鳡鱼

青鱼

黄鳝

鳜鱼

鲫鱼

海鳗

虹鳟

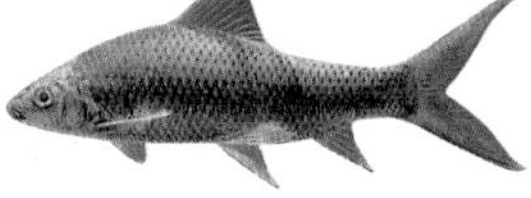
鲮鱼

鲈鱼

泥鳅

银鱼

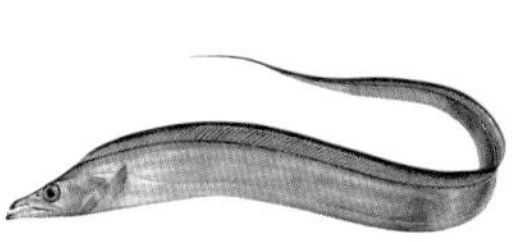
带鱼

鳕鱼

鳙鱼

鱼虾蟹贝类

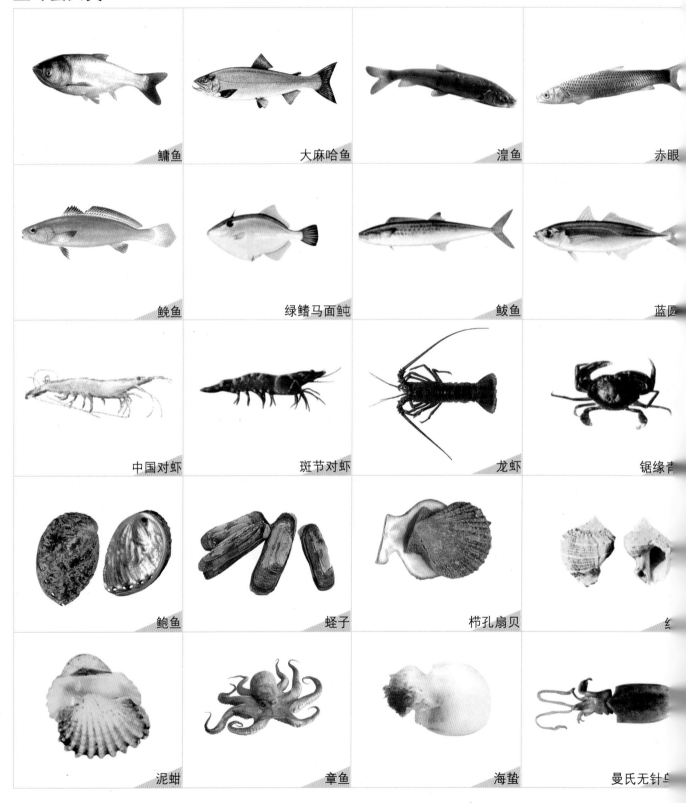

鳙鱼

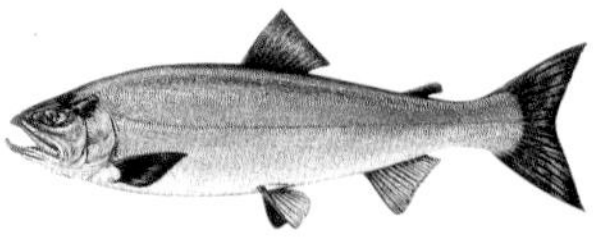
大麻哈鱼

湟鱼

赤眼

鮸鱼

绿鳍马面鲀

鲅鱼

蓝圆

中国对虾

斑节对虾

龙虾

锯缘青

鲍鱼

蛏子

栉孔扇贝

纟

泥蚶

章鱼

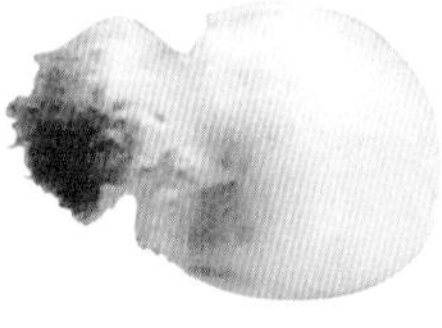
海蜇

曼氏无针乌

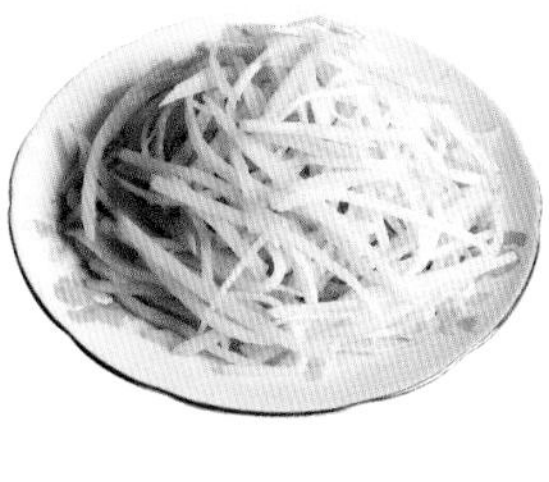

256g(生土豆 250g) 素炒土豆丝

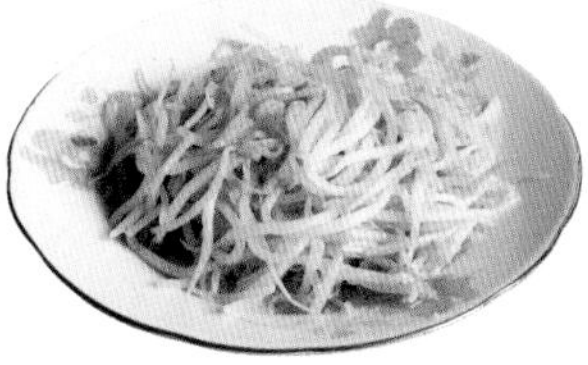

175g(生豆芽 200g) 炒豆芽

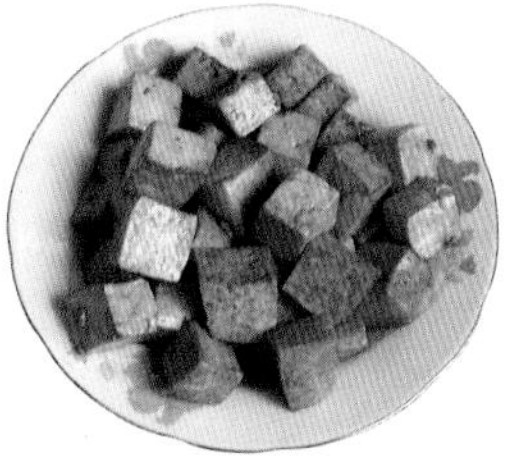

385g(豆腐 400g 油 17g) 家常豆腐

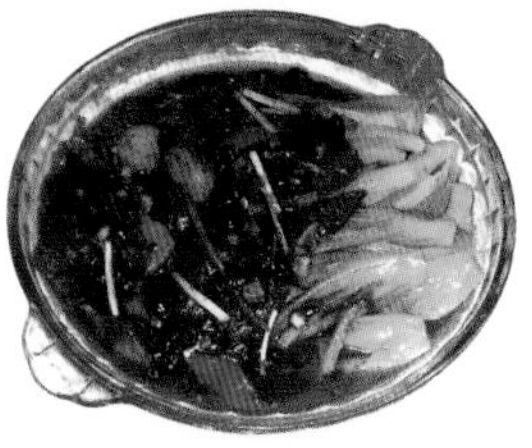

200g(油麦菜 250g 鲮鱼 50g 豆豉 20g) 豆豉油麦菜

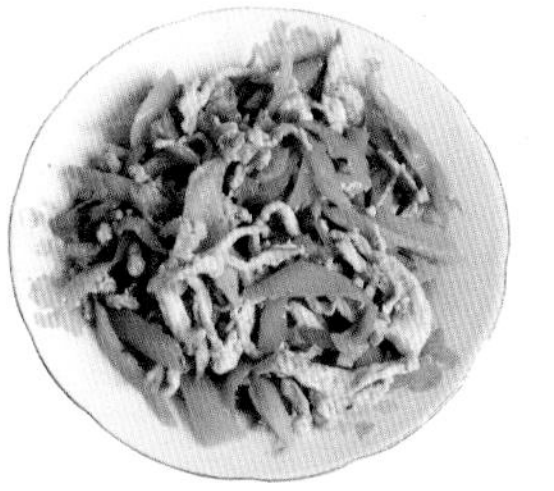

7g(青椒 200g 肉丝 100g 油 25g) 青椒炒肉丝

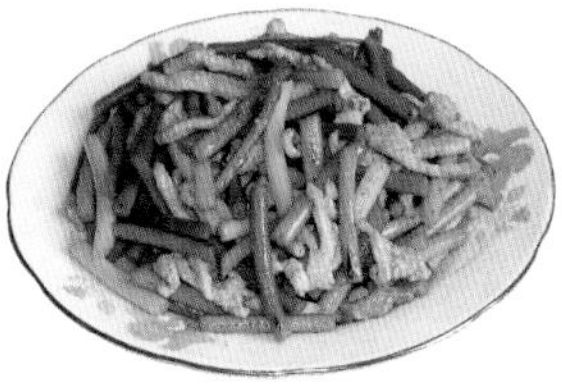

294(蒜苗 200g 肉丝 100g 油 25g) 蒜苗炒肉丝

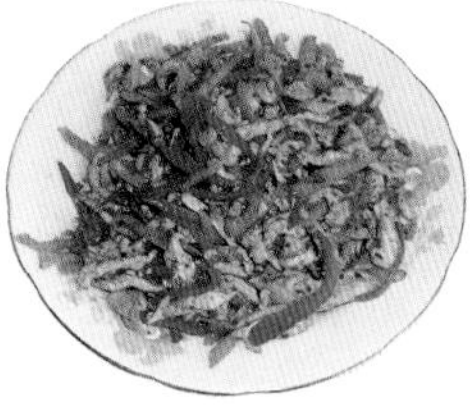

260g(青椒 80g 胡萝卜 60g 肉丝 150g 油 20g) 鱼香肉丝

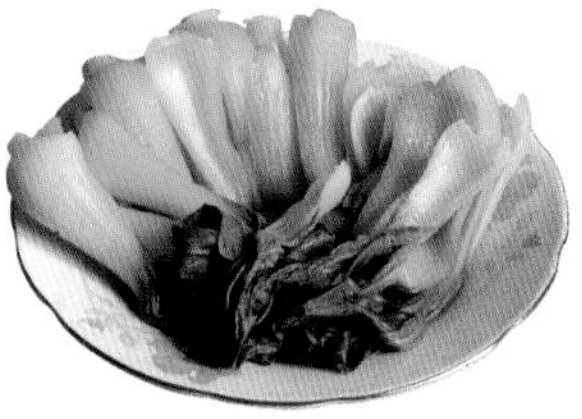

230g(油菜 250g) 炒油菜

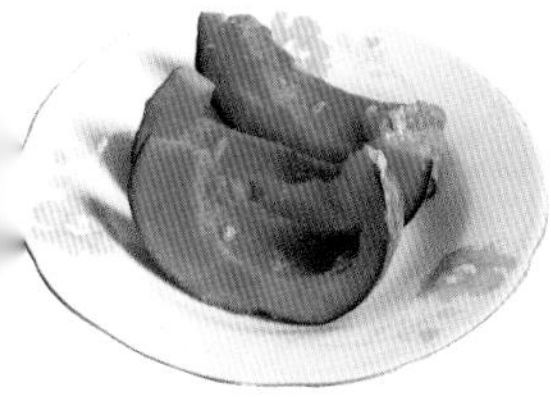

147g(生南瓜 165g) 蒸南瓜

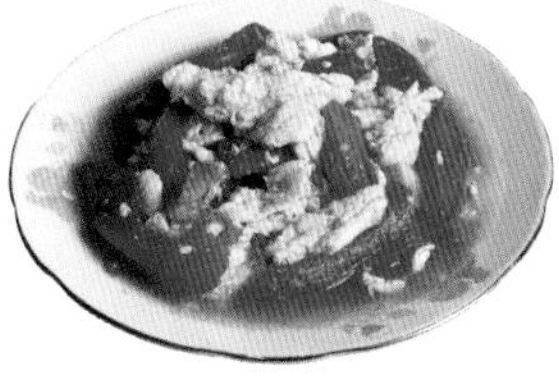

359g(西红柿 242g 鸡蛋 130g 油 40g) 西红柿鸡蛋

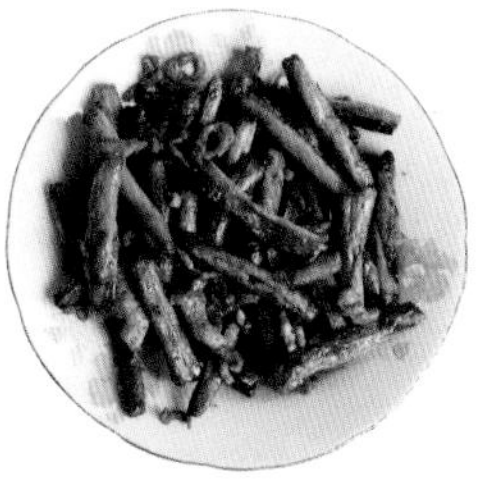

220g(扁豆 250g 肉丝 50g 油 40g) 扁豆炒肉丝

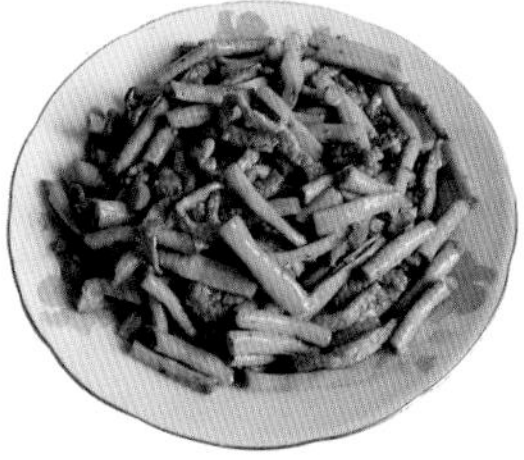

250g(豇豆 200g 肉丝 100g 油 25g) 豇豆炒肉丝

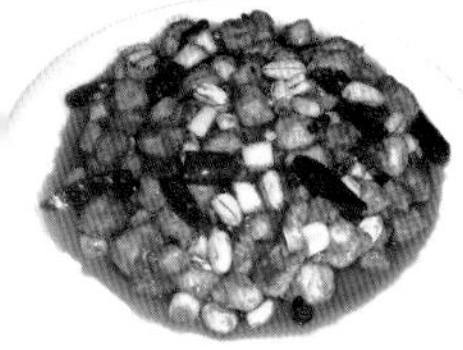

宫爆鸡丁

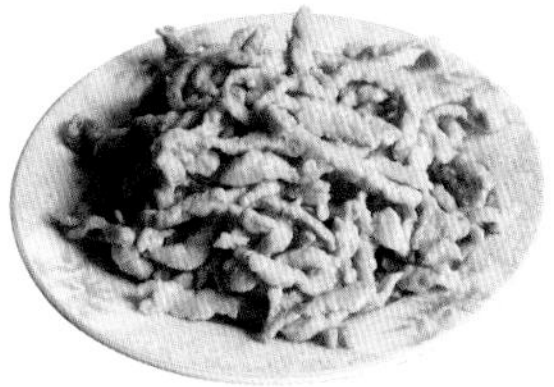

147g(生猪肉丝 150g) 炒肉丝

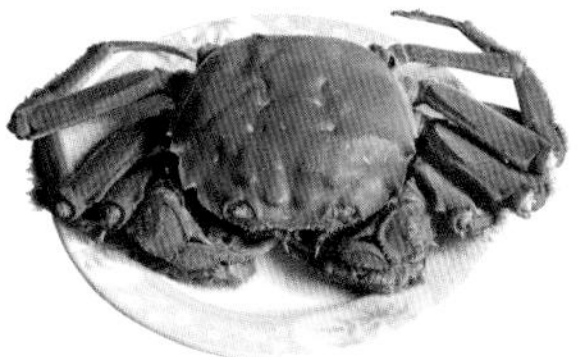

185g(生蟹185g) 青蟹(蒸)

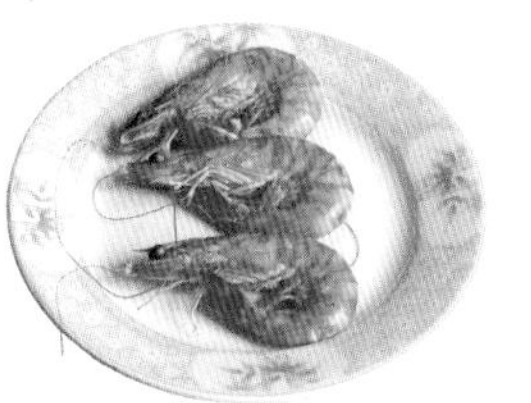

36g(生虾50g) 基围虾（煮)

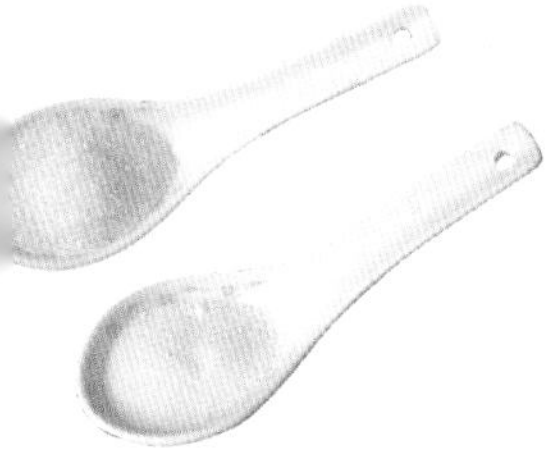

白糖 10g、盐 5g

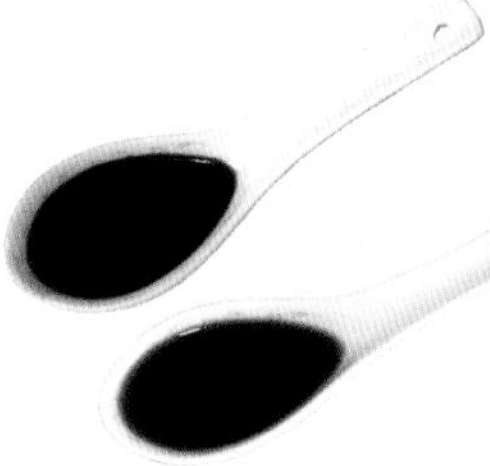

酱油 5g、醋 5g

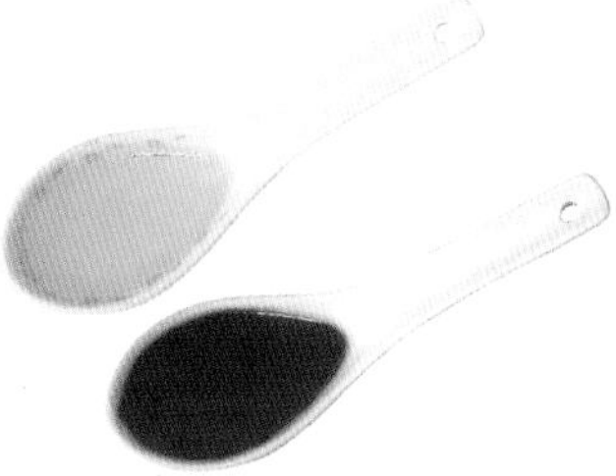

油 5g、芝麻酱 8g

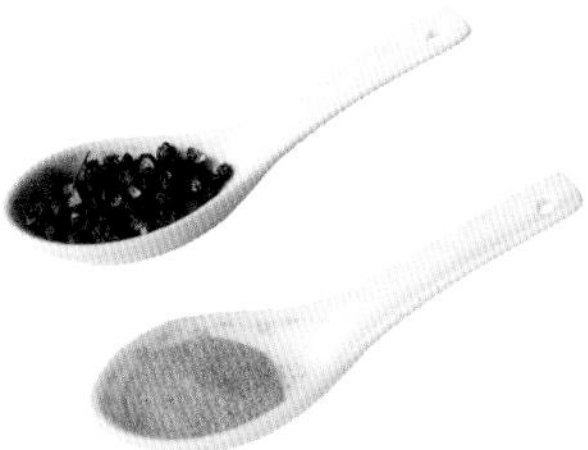

花椒 2g、胡椒粉 2g

猪解剖部位图

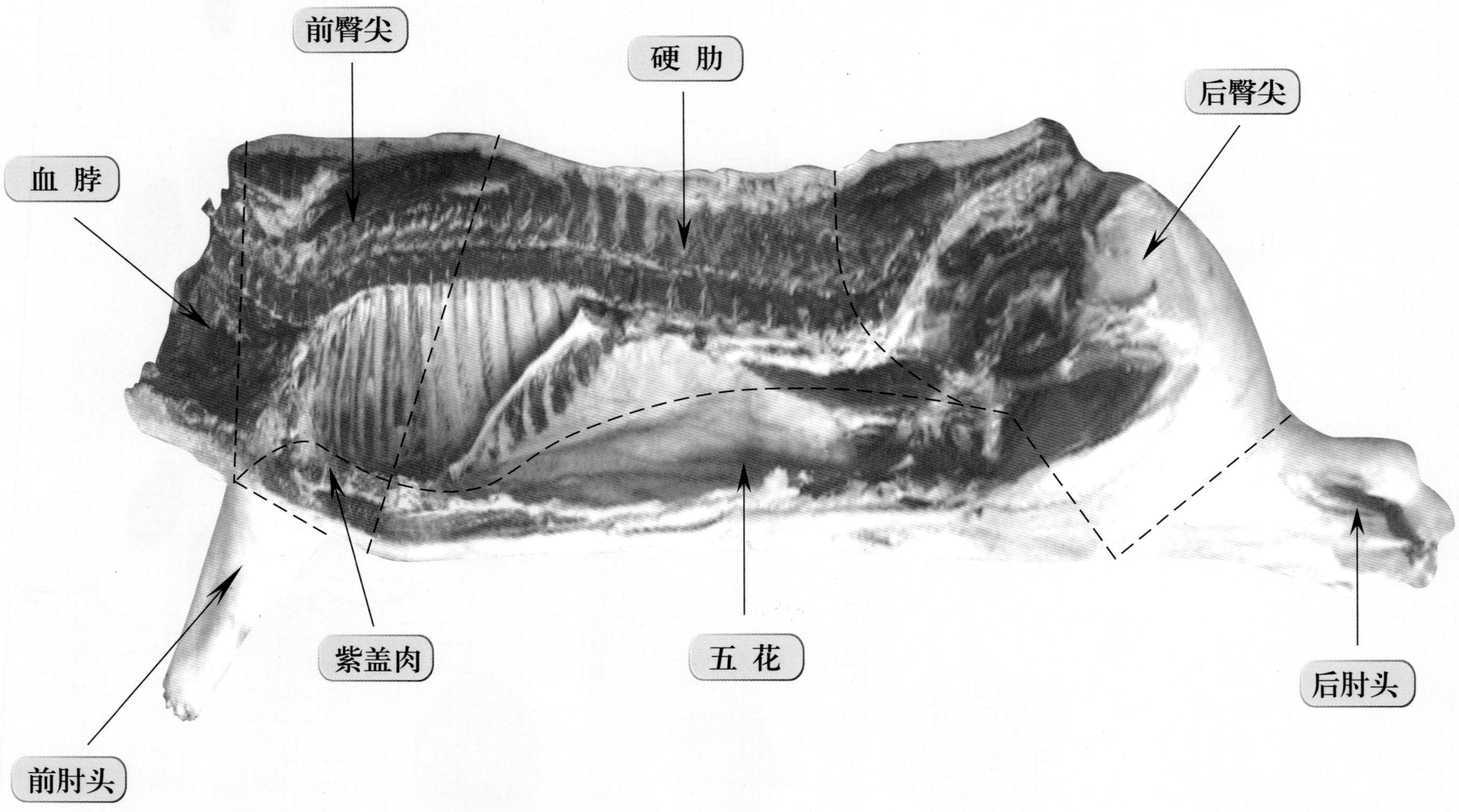

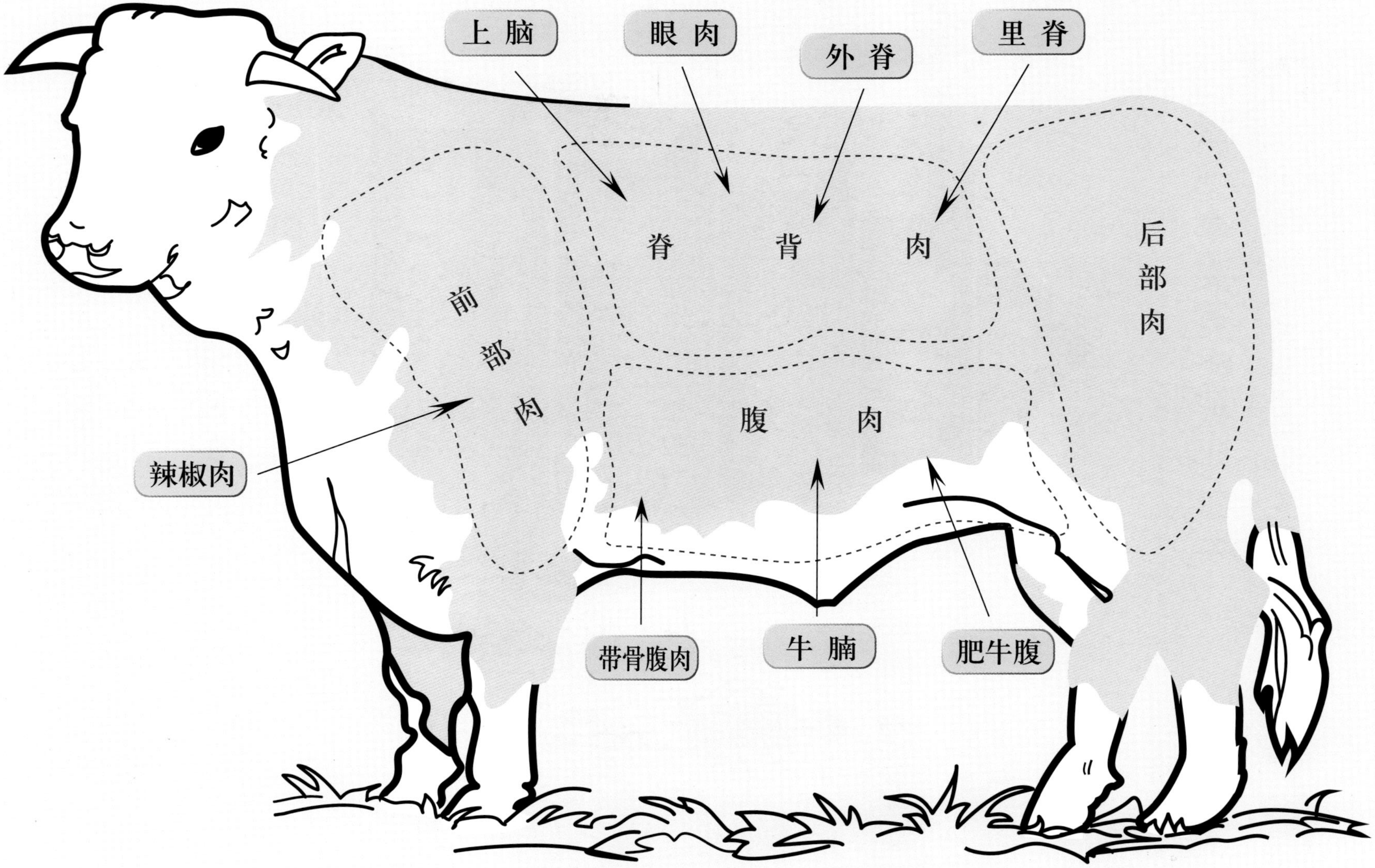
上脑
眼肉
外脊
里脊
脊背肉
后部肉
前部肉
腹肉
辣椒肉
带骨腹肉
牛腩
肥牛腹

中国居民平衡膳食宝塔

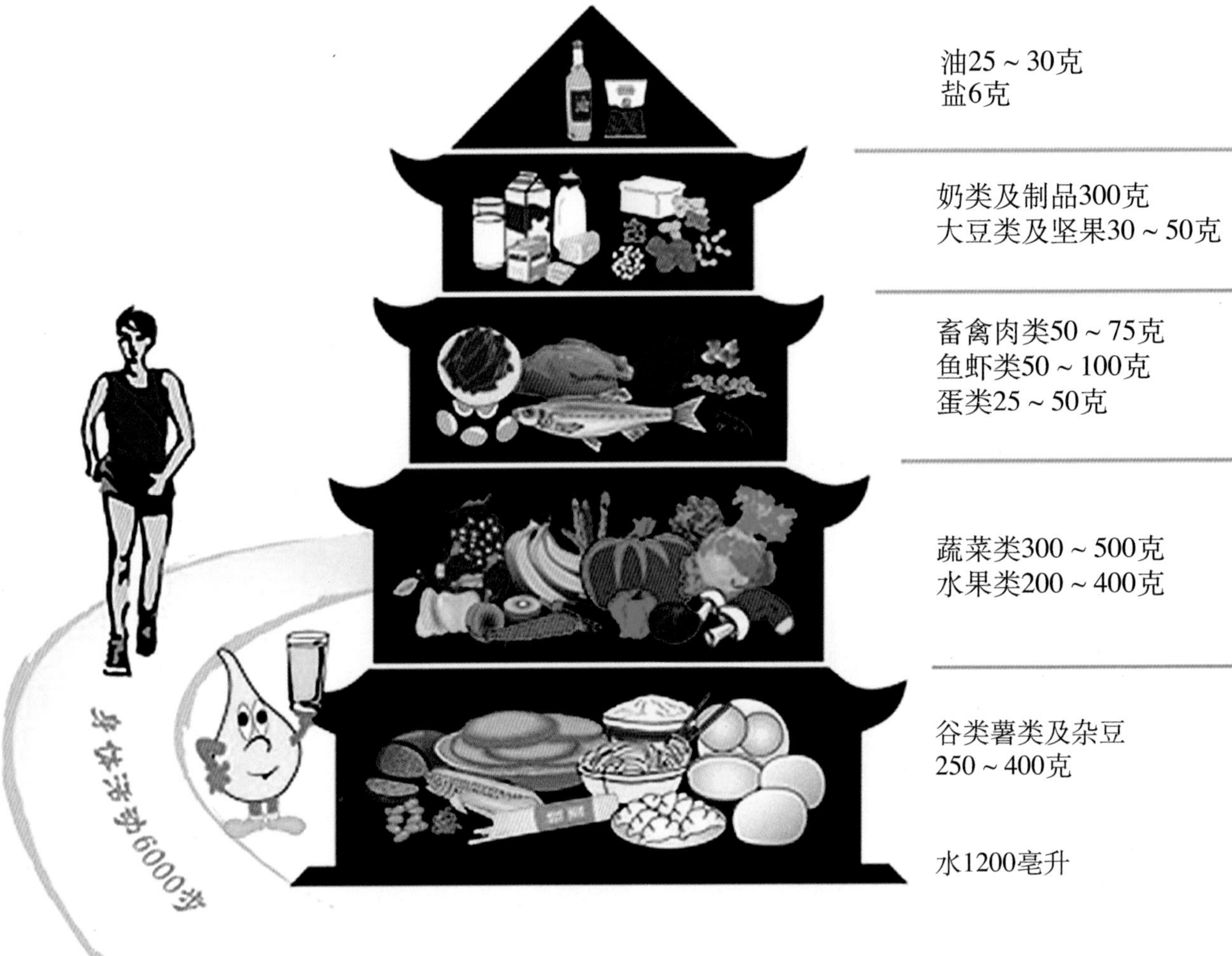

中国营养学会 (2008)

附录 5
Appendix 5

《中国食物成分表》发展简史
The Major Events in China FCD History

名称	主要作者和年代	内容简况
第一阶段　雏形期		
"中国食物的营养价值"	作者:吴宪 1928 年发表	以协和医学院生物化学系分析的结果为主,包括了 400 多种常用食物的热量、蛋白质、脂肪、水、糖、粗纤维和无机盐的含量,61 种食物的钙、磷和铁的含量,以及 74 种食物的用加减号表示的 4 种维生素的相对含量。
第二阶段　开端		
《食物成分表》	总 领 导:周启源 副总领导:杨恩孚 编著:中央卫生研究院营养学系 出版:商务印书馆,1952	中央卫生研究院营养学系在 1949～1951 年两年半时间内完成的研究数据。它是我国第一部食物成分表。包括了 293 种主要食物中 6 种维生素的含量。 1952 年版为横排式。
《食物成分表》 修订版	编著:中央卫生研究院营养学系 出版:商务印书馆,1955 年修订,1957 年出版	主要是对初版数据的修订和补充。包括 444 种食物,特别是增加了野菜、藏族食物。营养成分还增加了 108 种食物的 4 种矿物质含量(镁、钾、钠、氯);食物烹调中 3 种营养素变化。 1957 年版为竖排版,精装,16 开本/123 页。
《食物成分表》 新一版	编著:中国医学科学院劳动卫生环境卫生与营养卫生研究所 出版:人民卫生出版社,1963	中央卫生研究院营养学系研究数据。 在修订版的基础上增加了我国四大海产经济鱼类(黄鱼、鲫鱼、鲐鱼及带鱼)以及四大淡水养殖鱼类(青鱼、草鱼、鲢鱼、鲆鱼)的维生素 B 族的测定结果。 增加了 13 种谷类食物和 8 种豆类食物的必需氨基酸含量。
《食物成分表》 新二版	编著:中国医学科学院卫生研究所 出版:人民卫生出版社,1977	以新一版为基础,增加了中国医学科学院卫生研究所逐年分析食物中积累的数据;增加了各省防疫站提供已发表数据。另外增加了胆固醇、脂肪酸的含量;增加了食物的鉴别资料、普通名称和学名(即拉丁名称)对照表。 32 开本/ 468 页,发行 65 800 册。
《食物成分表》 新三版	编著:中国医学科学院卫生研究所 出版:人民卫生出版社,1981 1983 年、1987 年、1989 年多次重印	在新二版的基础上修改了以前若干错误,校正了一些不恰当的数据;补充了不少食物的别名;重新设计了版面的格式,即由竖排改为横排,16 开本/262 页。 包括了 1 728 条食物的 14 种一般营养成分含量,116 条食物的 12 种氨基酸含量,60 条食物的 32 种脂肪酸含量,125 条食物胆固醇的含量,11 条发酵豆食品的 B_{12} 含量,114 条野菜的 14 种一般营养成分含量。
《中国食品成分表》 日文版	翻译:刘志诚　于守洋 冯国忱　苏　引 编著:中国医学科学院卫生研究所 责任编辑:人民卫生出版社 出版:株式会社雄浑社,1982	数据源同上。
第三阶段　发展		
《食物成分表》 ——全国代表值	主编:王光亚 主审:沈治平 编著:中国预防医学科学院营养与食品卫生研究所 出版:人民卫生出版社,1991 1995 年、2001 年等多次重印	主要数据由中国预防医学科学院营养与食品卫生所王光亚、沈治平两位研究员申请的国家自然科学基金资助项目《我国食物营养成分的研究》而来。 包括了 28 大类食物,1 358 条食物品种 26 种营养素含量,456 条食物的氨基酸含量,356 条食物脂肪酸含量,400 条食物胆固醇含量。 1991 年共印刷 10 次,2001 年共印刷 8 次(其它年份未计入内),共计 10 万余册。

（续表）

名称	主要作者和年代	内容简况
《食物成分表》——全国分省值	主编：王光亚 主审：沈治平 编著：中国预防医学科学院营养与食品卫生研究所 出版：人民卫生出版社，1992	主要数据由中国预防医学科学院营养与食品卫生所王光亚、沈治平两位研究员申请的国家自然科学基金资助项目《我国食物营养成分的研究》而来。 主要包括 28 类 3 282 条食物的 24 种食物的一般营养素成分含量，1388 条食物的氨基酸含量，932 条食物的脂肪酸含量，962 条食物的胆固醇含量。 注：90 年代另有上海、北京、云南、福建、湖北、青海、甘肃、安徽等省市食物成分表出版。
The Composition of Chinese Foods 英文版	主编：王光亚 Banoo Parpia 闻芝梅 出 版：ILSI Press，Washington，D. C. USA. 1997	内容同 1991 年出版的《食物成分表》（全国代表值），国外销售。
第四阶段　进步		
《中国食物成分表 2002》（第一册，第 1 版）	主编：杨月欣 王光亚 潘兴昌 编著：中国疾病预防控制中心营养与食品安全所 出版：北京大学医学出版社，2002	是 1991 年版《食物成分表》（全国代表值）的修订版，在营养成分概念、编码、编排方式上做了较大的改进，增补了 400 余个常用食物的食物成分数据、血糖生成指数、叶酸、碘、大豆异黄酮。数据来源于杨月欣教授的 2001 年国家科技部基础项目基金分题、1998 年卫生部基金课题《食物血糖生成指数研究》。 包括 1 506 条食物的 31 种一般营养成分数据，657 条食物的 18 种氨基酸数据，441 条食物的 32 种脂肪酸数据，171 条食物的叶酸数据，130 条食物的碘数据，114 条食物的大豆异黄酮数据，208 条食物的血糖生成指数数据。
《中国食物成分表》（第一册，第 2 版）	出版：北京大学医学出版社，2009	本书首次增加了英文对照和部分食物的图片，首次应用脂肪酸转换因子计算食物中脂肪酸含量。
《中国食物成分数据 2002》电子光盘	主编：杨月欣 编著：中国疾病预防控制中心营养与食品安全所 出版：北京协和医学音像出版社，2002	内容同《中国食物成分表 2002》一书，中英文对照，主要用于国际合作的赠送。
《营养计算器 V1. 6》应用软件	编著：中国疾病预防控制中心营养与食品安全所 北京飞华通信技术有限公司 出版：北京协和医学音像出版社，2002	以《中国食物成分表 2002》为基础数据库，软件主要功能包括查询食物成分、营养素摄入量的计算与评价、制备混合菜肴、结果的存盘和打印、数据的压缩备份与还原等。
《中国食物成分表 2004》第二册	主　编：杨月欣 副主编：何　梅　潘兴昌 编　著：中国疾病预防控制中心营养与食品安全所 出　版：北京大学医学出版社，2005	本书全部为新的检测数据，数据来源为中国疾病预防控制中心营养与食品安全所杨月欣教授科研基金项目： 2000 年北京市自然科学基金《北京市食物成分数据库的研究与建立》 2001 年国家科技部公益基金项目《中国食物品质及营养参数的研究》 2001 年达能营养中心膳食营养研究与宣教基金《中国食物数据库的增补》 共包含 757 条食物和加工食品的 36 种营养成分，239 条食物的 20 种氨基酸含量；323 条食物的 38 种脂肪酸含量。此外，还增加了可溶性和不溶性膳食纤维、维生素 D、生物素、泛酸、胆碱、维生素 B_6、维生素 B_{12}、维生素 K 的数据。 第一次给出了详细的食物样品描述表，中英文对照表和部分食物图片。

附录 6
Appendix 6

中国居民膳食营养素参考摄入量

Chinese Dictary Reference Intakes（DRIs）

（中国营养学会 2000 年 4 月制定）

DRIs 是在 RDAs 基础上发展起来的一组每日平均膳食营养素摄入量的参考值，包括 4 项内容：平均需要量（EAR）、推荐摄入量（RNI）、适宜摄入量（AI）和可耐受最高摄入量（UL）。

一、平均需要量（estimated average requirement，EAR）

EAR 是某一特定性别、年龄及生理状况群体中对某营养素需要量的平均值。摄入量达到 EAR 水平时可以满足群体中半数个体对该营养素的需要，而不能满足另外半数个体的需要。

EAR 是 RNI 的基础，如果个体摄入量呈常态分布，一个人群的 RNI = EAR + 2SD。针对人群，EAR 可以用于评估群体中摄入量不足的发生率。针对个体，可以检查其摄入不足的可能性。

二、推荐摄入量（recommended nutrient intake，RNI）

RNI 相当于传统使用的 RDA，它可以满足某一特定群体中绝大多数（97% ~98%）个体的需要。长期摄入 RNI 水平，可以维持组织中有适当的储备。

RNI 是健康个体的膳食营养素摄入量目标，个体摄入量低于 RNI 时并不一定表明该个体未达到适宜营养状态。如果某个体的平均摄入量达到或超过了 RNI，可以认为该个体没有摄入不足的危险。

三、适宜摄入量（adequate intake，AI）

AI 是通过观察或实验获得的健康人群某种营养素的摄入量。AI 应能满足目标人群中几乎所有个体的需要。AI 的准确性远不如 RNI，可能显著高于 RNI。

AI 主要用作个体的营养素摄入目标，同时用作限制过多摄入的标准。当健康个体摄入量达到 AI 时，出现营养缺乏的危险性很小。如长期摄入超过 AI，则有可能产生毒副作用。

四、可耐受最高摄入量（tolerable upper intake level，UL）

UL 是平均每日可以摄入该营养素的最高量。这个量对一般人群中的几乎所有个体似不致于损害健康。

UL 的主要用途是检查个体摄入量过高的可能，避免发生中毒。当摄入量超过 UL 时，发生毒副作用的危险性会增加。在大多数情况下，UL 包括膳食、强化食物和添加剂等各种来源的营养素之和。

表 1. 能量和蛋白质的 RNIs 及脂肪供能比

Table 1 RNIs of energy and protein and percentage of energy from fat

年龄 Age（岁 Year）	能量 Energy# RNI/MJ 男 M	能量 Energy# RNI/MJ 女 F	能量 Energy# RNI/kcal 男 M	能量 Energy# RNI/kcal 女 F	蛋白质 Protein RNI/g 男 M	蛋白质 Protein RNI/g 女 F	脂肪 Fat AI 占能量百分比 Energy/%
0 ~	0.40MJ/kg		95kcal/kg*		1.5 ~ 3g/（kg·d）		45 ~ 50
0.5 ~							35 ~ 40
1 ~	4.60	4.40	1100	1050	35	35	
2 ~	5.02	4.81	1200	1150	40	40	30 ~ 35
3 ~	5.64	5.43	1350	1300	45	45	
4 ~	6.06	5.83	1450	1400	50	50	
5 ~	6.70	6.27	1600	1500	55	55	
6 ~	7.10	6.67	1700	1600	55	55	
7 ~	7.53	7.10	1800	1700	60	60	25 ~ 30
8 ~	7.94	7.53	1900	1800	65	65	
9 ~	8.36	7.94	2000	1900	65	65	
10 ~	8.80	8.36	2100	2000	70	65	
11 ~	10.04	9.20	2400	2200	75	75	
14 ~	12.00	9.62	2900	2400	85	80	25 ~ 30
18 ~							20 ~ 30
体力活动水平 PAL▲							
轻 Light	10.03	8.80	2400	2100	75	65	
中 Moderate	11.29	9.62	2700	2300	80	70	
重 Heavy	13.38	11.30	3200	2700	90	80	
孕妇 Pregnant women		+0.84		+200		+5，+15，+20	
乳母 Lactating mothers		+2.09		+500		+20	
50 ~							20 ~ 30
体力活动水平 PAL▲							
轻 Light	9.62	8.00	2300	1900			
中 Moderate	10.87	8.36	2600	2000			
重 Heavy	13.00	9.20	3100	2200			
60 ~					75	65	20 ~ 30
体力活动水平 PAL▲							
轻 Light	7.94	7.53	1900	1800			
中 Moderate	9.20	8.36	2200	2000			
70 ~					75	65	20 ~ 30
体力活动水平 PAL▲							
轻 Light	7.94	7.10	1900	1700			
中 Moderate	8.80	8.00	2100	1900			
80 ~	7.74	7.10	1900	1700	75	65	20 ~ 30

注：#各年龄组的能量的 RNI 与其 EAR 相同。#The RNIs of energy are the same as the EARs.

* 为 AI，非母乳喂养应增加 20%。* AI value，add 20% to non-breastfeeding infants.

PAL▲ physical activity level.

（凡表中数字缺如之处表示未制定参考值）

表2 常量和微量元素的 RNIs 或 AIs

Table 2 RNIs or AIs of some elements

年龄 Age（岁 Year）	钙 Ca AI mg	磷 P AI mg	钾 K AI mg	钠 Na AI mg	镁 Mg AI mg	铁 Fe AI mg		碘 I RNI μg	锌 Zn RNI mg		硒 Se RNI μg	铜 Cu AI mg	氟 F AI mg	铬 Cr AI μg	锰 Mn AI mg	钼 Mo AI μg
0 ~	300	150	500	200	30	0.3		50	1.5		15(AI)	0.4	0.1	10		
0.5 ~	400	300	700	500	70	10		50	8.0		20(AI)	0.6	0.4	15		
1 ~	600	450	1000	650	100	12		50	9.0		20	0.8	0.6	20		15
4 ~	800	500	1500	900	150	12		90	12.0		25	1.0	0.8	30		20
7 ~	800	700	1500	1000	250	12		90	13.5		35	1.2	1.0	30		30
						男 M	女 F		男 M	女 F						
11 ~	1000	1000	1500	1200	350	16	18	120	18.0	15.0	45	1.8	1.2	40		50
14 ~	1000	1000	2000	1800	350	20	25	150	19.0	15.5	50	2.0	1.4	40		50
18 ~	800	700	2000	2200	350	15	20	150	15.0	11.5	50	2.0	1.5	50	3.5	60
孕妇 Pregnant women																
早期 1st trimester	800	700	2500	2200	400		15	200		11.5	50					
中期 2nd trimester	1000	700	2500	2200	400		25	200		16.5	50					
晚期 3rd trimester	1200	700	2500	2200	400		35	200		16.5	50					
乳母 Lactating mothers	1200	700	2500	2200	400		25	200		21.5	65					
50 ~	1000	700	2000	2200	350	15		150	11.5		50	2.0	1.5	50	3.5	60

（凡表中数字缺如之处表示未制定该参考值）

表 3. 脂溶性维生素和水溶性维生素的 RNIs 或 AIs

Table 3 RNIs or AIs of some vitamins

年龄 Age (岁 Year)	维生素 A Vitamin A RNI μg RE[#]	维生素 D Vitamin D RNI μg	维生素 E Vitamin E AI mg α-TE[*]	维生素 B_1 Vitamin B_1 RNI mg	维生素 B_2 Vitamin B_2 RNI mg	维生素 B_6 Vitamin B_6 AI mg	维生素 B_{12} Vitamin B_{12} AI μg	维生素 C Vitamin C RNI mg	泛酸 Pantothenic acid AI mg	叶酸 Folic acid RNI μg DFE[▲]	烟酸 Niacin RNI mg NE[△]	胆碱 Choline AI mg	生物素 Biotin AI μg
0 ~	400(AI)	10	3	0.2(AI)	0.4(AI)	0.1	0.4	40	1.7	65(AI)	2(AI)	100	5
0.5 ~	400(AI)	10	3	0.3(AI)	0.5(AI)	0.3	0.5	50	1.8	80(AI)	3(AI)	150	6
1 ~	500	10	4	0.6	0.6	0.5	0.9	60	2.0	150	6	200	8
4 ~	600	10	5	0.7	0.7	0.6	1.2	70	3.0	200	7	250	12
7 ~	700	10	7	0.9	1.0	0.7	1.2	80	4.0	200	9	300	16
11 ~	700	5	10	1.2	1.2	0.9	1.8	90	5.0	300	12	350	20
	男 M 女 F			男 M 女 F	男 M 女 F						男 M 女 F		
14 ~	800 700	5	14	1.5 1.2	1.5 1.2	1.1	2.4	100	5.0	400	15 12	450	25
18 ~	800 700	5	14	1.4 1.3	1.4 1.2	1.2	2.4	100	5.0	400	14 13	500	30
孕妇 Pregnant women													
早期 1st trimester	800	5	14	1.5	1.7	1.9	2.6	100	6.0	600	15	500	30
中期 2nd trimester	900	10	14	1.5	1.7	1.9	2.6	130	6.0	600	15	500	30
晚期 3rd trimester	900	10	14	1.5	1.7	1.9	2.6	130	6.0	600	15	500	30
乳母 Lactating mothers	1200	10	14	1.8	1.7	1.9	2.8	130	7.0	500	18	500	35
50 ~	800 700	10	14	1.3	1.4	1.5	2.4	100	5.0	400	13	500	30

注：[#]RE 为视黄醇当量。 RE is retinol equivalent.

[*] α-TE 为 α-生育酚当量。α-TE is tocopherol equivalent.

[▲] DFE 为膳食叶酸当量。 DFE is dietary folate equivalent.

[△] NE 为烟酸当量。 NE is niacin equivalent.

（凡表中数字缺如之处表示未制定该参考值）

表 4 某些微量营养素的 UL
Table 4 ULs of some micronutrients

年龄 Age (岁 Year)	钙 Ca mg	磷 P mg	镁 Mg mg	铁 Fe mg	碘 I μg	锌 Zn mg		硒 Se μg	铜 Cu mg	氟 F mg	铬 Cr μg	锰 Mn mg	钼 Mo μg	维生素 A Vitamin A μg RE#	维生素 D Vitamin D μg	维生素 B_1 Vitamin B1 mg	维生素 C Vitamin C mg	叶酸 Folic acid μg DFE▲	烟酸 Niacin mg NE△	胆碱 Choline mg
0 ~				10				55		0.4							400			600
0.5 ~				30		13		80		0.8							500			800
1 ~	2000	3000	200	30		23		120	1.5	1.2	200		80			50	600	300	10	1000
4 ~	2000	3000	300	30		23		180	2.0	1.6	300		110	2000	20	50	700	400	15	1500
7 ~	2000	3000	500	30	800	28		240	3.5	2.0	300		160	2000	20	50	800	400	20	2000
						男 M	女 F													
11 ~	2000	3500	700	50	800	37	34	300	5.0	2.4	400		280	2000	20	50	900	600	30	2500
14 ~	2000	3500	700	50	800	42	35	360	7.0	2.8	400		280	2000	20	50	1000	800	30	3000
18 ~	2000	3500	700	50	1000	45	37	400	8.0	3.0	500	10	350	3000	20	50	1000	1000	35	3500
孕妇 Pregnant women	2000	3000	700	60	1000		35	400						2400	20		1000	1000		3500
乳母 Lactating mothers	2000	3500	700	50	1000		35	400							20		1000	1000		3500
50 ~	2000	3500*	700	50	1000	37	37	400	8.0	3.0	500	10	350	3000	20	50	1000	1000	35	3500

注：#RE 为视黄醇当量。 RE is retinol equivalent.

▲DFE 为膳食叶酸当量。DFE is dietary folate equivalent.

△NE 为烟酸当量。 NE is niacin equivalent.

*60 岁以上磷的 UL 为 3000mg。UL of phosphorus is 3000mg for people 60 years over.

（表中数字缺如之处表示未制定该参考值）

表 5. 蛋白质及某些微量营养素的 EARs

Table 5 EARs of protein and some micronutrients

年龄 Age (岁 Year)	蛋白质 Protein g/kg	锌 Zn mg		硒 Se μg	维生素 A Vitamin A μg RE#	维生素 D Vitamin D μg	维生素 B_1 Vitamin B_1 mg		维生素 B_2 Vitamin B_2 mg		维生素 C Vitamin C mg	叶酸 Folic acid μg DFE▲
0 ~	2. 25 ~ 1. 25	1. 5			375	8. 8*						
0. 5 ~	1. 25 ~ 1. 15	6. 7			400	13. 8*						
1 ~		7. 4		17	300		0. 4		0. 5		13	320
4 ~		8. 7		20			0. 5		0. 6		22	320
7 ~		9. 7		26	700		0. 5		0. 8		39	320
		男 M	女 F				男 M	女 F	男 M	女 F		
11 ~		13. 1	10. 8	36	700		0. 7	0. 7	1. 0	1. 0		320
14 ~		13. 9	11. 2	40			1. 0	0. 9	1. 3	1. 0	63	320
18 ~	0. 92	13. 2	8. 3	41			1. 4	1. 3	1. 2	1. 0	75	320
孕妇 Pregnant women								1. 3		1. 45	66	520
早期 1st trimester			8. 3	50								
中期 2nd trimester			+5	50								
晚期 3rd trimester			+5	50								
乳母 Lactating mothers	+0. 18		+10	65				1. 3		1. 4	96	450
50 ~	0. 92										75	320

注：#RE 为视黄醇当量。 RE is retinol equivalent.

▲DFE 为膳食叶酸当量。DFE is dietary folate equivalent.

*0 ~ 2. 9 岁南方地区为 8. 88μg，北方地区为 13. 8μg。0 ~ 2. 9years，8. 88μg for south China，13. 8μg for north China.

（凡表中数字缺如之处表示未制定该参考值）